JN213818

ステレオ視でみる
骨標本・X線&血管
立体解剖図

理解アップのための血管解剖イラスト付き

監修　荒木伸一
著者　勢川博雄

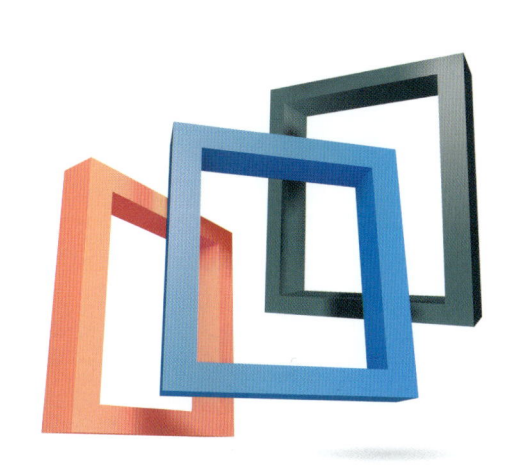

三輪書店

　本書『ステレオ視でみる 骨標本・X線＆血管立体解剖図－理解アップのための血管解剖イラスト付き』を手に取っていただき，誠にありがとうございます．本書は，医学・医療分野の学びにおいて基礎となる骨の解剖学を，新しい視点から深く理解するための貴重な資料です．著者である勢川博雄氏は，骨標本を一定の傾斜角度からカメラ撮影した2枚のステレオペア写真をX線画像と対比させることで，骨の表面構造だけでなく内部構造を立体的に捉える方法を提案し，本書の作成に取りかかりました．

　従来の平面的な二次元情報だけでなく，立体視をすることで，骨の詳細な立体構造がいっそう鮮明に脳内に浮かび上がります．これにより，従来の平面図では捉えきれない深層の理解が可能となり，骨の解剖学の基礎力を着実に高めることができるでしょう．さらに，生体の3DCT（3次元コンピュータトモグラフィ）画像やX線画像を用いて，生体内での個々の骨の位置関係，関節，血管走行との関係をわかりやすく示す工夫がなされています．本書は，放射線技師を目指す学生や放射線医学，解剖学を学ぶ医学生に骨の三次元的構造の理解を深めるとともに，放射線技師や医師となった後も臨床現場での実践的な応用に役立つことは間違いないでしょう．

　本書の特徴は，本物の人体骨標本を使って撮影し，その画像を豊富に掲載していることです．最近は，骨の解剖学の学習アプリが世に出回り，タブレット端末で手軽に骨の表面構造を3Dで学ぶことができるようになりました．しかし，これらの画像はCG（コンピュータグラフィックス）で再現されたものであるため，精緻さや正確さにおいてはいまだ本物の観察には及びません．また，骨内部の構造を描出できるようなものもまだありません．本書に掲載されている写真画像は，すべて人体骨から得られた情報であり，写っているものはすべて本物，真実であるといえます．さらに，人骨標本のX線画像を集めた成書自体がほかに類をみないものであり，非常にユニークで貴重な画像資料であることも間違いないでしょう．

　本書は，香川大学医学部附属病院の放射線技師として永年の経験を積まれた著者勢川博雄氏の高い撮影技術と努力の結晶といえるもので，（株）三輪書店様の企画・編集の助けによってこのような立派な書籍として完成したことは喜びに堪えません．また，本書作成にあたり多くのご指導，ご協力をいただきました皆様にも深く感謝申し上げます．

　最後に，本書を通じて，皆様が基礎的な知識と実践的な技術を身につけ，スキル向上や知識の深化に貢献できることを願っております．皆様のご健勝とご活躍をお祈り申し上げます．

2025年1月吉日

香川大学 理事・副学長
医学部 組織細胞生物学 教授

荒木伸一

　放射線検査の現場では，たくさんの重なりあった骨がX線画像として描出されるため，われわれ検査スタッフは，実際の個々の立体的骨解剖を誤解しそうになります．

　さらにX線画像において，骨吸収の少ない骨などは画像として写らず，理解が難しい場合があり，ほかのまわりの骨と重なるX線画像上では，骨の形を正確に確認することができない場合が多々存在します．

　筆者が放射線技師養成の学生時代は，医学部の解剖学実習のように"人体骨標本"を用いて学ぶことができず，市販の医学書やイラスト解剖などで学びとり，実際の臨床に応用していくしかありませんでした．このため，例えば肩甲骨棘撮影や尺骨神経溝撮影，頸椎開口位撮影，視神経管撮影など撮影角度や形態のイメージがつかめず，立体感のない医学書，撮影マニュアルをもとに試行錯誤で撮影し，患者さんそれぞれに適した撮影をしてきました．

　また先人の診療放射線技師の人たちがそれぞれの骨，関節に適した撮影法を考え，イラストなどを用いて撮影法を確立し，われわれ後進が同様な撮影法で，適切な画像が得られるようにして受け継がれてきました．

　今回，荒木伸一 香川大学理事・副学長（香川大学医学部組織細胞生物学 教授）のご協力により，人体骨標本の観察，撮影をさせていただいたおかげで，いままで学んできた医学書の，一部モヤモヤしていた骨に対する感覚がスッキリしただけでなく，約28 年，X線画像を撮り続けてきた筆者自身が（医学書を一生懸命学んできたつもりだったのですが），人体骨に対する多くの誤解や発見，再確認をすることができ，想像以上の感動を与えてもらいました．

　これらの感動を，放射線検査に携わるひとりでも多くの皆さんに味わっていただければと思い，骨標本および骨標本X線画像のステレオ解剖図（立体視可能な解剖図）を作成いたしました．教育施設や臨床現場でご活用いただき，本書が実際の人体骨を学ぶ一助となり，よりよい検査の技術向上につながれば幸いです．ステレオ解剖図によって，実際には手元にない骨標本を立体的に観察し，骨および骨X線画像を立体的に感じて，骨の構造，骨X線画像上の骨の構造の新しい感覚を味わってください．

　またさらに人体骨は，頭蓋骨が脳を守り，肋骨が胸部臓器を守り，頸椎が頭部を支え，脊柱が体幹を支え，骨盤が骨盤内臓（子宮，卵巣，膀胱など）を守り，上肢骨により手作業が行われ，下肢骨で歩行が行われるという役割がありますから，血管解剖なども利用して，骨のこれらの大切な役割も理解しやすいように構成しました．

　これらの解剖図を通して，普段関わっている骨たちの重要性を感じていただけることを願っています．なお，骨標本，臨床画像に関しては，香川大学医学部倫理委員会の承認を得ています．

2024 年深秋

香川大学医学部附属病院 医療技術部 放射線部門

診療放射線技師　勢川博雄

本書の特徴

【1】立体的に観察できる

人体骨標本の解剖画像は可能なかぎり，ステレオ解剖画像をステレオ視することにより，立体的に観察できるようにしています（ステレオ視の方法についてはxi頁参照）．

医学解剖図の書籍で平面的（2次元）に観察していた骨解剖を3次元で立体的に観察し，細かな骨の構造を理解してください．またいままでの骨X線解剖図にはなかった，骨X線画像をステレオ視で立体的に観察するという，新しいX線画像の観察ができます．特に腰椎の斜位X線画像は，"スコッチテリア（ドッグサイン）"とよばれ，臨床診断で重要な役割をしてきましたが，立体視により椎体のどの部分がドッグの目，鼻，耳，足にみえる部位か容易に理解できます．

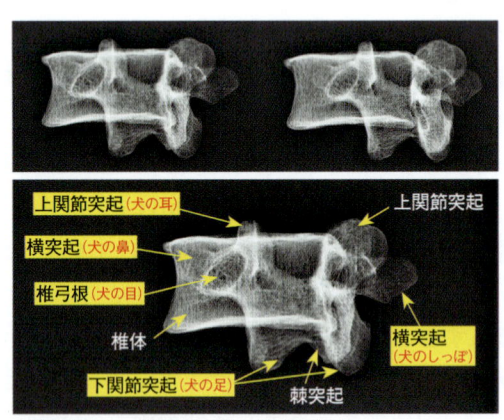

立体視(ステレオ視)で立体的に観察できる

【2】骨の理解に役立つ血管解剖のイラスト画像が豊富

血管解剖は，骨の役割や骨の構造を理解するのにとても役立ちます．したがって，ステレオ視可能な血管解剖は血管造影検査を利用して描出したステレオ解剖図で，血管造影検査で描出の難しい血管や走行の解剖図はイラスト画像を利用してイメージできるように説明しています．

例えば，頸椎の横にある横突孔の役割（椎骨動脈がC6の横突孔から入り，C1の横突孔から出て左右椎骨動脈が合流し，脳底動脈になる）やその重要性について解説していますので（**第I章，図IA-1b**），臨床実習や新人スタッフの研修に役立てていただければと思います．

周辺解剖の図にはanatomical drawing（解剖図）のAを利用し，"図IA"などと表記し，骨標本の図と区別化を図っています．

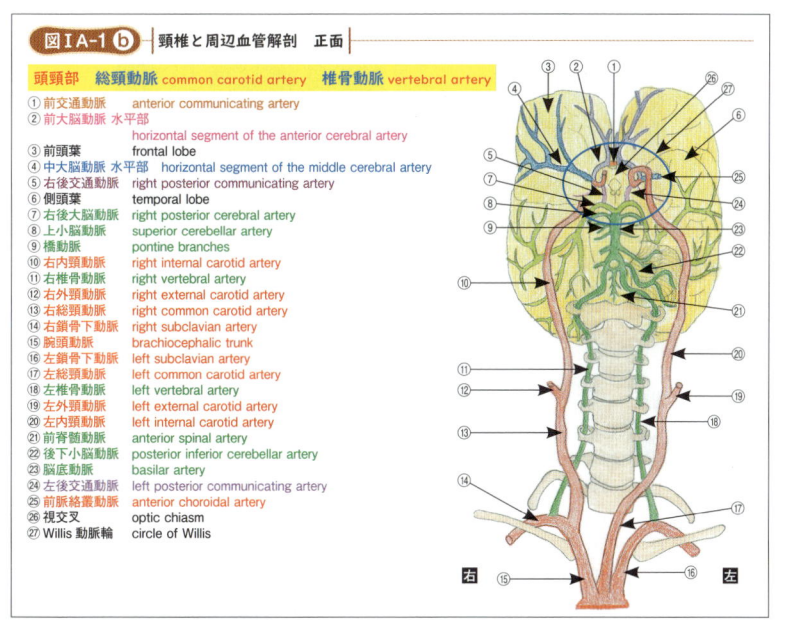

図 I A-1 ⓑ 頸椎と周辺血管解剖　正面

頭頸部　総頸動脈 common carotid artery　椎骨動脈 vertebral artery

① 前交通動脈　anterior communicating artery
② 前大脳動脈 水平部　horizontal segment of the anterior cerebral artery
③ 前頭葉　frontal lobe
④ 中大脳動脈 水平部　horizontal segment of the middle cerebral artery
⑤ 右後交通動脈　right posterior communicating artery
⑥ 側頭葉　temporal lobe
⑦ 右後大脳動脈　right posterior cerebral artery
⑧ 上小脳動脈　superior cerebellar artery
⑨ 橋動脈　pontine branches
⑩ 右内頸動脈　right internal carotid artery
⑪ 右椎骨動脈　right vertebral artery
⑫ 右外頸動脈　right external carotid artery
⑬ 右総頸動脈　right common carotid artery
⑭ 右鎖骨下動脈　right subclavian artery
⑮ 腕頭動脈　brachiocephalic trunk
⑯ 左鎖骨下動脈　left subclavian artery
⑰ 左総頸動脈　left common carotid artery
⑱ 左椎骨動脈　left vertebral artery
⑲ 左外頸動脈　left external carotid artery
⑳ 左内頸動脈　left internal carotid artery
㉑ 前脊髄動脈　anterior spinal artery
㉒ 後下小脳動脈　posterior inferior cerebellar artery
㉓ 脳底動脈　basilar artery
㉔ 左後交通動脈　left posterior communicating artery
㉕ 前脈絡叢動脈　anterior choroidal artery
㉖ 視交叉　optic chiasm
㉗ Willis 動脈輪　circle of Willis

頸椎周辺の血管が理解できる

【3】正面・側面のステレオ画像

　骨解剖は，原則，正面・側面のステレオ画像です．椎体など上下からの観察が重要な骨に対しては，後面，上面・下面のステレオ画像を追加しています．

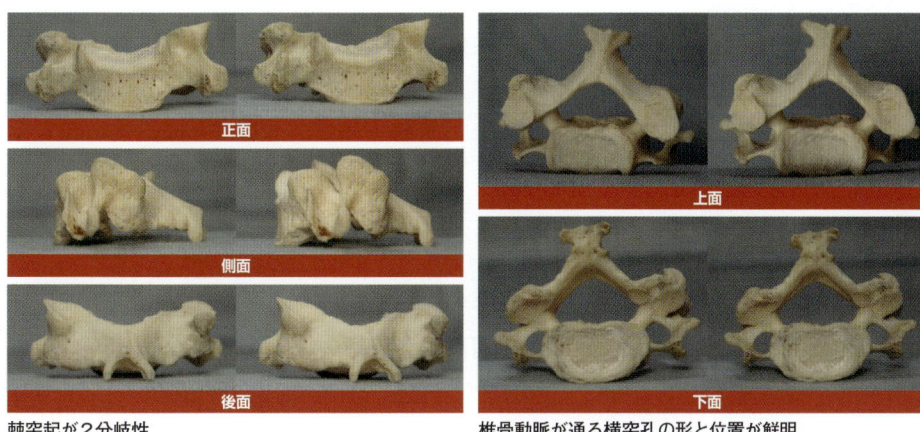

正面

側面

後面

棘突起が2分岐性

上面

下面

椎骨動脈が通る横突孔の形と位置が鮮明
（臨床のX線写真では関節になっているため，見ることができない方向の画像）

【4】比較がしやすい

　それぞれの骨解剖は，骨標本ステレオ画像と骨標本ステレオX線画像を比較できるように並べて掲載しています．

　この配列によって，いままで骨のX線吸収差を利用して，立体的な骨構造を2次元の平面に描出していたX線画像の重なりを，骨標本と骨標本X線のステレオ画像をステレオ視で比較することにより，**2次元では理解できなかったX線骨画像についても，どこの部位の重なりかを確認すること**が可能となっています．さらにX線画像では，ステレオ視により骨の立体的構造を確認でき，画像に解剖学名も記入しています．

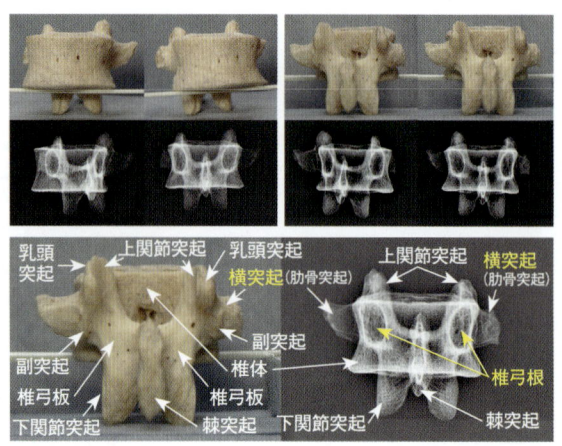

解剖学名の記入例

【5】関節部位は3DCTとX線画像で解説

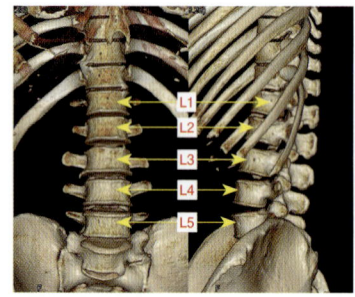

腰椎L1〜L5の3DCT画像

人体骨標本では，手の骨，足の骨以外は個々の独立した骨のため，骨の関節が表現できません．このため，関節部分は臨床の3DCT（3dimensional computed tomography）とX線画像を利用して解説しています（香川大学医学部倫理委員会承認済み）．

【6】すべての頸椎を網羅

現在の骨標本を扱う解剖学書おいては，椎体などは特徴ある椎体のみ掲載されています（例えば頸椎では，第1頸椎，第2頸椎，第5頸椎，第7頸椎のみ）が，本書では第1頸椎〜第7頸椎まですべての頸椎を掲載しています．また，骨標本画像，骨標本X線画像に関してはすべて立体的に観察できるようにしています．

【7】参考文献リストの掲載

解剖学的根拠を得るため巻末に掲載した参考文献を利用しています．解剖の理解に必要だと考えられたところは，イラストなどを利用し，特徴のみ説明しています．さらに詳細を学びたい場合はご参照ください．

【8】解剖学名（和名）について

骨標本ステレオ画像と骨標本ステレオX線画像では，『縮刷版 人体解剖カラーアトラス』[10]，『ステッドマン医学大辞典』[1]を参考にして，『解剖学用語』（日本解剖学会監）[5]を解剖画像に直接日本語で表記しています．

また骨標本ステレオ画像では，観察方向（正面・側面など）で観察できる骨に対し解剖学名を表記していますが，骨標本ステレオX線画像では，一部の椎体の横突起のようにX線吸収が少ないため椎体，椎弓と重なり，観察できない場合があります．したがって，X線画像では，重なりあう骨の画像において観察できる構造にのみ，解剖学名を記入しています．

また椎体の正面X線画像のように，骨標本の正面ではみえない棘突起がX線吸収差によって椎体の中央に確認できるため，このような場合もX線画像のほうには解剖学名を記入しています.

　そして，2次元画像ではX線吸収差の関係で観察できない画像でも，立体視によりX線画像でも3次元で観察できる骨の構造や，観察できない骨の構造もあり（例えば椎体の後面画像では，骨標本では椎弓によって椎体が観察できないのに対して，骨標本X線画像ではX線吸収差のため椎体が観察され，椎弓が観察できなくなっています），この場合は，立体視で骨標本構造と骨標本X線解剖を比較し確認することで，その部位の解剖学名を記入しています.

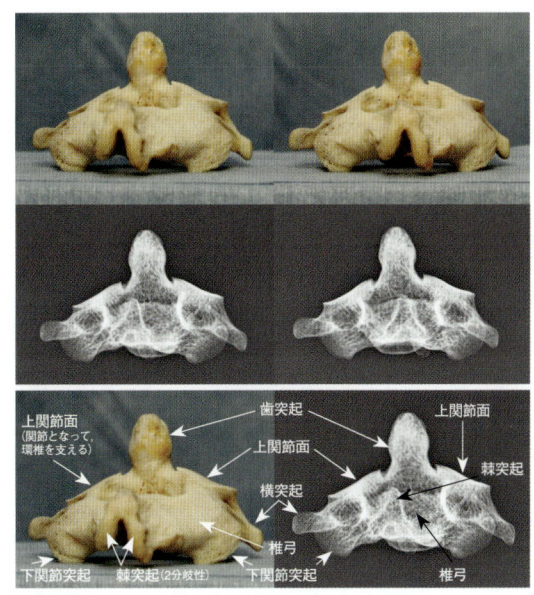

X線画像をステレオ視でも3次元でみることができる

　さらに，「骨標本画像でしかみえない解剖：青字，骨標本X線画像でしかみえない解剖：赤字」で解剖学名を表記しました.　また立体視でしか確認できないX線解剖には（立体視）と解剖学用語の後ろに表記しています.　違いを確認してください.

　臨床画像では，これらの骨が重なり，関節となるため，さらに複雑なX線解剖図になることが理解できると思います.　つまり，骨標本解剖図，骨標本X線解剖図，さらにステレオ解剖図（立体視利用）は，それぞれの解剖図の視点から，骨の構造をわれわれに示してくれています.

【9】骨標本・骨標本ステレオX線解剖図の特徴を解説

　骨標本構造では骨の表面構造が描出され，骨X線画像ではX線による骨の吸収差の重なりが描出されています.　臨床において，骨標本構造は3DCT画像構築のサポートに，骨標本構造と骨標本X線解剖は比較確認することで骨X線撮影のサポートとなりますので，骨標本・骨標本ステレオX線解剖図のそれぞれの特徴があれば記載しています.

【10】骨学 (osteology) 上の分類と骨の数

以下の通りです.

骨格の分類

軸骨格 (axial skeleton)

脊柱：椎骨 (脊柱を構成するひとつの骨→頸椎，胸椎，腰椎，仙椎，尾椎)
頭蓋骨

体幹骨格 (trunk)

脊柱＋肋骨および胸骨

胸郭 (thorax)：肋骨，胸椎，胸骨

付属性骨格

上肢骨：上肢帯 bones of shoulder (肩甲骨，鎖骨) と自由上肢 bones of free upper limb (上腕，前腕，手)

下肢骨：下肢帯 bones of hip and buttock{寛骨 (腸骨，坐骨，恥骨)}と自由下肢 bones of free lower limb {大腿 (膝蓋骨は大腿に属する種子骨)，下腿，足}

骨の数 (成人200個 ※仙骨1個，尾骨1個と数え，耳小骨，種子骨を加算しないときの数)

軸骨格 (axial skeleton)

脊柱 (vertebral column)	26個
頭蓋骨 (skull)	23個
肋骨および胸骨 (ribs and sternum)	23個

付属性骨格 (appendicular skeleton)

上肢骨 (bones of upper limb)	64個 (32対)
下肢骨 (bones of lower limb)	62個 (31対)

　骨のX線吸収差による重なりあう骨構造はいままで2次元画像として観察されてきましたが，骨X線ステレオ画像の立体視を行うと，X線吸収された骨構造の，どの部分の重なりかが確認できる場合もあり，X線による骨の構造をより深く理解することができます．

　もし，ステレオ画像を立体視できない場合には，ステレオ赤青メガネを利用する方法もあります．

〈筆者の文献贈呈〉

　参考文献のうち，筆者の文献は無料でダウンロード配布（PDF）していますので，ご希望の方は右の連絡先にご連絡ください（hiroo423@yahoo.co.jp）．なお，本サービスは予告なく終了する場合がありますので，あらかじめご了承ください．

〈ステレオ視の方法について〉

　下図の2画像を寄り目で見て3画像になったとき，真ん中の画像にピントを合わせてください．画像が立体的にみえます．真ん中の画像にピントを合わせた状態を保つことができれば，自由にステレオ視が可能になります．

[手順]

1. 右図の2枚の写真を寄り目で3枚に見えるようにする．
2. 2枚の写真が3枚に見えるようになったとき，真ん中の写真にピントを合わせる．
3. 写真の肋骨と胸骨が前側に浮き上がってくれば，ステレオ視成功．この状態が保てるように眼球の筋肉を繰り返し訓練する．
4. この方法で，ステレオ骨（血管）解剖図を観察すれば，骨（血管）の立体感を体験できる．

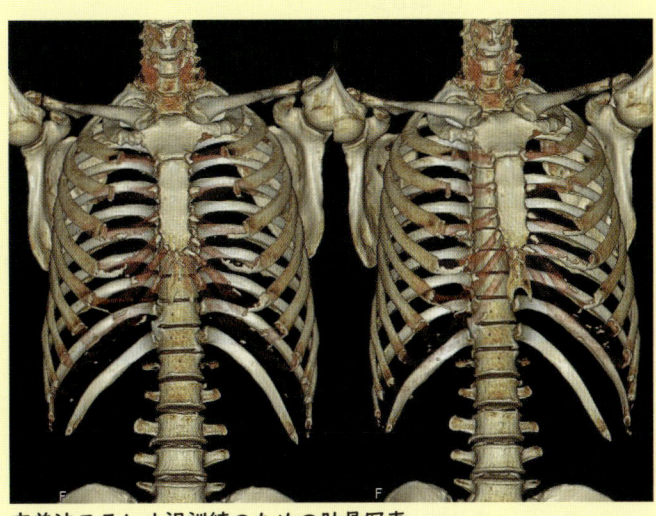

交差法ステレオ視訓練のための肋骨写真

目 次

脊柱

Vertebral column

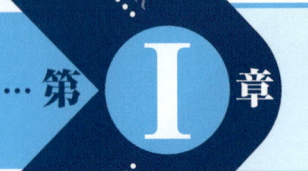

脊柱
Vertebral column

　脊柱は椎骨が連なっており，**椎骨**は，**頸椎（7個）**，**胸椎（12個）**，**腰椎（5個）**，**仙骨（5個）**，**尾骨（3～5個）**からなります[1]．

　脊柱は，頸部，体幹を支える役割をしており，椎孔が連なってできる**脊柱管**には脊髄が通っています（図Ⅰ-1a～c）．X線吸収差を画像に反映するX線画像では，X線吸収の少ない椎間板と靭帯は周囲の骨や軟部組織と重なりあって，描出されます．X線吸収が少ない椎間板はX線画像では描出されず，X線画像解剖では椎間板のある椎体間を椎間腔と称します[2]．脊柱は，荷重支持に必要な緩衝機能を担うため側面からみると弯曲しています（図Ⅰ-2a）．頸椎は前弯（前に凸），胸椎は後弯（後ろに凸），腰椎は前弯，仙骨（仙椎5個が融合して仙骨を作る脊柱分節[1]），尾骨（尾椎が融合して尾骨となる脊柱の末端分節[1]）は後弯しています[3]．

椎　骨

　椎骨は，椎体（円柱状），椎弓（椎体の後ろに弓状），棘突起（椎弓の後方），横突起（左右一対），上関節突起（左右一対），下関節突起（左右一対）からなります[4]（図Ⅰ-1a，Ⅰ-2b）．

①**椎孔**：椎体と椎弓が囲む孔です（図Ⅰ-1a）．頸椎から仙椎まで連結され，脊柱管を形成します．脊柱管には，脊髄，髄膜，血管などがおさめられています．

②**椎間孔**：椎体と椎弓をつなぐ椎弓根の上側に上椎切痕，下側に下椎切痕があり，椎体が連結すると上椎切痕と下椎切痕が合わさり椎間孔を形成します（図Ⅰ-1b, c）．椎間孔は頸椎，胸椎，腰椎にあり，脊髄（脊髄神経根）や脊髄動脈の分枝，内神経叢と外神経叢の間の交通静脈，反回髄膜神経，経椎間孔靭帯などが通っています．

③**椎体**：椎体は頸椎から腰椎にいくにしたがい大きくなり，仙骨から尾骨にいくにしたがい小さくなっています（図Ⅰ-2a, d）．直立二足歩行する場合，体重を支える働きと関連しています[5]．

④**上関節突起，下関節突起**：上関節突起，下関節突起で関節面を作っています．頸椎の関節面は，ほぼ水平面に平行になっているため頸椎は左右の旋回が可能になり（図Ⅰ-2b），胸椎の関節面は冠状面にほぼ平行になっているため体幹の側屈が可能になり（図Ⅰ-2c），腰椎の関節面は矢状面にほぼ平行になっているため体幹の前後屈が可能となっています（図Ⅰ-2d）．

⑤**棘突起**：棘突起（図Ⅰ-1a）には脊柱起立筋など種々の背筋が付着しています．棘突起の傾きは頸椎では水平になっていますが，下位胸椎にいくにしたがって，傾きが垂直に近づき胸椎の後屈を制限しています（図Ⅰ-2b～d）．

⑥**横突起**：胸椎では，椎体とともに横突起が肋骨と関節を作っています．頸椎と腰椎では横突起は退化しているため，X線解剖学では，解剖学的には肋骨突起のことを横突起と称しています（図Ⅰ-40～43；128～145頁）．

図I-1　椎骨

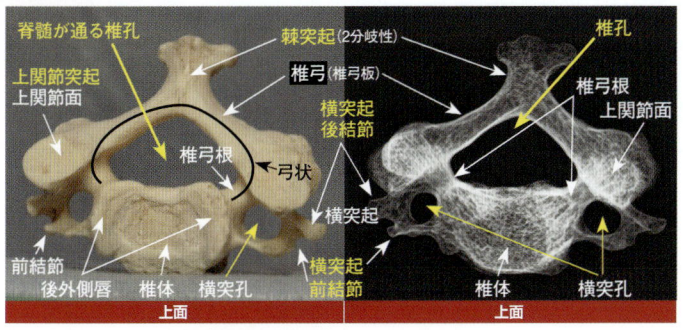

脊髄が通る椎孔
上関節突起
上関節面
椎弓根
弓状
前結節
後外側唇　椎体　横突孔
横突起後結節
横突起
横突起前結節
棘突起（2分岐性）
椎弓（椎弓板）
椎孔
椎弓根
上関節面
椎体　横突孔

（a）脊髄が通る椎体（頸椎の椎孔）

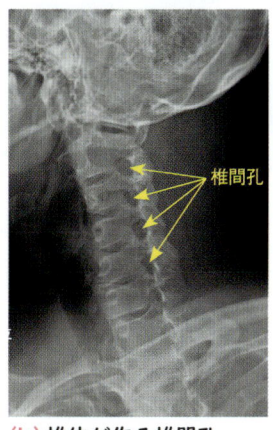

椎間孔

（b）椎体が作る椎間孔

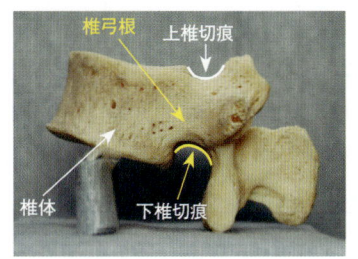

椎弓根
上椎切痕
椎体
下椎切痕

（c）椎体の上椎切痕，下椎切痕

図I-2　椎体

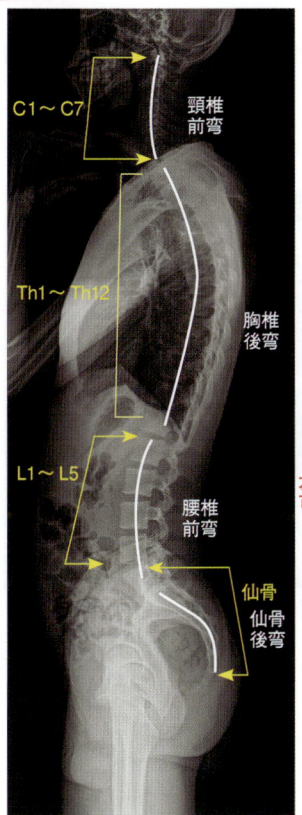

C1〜C7
頸椎前弯
Th1〜Th12
胸椎後弯
L1〜L5
腰椎前弯
仙骨
仙骨後弯

（a）脊柱の弯曲

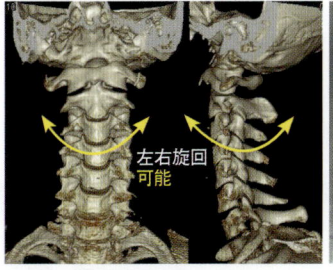

左右旋回可能

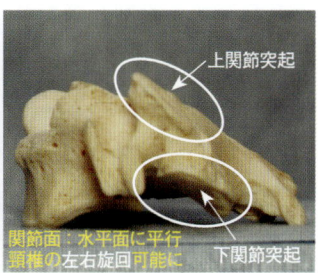

上関節突起
下関節突起
関節面：水平面に平行
頸椎の左右旋回可能に

（b）頸椎の関節突起の役割

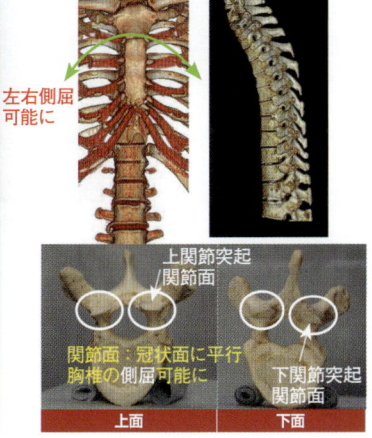

左右側屈可能に

上関節突起関節面
下関節突起関節面
関節面：冠状面に平行
胸椎の側屈可能に
上面　下面

（c）胸椎の関節突起，棘突起の役割

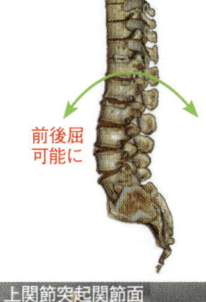

前後屈可能に

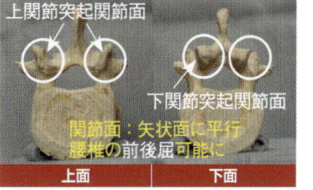

上関節突起関節面
下関節突起関節面
関節面：矢状面に平行
腰椎の前後屈可能に
上面　下面

（d）腰椎の関節，突起の役割

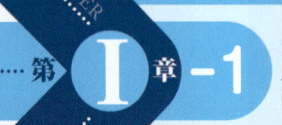
脊柱 Vertebral column

頸椎

Cervical vertebrae（複），Cervical vertebra（単）：C

頸椎は頸部にある脊柱の7節です[1]．第1頸椎（Cervical vertebra1：C1）～第7頸椎（C7）の7個で構成されています．正面からみるとC3～C7まで椎体が少し凹状になり，外側が突起状になっています **（図Ⅰ-3a, b）**．この突起状の部分は**後外側唇**[3]といい，椎体の中で**頸椎のC3～C7だけにある**もので，正面からみると小さい唇のように上部に突き出ています．

後外側唇はX線解剖学的には鉤状突起[2]ともよばれています．この後外側唇が，すぐ上の椎体部後外側で滑膜を有する関節を作り**ルシュカ（Luschka）関節**[2]とよばれます **（図Ⅰ-3b）**．

ルシュカ関節はC3～C7間に存在します．ルシュカ関節を作る後外側唇 **（図Ⅰ-4a）** の横に**椎骨動脈**[6] **（図Ⅰ-4b）を通す横突孔**が存在するため，**ルシュカ関節は脳神経外科専門医の臨床診断に重要な情報を与えています**．

胸椎が肋骨と胸骨で胸郭を構成することで，また腰椎は分厚い筋肉が囲むことで，椎体が椎間板にかける負荷を軽減していると考えられています．頸椎においても，椎体の外側に唇が突き出したように後外側唇が作るルシュカ関節が，頸部の動きによる椎間板への負荷を軽減する役割を果たしていると考えられます．

図Ⅰ-5a～cでは，3DCTとX線画像を用いて頸椎における個々の骨の位置を示します．

図Ⅰ-3 ┤後外側唇├

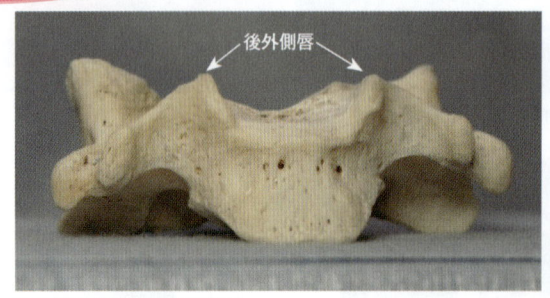

（a）第3頸椎の後外側唇

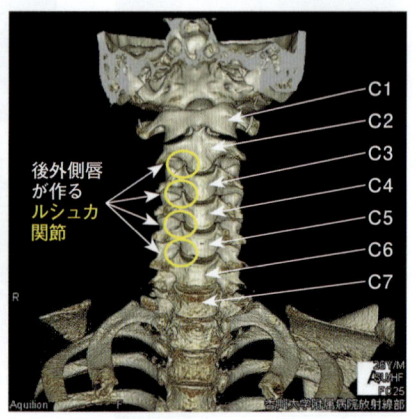

（b）後外側唇が作るルシュカ関節

図Ⅰ-4 | 横突孔と椎骨動脈

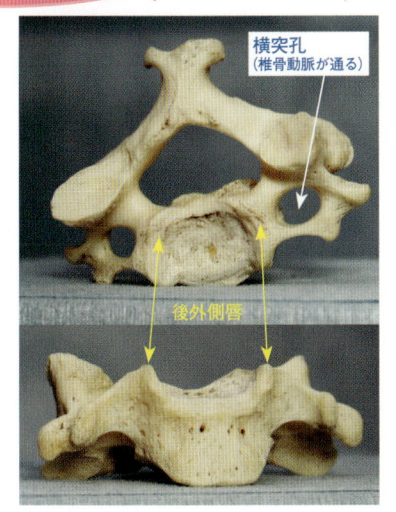

(a) 第3頸椎の後外側唇

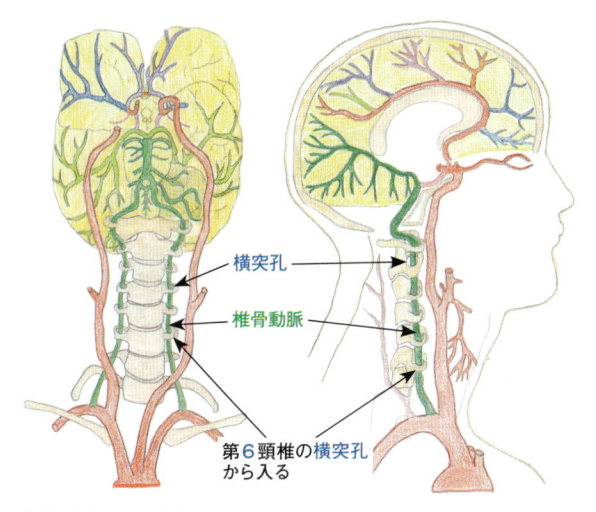

(b) 横突孔を椎骨動脈が通る

図Ⅰ-5 | 頸椎のX線画像と3DCT画像

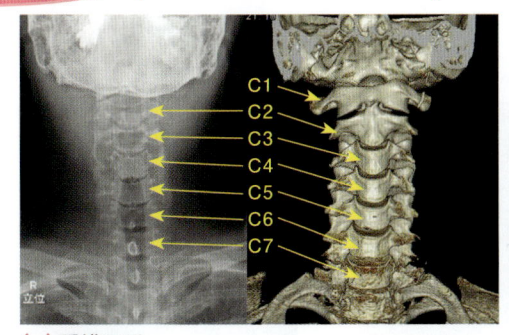

(a) 頸椎正面
左：X線　右：3DCT

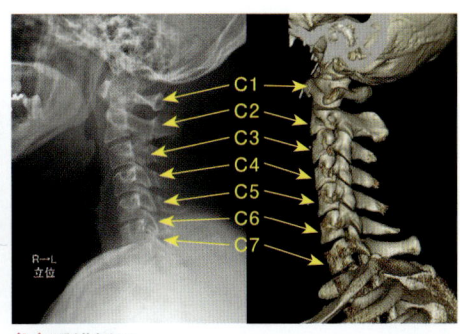

(b) 頸椎側面
左：X線　右：3DCT

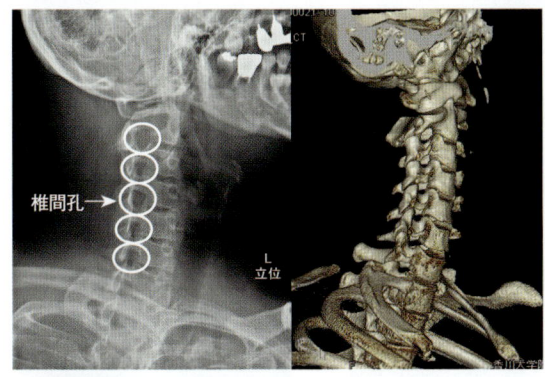

(c) 頸椎斜位
左：X線　右：3DCT

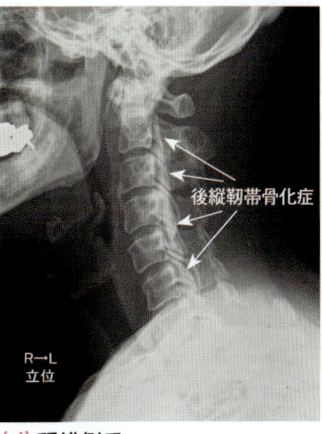

(d) 頸椎側面
後縦靭帯骨化症の症例

図Ⅰ-6 | 頸椎6方向撮影 |

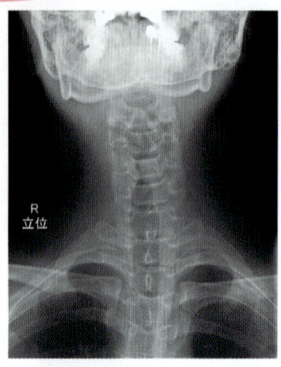

(a) 正面
15°下からの観察
(椎体を真正面から観察するため.
側面 (d) 参照)

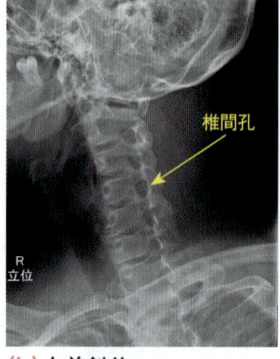

(b) 左前斜位
椎間孔の観察

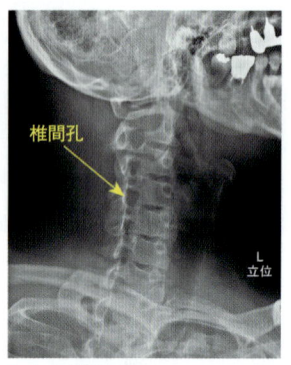

(c) 左前斜位
椎間孔の観察

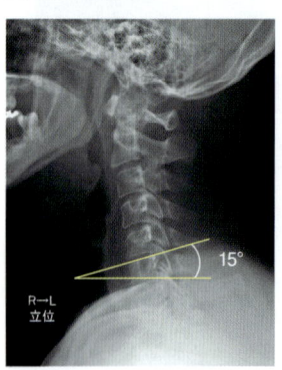

(d) 側面
側面の観察

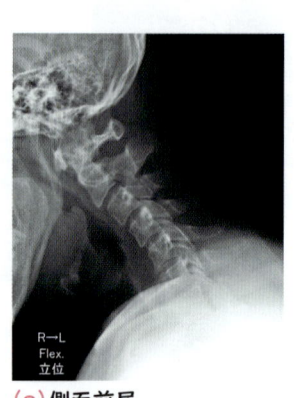

(e) 側面前屈
前屈による頸椎の動きを観察
(C1,C2の動きでC1,C2の亜脱臼の
診断ができる)

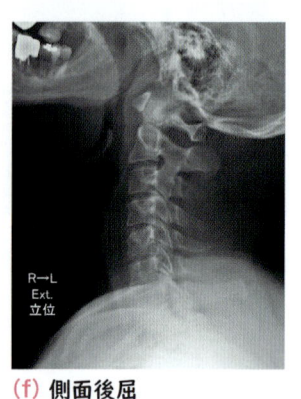

(f) 側面後屈
後屈による頸椎の動きを観察
(C1,C2の動きでC1,C2の亜脱臼の
診断ができる)

I-1-① 第1頸椎（Cervical vertebra 1：C1，環椎）

　第1頸椎（C1）は**環椎（Atlas）**とよばれ（図I-7a），後頭骨下面に大後頭孔を挟んで左右にある2つの細長い卵形をした関節面を持つ**後頭顆**（図I-7b）と接して，**環椎後頭関節**を作ります（図I-7a～c）．本来の環椎の椎体は，第2頸椎（軸椎；Axis）の歯突起となり環軸関節の回転軸になっています（図I-8a, b）．

　環椎と歯突起は**環椎十字靭帯**などまわりの靭帯によって支えられ，脊髄神経のある椎孔にずれることなく頭部の回転が可能となっています（図I-7c）．

　CTのMPR（multi planar reconstruction）画像でC1とC2の位置関係を示します（図I-9）．

Axial画像（図I-9a）：C1とC2の関節がC2の歯突起部にあり環椎関節を作り，後ろ側の椎孔に脊髄が通っていることが確認できます．歯突起は上から観察すると円形になっていることがわかります．

Sagittal 画像（図I-9b）：環椎の前弓と歯突起が作る**正中環軸関節**の側面が観察されます．

　頸椎側面X線撮影での中間位，前屈，後屈画像で環椎前弓後縁と環椎歯突起前縁の距離が測定され，環椎・軸椎亜脱臼の診断が行われています（図I-6d～f）[7]．

図I-7　┃第1頸椎（環椎）┃

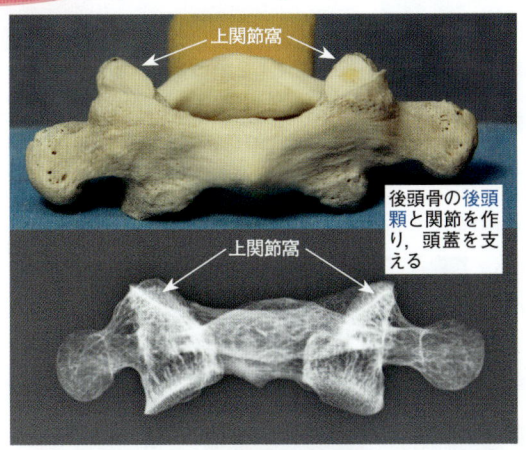

(a) 第1頸椎（環椎：C1）の上関節窩

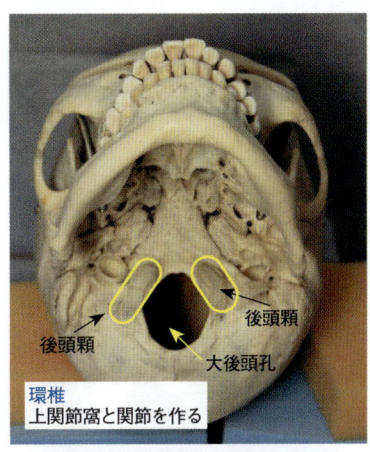

(b) 後頭骨の後頭顆の位置

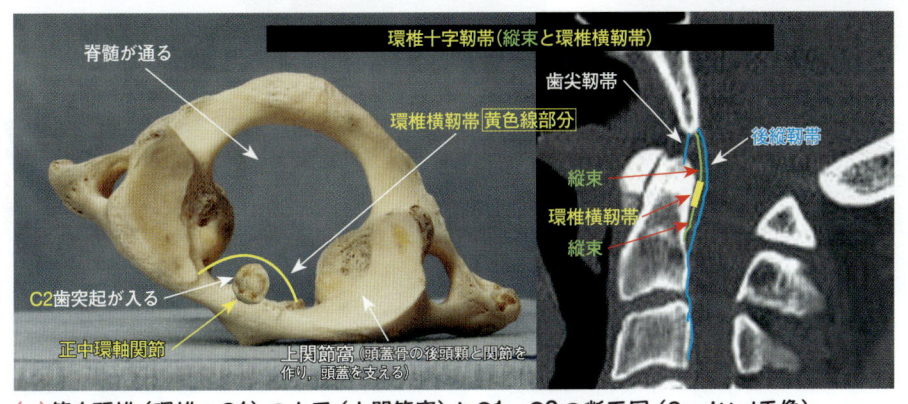

(c) 第1頸椎（環椎：C1）の上面（上関節窩）とC1，C2の断面図（Sagittal画像）

軸椎の歯突起は，図Ⅰ-9bでは歯突起と軸がつながっているため歯突起と椎体の境が確認できません．そこで，図Ⅰ-9cのCoronal画像と比較すると，環椎との上下の厚さ部分が歯突起であることが確認できます．

　図Ⅰ-9bでは，歯突起を赤線で区別し赤線から下が軸椎の椎体と確認できるようにしています．

Coronal画像（図Ⅰ-9c）：環椎の下関節面と軸椎の上関節面が作る環軸関節が観察されます．歯突起の高さが，ほぼ環椎の上下の厚さ分になっていることが確認できます．

　環椎，軸椎の骨折や亜脱臼において，この位置関係をX線撮影で確認するには後頭骨，上顎骨が重なるため，正面では開口位で撮影する必要があります．

図Ⅰ-8　X線画像とCT画像の違い（C1とC2）

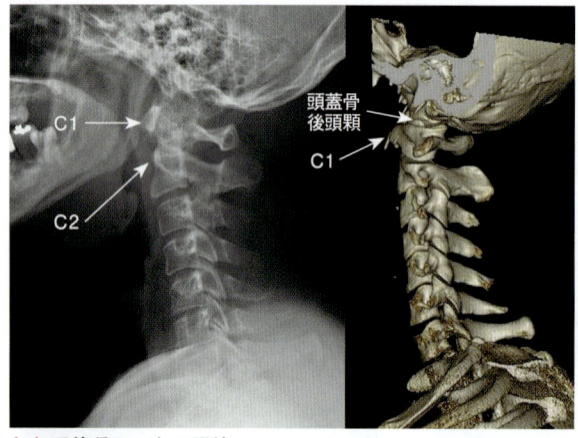

（a）頭蓋骨とC1の関節

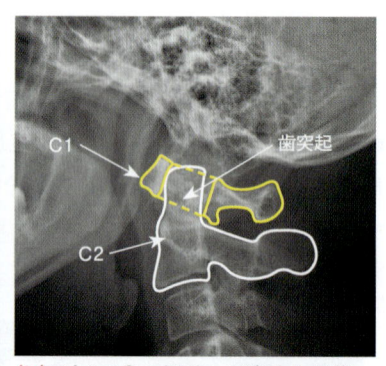

（b）C1とC2の側面のX線拡大画像
黄色点線部は，歯突起とのX線吸収差でC1の横突起，後弓部が薄いX線画像のため，X線吸収の大きい歯突起の画像が強調され，C1が前と後ろしかないように写っている．

図Ⅰ-9　MPR画像でみるC1とC2の位置関係

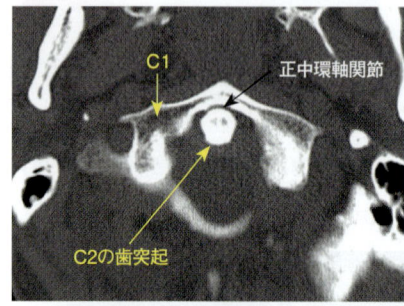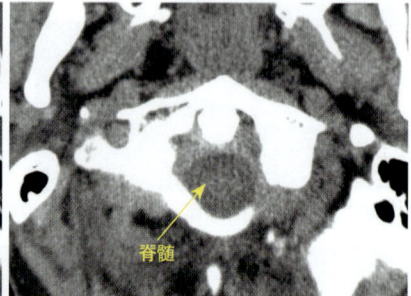

左：骨条件
右：軟部条件

（a）Axial画像での位置関係

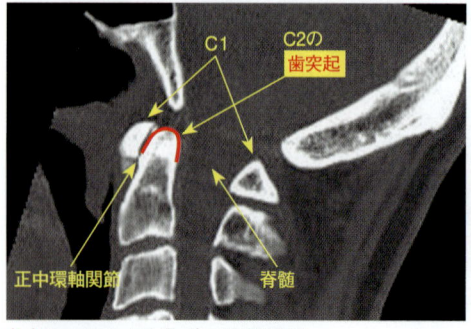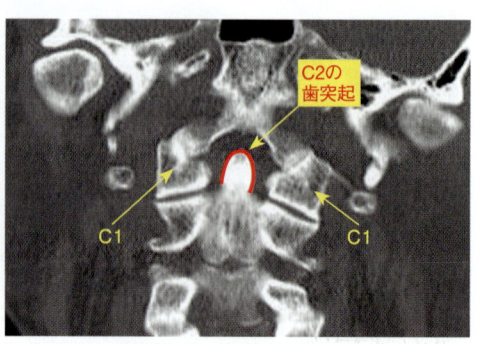

（b）Sagittal画像での位置関係　　**（c）Coronal画像での位置関係**

👉 臨床POINT

①環椎 (C1) は上面の**上関節窩**で後頭骨**後頭顆**と関節面を作り，頭蓋骨を支え，頭部の左右回転のサポートをしています．

②**開口位撮影**：環椎 (C1) は**下顎骨 (あご) と後頭骨に挟まれている**ため，X線正面撮影では，大きく**開口して前歯の先端と後頭骨下端の面を一致**させ，**X線と平行にする必要**があります．角度がずれると，X線写真には前歯，または，後頭骨が重なりC1を正確に描出できません[7] (図Ⅰ-10a〜c).

図Ⅰ-10 | C1，C2 X線正面撮影での開口位の理由 |

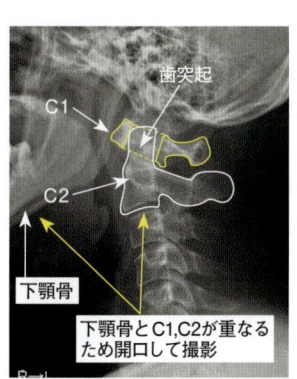
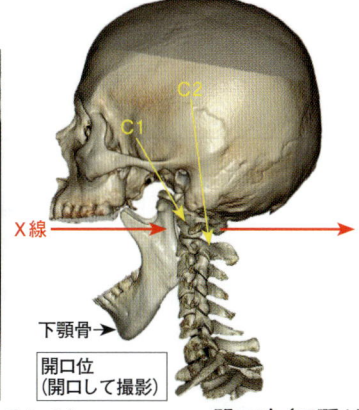
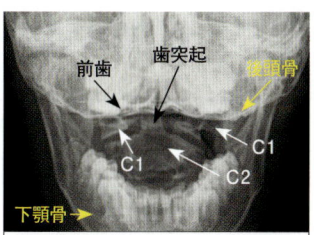

(a) 閉口時 (C1, C2が下顎と重なる)　　　　**開口時 (下顎がC1, C2の下側になる)**

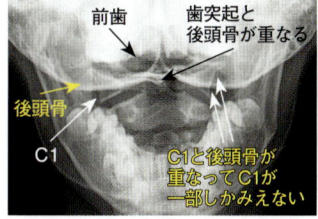
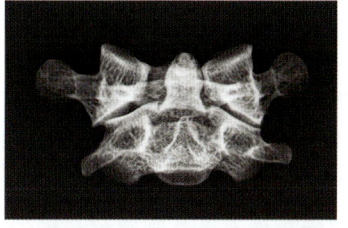

(b) C1 と後頭骨が重なった例
歯突起と後頭骨が重なって歯突起の先端がみえない．

(c) 骨標本のC1, C2 X線正面撮影
人体では上顎骨と後頭骨が重なるため，このような画像は撮影できない．

👆 骨構造の**特徴** − 第1頸椎 (環椎)

①**前結節・後結節**：横突起の先端が前結節と後結節に2分しています．前結節と後結節の間の横突起に横突孔が存在します (図Ⅰ-11a, b, f, g；12, 15, 16頁).

②**横突孔**：椎骨動脈，椎骨静脈が通っています．椎骨動脈は第6頸椎 (C6) 横突孔から入り，環椎 (C1) の横突孔を通り，大後頭孔から頭蓋内に入り，左右の椎骨動脈が脳底動脈で合流し，脳に酸素を供給しています．また，椎骨動脈が通らない第7頸椎 (C7) 横突孔には椎骨静脈が通っています (図Ⅰ-4b；5頁，図ⅠA-1b, c；49, 50頁).

③環椎は椎体を欠く唯一の椎骨です．軸椎の歯突起が環椎の椎体部分になります（図Ⅰ-7c；7頁，図Ⅰ-9）．解剖学的に，歯突起は本来，環椎の椎体となるべきものが発生の途中で軸椎の椎体と癒合したものと考えられています．ゆえに，軸椎には椎体の上に歯のように飛び出した歯突起があり，正面からみると"仏さま"が座禅しているようにみえます（図Ⅰ-13a；19頁）．

④上関節窩はくぼんでいて腎臓形（ひょうたんの形）をしています（図Ⅰ-11f；15頁）．

⑤下関節窩は円形でほとんど平らです（図Ⅰ-11g；16頁）．

⑥前弓は後弓に比べてまっすぐで短く，後面（内側）に歯突起窩があり，歯突起と正中環軸関節を形成しています（図Ⅰ-7c；7頁，図Ⅰ-11c；13頁）．

 骨標本構造と骨標本X線解剖のステレオ画像の説明

　骨標本画像では**骨の表面構造**が描出され，骨標本X線画像ではX線による**骨の吸収差の重なり**が描出されます．臨床では骨標本解剖図は3DCT画像構築のサポートに，骨標本解剖図と骨標本X線解剖図は比較確認することで骨X線撮影のサポートとなります．

　C1は頭蓋骨を上関節窩で支え，C1の下関節窩ではC2（軸椎）の上関節面によってC1が支えられています．上関節突起は後頭骨の後頭顆と関節を作り頭蓋骨を支えるため，関節窩より大きく"ひょうたん"のような形をしています（図Ⅰ-11f, g；15, 16頁）．

　C1の前面画像では**上関節窩と下関節窩が特徴的**なため，前面画像の上下反転画像（図Ⅰ-11b；12頁）も追加し，それらの特徴が理解できるようにしています．

　解剖図の上面画像・下面画像は，臨床X線写真ではみることのできない方向の構造ですが，椎体のX線画像を理解するうえでは欠かすことのできない構造です．例えば椎弓根は椎体と椎弓をつなぐ役割をし，椎体，椎弓，椎弓根で脊髄を通す椎孔が形成されていることが確認できます（図Ⅰ-1a；3頁）．

　また頸椎ではルシュカ関節を作る後外側唇が，椎骨動脈を通している横突孔の真横に位置していることが観察できます（図Ⅰ-4a；5頁）．

第1頸椎の骨標本構造と骨標本X線解剖のステレオ画像

骨標本画像でのみみえる構造の解剖学名は青色，骨標本X線画像でのみみえる構造の解剖学名は赤色で表示しています．

　第1頸椎〈環椎 Atlas（C1）〉の骨標本構造と骨標本X線解剖をステレオ画像[8)9)]で示します．

1. 環椎（C1）　正面画像 (図Ⅰ-11a)

骨標本ステレオ画像

　前結節，後結節，前弓，後弓，上関節窩，下関節窩，横突起の表面構造が観察されます．また後頭骨の後頭顆と関節を作り，頭蓋骨を支える上関節窩が観察できます．

骨標本ステレオX線画像

　上関節窩，下関節窩，横突起が確認できます．前弓・後弓は前弓・後弓の重なり画像として観察されます．

　臨床では歯突起が重なって，薄く一部しか観察できません (図Ⅰ-10a；9頁)．X線画像では，上関節窩，下関節窩の前後方向のX線吸収が多いため，白く写る台形が左右に観察されます (図Ⅰ-11a)．

　臨床写真では図Ⅰ-11aのように左右の台形の骨があるようにみえますが，実際は台形の上辺が上関節窩の骨のX線吸収による線状の接線画像，下辺が下関節窩のX線吸収による線状の接線画像，内側辺が上関節窩・下関節窩を構成する骨の内側歯突起側のX線吸収による線状の接線画像，外側辺が外側のX線吸収による線状の接線画像となり，4つの骨吸収の線状の接線画像で台形のような形が形成されています．

　図Ⅰ-11aの臨床画像のようにX線で開口位撮影すると，歯突起の横 (左右) に台形構造が並び，まるで台形の骨があるようにみえるのがX線画像の特徴です．

2. 環椎（C1）　正面・上下反転画像 (図Ⅰ-11b)

骨標本ステレオ画像

　前結節，前弓，横突起，上関節窩，下関節窩の表面構造が観察されます．環椎の下関節突起の角度は軸椎の上関節面の角度と同じで，この2つが環軸関節を作ります．

骨標本ステレオX線画像

　横突起，上関節窩，下関節窩の表面構造が観察されます．X線画像では，上関節窩・下関節窩の前後方向のX線吸収が多いため，白く写る台形が左右に上下反転して観察されます．正面画像では前弓が拡大して描出されます．

3. 環椎（C1）　後面画像 (図Ⅰ-11c)

骨標本ステレオ画像

　後弓，後結節，横突起，下関節窩が観察できます．環椎の下関節突起の角度は軸椎の上関節面の角度と同じで，この2つが環軸関節を作ります．

　前弓の内側にある歯突起窩が観察できます．この歯突起窩で歯突起と関節を作り頭部を左右に回旋しています．

骨標本ステレオX線画像

　横突起，上関節窩，下関節窩が観察できます．X線画像ではX線の吸収差の重なりを描出しているため，後面画像では後弓が拡大しますが，拡大率が少し変わるだけで前面画像とほぼ同様な描出になっています．

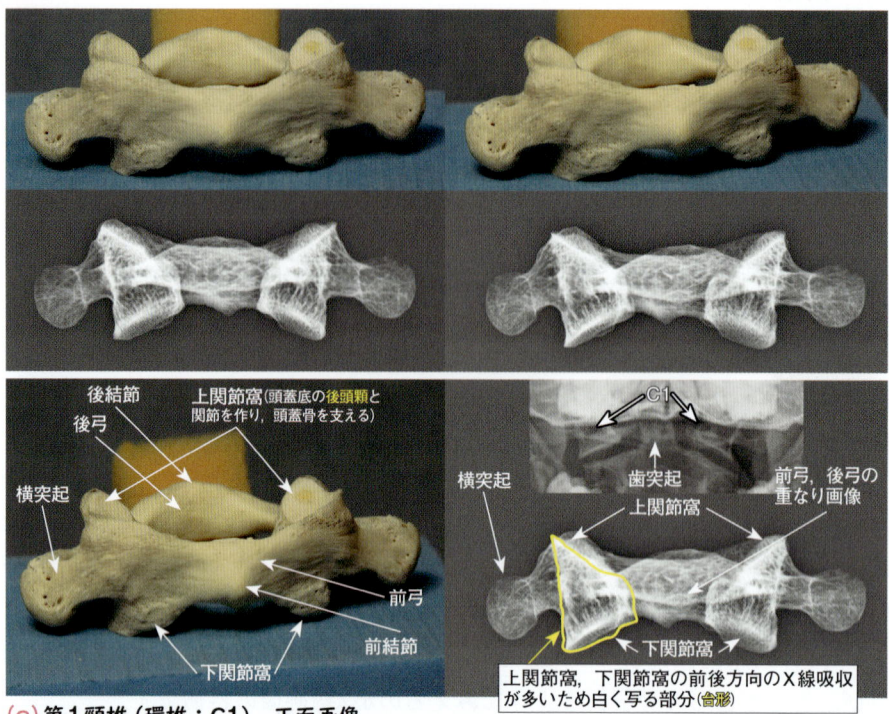

後結節
後弓
上関節窩（頭蓋底の後頭顆と関節を作り，頭蓋骨を支える）
横突起
前弓
前結節
下関節窩

C1
歯突起
横突起
上関節窩
前弓，後弓の重なり画像
下関節窩

上関節窩，下関節窩の前後方向のX線吸収が多いため白く写る部分（台形）

(a) 第1頸椎（環椎：C1）　正面画像

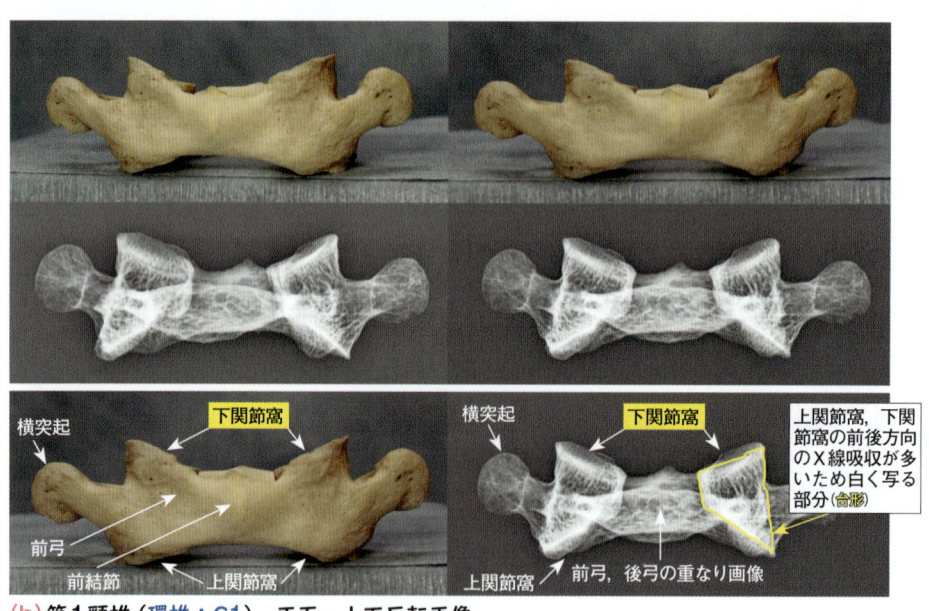

横突起
下関節窩
前弓
前結節
上関節窩

横突起
下関節窩
上関節窩
前弓，後弓の重なり画像

上関節窩，下関節窩の前後方向のX線吸収が多いため白く写る部分（台形）

(b) 第1頸椎（環椎：C1）　正面・上下反転画像
下関節窩確認用.

図I-11　第1頸椎（環椎：C1）

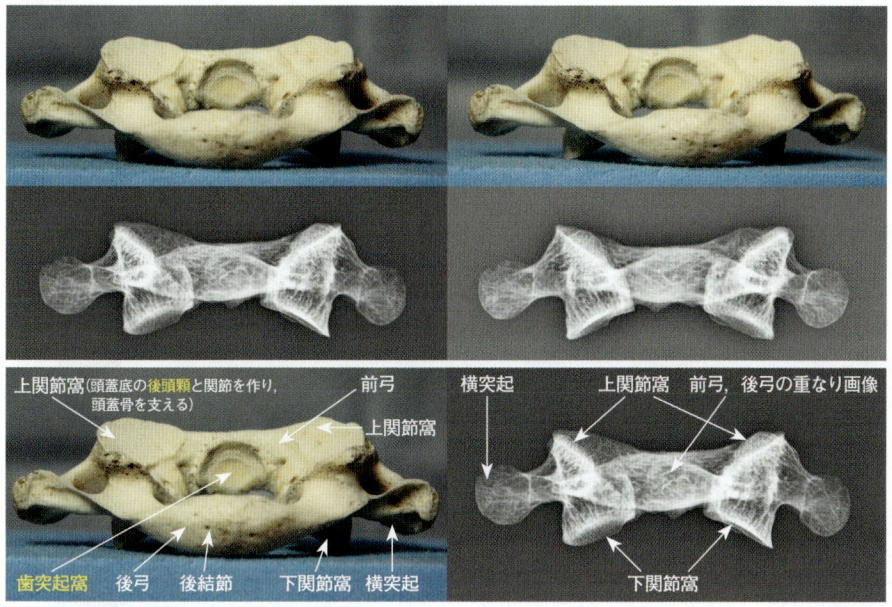

上関節窩(頭蓋底の後頭顆と関節を作り，頭蓋骨を支える)　前弓　上関節窩　横突起　上関節窩　前弓，後弓の重なり画像

歯突起窩　後弓　後結節　下関節窩　横突起　下関節窩

(c)第1頸椎（環椎：C1）　後面画像

4.　環椎（C1）　後面画像・上下反転画像（図I-11d）

骨標本ステレオ画像

後弓，後結節，横突起，下関節窩，上関節窩を観察できます．

骨標本ステレオX線画像

　横突起，下関節窩，上関節窩を観察できます．X線画像ではX線の吸収差の重なりを描出しているため後面画像では後弓が拡大しますが，拡大率が少し変わるだけで前面画像とほぼ同様な描出になっています．

　また，上関節面と下関節面の前弓，後弓に対する角度が異なるため，骨標本画像，骨標本X線画像ともに観察する角度が少し異なっています（図I-11c）．これは下関節突起の前後の幅が狭いため（図I-11g；16頁），後弓が台についた状態での撮影になり，上下反転画像では上関節突起の前後の幅が長いため（図I-11f；15頁），環椎が安定し，後弓が浮いた状態での撮影になっているためです．

5.　環椎（C1）　側面画像（図I-11e）

骨標本ステレオ画像

　前弓，後弓，横突起，上関節窩，下関節窩が観察されます．

　環椎の側面画像では，横突起の上にある上関節窩，下にある下関節窩，そして横突起の3つの重なりであたかも椎体のように観察されますが，実際は内側で歯突起が歯突起窩に少し斜めに接するように関節を作っています．図I-9a（8頁），図I-10a（9頁）で確認できます．

骨標本ステレオX線画像

　前弓，後弓，上関節窩，下関節窩が観察されます．

X線画像でも，環椎の側面画像は横突起の上にある上関節窩，下にある下関節窩，そして横突起の3つの重なりで，あたかも椎体のように観察されています．臨床画像ではC1の歯突起窩に，C2の歯突起が少し斜めに接するように関節を作っています（図I-8a・図I-9b；8頁，I-10a；9頁，I-11e）．

図I-8a・図I-9b；8頁，I-10a；9頁，I-11e

図I-11 | 第1頸椎（環椎：C1）

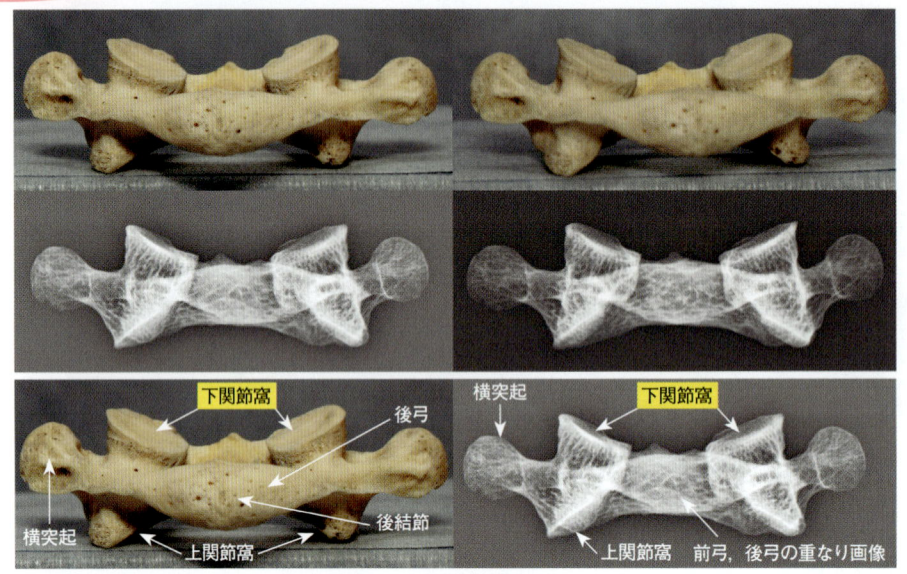

(d) 第1頸椎（環椎：C1）　後面画像・上下反転画像
下関節窩確認用．

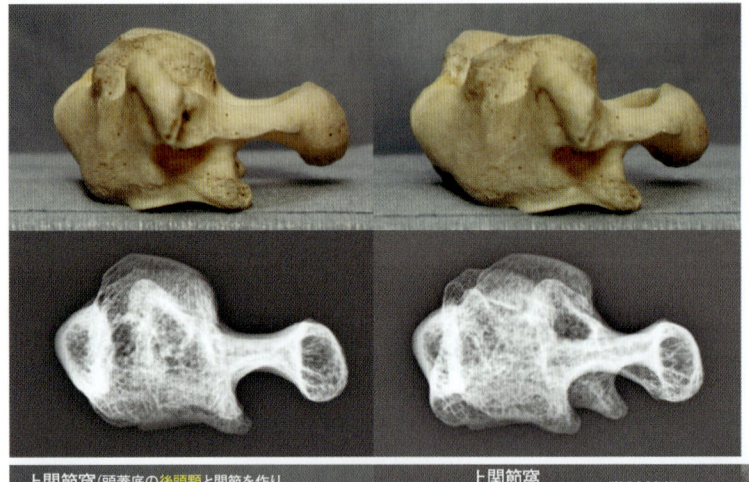

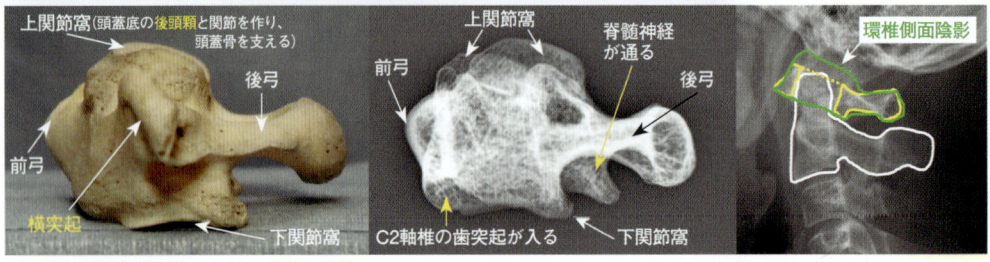

(e) 第1頸椎（環椎：C1）　側面画像

6. 環椎（C1）　上面画像（図Ⅰ-11f）

骨標本ステレオ画像

　上関節窩，後弓，前弓，横突起，横突孔，椎孔が観察されます．

① 上関節窩：後頭骨の後頭顆と環椎の上関節窩とで関節を作り，頭蓋骨を支えるため前後にひょうたんのような形をして表面積が広くなっています．**立体視でみるとすり鉢状**になっていることが確認できます．

② 横突孔：椎骨動脈・静脈が通っています．

③ 椎孔には脊髄が通っています．

骨標本ステレオX線画像

　後弓，前弓，横突起，横突孔，椎孔，上関節窩（立体視）が観察されます．

　上関節窩はほかの骨との重なりでみえませんが，**立体視でみるとすり鉢状になっている**ことが確認できます．

図Ⅰ-11 ┃ 第1頸椎（環椎：C1）

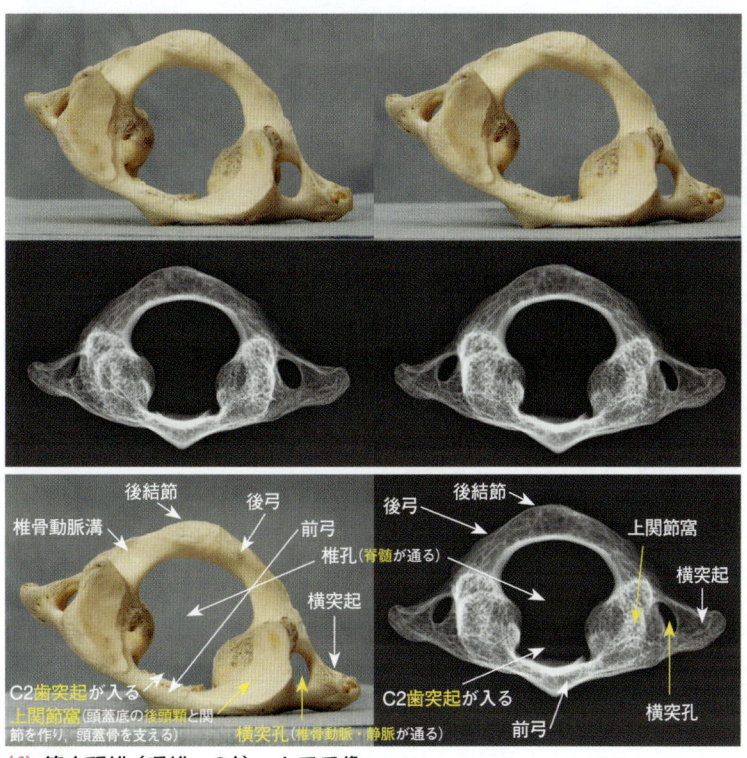

（f）第1頸椎（環椎：C1）　上面画像

7. 環椎（C1）　下面画像（図Ⅰ-11g）

骨標本ステレオ画像

　下関節窩，後弓，前弓，横突起，横突孔，椎孔が観察されます．

①下関節窩：軸椎の上関節窩と関節を作ります．**立体視でみると，緩やかなすり鉢状**

になっていることが確認できます.

②横突孔：椎骨動脈・静脈が通っています.

③椎孔には脊髄が通っています.

骨標本ステレオX線画像

　後弓，前弓，横突起，横突孔，椎孔，下関節窩（立体視）が観察されます．下関節窩はほかの骨との重なりでみえませんが，**立体視でみると緩やかなすり鉢状になっている**ことが確認できます.

図I-11 ┃ 第1頸椎（環椎：C1）

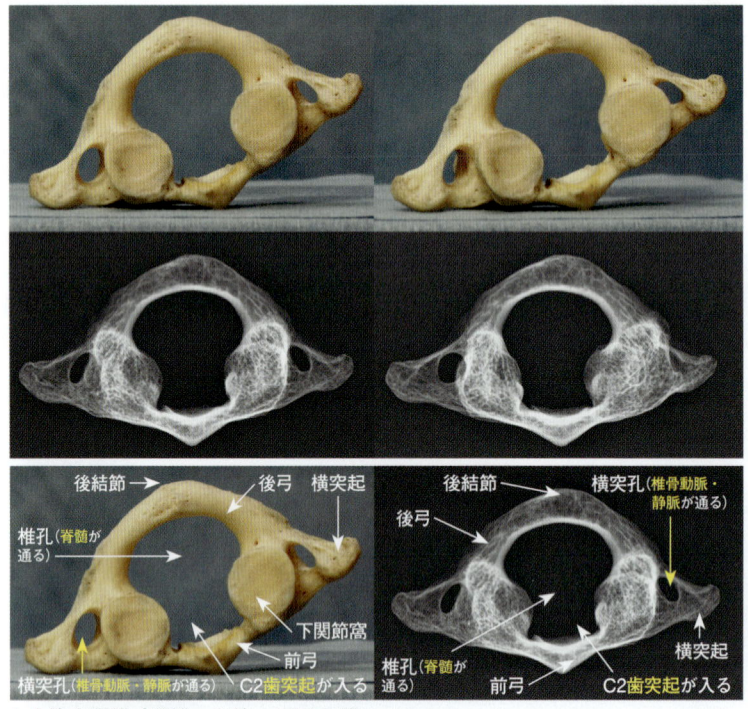

（g）**第1頸椎（環椎：C1）　下面画像**

📖 **骨解剖学名と医療英語名－第1頸椎（環椎：C1）**

前弓 (anterior arch)	横突起 (transverse process)	歯突起窩 (facet for dens of axis)
後弓 (posterior arch)	横突孔 (transverse foramen)	前結節 (anterior tubercle)
椎孔 (vertebral foramen)	上関節窩 (superior articular facet)	後結節 (posterior tubercle)
椎骨動脈溝 (groove for vertebral artery)	下関節窩 (inferior articular facet)	

Ⅰ-1-② 第2頸椎（Cervical vertebra 2：C2，軸椎）

　第2頸椎（C2）は**軸椎（Axis）**とよばれ，椎体の前側中央部付近に歯突起が上方に突出しています（図Ⅰ-12a～c）．この歯突起が，環椎の前弓の内側にある歯突起窩と**正中環軸関節**を作り，環椎（C1）の回転軸になっています（図Ⅰ-7～図Ⅰ-9；7，8頁）．

図Ⅰ-12 ┃ 第2頸椎（軸椎：C2）の歯突起

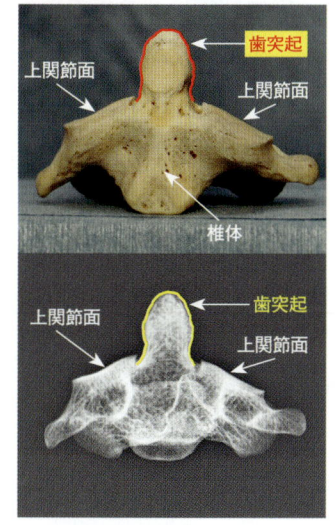

(a)歯突起（正面）

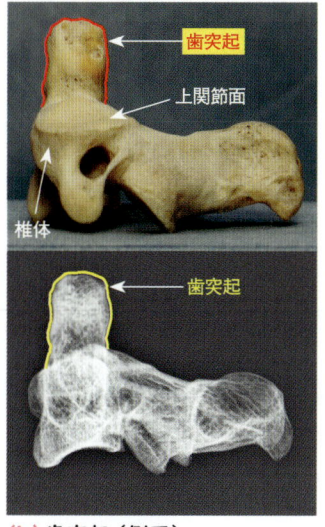

(b)歯突起（側面）

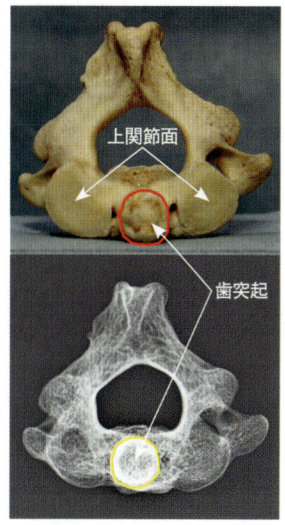

(c)歯突起（上面）

👉 臨床POINT

①軸椎（C2）は上関節面で環椎下関節面と**環軸関節**を作り，環椎（C1）を支え，環椎が頭蓋骨とともに回旋するのをサポートしています[3]（図Ⅰ-12a～c）．

②軸椎（C2）も環椎（C1）と同様に**下顎骨と後頭骨に挟まれている**ため，X線正面撮影では，大きく**開口して前歯の先端と後頭骨下端の面を一致させ，X線と平行に入射**しないと，X線写真には前歯か後頭骨が重なりC2を正確に描出できません（図Ⅰ-10a, c；9頁）．

③X線画像では，正面画像（図Ⅰ-13a；19頁）と後面画像（図Ⅰ-13b；19頁）は歯突起の拡大率が少し異なるだけにみえますが，立体視で観察すると歯突起と棘突起の位置が前後に入れ替わるため，異なるX線画像として観察できます．

骨構造の**特徴**－第2頸椎（軸椎）

①軸椎は椎体の前側中央に上方に突出した歯突起を持つ唯一の椎体で，環椎の椎体に相当します[10]．軸椎の歯突起は環椎の左右回旋の軸となっています（図Ⅰ-7c；7頁，図Ⅰ-12；17頁）．

②軸椎（C2）の上面画像（図Ⅰ-13d；21頁）と下面画像（図Ⅰ-13e；21頁）で全体像がみえる**椎弓**は，1対の**椎弓根**と**椎弓板**からなります．椎弓は椎体から後方に突出した突起で，椎孔を作ります．椎孔には脊髄が通っています．

椎弓から棘突起，横突起，関節突起が出ています．棘突起，横突起には靭帯や筋肉が付着し，骨を連結しています．

軸椎では，椎弓根は椎体および歯突起の根部と癒合しています．

第2頸椎の**骨標本構造**と**骨標本X線解剖**のステレオ画像

骨標本画像でのみみえる構造の解剖学名は**青色**，骨標本X線画像でのみみえる構造の解剖学名は**赤色**で表示しています．

第2頸椎〈軸椎 Axis（C2）〉の骨標本構造と骨標本X線解剖をステレオ画像[8)9)]で示します．

1．軸椎（C2）　正面画像（図Ⅰ-13a）

骨標本ステレオ画像

歯突起，椎体，上関節面，横突起が観察されます．

骨標本ステレオX線画像

歯突起，椎体，上関節面，横突起に加えて，X線画像では骨のX線吸収差を描出しているため，X線吸収の多い棘突起が椎体の中央付近に観察されます．

2．軸椎（C2）　後面画像（図Ⅰ-13b）

骨標本ステレオ画像

歯突起，棘突起（2分岐性），椎弓，上関節面，下関節突起，横突起が観察されます．

骨標本ステレオX線画像

歯突起，椎体，上関節面，横突起に加えて，X線画像では骨のX線吸収差を重ねて描出しているため，椎体と棘突起は重なって描出されていますが，X線吸収の多い棘突起は椎体の中央付近に観察されます．

X線画像では，正面画像と後面画像は棘突起の拡大率が少し異なるだけで同じように観察されます．ステレオ画像で立体視すると棘突起と椎体の前後関係が観察でき，異なってみえるのがわかります．

図Ⅰ-13 ｜第2頸椎（軸椎：C2）｜

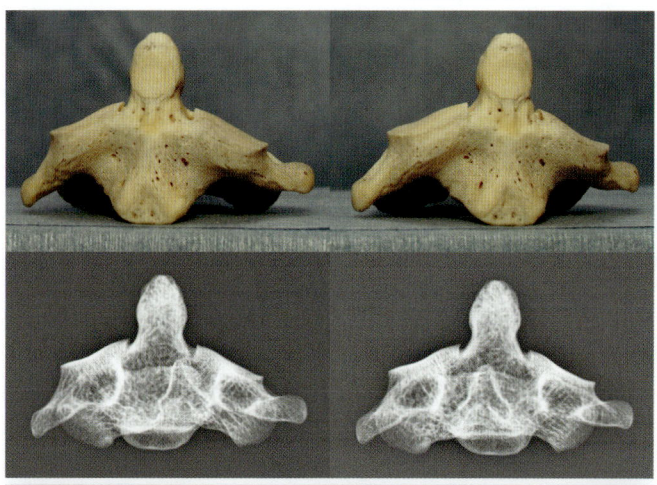

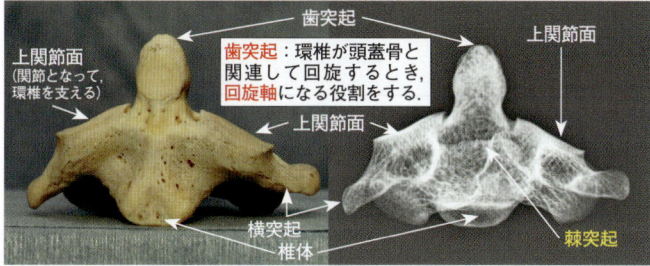

歯突起

歯突起：環椎が頭蓋骨と関連して回旋するとき，**回旋軸**になる役割をする．

上関節面（関節となって，環椎を支える）

上関節面

上関節面

横突起
椎体

棘突起

(a) 第2頸椎（軸椎：C2）　正面画像

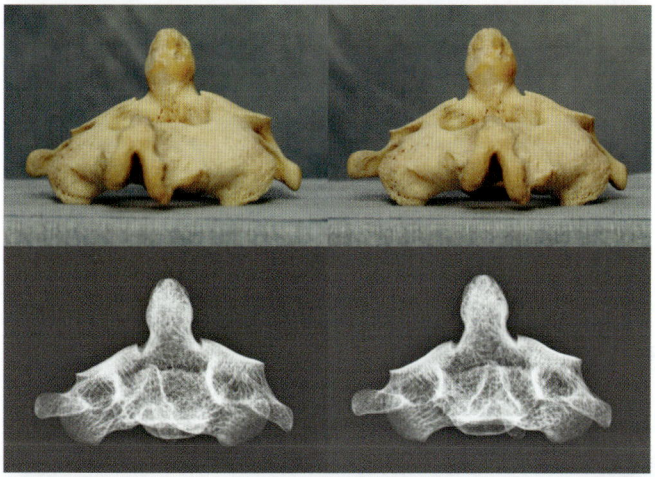

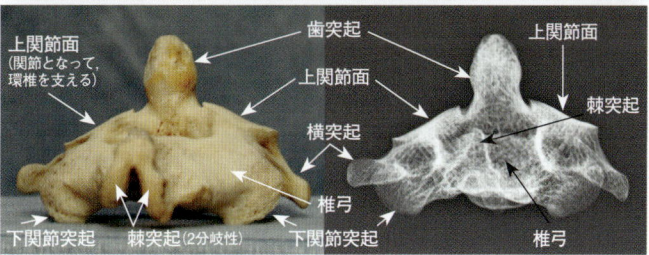

歯突起

上関節面（関節となって，環椎を支える）

上関節面

上関節面

横突起

棘突起

椎弓

下関節突起　　棘突起（2分岐性）　下関節突起

椎弓

(b) 第2頸椎（軸椎：C2）　後面画像

3. 軸椎（C2） 側面画像 （図Ⅰ-13c）

骨標本ステレオ画像

　椎体，歯突起，棘突起（2分岐性），椎弓，上関節面，下関節突起，横突起の横突孔が観察されます．

骨標本ステレオX線画像

　椎体，歯突起，棘突起（2分岐性），上関節面，下関節突起が観察されます．X線吸収差のため横突起の横突孔は観察できません．

図Ⅰ-13 ┃第2頸椎（軸椎：C2）┃

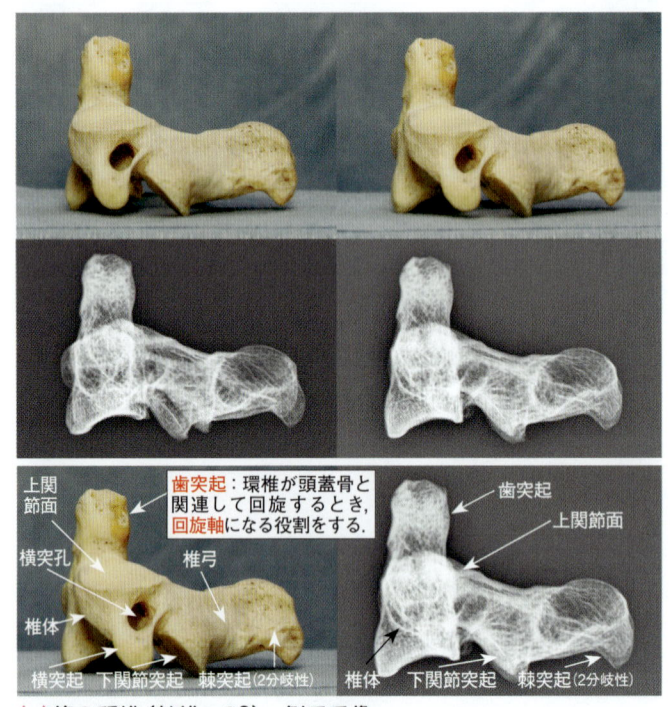

（c）第2頸椎（軸椎：C2） 側面画像

4. 軸椎（C2） 上面画像 （図Ⅰ-13d）

骨標本ステレオ画像

　歯突起，棘突起（2分岐性），椎弓，椎孔，上関節面，横突起の横突孔が観察されます．

骨標本ステレオX線画像

　歯突起，棘突起（2分岐性），椎弓，椎孔，上関節面，横突起の横突孔が観察されます．歯突起は白く円形に描出されています．

5. 軸椎（C2） 下面画像 （図Ⅰ-13e）

骨標本ステレオ画像

　椎体，棘突起（2分岐性），椎弓，椎弓根，椎孔，下関節突起の下関節面，横突起の横突孔が観察されます．

骨標本ステレオX線画像

歯突起，棘突起（2分岐性），椎弓，椎弓根，椎孔，下関節突起の下関節面，横突起の横突孔が観察されます．歯突起は白く円形に描出されています．

| 図Ⅰ-13 | 第2頸椎（軸椎：C2） |

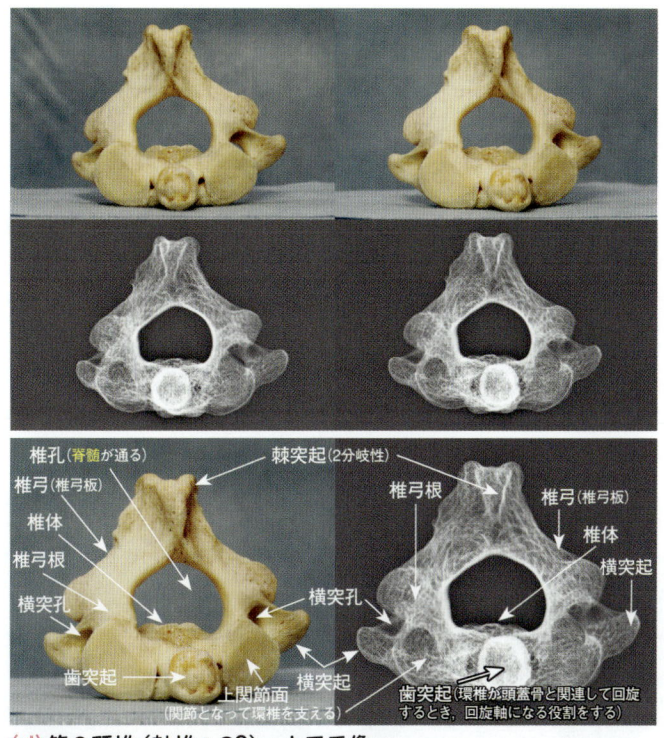

（d）第2頸椎（軸椎：C2）　上面画像

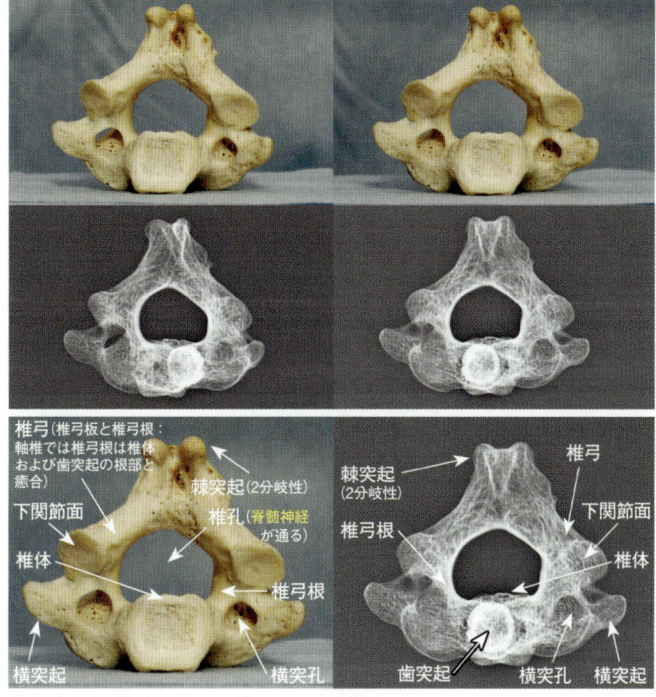

（e）第2頸椎（軸椎：C2）　下面画像

骨解剖学名と医療英語名－第2頸椎（軸椎：C2）

椎孔（vertebral foramen）　　　　　　横突起（transverse process）
椎体（vertebral body）　　　　　　　　横突孔（transverse foramen）
椎弓（vertebral arch）　　　　　　　　上関節面（superior articular surface）
椎弓板（lamina of vertebral arch）　　下関節面（inferior articular surface）
棘突起（spinous process）　　　　　　下関節突起（inferior articular process）
歯突起（dens）

Ⅰ-1-③ 第3頸椎（Cervical vertebra 3：C3）～ 第6頸椎（Cervical vertebra 6：C6）

　第3頸椎（C3）～第7頸椎（C7）間では，椎体の左右の上，外側後ろに唇のように突出した後外側唇を持ち（図Ⅰ-4a；5頁），上部椎体の後外側縁との間に滑膜を有する関節，ルシュカ関節を作っています（図Ⅰ-14a, b）．後外側唇は，医学解剖学名では後外側唇[10]，X線撮影の書籍では鈎状突起（カギジョウともいう）[2]とも表現されています．

図Ⅰ-14　第3頸椎（C3）－ルシュカ関筋

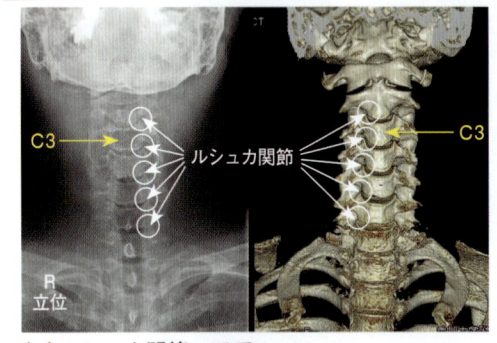

（a）ルシュカ関節　正面

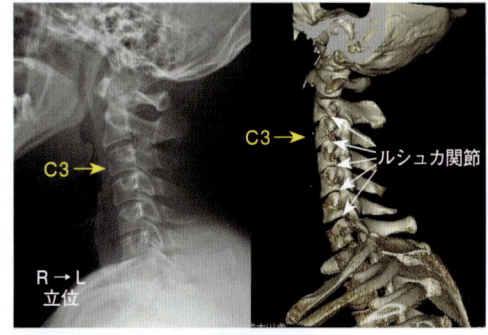

（b）ルシュカ関節　側面
X線画像ではX線吸収差のため観察できない．

　後外側唇が骨棘になるとルシュカ関節の外側に骨ができることになり，横突孔に骨棘が進出し，横突孔を通る椎骨動脈を圧迫します（図Ⅰ-15a, b, 図Ⅰ-4a；5頁）．その結果，椎骨動脈圧迫で起こる椎骨脳底動脈循環不全症を発症することがあります．

　椎骨動脈圧迫で起こる椎骨脳底動脈循環不全症とは，椎骨動脈の循環が後外側唇の骨棘化に伴い圧迫され，一時的に血流が悪くなり（酸素不足），左右の椎骨動脈が合流する脳底動脈が酸素を運んでいる脳幹部が虚血状態になります（図Ⅰ-15c～e）．その結果，めまいや嘔気，嘔吐などの症状があらわれ意識障害もきたします．

　この診断のために，脳外科専門医は整形外科領域の頸椎正面画像，斜位画像で，ルシュカ関節部の骨棘形成を確認しています（脳を扱う脳外科専門医が整形外科領域の頸椎撮影をする理由が，この後外側唇によって理解できます）．

　またC2～C6の棘突起は2分岐性となっています（後面・上面・下面画像；図Ⅰ-16b, d, e；26, 28頁）．

図Ⅰ-15　頸椎と椎骨動脈

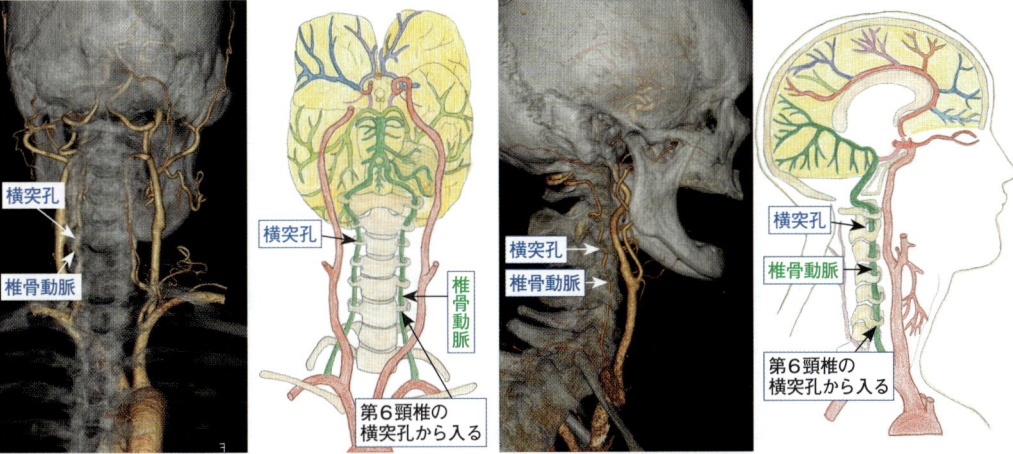

(a) 頸椎と椎骨動脈の位置関係　正面

(b) 頸椎と椎骨動脈の位置関係　側面

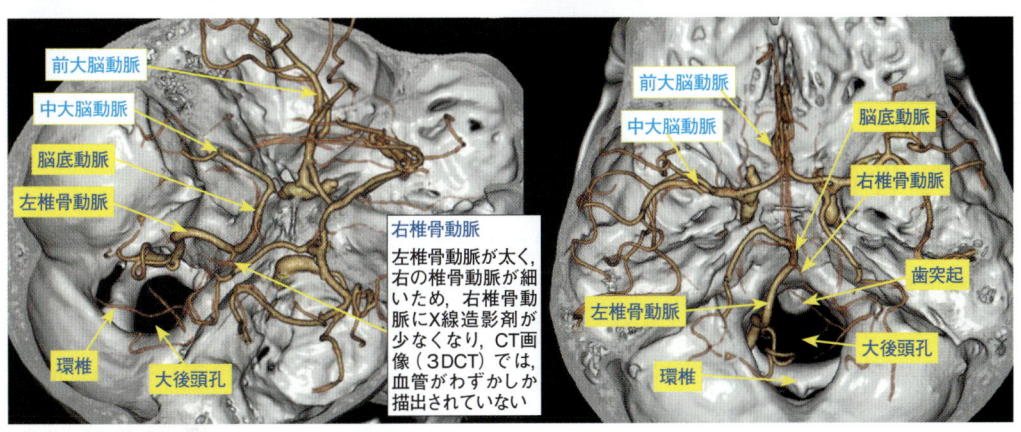

(c) 椎骨動脈（頭蓋底部）　右上から観察画像　　　　　　真上から観察画像

右椎骨動脈
左椎骨動脈が太く，右の椎骨動脈が細いため，右椎骨動脈にX線造影剤が少なくなり，CT画像（3DCT）では，血管がわずかしか描出されていない

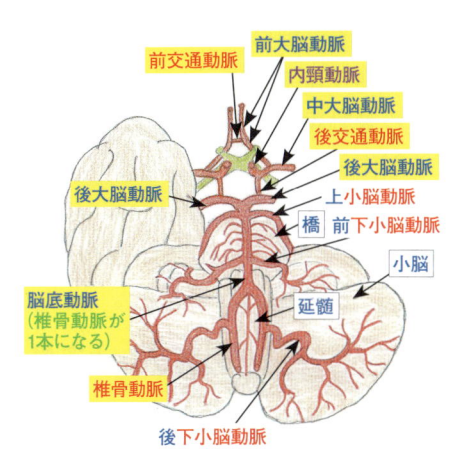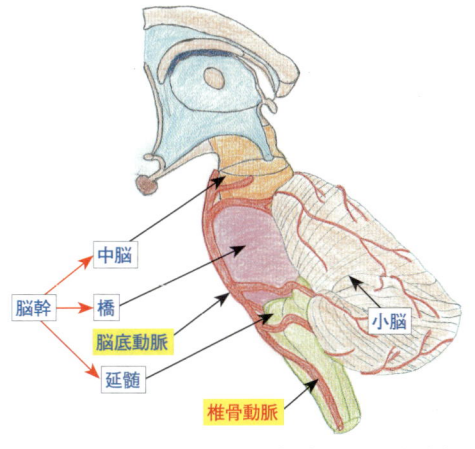

(d) 椎骨動脈と脳幹部（頭蓋底部から観察）　　**(e)** 椎骨動脈と脳幹部（側面から観察）

23

①椎弓から突起が7個出ています．左右に**横突起**，**棘突起**の3つの突起は筋の付着部となります．左右の**上関節突起**，**下関節突起**の4つはそれぞれすぐ上，すぐ下の椎体と関節を作ります．上関節突起は上の椎体の下関節突起と，下関節突起はすぐ下の上関節突起と関節を作ります．

②関節突起の関節面は硝子軟骨で覆われています[11]．

③後面画像（ステレオ画像）で，骨標本画像では椎弓板との位置関係が明瞭に立体視できますが，**X線画像**では椎体に対して椎弓板の**X線吸収差**が少ないため立体画像として観察するのが難しいです．

④X線画像では正面画像と後面画像は拡大率が少し異なるだけにみえますが，ステレオ解剖図を立体視で観察すると，実際には椎体と椎弓の棘突起の位置関係の前後が反対側になるため，まったく異なるX線画像であることが観察できます．

👆 骨構造の**特徴** − 第3頸椎

①後外側唇と接する椎体でルシュカ関節を作ります（図Ⅰ-3；4頁）．

②横突起に横突孔があり，第6頸椎の横突孔から椎骨動脈・静脈（静脈は第7頸椎の横突孔も通る）が通り，大後頭孔から頭蓋内に入ります（図Ⅰ-15；23頁）．

③横突孔の前側に前結節，外側に後結節があります（図Ⅰ-16d；28頁）．筋肉が付着しています．

④椎弓：C3上面画像（図Ⅰ-16d）とC3下面画像（図Ⅰ-16e；28頁）で全体像がみえる**椎弓**は，1対の**椎弓根と椎弓板**からなります．椎弓は，椎体から後方に上からみると，弓のように突出した突起で椎孔を作ります．椎弓から棘突起，横突起，上関節突起，下関節突起が出ています．椎骨動脈が通る横突孔は横突起の前結節，後結節，椎弓根，椎体によって円状に形作られています（図Ⅰ-16d）．

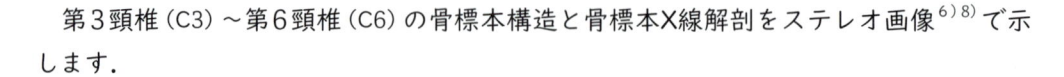

第3頸椎～第6頸椎の骨標本構造と骨標本X線解剖のステレオ画像

　第3頸椎（C3）～第6頸椎（C6）の骨標本構造と骨標本X線解剖をステレオ画像[6)8)]で示します．

A 第3頸椎（C3）

骨標本画像でのみみえる構造の解剖学名は青色，骨標本X線画像でのみみえる構造の解剖学名は赤色で表示しています．

✚ 1.　第3頸椎（C3）　正面画像（図I-16a）

骨標本ステレオ画像

　椎体，後外側唇，上関節突起，下関節突起，横突起，横突起の前側に<u>前結節</u>，外側に後結節が観察されます．

骨標本ステレオX線画像

　椎体，後外側唇，上関節突起，下関節突起，横突起，横突起の前側に前結節，外側に後結節が観察されます．

　C3の棘突起の描出：軸椎（C2）の棘突起は骨が分厚いため，**骨のX線吸収が椎体より大きく**（図I-13a；19頁），X線画像では椎体の中央付近に写りますが，第3頸椎の場合は，棘突起の骨の厚さが椎体の骨の厚さより薄く，棘突起の**X線吸収が椎体より小さいため，軸椎の棘突起のように椎体の中央付近に描出されません**（図I-16d；28頁）．

図I-16 ▶｜第3頸椎（C3）｜

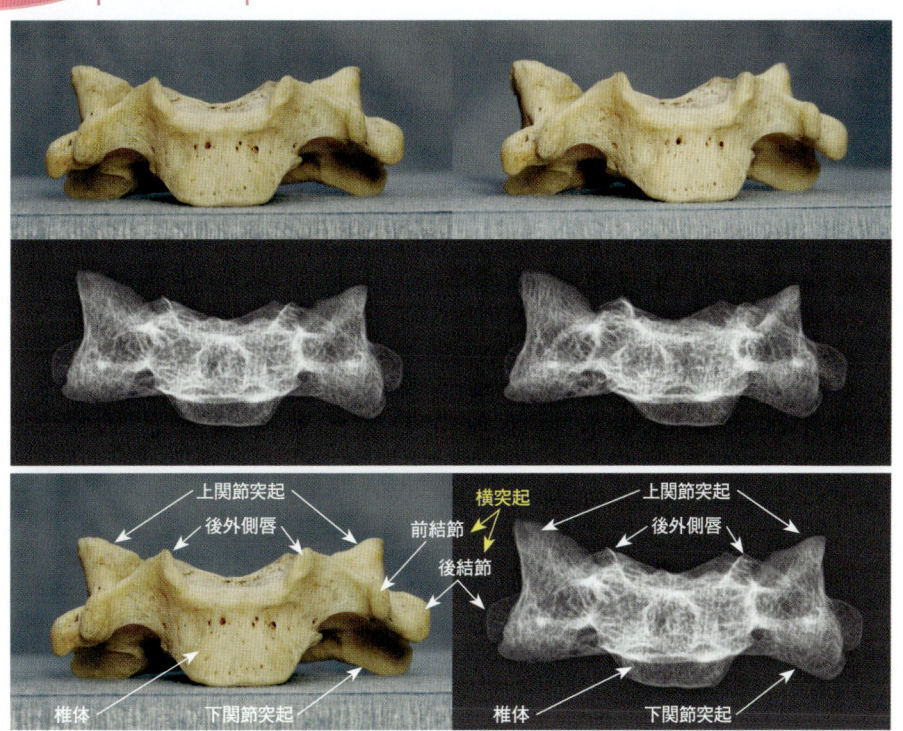

（a）第3頸椎（C3）　正面画像

✚ 2.　第3頸椎（C3）　後面画像（図I-16b）

骨標本ステレオ画像

　後外側唇，上関節突起，下関節突起，横突起，外側に後結節，<u>棘突起（2分岐性）</u>が観察されます．

　後外側唇，椎体，上関節突起，下関節突起，横突起，外側に後結節が観察されます.

　C3の棘突起の描出：軸椎（C2）の棘突起は骨が分厚いため，**骨のX線吸収が椎体より大きい**（図Ⅰ-13；21頁）ので，X線画像では椎体の中央付近に写りますが，第3頸椎の場合は棘突起の骨の厚さが椎体の骨の厚さより薄く，棘突起の**X線吸収が椎体より小さいため，軸椎の棘突起のように椎体の中央付近に描出されません**（図Ⅰ-16d；28頁）.

図Ⅰ-16 ┃ 第3頸椎（C3）

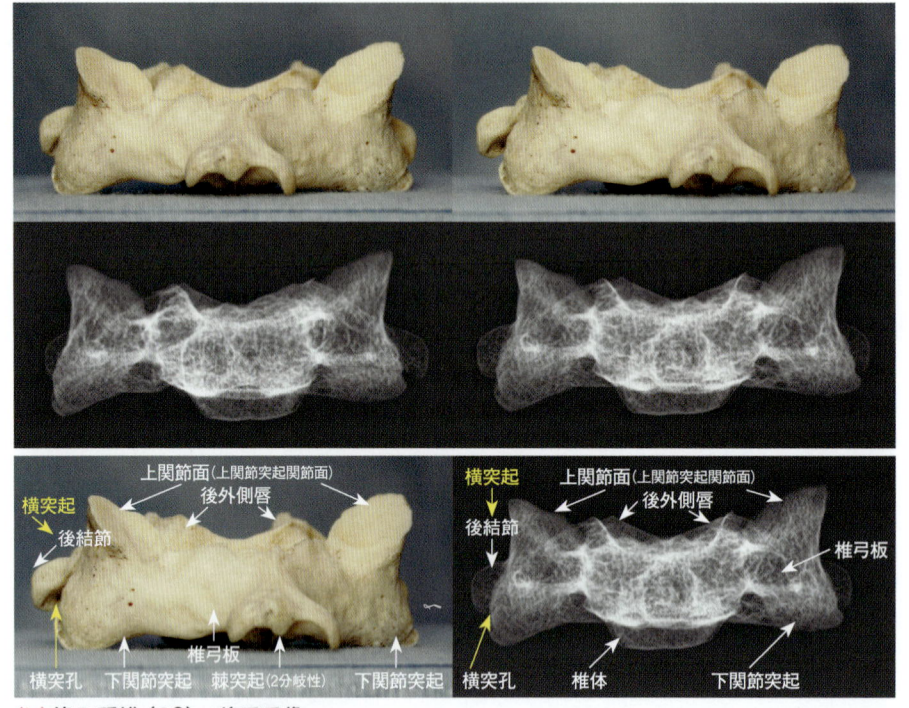

（b）第3頸椎（C3）　後面画像

🔱 3. 第3頸椎（C3）　側面画像（図Ⅰ-16c）

骨標本ステレオ画像

　後外側唇，椎体，上関節突起，下関節突起，**横突起（横突起の前側に前結節，外側に後結節），**棘突起（2分岐性）が観察されます.

骨標本ステレオX線画像

　後外側唇，椎体，上関節突起，下関節突起，棘突起（2分岐性）が観察されます．横突起，横突起の前側に前結節，外側に後結節がありますが，椎体との重なりのため観察できなくなっています.

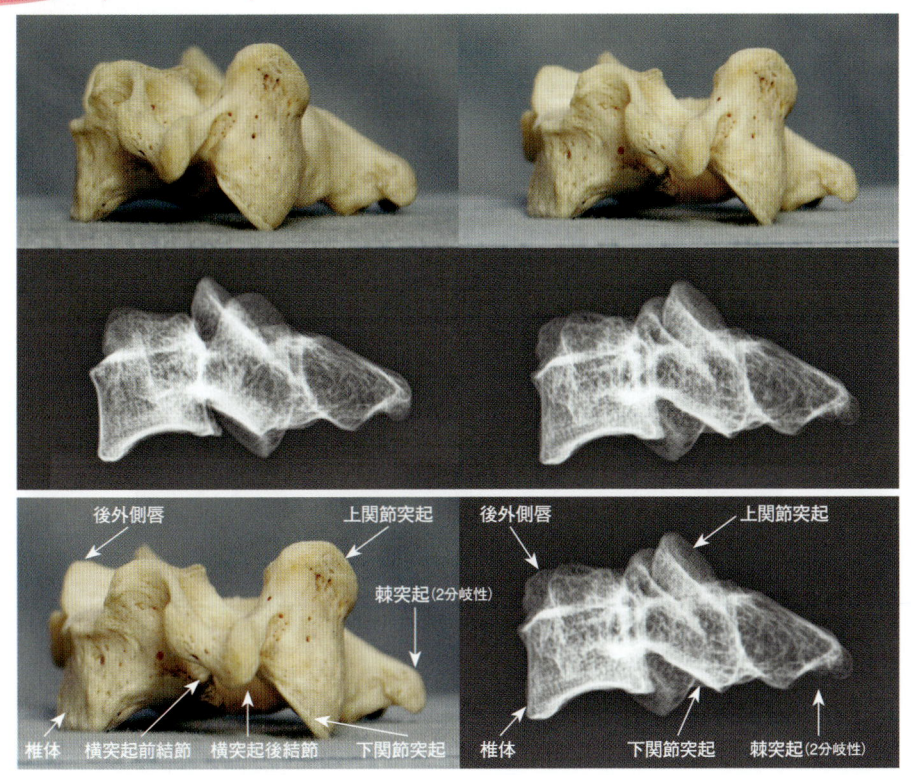

図I-16　第3頸椎（C3）

後外側唇　　　　　　上関節突起　　　　後外側唇　　　　　　上関節突起

棘突起（2分岐性）

椎体　横突起前結節　横突起後結節　下関節突起　　椎体　　　下関節突起　　棘突起（2分岐性）

（c）第3頸椎（C3）　側面画像

4.　第3頸椎（C3）　上面画像（図I-16d）

骨標本ステレオ画像

後外側唇，椎体，上関節面（上関節突起），横突起（横突起の前側に前結節，外側に後結節），棘突起（2分岐性），**椎弓，椎孔，横突孔，椎弓根**が観察されます．

骨標本ステレオX線画像

椎体，上関節面（上関節突起），棘突起（2分岐性），横突起（横突起の前側に前結節，外側に後結節），**椎弓，椎孔，横突孔，椎弓根**が観察されます．**上関節突起は立体視**で観察でき，後外側唇は椎体との重なりのため観察できません．

5.　第3頸椎（C3）　下面画像（図I-16e）

骨標本ステレオ画像

椎体，横突起，横突起の前側に前結節，外側に後結節，棘突起（2分岐性），下関節面（下関節突起），椎弓，椎孔，横突孔，椎弓根が観察されます．

骨標本ステレオX線画像

椎体，**下関節突起の下関節面（立体視で観察）**，棘突起（2分岐性），横突起，横突起の前側に前結節，外側に後結節．椎弓，椎孔，横突孔，椎弓根が観察されます．

図 I -16 ｜第3頸椎（C3）

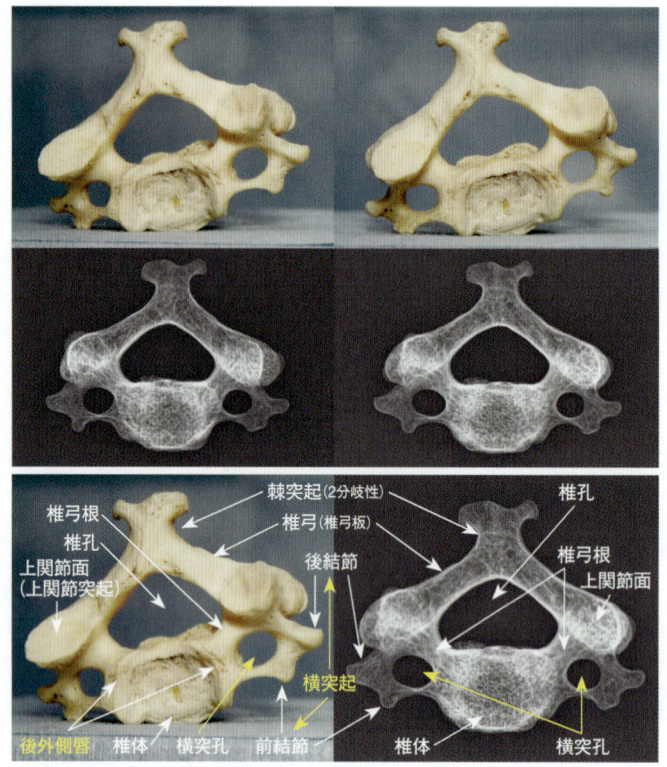

（d）第3頸椎（C3）　上面画像

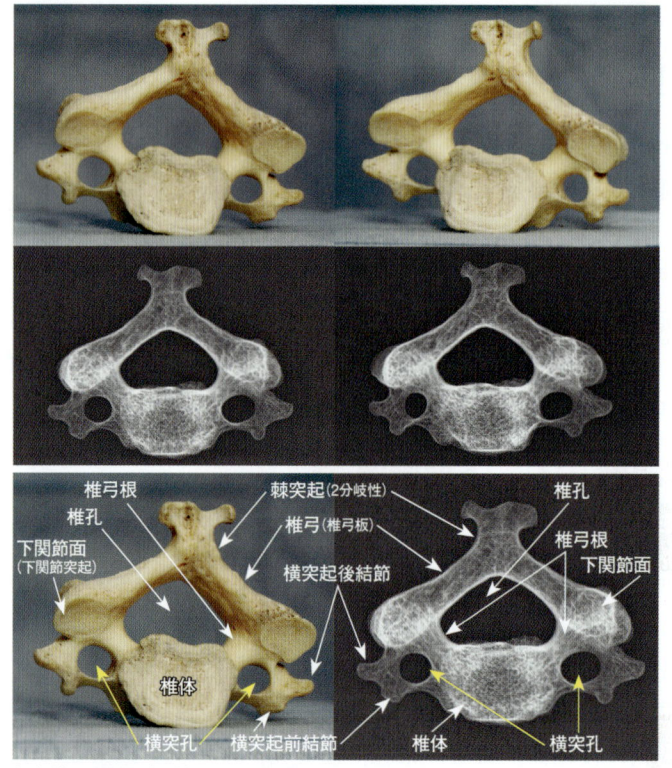

（e）第3頸椎（C3）　下面画像

骨解剖学名と医療英語名－第3頸椎（C3）

椎孔（vertebral foramen）	上関節面（superior articular surface）
椎体（vertebral body）	下関節面（inferior articular surface）
椎弓（vertebral arch）	後外側唇（posteriolateral lip）
椎弓根（pedicle）	上関節突起（superior articular process）
椎弓板（lamina of vertebral arch）	下関節突起（inferior articular process）
棘突起（spinous process）	横突起の前結節（anterior tubercle of transverse process）
横突起（transverse process）	横突起の後結節（posterior tubercle of transverse process）
横突孔（transverse foramen）	

B 第4頸椎（C4）

骨標本画像でのみみえる構造の解剖学名は青色，骨標本X線画像でのみみえる構造の解剖学名は赤色で表示しています．

✚ 1. 第4頸椎（C4）　正面画像（図Ⅰ-17a）

骨標本ステレオ画像

　椎体，後外側唇，上関節突起，下関節突起，横突起の前側に前結節（立体視で鮮明に観察可能），横突起の外側に後結節が観察されます．

骨標本ステレオX線画像

　椎体，後外側唇，上関節突起，下関節突起，横突起の外側に後結節が観察されます．
　棘突起（2分岐性）は**立体視**で観察できます．前結節は横突起の前側に上関節突起，椎弓と重なり観察できません．

図Ⅰ-17　｜第4頸椎（C4）｜

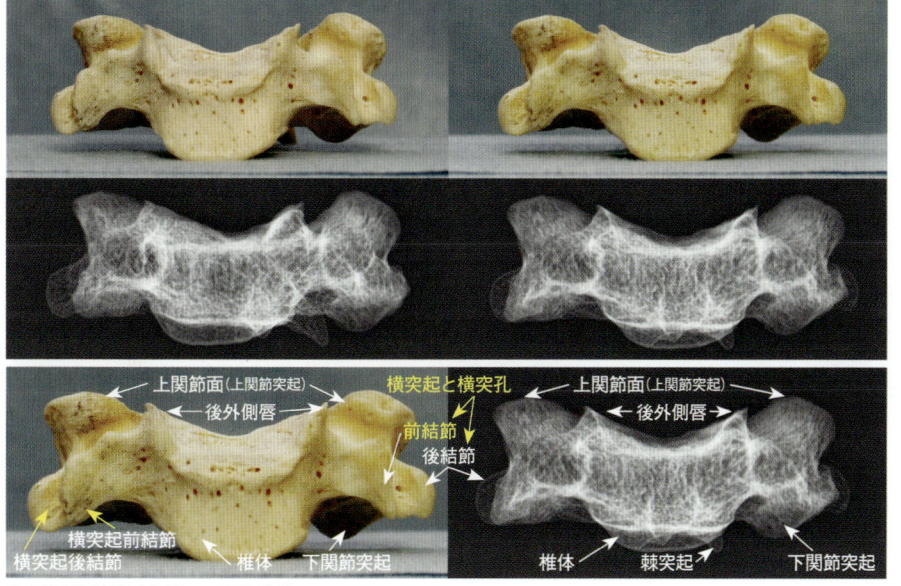

(a) 第4頸椎（C4）　正面画像

✦ 2. 第4頸椎（C4）　後面画像（図Ⅰ-17b）

骨標本ステレオ画像

　後外側唇，椎弓板，上関節突起，下関節突起，横突起の外側に後結節が観察されます．

骨標本ステレオX線画像

　後外側唇，椎体，上関節突起，下関節突起が観察されます．

　棘突起は立体視で観察できます．横突起は，上関節突起，椎弓と重なり観察できません．

図Ⅰ-17 第4頸椎（C4）

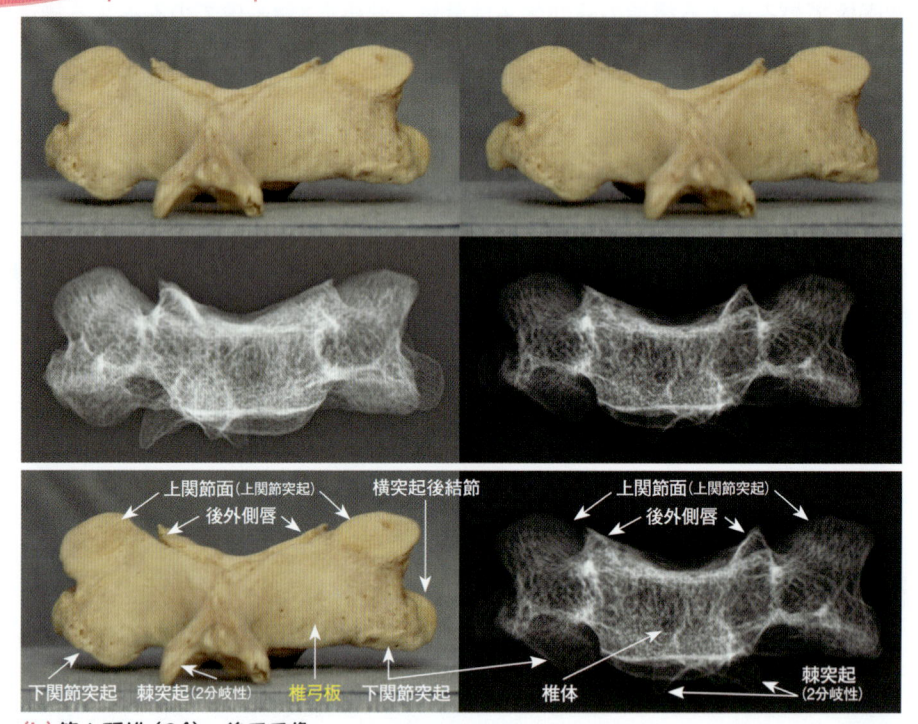

上関節面（上関節突起）
後外側唇
横突起後結節

下関節突起　棘突起（2分岐性）　椎弓板　下関節突起

上関節面（上関節突起）
後外側唇

椎体　　棘突起（2分岐性）

（b）第4頸椎（C4）　後面画像

✦ 3. 第4頸椎（C4）　側面画像（図Ⅰ-17c）

骨標本ステレオ画像

　後外側唇，椎体，上関節突起，下関節突起，横突起（横突起の前側に前結節，外側に後結節），棘突起（2分岐性）が観察されます．

骨標本ステレオX線画像

　後外側唇，椎体，上関節突起，下関節突起，棘突起（2分岐性）が観察され，横突起，横突起前側の前結節，外側の後結節は椎体との重なりのため観察できません．

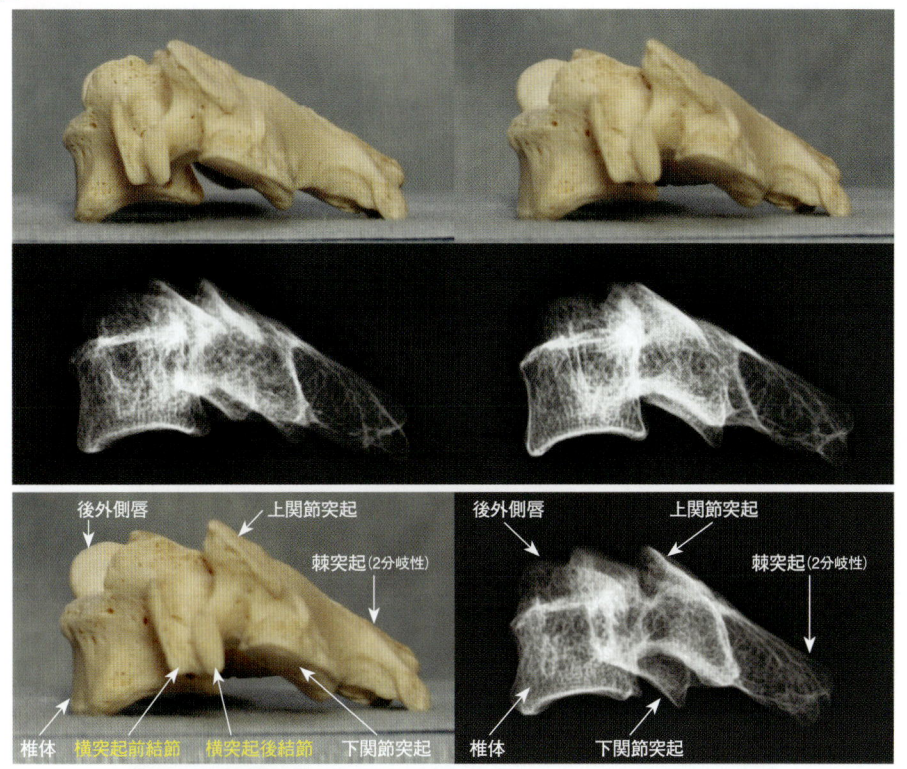

（c）第4頸椎（C4）　側面画像

4. 第4頸椎（C4）　上面画像（図Ⅰ-17d）

骨標本ステレオ画像

後外側唇，椎体，上関節面（上関節突起），横突起，横突起の前側に前結節，外側に後結節，棘突起（2分岐性），**椎弓，椎孔，横突孔，椎弓根**が観察されます．

骨標本ステレオX線画像

椎体，棘突起（2分岐性），横突起，横突起の前側に前結節，外側に後結節，**椎弓，椎孔，横突孔，椎弓根**が観察されます．上関節突起は**立体視**で観察でき，後外側唇は椎体との重なりのため観察できなくなっています．

5. 第4頸椎（C4）　下面画像（図Ⅰ-17e）

骨標本ステレオ画像

椎体，**下関節面（下関節突起）**，横突起，横突起の前側に前結節，外側に後結節，棘突起（2分岐性），**椎弓，椎孔，横突孔，椎弓根**が観察されます．

骨標本ステレオX線画像

椎体，横突起，横突起の前側に前結節，外側に後結節，棘突起（2分岐性），**椎弓，椎孔，横突孔，椎弓根**が観察されます．**下関節突起は上関節突起との重なり**で観察できません．

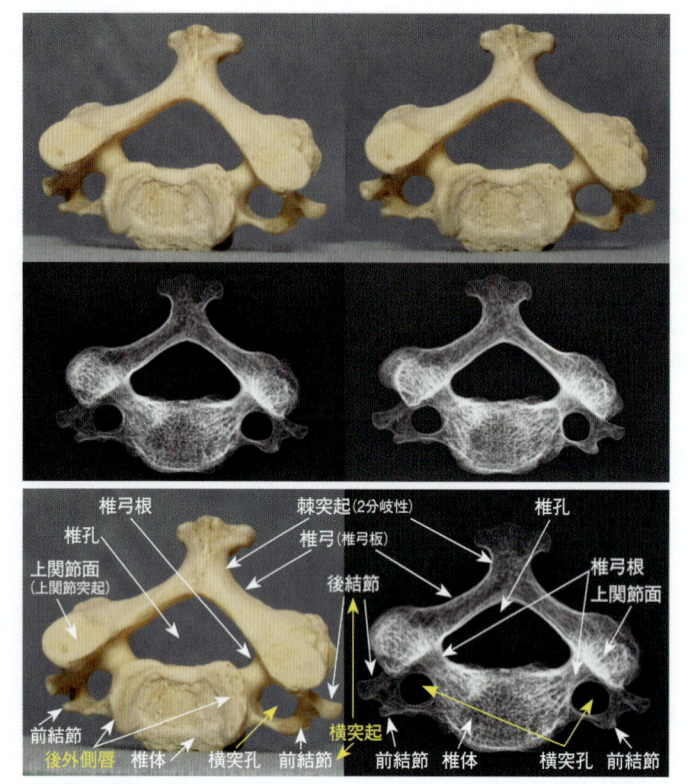

(d) 第4頸椎（C4） 上面画像

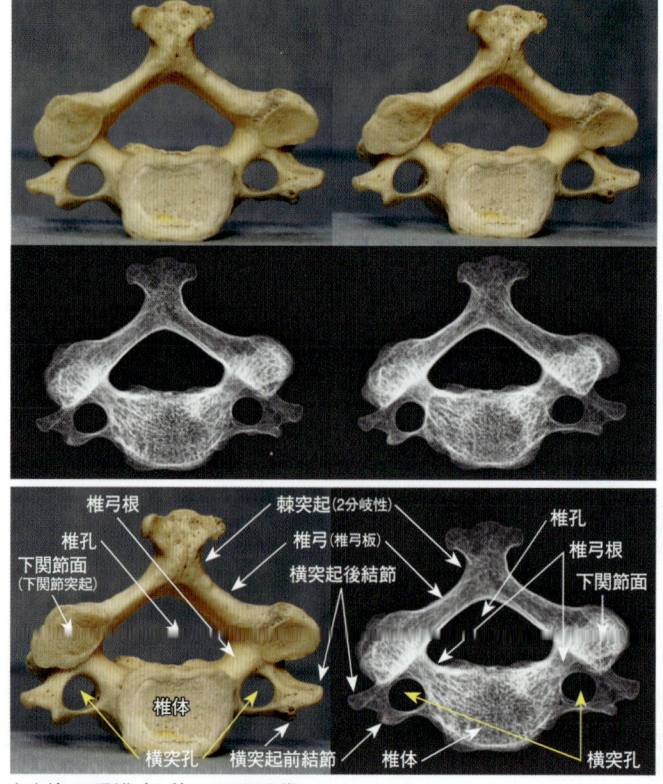

(e) 第4頸椎（C4） 下面画像

骨解剖学名と医療英語名－第4頸椎（C4）

椎孔（vertebral foramen）
椎体（vertebral body）
椎弓（vertebral arch）
椎弓根（pedicle）
椎弓板（lamina of vertebral arch）
棘突起（spinous process）
横突起（transverse process）
横突孔（transverse foramen）

上関節面（superior articular surface）
下関節面（inferior articular surface）
後外側唇（posteriolateral lip）
上関節突起（superior articular process）
下関節突起（inferior articular process）
横突起の前結節（anterior tubercle of transverse process）
横突起の後結節（posterior tubercle of transverse process）

C 第5頸椎（C5）

骨標本画像でのみみえる構造の解剖学名は青色，骨標本X線画像でのみみえる構造の解剖学名は赤色で表示しています．

1. 第5頸椎（C5） 正面画像（図Ⅰ-18a）

骨標本ステレオ画像

椎体，後外側唇，上関節突起，下関節突起，横突起の前側に前結節，外側に後結節が観察されます．

骨標本ステレオX線画像

椎体，後外側唇，上関節突起，下関節突起，横突起の前側に前結節，椎弓根が観察されます．
棘突起（2分岐性）と横突起は上関節突起，椎弓と重なり観察できません．椎弓根が椎体よりX線吸収差が大きいため，椎体の外側に観察されます．

図Ⅰ-18 ｜第5頸椎（C5）｜

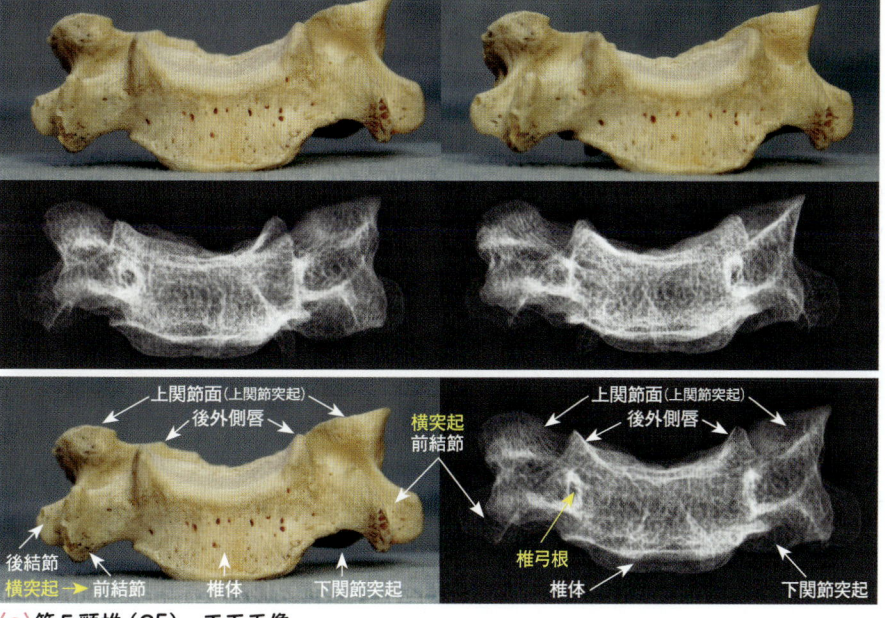

(a) 第5頸椎（C5） 正面画像

2. 第5頸椎（C5） 後面画像（図Ⅰ-18b）

骨標本ステレオ画像

　後外側唇，上関節突起，下関節突起，横突起の前結節，横突起の後結節，**椎弓板**が観察されます．

骨標本ステレオX線画像

　後外側唇，**椎体，椎弓根**，上関節突起，下関節突起，横突起の前結節，横突起の後結節が観察されます．棘突起は上関節突起，椎弓と重なり全体が観察できません．

図Ⅰ-18 ┃第5頸椎（C5）

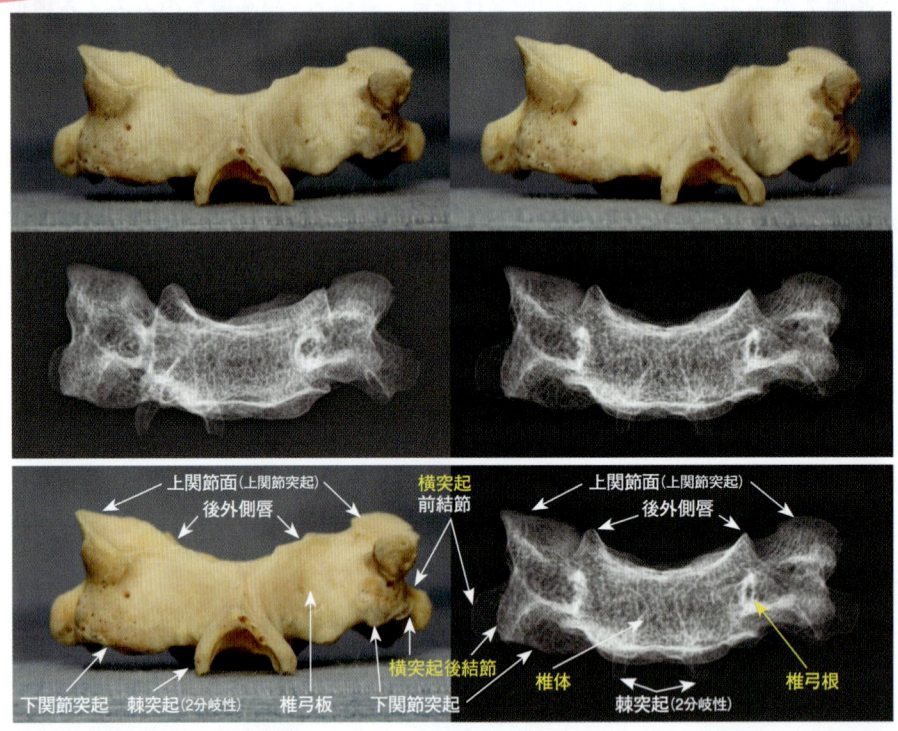

（b）第5頸椎（C5） 後面画像

3. 第5頸椎（C5） 側面画像（図Ⅰ-18c）

骨標本ステレオ画像

　後外側唇，椎体，上関節突起，下関節突起，**横突起の前側に前結節，横突起外側に後結節**，棘突起（2分岐性）が観察されます．

骨標本ステレオX線画像

　後外側唇，椎体，上関節突起，下関節突起，棘突起（2分岐性）が観察され，横突起，横突起前側の前結節，外側の後結節は椎体と重なり観察できません．

図Ⅰ-18 │第5頸椎（C5）│

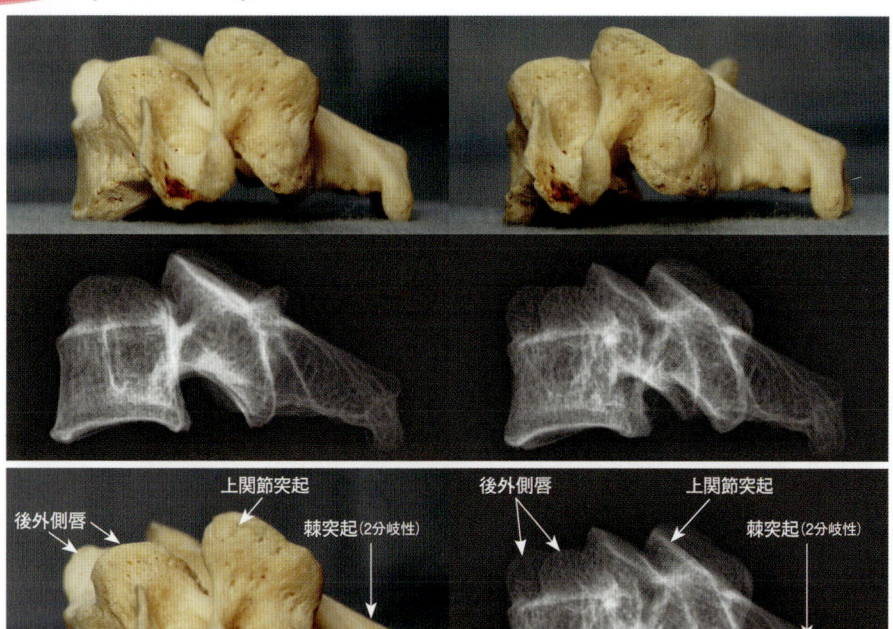

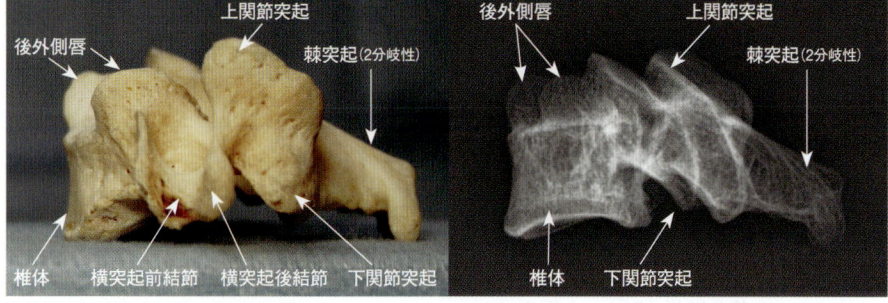

後外側唇　　上関節突起　　　　　棘突起（2分岐性）

椎体　横突起前結節　横突起後結節　下関節突起

後外側唇　　上関節突起　棘突起（2分岐性）

椎体　下関節突起

(c) 第5頸椎（C5）　側面画像

🔶 4. 第5頸椎（C5）　上面画像（図Ⅰ-18d）

骨標本ステレオ画像

　後外側唇，椎体，上関節面（上関節突起），横突起，横突起の前側に前結節，外側に後結節，棘突起（2分岐性），**椎弓，椎孔，横突孔，椎弓根**が観察されます．

骨標本ステレオX線画像

　椎体，横突起，横突起の前側に前結節，外側に後結節，棘突起（2分岐性），**椎弓，椎孔，横突孔，椎弓根**が観察されます．上関節突起は**立体視**で観察でき，後外側唇は椎体との重なりのため観察できなくなっています．

🔶 5. 第5頸椎（C5）　下面画像（図Ⅰ-18e）

骨標本ステレオ画像

　椎体，下関節面（下関節突起），横突起，横突起の前側に前結節，外側に後結節，棘突起（2分岐性），椎弓，椎孔，横突孔，椎弓根が観察されます．

骨標本ステレオX線画像

　椎体，横突起，横突起の前側に前結節，外側に後結節，棘突起（2分岐性），椎弓，椎孔，横突孔，椎弓根が観察されます．下関節突起は上関節突起との重なりで観察できなくなっています（**立体視**で外側部が薄く確認できます）．

図 I -18　第5頸椎（C5）

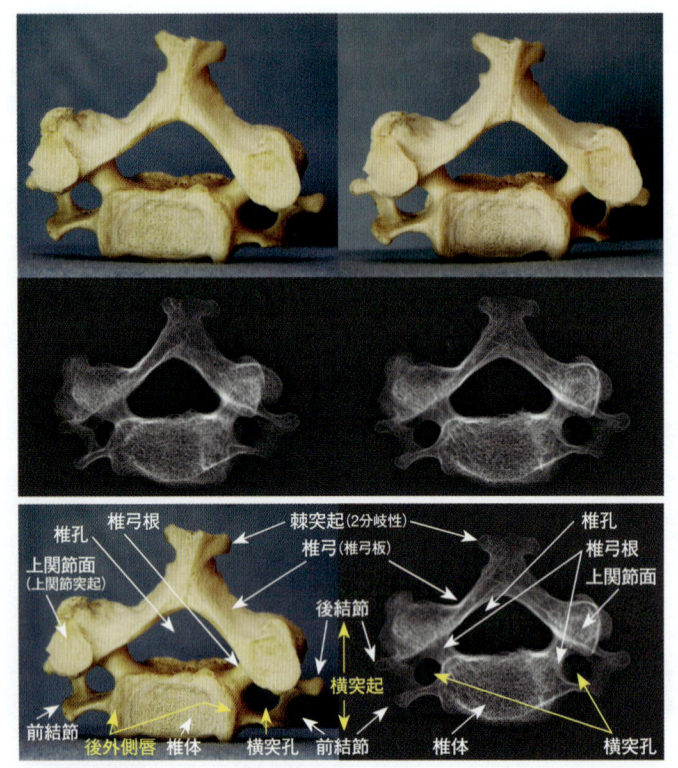

(d) 第 5 頸椎（C5）　上面画像

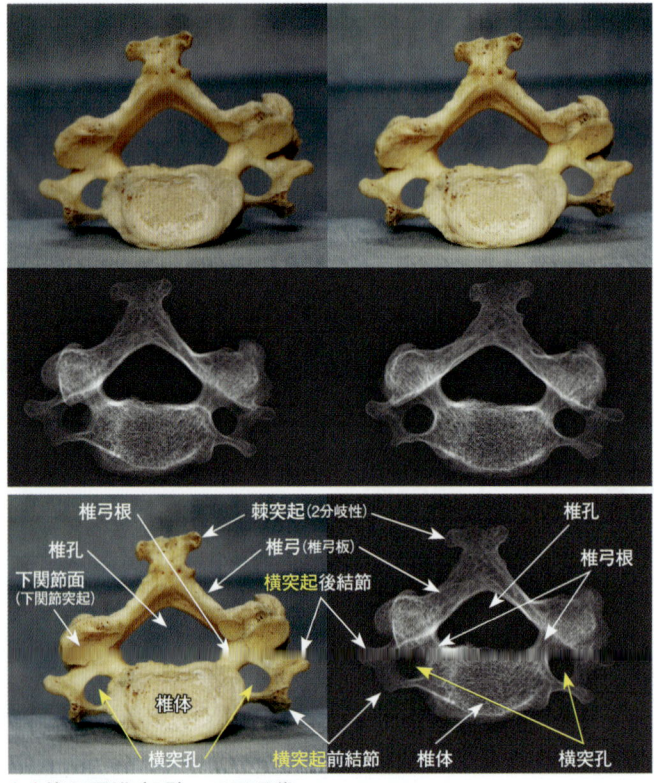

(e) 第 5 頸椎（C5）　下面画像

> **骨解剖学名と医療英語名－第5頸椎(C5)**
>
> 椎孔 (vertebral foramen)　　　　　　　上関節面 (superior articular surface)
> 椎体 (vertebral body)　　　　　　　　　下関節面 (inferior articular surface)
> 椎弓 (vertebral arch)　　　　　　　　　後外側唇 (posteriolateral lip)
> 椎弓根 (pedicle)　　　　　　　　　　　上関節突起 (superior articular process)
> 椎弓板 (lamina of vertebral arch)　　　下関節突起 (inferior articular process)
> 棘突起 (spinous process)　　　　　　　横突起の前結節 (anterior tubercle of transverse process)
> 横突起 (transverse process)　　　　　　横突起の後結節 (posterior tubercle of transverse process)
> 横突孔 (transverse foramen)

D 第6頸椎(C6)

骨標本画像でのみみえる構造の解剖学名は<mark>青色</mark>，骨標本X線画像でのみみえる構造の解剖学名は<mark>赤色</mark>で表示しています．

1. 第6頸椎(C6)　正面画像 (図Ⅰ-19a)

骨標本ステレオ画像

　椎体，後外側唇，上関節突起，下関節突起，横突起，横突起の前側に前結節，外側に後結節 (立体視で鮮明) が観察されます．

骨標本ステレオX線画像

　椎体，後外側唇，椎弓根，上関節突起，下関節突起が観察されます．

　棘突起 (2分岐性) は立体視で鮮明に観察できます．横突起は，上関節突起，椎弓と重なり観察できません．

図Ⅰ-19 ｜第6頸椎(C6)｜

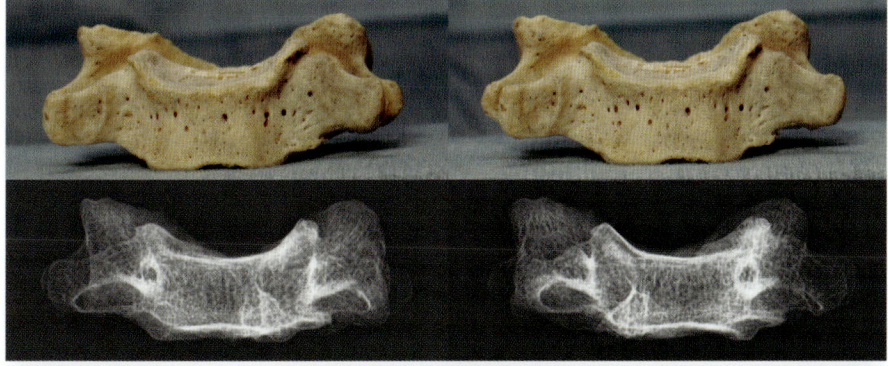

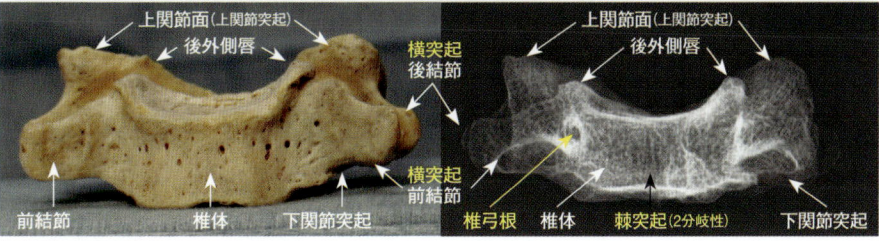

(a) 第6頸椎 (C6)　正面画像

2. 第6頸椎（C6） 後面画像（図Ⅰ-19b）

骨標本ステレオ画像

　後外側唇，棘突起（2分岐性），上関節突起，下関節突起，横突起の後結節，**椎弓板**が観察されます．

骨標本ステレオX線画像

　後外側唇，**椎体**，棘突起（2分岐性），**椎弓根**，上関節突起，下関節突起（**立体視**），横突起の後結節が観察されます．横突起の後結節は，上関節突起，椎弓と重なり観察できません．

| 図Ⅰ-19 | 第6頸椎（C6） |

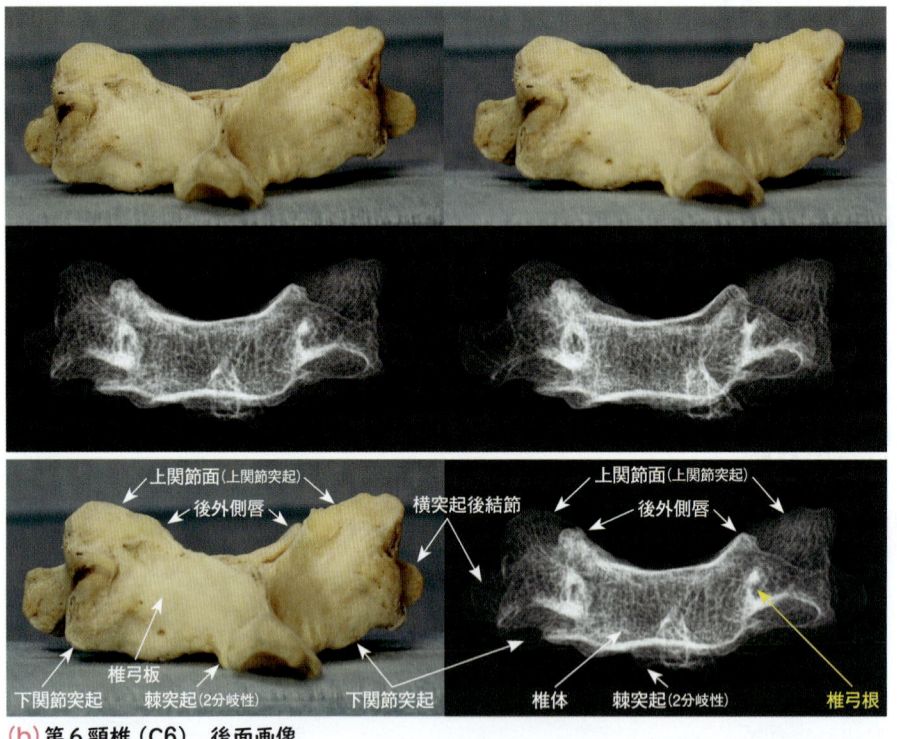

（b）第6頸椎（C6）　後面画像

3. 第6頸椎（C6） 側面画像（図Ⅰ-19c）

骨標本ステレオ画像

　後外側唇，椎体，上関節突起，下関節突起，横突起，**横突起の前側に前結節，横突起の外側に後結節**，棘突起（2分岐性）が観察されます．

骨標本ステレオX線画像

　後外側唇，椎体，上関節突起，下関節突起，横突起，棘突起（2分岐性）が観察され，横突起の前側の前結節，外側の後結節は椎体と重なり観察できません．

図I-19 ┃ 第6頸椎（C6）

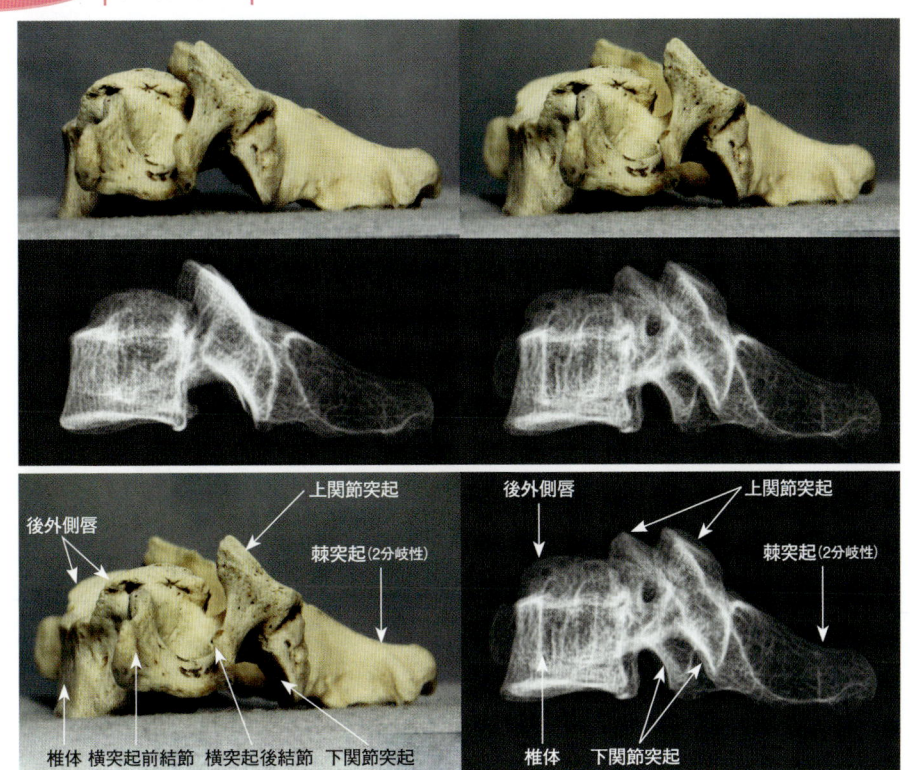

後外側唇　　　　　　　　　上関節突起

棘突起(2分岐性)

椎体　横突起前結節　横突起後結節　下関節突起

後外側唇　　　　　　　　　上関節突起

棘突起(2分岐性)

椎体　下関節突起

(c)第6頸椎（C6）　側面画像

✚ 4. 第6頸椎（C6）　上面画像（図I-19d）

骨標本ステレオ画像

　後外側唇，椎体，上関節突起，横突起，横突起の前側に前結節，外側に後結節，棘突起（2分岐性），**椎弓，椎孔，横突孔，椎弓根**が観察されます．

骨標本ステレオX線画像

　椎体，棘突起（2分岐性），横突起，横突起の前側に前結節，外側に後結節，**椎弓，椎孔，横突孔，椎弓根**が観察されます．上関節突起は**立体視**で観察でき，後外側唇は椎体との重なりのため観察できません．

✚ 5. 第6頸椎（C6）　下面画像（図I-19e）

骨標本ステレオ画像

　椎体，**下関節面（下関節突起）**，横突起，横突起の前側に前結節，外側に後結節，棘突起（2分岐性），椎弓，椎孔，横突孔，椎弓根が観察されます．

骨標本ステレオX線画像

　椎体，横突起，横突起の前側に前結節，外側に後結節，棘突起（2分岐性），椎弓，椎孔，横突孔，椎弓根が観察されます．下関節突起は上関節突起との重なりで観察できません．

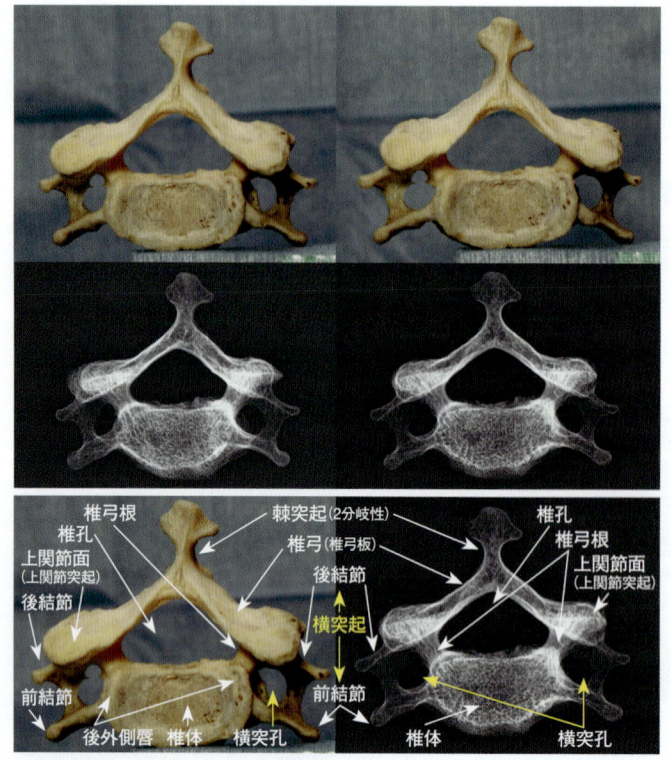

(d) 第6頸椎（C6）　上面画像

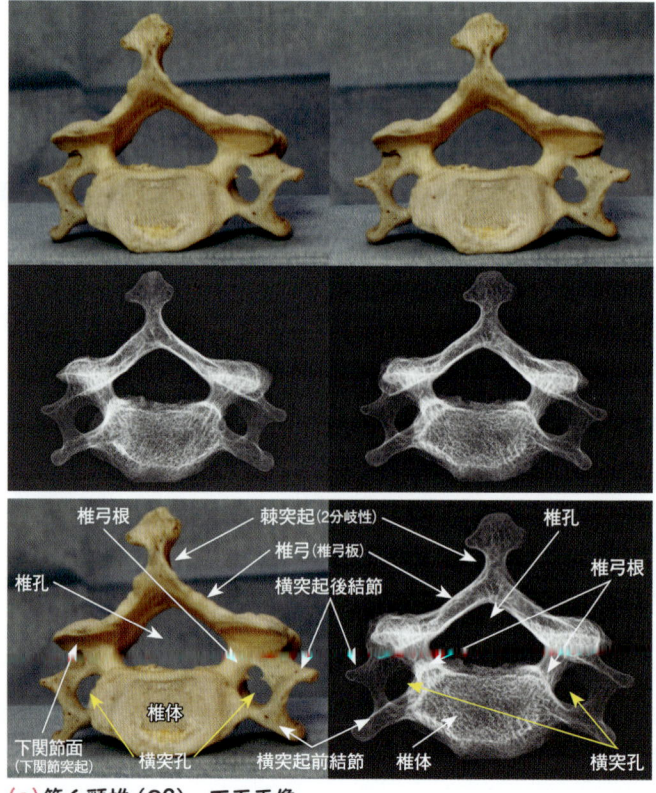

(e) 第6頸椎（C6）　下面画像

骨解剖学名と医療英語名－第6頸椎（C6）

椎孔 (vertebral foramen)
椎体 (vertebral body)
椎弓 (vertebral arch)
椎弓根 (pedicle)
椎弓板 (lamina of vertebral arch)
棘突起 (spinous process)
横突起 (transverse process)
横突孔 (transverse foramen)

上関節面 (superior articular surface)
下関節面 (inferior articular surface)
後外側唇 (posteriolateral lip)
上関節突起 (superior articular process)
下関節突起 (inferior articular process)
横突起の前結節 (anterior tubercle of transverse process)
横突起の後結節 (posterior tubercle of transverse process)

Ⅰ-1-④　第7頸椎（Cervical vertebra7：C7，隆椎）

　第7頸椎（C7）は棘突起がC1〜C6に比べて長く，最も隆起した棘突起を持った椎骨のため[12]，**隆椎**とよばれ，体表面からその隆起が確認できます．またC2〜C6の棘突起は2分岐性でしたが，C7から1分岐となります．

👉 臨床POINT

①隆椎は，椎骨を数えるときや胸部（肺野）撮影時，肺野上縁（肺尖）をX線画像上に入れるためのメルクマール（目印）となっています（**図Ⅰ-20；42頁**）（成人では隆椎が撮影範囲内に入れば肺尖は欠けないと考えます）．

②隆椎は，胸部撮影時，肺野は肋骨内にあり肋骨は胸椎の両側から出ているため，第1胸椎のすぐ上にある第7頸椎がX線撮影範囲内にあれば，第1胸椎両側から出る第1肋骨が入り，肋骨内にある肺野の肺尖上端もX線画像内に入ることになります（**図Ⅰ-20a**）．
　例外として，乳幼児は第7頸椎近くまで肺尖がある場合があるので，乳幼児の胸部撮影時は十分に頸部を入れておく必要があります（**図Ⅰ-20b**）．

【X線撮影側面での第7頸椎（隆椎）の描出方法】
第7頸椎（隆椎）の側面撮影では，肩まわりの筋肉，棘上筋（前），僧帽筋（後），三角筋（肩）が重なり，X線画像として描出するのは難しいです．第7頸椎（隆椎）をできるだけ描出するには，**呼気撮影**をして肩をできるだけ下げて撮影します（呼気で両肩が下がり，吸気では両肩が上がるため）（**図Ⅰ-20a**）．

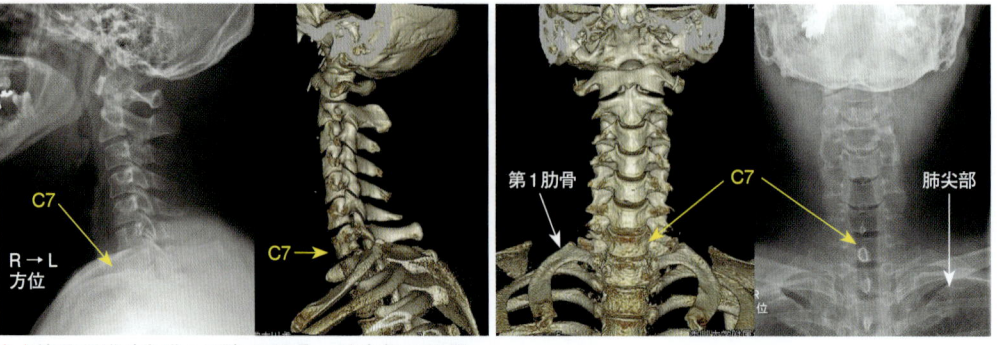

(a) 第7頸椎（隆椎：C7）と肋骨・肺尖部の位置

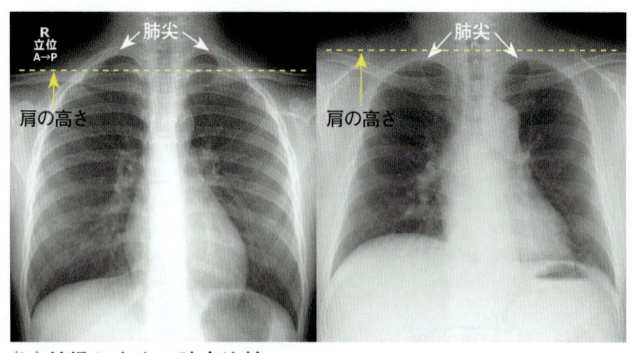

(b) 幼児と大人の肺尖比較

幼児（左）：肺尖が肩の高さより高い． 大人（右）：肺尖が肩の高さより低い．

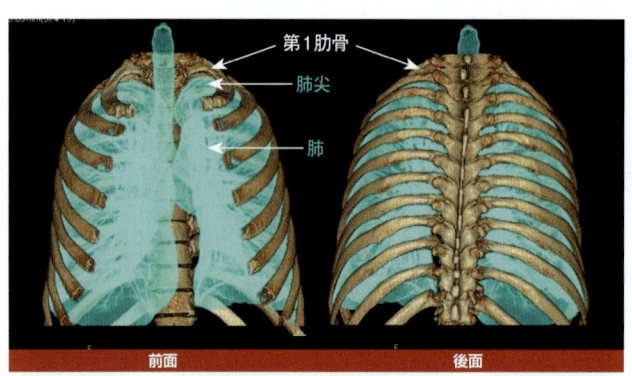

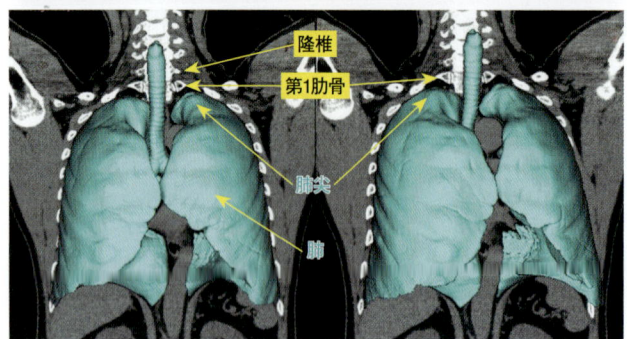

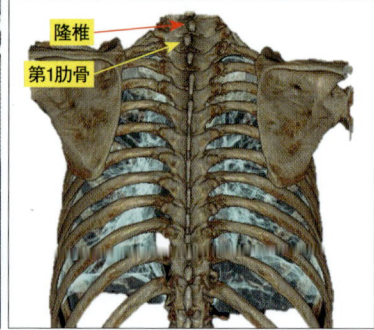

(c) 第7頸椎（C7）と肋骨肺野の位置

肺のステレオ画像．

骨構造の**特徴** – 第7頸椎（隆椎）

　第7頸椎の棘突起は長く突出し，皮膚面に大きく隆起し，体表から触れることができます．このことから第7頸椎は隆椎とよばれています[12]．

　左右の第1肋骨〜第12肋骨は胸椎Th1〜Th12の椎体両側面に接し，後方から左右前方にドームのように曲がり，胸部前側にある胸骨と肋軟骨，靭帯でつながり，ドームのような形状を作っています（図Ⅰ-20c）．

　肋骨が胸部内の心臓，肺野などの臓器を囲んでいます．

第7頸椎の**骨標本構造**と**骨標本X線解剖**のステレオ画像

骨標本画像でのみみえる構造の解剖学名は青色，骨標本X線画像でのみみえる構造の解剖学名は赤色で表示しています．

　第7頸椎（隆椎）の骨標本構造と骨標本X線解剖をステレオ画像[8)9)]で示します．

1.　第7頸椎（C7）　正面画像（図Ⅰ-21a）

骨標本ステレオ画像

　椎体，後外側唇，上関節突起，下関節突起，横突起の前側に前結節，外側に後結節，横突起が観察されます．

骨標本ステレオX線画像

　椎体，後外側唇，上関節突起，下関節突起，**椎弓根**，**棘突起**が観察されます．横突起は**立体視**で観察できます．

2.　第7頸椎（C7）　後面画像（図Ⅰ-21b）

骨標本ステレオ画像

　後外側唇，上関節突起，下関節突起，横突起の後結節，椎弓板，棘突起が観察されます．

骨標本ステレオX線画像

　後外側唇，**椎体**，上関節突起，下関節突起，横突起の後結節，**横突起の前結節**，**椎弓根**，棘突起が観察されます．

　棘突起，横突起の前結節はX線吸収差の違いにより観察できます．

3.　第7頸椎（C7）　側面画像（図Ⅰ-21c）

骨標本ステレオ画像

　椎体，後外側唇，上関節突起，下関節突起，横突起，横突起の前側に前結節，横突起の外側に後結節，棘突起が観察されます．

椎体，後外側唇，上関節突起，下関節突起，棘突起が観察され，横突起，横突起の前側の前結節，外側の後結節は椎体との重なりのため観察できません．

図Ⅰ-21 第7頸椎（C7）

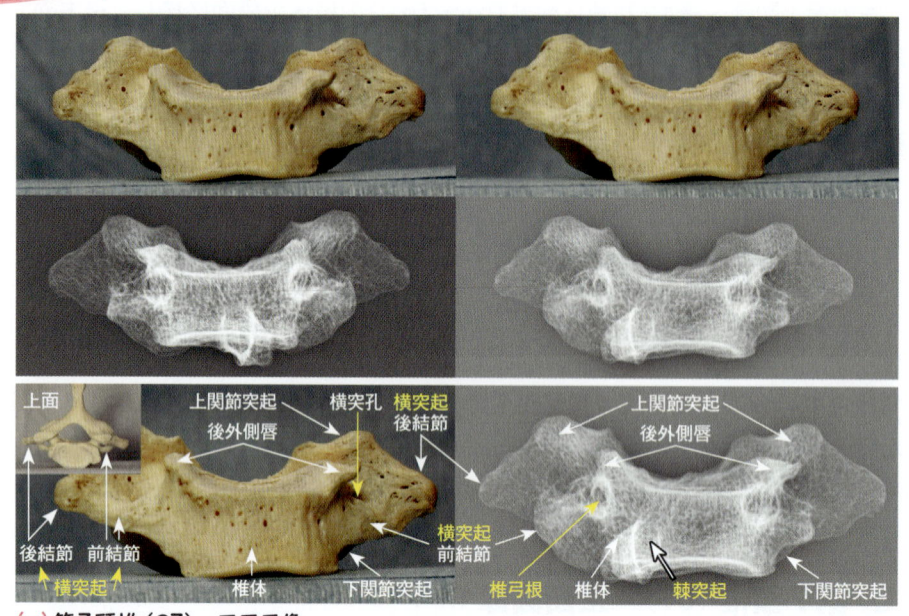

(a) 第7頸椎（C7） 正面画像

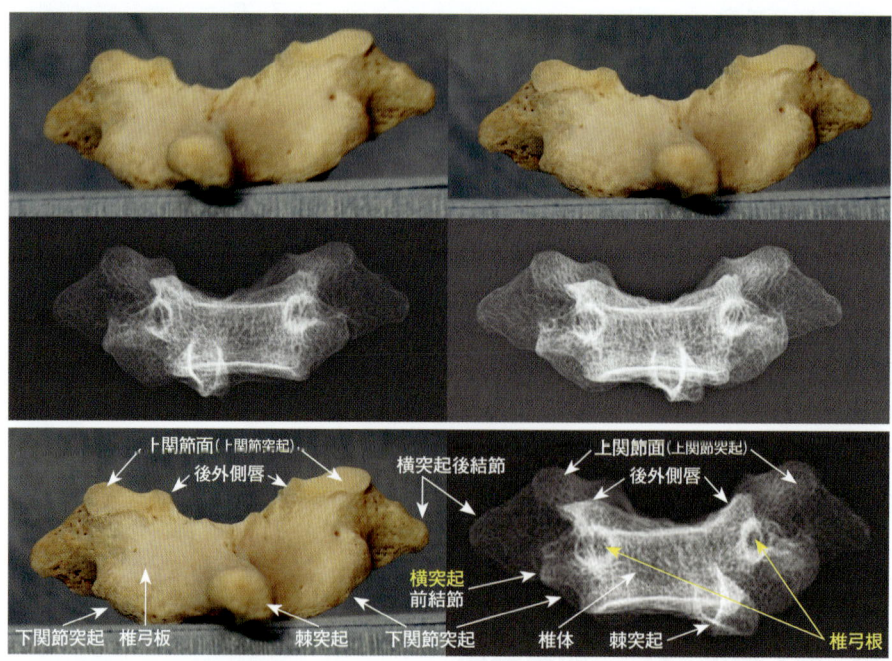

(b) 第7頸椎（C7） 後面画像

図Ⅰ-21 ｜ 第7頸椎(C7)

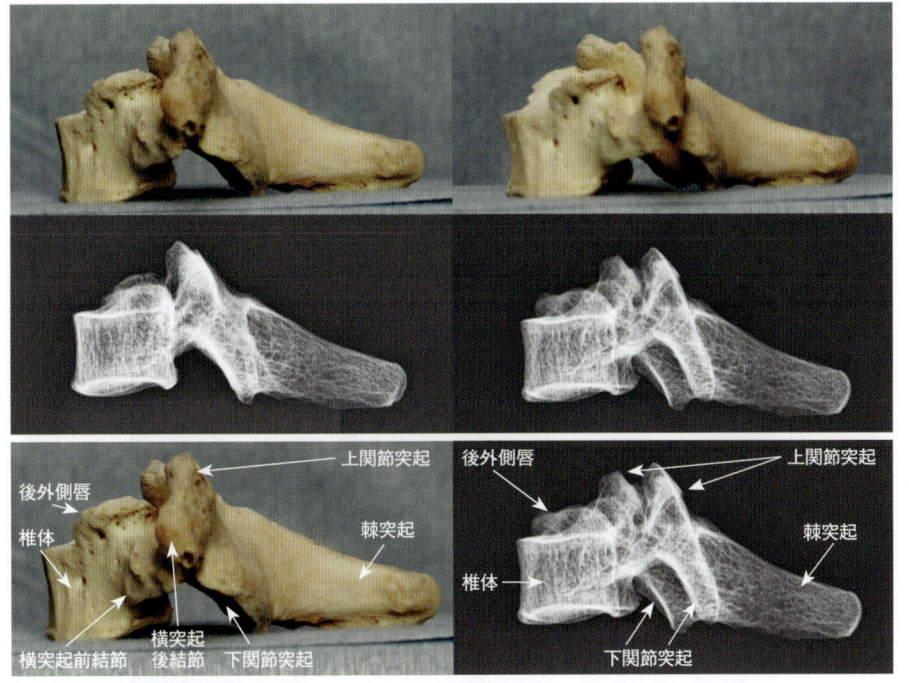

後外側唇
椎体
横突起前結節　横突起後結節　下関節突起
上関節突起
棘突起

後外側唇
椎体
下関節突起
上関節突起
棘突起

(c) 第7頸椎(C7)　側面画像

4. 第7頸椎(C7)　上面画像 (図Ⅰ-21d)

骨標本ステレオ画像

　椎体，後外側唇，上関節面(上関節突起)，横突起，横突起の前側に前結節，外側に後結節，棘突起，椎弓，椎孔，横突孔，椎弓根が観察されます．

骨標本ステレオX線画像

　椎体，上関節面(上関節突起)，横突起，横突起の前側に前結節，外側に後結節，棘突起，椎弓，椎孔，横突孔，椎弓根が観察されます．上関節突起は**立体視**にて観察でき，後外側唇は椎体との重なりのため観察できません．

5. 第7頸椎(C7)　下面画像 (図Ⅰ-21e)

骨標本ステレオ画像

　椎体，下関節突起の下関節面，横突起，横突起の前側に前結節，外側に後結節，棘突起，椎弓，椎孔，横突孔，椎弓根が観察されます．

骨標本ステレオX線画像

　椎体，横突起，横突起の前側に前結節，外側に後結節，棘突起，椎弓，椎孔，横突孔，椎弓根が観察されます．下関節突起は上関節突起との重なりで観察できません．

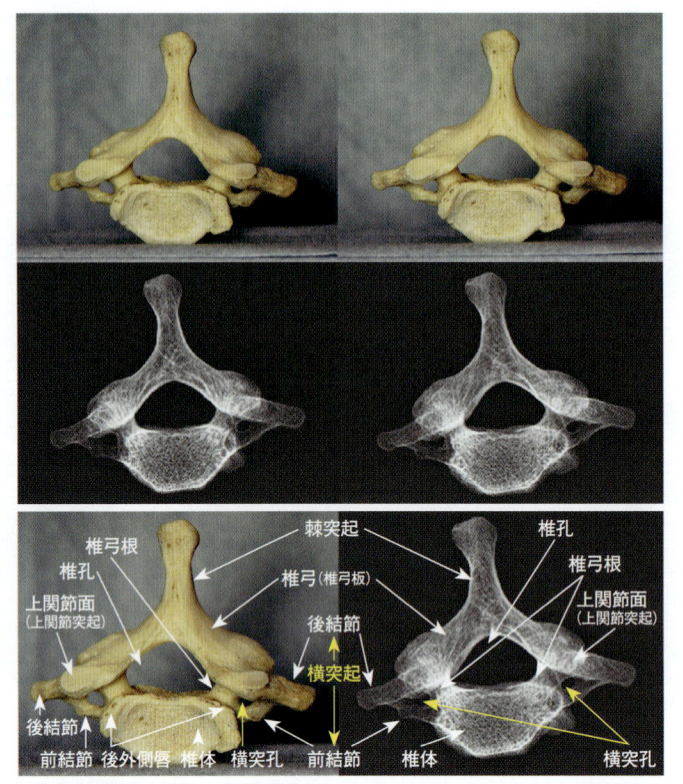

(d) 第7頸椎（C7）　上面画像

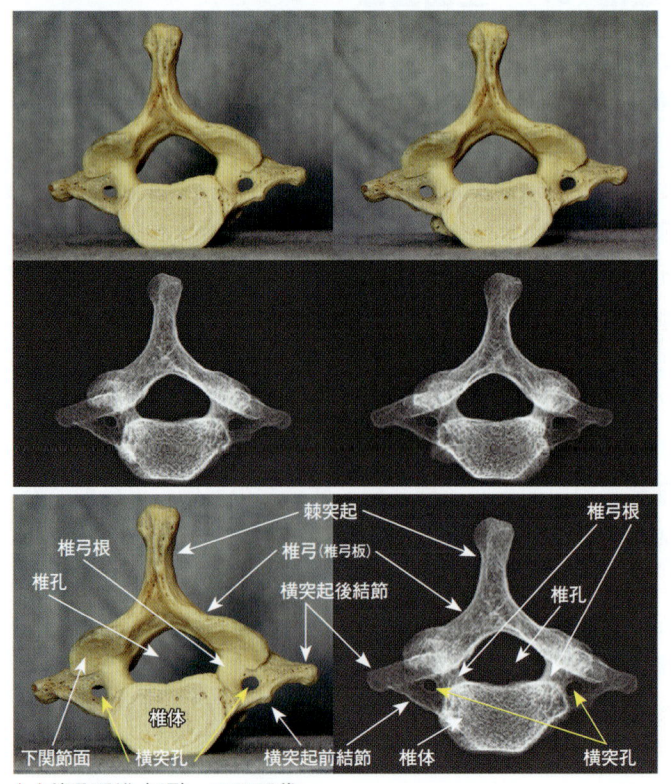

(e) 第7頸椎（C7）　下面画像

> ### 骨解剖学名と医療英語名－第7頸椎（C7）
>
> 椎孔（vertebral foramen）　　　　　上関節面（superior articular surface）
> 椎体（vertebral body）　　　　　　下関節面（inferior articular surface）
> 椎弓（vertebral arch）　　　　　　後外側唇（posteriolateral lip）
> 椎弓根（pedicle）　　　　　　　　上関節突起（superior articular process）
> 椎弓板（lamina of vertebral arch）　下関節突起（inferior articular process）
> 棘突起（spinous process）　　　　横突起の前結節（anterior tubercle of transverse process）
> 横突起（transverse process）　　　横突起の後結節（posterior tubercle of transverse process）
> 横突孔（transverse foramen）

Ⅰ-1-⑤　舌骨（Hyoid bone）

　舌骨は下顎骨と喉頭との間にあるU字形の骨です．細い茎突舌骨靭帯により，茎状突起からつり下がっています[1]（図Ⅰ-22）．

　茎状突起：側頭骨錐体部の基底部（鼓室部と連結する）の下面から，やや前方に曲がりながら下方にのびる細長い先の尖った突出した骨です．

　舌骨と甲状軟骨が組みあわさって喉頭の支柱を作っています[4]．

骨標本画像

　舌骨の大角，小角，体が観察されます．

図Ⅰ-22　舌骨と茎状突起

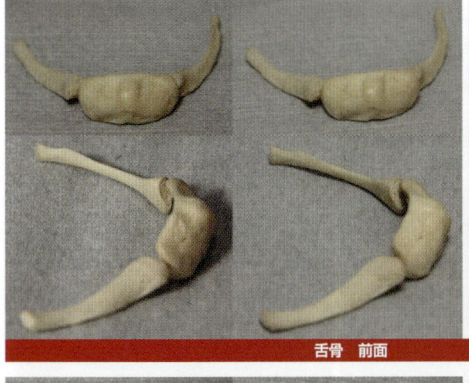
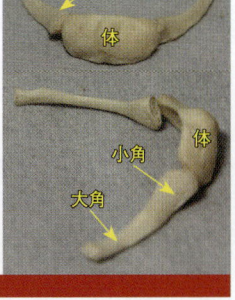
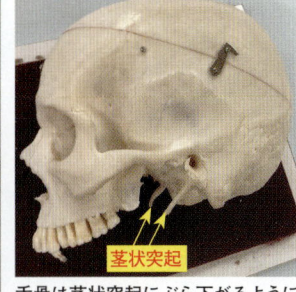
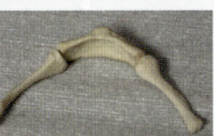
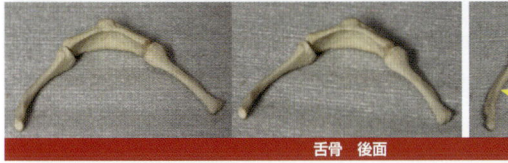
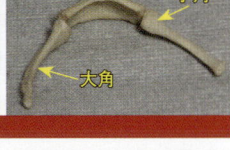
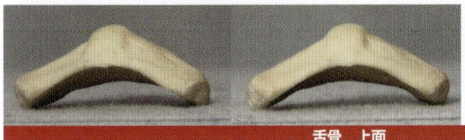
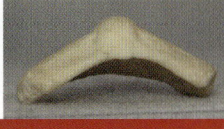
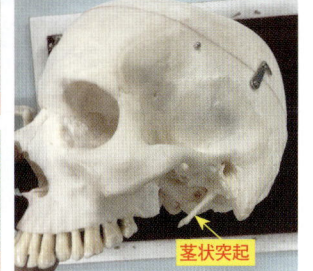

舌骨　前面

舌骨　後面

舌骨　上面

舌骨は茎状突起にぶら下がるように付く．

骨解剖学名と医療英語名－舌骨（hyoid bone）

大角（greater horn）　**小角**（lesser horn）　**体**（body）

頸椎周辺（頸部）の解剖

　血管解剖図には医療英語名を記載し，臨床の場でスタッフが利用する略号名が確認できるようにしています．

　頸椎の周辺には総頸動脈が走行し，脳，頸部の臓器，顔面の臓器に酸素を供給しています（図ⅠA-1a～c）．

1. 骨と頸部の動脈の位置関係（図ⅠA-1**a**）

総頸動脈のステレオ解剖図

・内頸動脈が内側，内頸静脈が外側に並走しています．

・鎖骨下動脈が鎖骨の下を走行し，第1肋骨側縁で腋窩動脈となります．

・外頸動脈は下顎骨の外側表面から顔面骨へ走行しています．

図ⅠA-1 a ┤**頸椎周辺血管解剖図**├

頭頸部　**ステレオ解剖図**

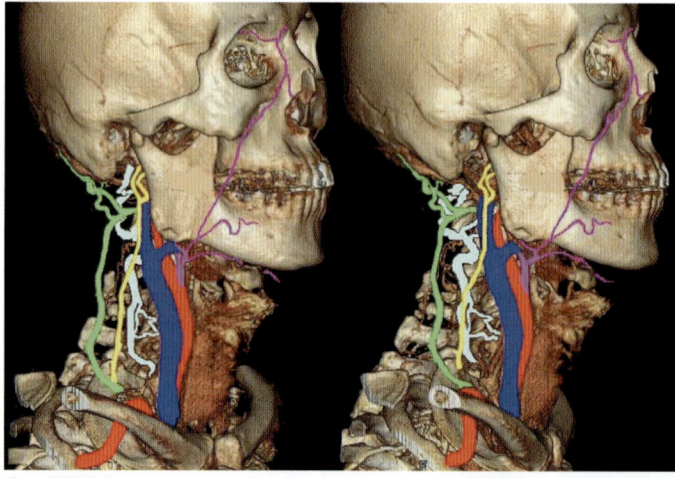
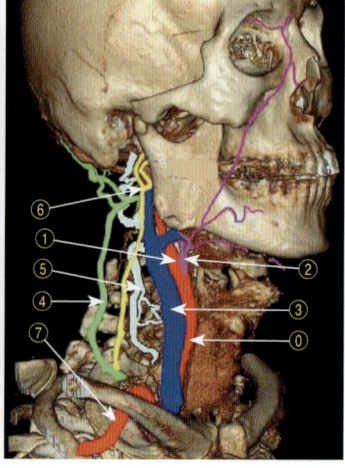

⓪ 右総頸動脈	right common carotid artery	
① 右内頸動脈	right internal carotid artery	
② 右外頸動脈	right external carotid artery	
③ 内頸静脈	internal jugular vein	
④ 外頸静脈	external jugular vein	
⑤ 深頸静脈	deep cervical vein	
⑥ 顎静脈	maxillary veins	
⑦ 右鎖骨下動脈	right subclavian artery（第1肋骨側縁で腋窩動脈に続く）	

2. 総頸動脈と椎骨動脈の走行　正面（図ⅠA-1ⓑ）

　総頸動脈，椎骨動脈のカラーイラスト解剖図（正面）です．血管走行の特徴をあらわしており，椎骨動脈がC6の横突孔から入り，脳に酸素を供給する様子が正面から確認できます．正面の解剖図で椎骨動脈が頭蓋内に入り，内頸動脈とWillis動脈輪（図ⅠA-1ⓑ○部分）を形成することを描出しています．

　Willis動脈輪は左右どちらかの酸素供給が不足したとき，前交通動脈（左右の前大脳動脈を交通する）と後交通動脈（内頸動脈と後大脳動脈を交通する）から，不足する側の脳へ酸素を供給するシステムです．

3. 総頸動脈と椎骨動脈の走行　側面（図ⅠA-1ⓒ）

　椎骨動脈が第6頸椎の**横突孔**から入り，頸椎の横突孔を走行する側面の様子をカラーイラストで確認できます（図ⅠA-1ⓑⓒ）．

4. 甲状腺は気管に巻きつくように配置（図ⅠA-1ⓓ〜ⓖ）

　CTの3D画像（3DCT画像）で甲状腺の位置を図ⅠA-1ⓓに示します．甲状腺はC7とTh1の前の気管に巻きつくように位置しています．上に輪状軟骨，甲状軟骨，舌骨が位置しています．また食道は気管の後側を走行しています．

図ⅠA-1 ⓑ　頸椎と周辺血管解剖　正面

頭頸部　総頸動脈 common carotid artery　椎骨動脈 vertebral artery

① 前交通動脈　　anterior communicating artery
② 前大脳動脈 水平部
　　　　　　　　horizontal segment of the anterior cerebral artery
③ 前頭葉　　　　frontal lobe
④ 中大脳動脈 水平部　horizontal segment of the middle cerebral artery
⑤ 右後交通動脈　right posterior communicating artery
⑥ 側頭葉　　　　temporal lobe
⑦ 右後大脳動脈　right posterior cerebral artery
⑧ 上小脳動脈　　superior cerebellar artery
⑨ 橋動脈　　　　pontine branches
⑩ 右内頸動脈　　right internal carotid artery
⑪ 右椎骨動脈　　right vertebral artery
⑫ 右外頸動脈　　right external carotid artery
⑬ 右総頸動脈　　right common carotid artery
⑭ 右鎖骨下動脈　right subclavian artery
⑮ 腕頭動脈　　　brachiocephalic trunk
⑯ 左鎖骨下動脈　left subclavian artery
⑰ 左総頸動脈　　left common carotid artery
⑱ 左椎骨動脈　　left vertebral artery
⑲ 左外頸動脈　　left external carotid artery
⑳ 左内頸動脈　　left internal carotid artery
㉑ 前脊髄動脈　　anterior spinal artery
㉒ 後下小脳動脈　posterior inferior cerebellar artery
㉓ 脳底動脈　　　basilar artery
㉔ 左後交通動脈　left posterior communicating artery
㉕ 前脈絡叢動脈　anterior choroidal artery
㉖ 視交叉　　　　optic chiasm
㉗ Willis 動脈輪　circle of Willis

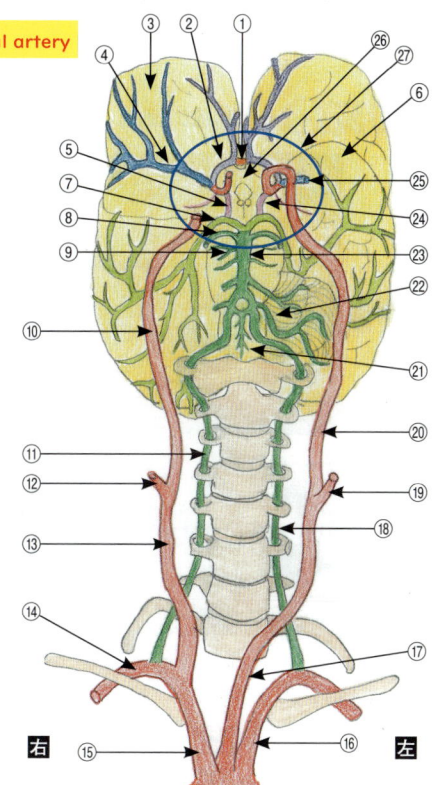

頭頸部　**総頸動脈** common carotid artery　**椎骨動脈** vertebral artery

① 大動脈弓　　　aortic arch
② 左鎖骨下動脈　　left subclavian artery
③ 左総頸動脈　　　left common carotid artery
④ 腕頭動脈　　　brachiocephalic trunk
⑤ 右総頸動脈　　　right common carotid artery
⑥ 右椎骨動脈　　　right vertebral artery
⑦ 上甲状腺動脈　　superior thyroid artery
⑧ 右外頸動脈　　　right external carotid artery
⑨ 右内頸動脈　　　right internal carotid artery
⑩ 右後交通動脈　　right posterior communicating artery
⑪ 眼動脈　　　　ophthalmic artery
⑫ 前大脳動脈　　　anterior cerebral artery
⑬ 眼窩前頭動脈　　orbito-frontal artery
⑭ 前頭極動脈　　　frontpolar artery
⑮ 前内側前頭動脈　anterior internal frontal artery
⑯ 脳梁周辺動脈　　pericallosal artery
⑰ 中内側前頭動脈　middle internal frontal artery
⑱ 後内側前頭動脈　posterior internal frontal artery
⑲ 傍中心動脈　　　paracentral artery
⑳ 上内側頭頂動脈　superior internal parietal artery
㉑ 下内側頭頂動脈　inferior internal parietal artery
㉒ 右後大脳動脈　　right posterior cerebral artery
㉓ 脳底動脈　　　basilar artery
㉔ 深頸動脈　　　deep cervical artery

図IA-1 ⓓ ┤甲状腺CT画像　正面├

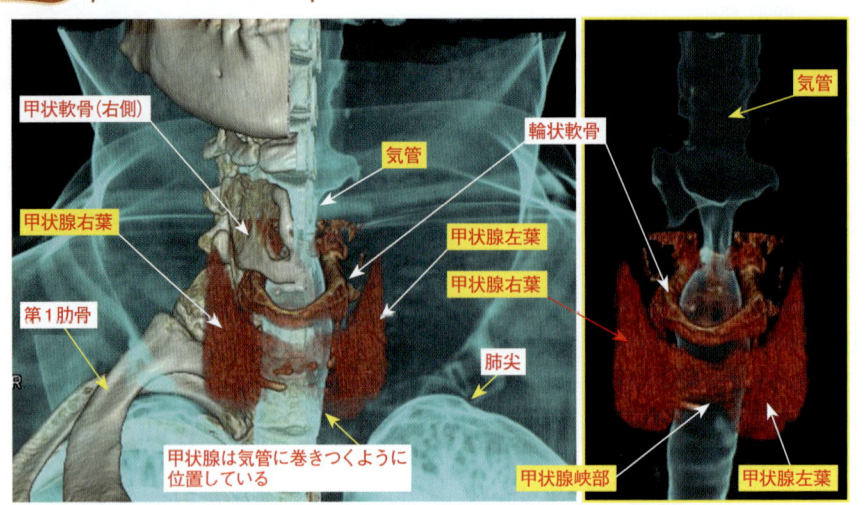

甲状軟骨(右側)
気管
輪状軟骨
甲状腺右葉
甲状腺左葉
甲状腺右葉
第1肋骨
肺尖
甲状腺は気管に巻きつくように位置している
気管
甲状腺峡部
甲状腺左葉

図IA-1 e 甲状腺CT画像　斜位

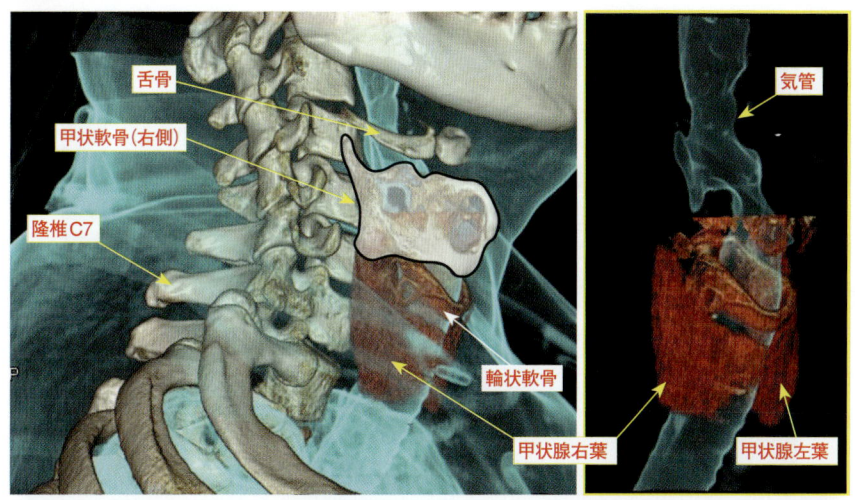

舌骨
甲状軟骨（右側）
隆椎C7
輪状軟骨
甲状腺右葉
気管
甲状腺左葉

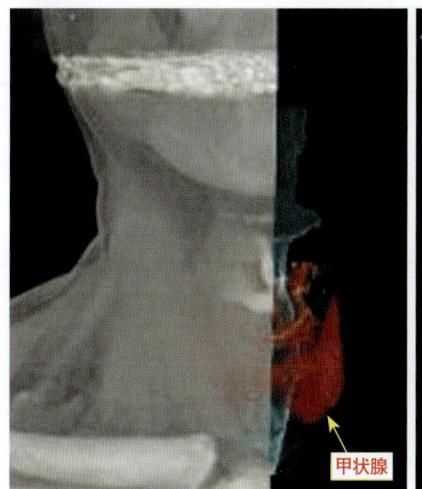

甲状腺

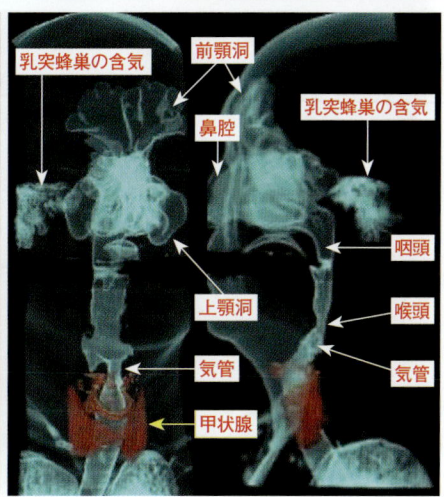

乳突蜂巣の含気
前顎洞
鼻腔
乳突蜂巣の含気
上顎洞
気管
甲状腺
咽頭
喉頭
気管

図IA-1 f 甲状腺CT画像　側面

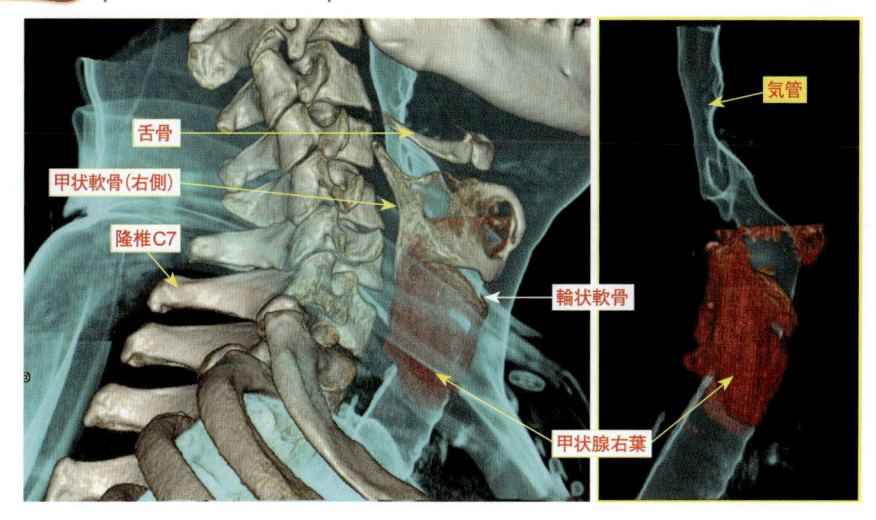

舌骨
甲状軟骨（右側）
隆椎C7
輪状軟骨
甲状腺右葉
気管

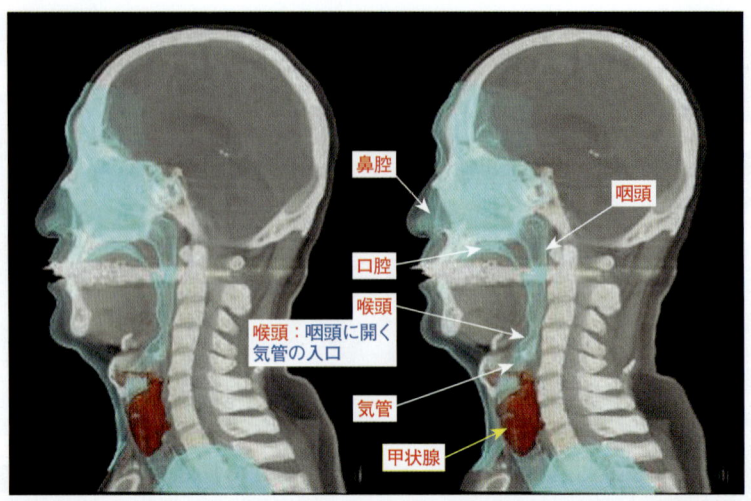

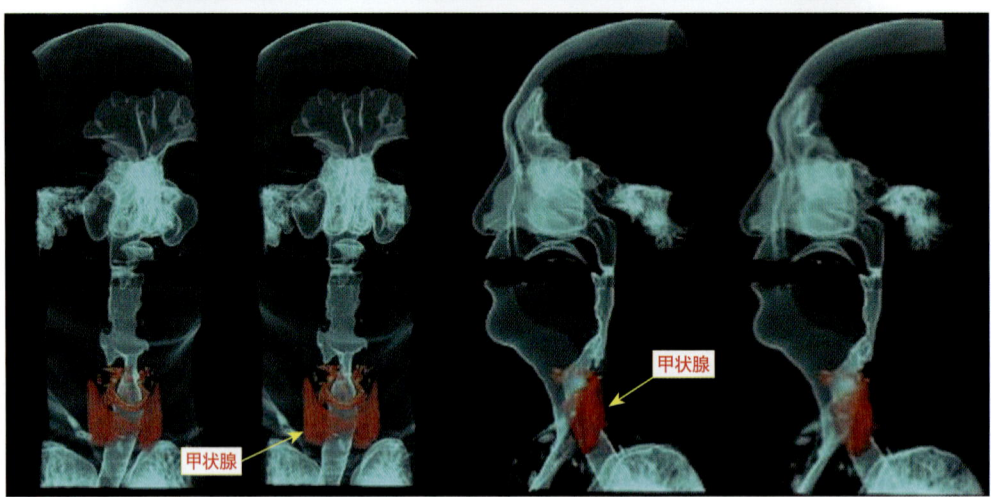

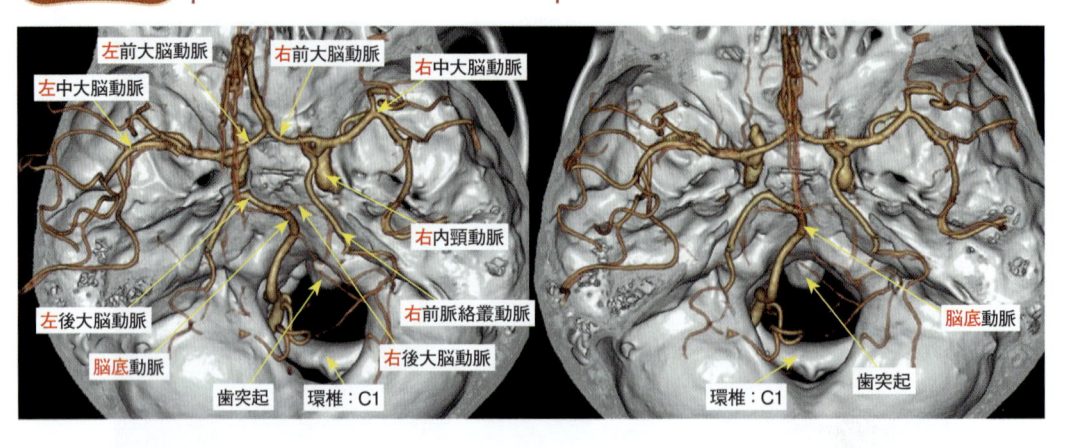

脊柱 Vertebral column

第 I 章 -2　胸椎
Thoracic vertebrae(複), Thoracic vertebra(単)：Th

　胸椎は肋骨（Rib），胸骨とともに胸郭を形成し，心臓，肺，食道などの胸部内臓をおさめています[3]（図I-23a〜f）．また，胸椎は側面から観察すると後弯（後ろに凸）しています（図I-23f）．

図I-23　｜胸椎｜

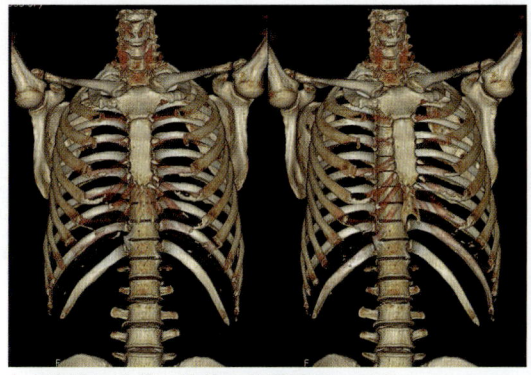

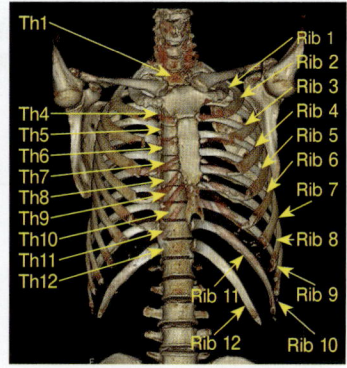

(a) 胸椎と肋骨，胸骨の位置関係　正面　　　　　Th2, 3は胸骨に隠れてみえない．

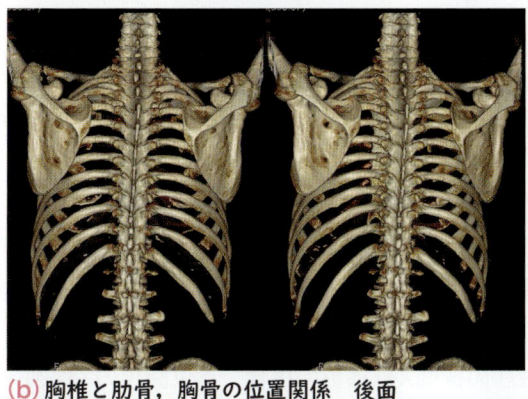

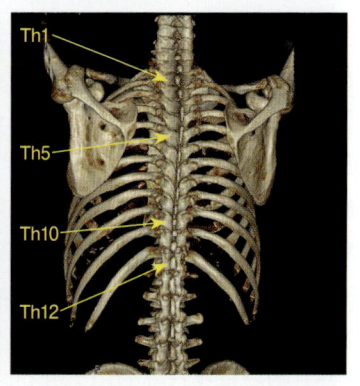

(b) 胸椎と肋骨，胸骨の位置関係　後面

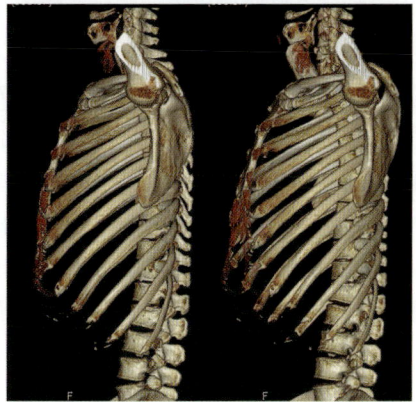

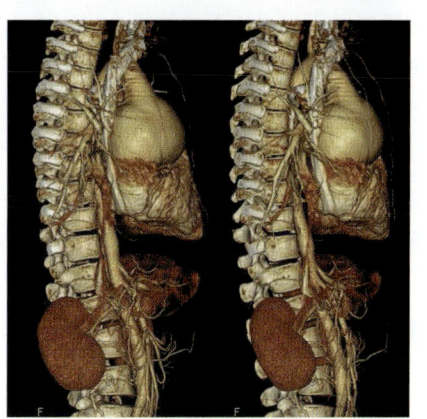

(c) 胸椎と肋骨の位置関係　側面　　　　(d) 胸椎と胸郭内の臓器の位置関係　右側面

図 I -23 | 胸椎の位置 |

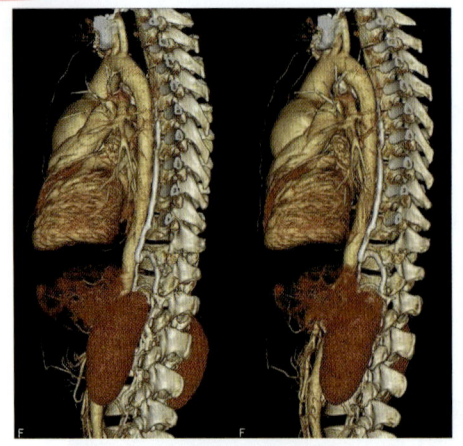

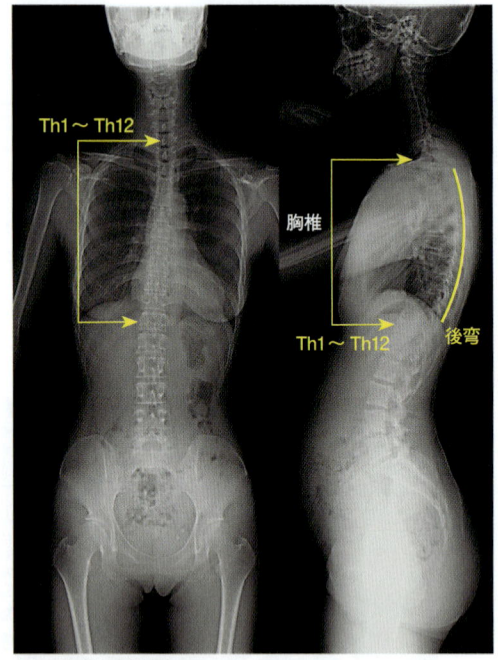

（e）胸椎と胸郭内の臓器の位置関係　左側面

（f）胸椎の位置

👉 臨床POINT

①正面の胸椎X線画像で椎弓根が欠如するとpedicle signと称され，がんの転移が疑われます[2].

②胸椎正面X線画像では胸厚が厚い被写体の場合，上位胸椎と下位胸椎のX線吸収差が大きくなり，下位胸椎のX線画像の画質が悪くなることがあり，被写体の厚さを均等などにするためのX線撮影用補償フィルターを利用する場合があります（図 I -24b, d）.

また，胸腰椎移行部（Th12とL1付近）の側面X線撮影の場合，下位胸椎のX線画像は，吸気で肺野の中に下位胸椎を描出する方法と，呼気で肝臓側に下位胸椎を描出する方法があります．肺野の描出では肺野，肋骨と胸椎は重なりますが，胸椎のコントラストは良い画像となります．肝臓での描出では，肝臓側面の厚さのため胸椎のコントラストが悪い画像となります．吸気撮影で肺野部と肝臓部両方と重なっている場合やTh11，Th12は呼気撮影で撮影し診断することが多いです（図 I -24a）.

③胸椎側面のX線画像では，上位胸椎（Th1〜Th4）は肩関節などが重なり描出が難しいです．上位胸椎の側面が必要なときは**Swimmer's view（Swimmer's法）という撮影法を使い，肩関節を前後にはずして撮影し，Th1〜Th5の上位胸椎を描出し**ています[7]（図 I -24c〜e）.

図I-24　胸椎の画像

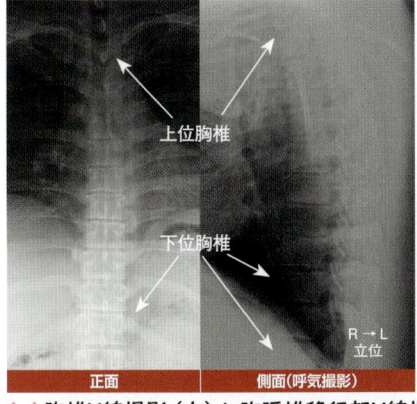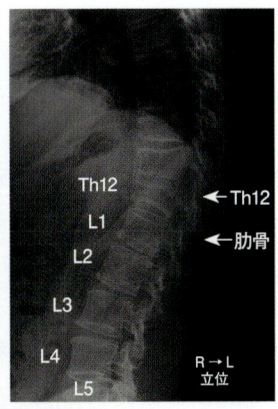

上位胸椎

下位胸椎

Th12
L1
L2
L3
L4
L5

←Th12
←肋骨

R→L
立位

正面　　側面(呼気撮影)

R→L
立位

(a) 胸椎X線撮影（左）と胸腰椎移行部X線撮影（右）
上位胸椎と下位胸椎の画像描出の違い（左），呼気撮影（右）

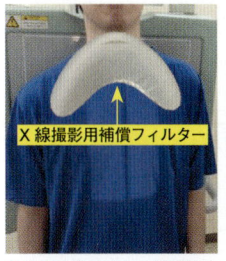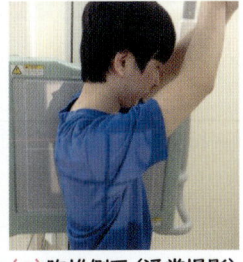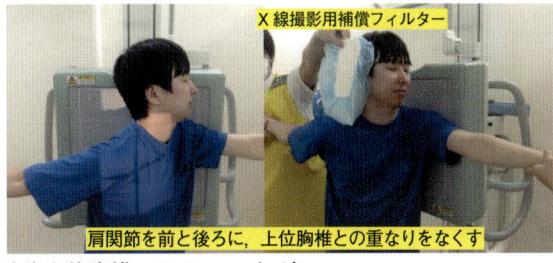

X線撮影用補償フィルター

X線撮影用補償フィルター

肩関節を前と後ろに，上位胸椎との重なりをなくす

(b) 胸椎正面Ｘ線撮影　**(c) 胸椎側面（通常撮影）**　**(d) 上位胸椎　Swimmer's法**

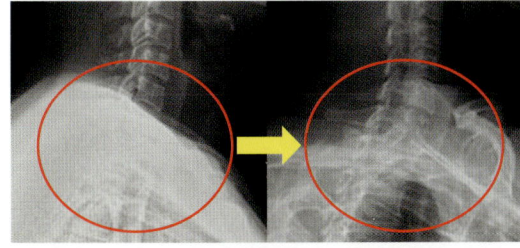

(e) 胸椎X線撮影比較
通常撮影（左）とSwimmer's view（右）

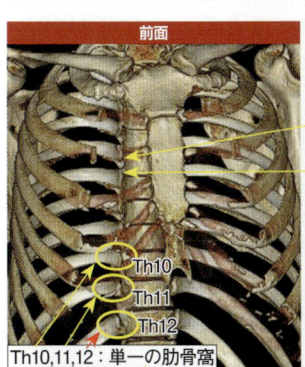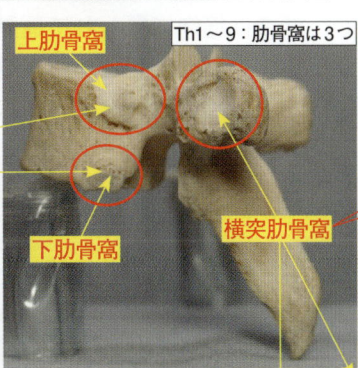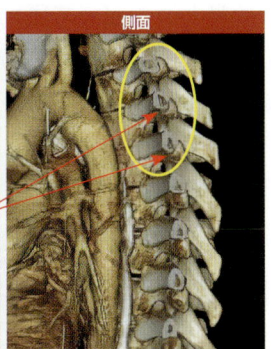

前面

上肋骨窩

Th1〜9：肋骨窩は3つ

側面

下肋骨窩

横突肋骨窩

Th10
Th11
Th12

Th10,11,12：単一の肋骨窩

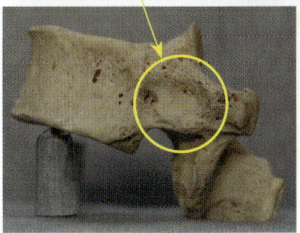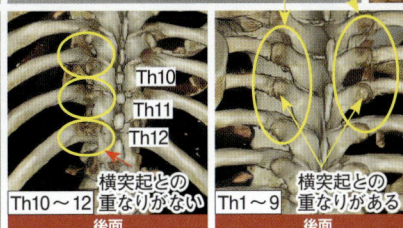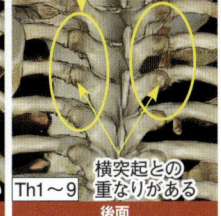

Th10
Th11
Th12

横突起との
重なりがない

Th10〜12

後面

横突起との
重なりがある

Th1〜9

後面

(f) 肋骨窩の位置
椎体側面の左肋骨窩，
下肋骨窩，横突起の
横突肋骨窩の位置.

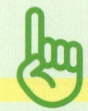 # 骨構造の**特徴**－胸椎

①第1胸椎 (Th1)，第10胸椎 (Th10)，第11胸椎 (Th11)，第12胸椎 (Th12) が非定型的胸椎となっています．

②第1胸椎には，第7頸椎 (隆椎) との間に後外側唇があります[10]．椎骨動脈は第6頸椎の横突孔から入り，環椎 (C1) の横突孔を通り，大後頭孔から頭蓋内に入っていくため (図Ⅰ-15a～c；23頁)，第1胸椎の後外側唇は骨棘化しても椎骨動脈には直接影響を与えません．

③胸椎の椎体には左右に肋骨がつくため，第1胸椎～第9胸椎までの椎体側面には上肋骨窩，下肋骨窩，横突起には横突肋骨窩が存在し，胸骨とともに肋骨を支えています (図Ⅰ-24f)．

④第10～第12胸椎は椎体の側面で単一の肋骨窩となり，上肋骨窩だけになります．すなわち下肋骨窩，横突肋骨窩がなくなります (図Ⅰ-34c，図Ⅰ-35c，図Ⅰ-36c；95，99，103頁)．

⑤第12胸椎では横突起は上結節，外側結節 (横突起に相当)，下結節の3つの結節に分かれています[10] (図Ⅰ-36c；103頁)．

⑥**肋骨窩**：椎体の側面にあり，肋骨頭と関節を作っています．Th1～Th9までは上肋骨窩と下肋骨窩の2つを持ちます．Th10～Th12では上肋骨窩のみになります[4]．

⑦**横突肋骨窩**：横突起の前面にあたり，肋骨結節とともに肋骨と関節を作ります．

⑧**肋椎関節**：肋骨頭関節と肋横突関節をあわせて肋椎関節といいます．

⑨**上位胸椎Th1～Th4**：上位胸椎は下位頸椎とともに屈伸の可動性に富んでいます．体表解剖的には，頸部下から肩甲骨中間あたりに位置します．そのため側面X線画像では，肩関節が重なり特殊な撮影法で描出しています[7]．

⑩**胸腰椎移行部**：胸椎の後弯から腰椎の前弯へ移行する部位であり，そのうえ，胸椎は肋骨とつながって運動し，腰椎は筋肉に覆われて運動するため，主な運動方向の違いがあり，最も応力が集中して外傷による損傷を受けやすい部位です．臨床でも胸椎，腰椎の圧迫骨折は胸腰椎移行部に多発しています[4]．

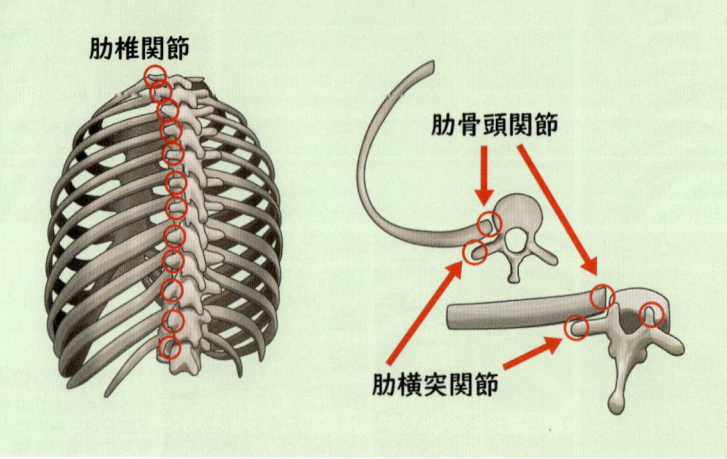

I-2-① 第1胸椎（Thoracic vertebra 1：Th1）

骨標本構造と骨標本X線解剖のステレオ画像の説明

第1胸椎の骨標本構造と骨標本X線解剖のステレオ画像

骨標本画像でのみみえる構造の解剖学名は青色，骨標本X線画像でのみみえる構造の解剖学名は赤色で表示しています．

　第1胸椎（Th1）の骨標本構造と骨標本X線解剖をステレオ画像[8)9)]で示します．

1. 第1胸椎（Th1）　正面画像（図I-25a）

骨標本ステレオ画像

　椎体，後外側唇，上関節突起，下関節突起，横突起，上肋骨窩，横突肋骨窩が観察されます．

骨標本ステレオX線画像

　椎体，上関節突起，下関節突起，横突起，棘突起，椎弓根が観察されます．

図I-25　第1胸椎（Th1）

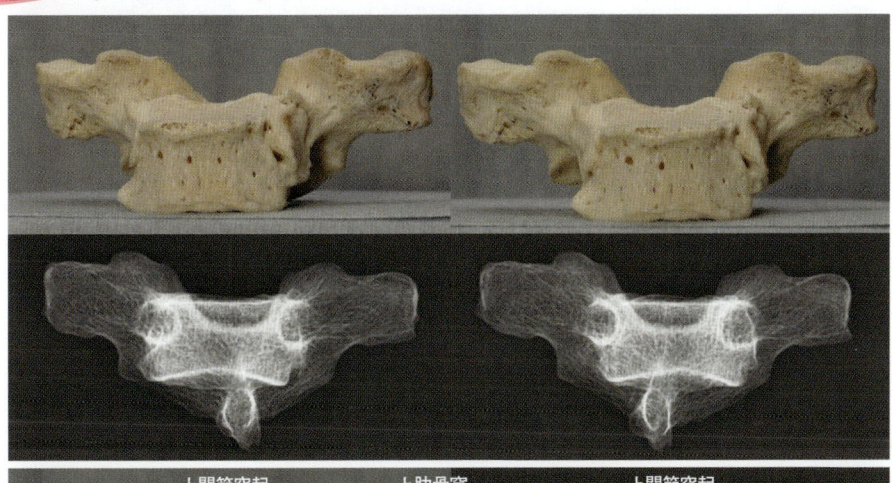

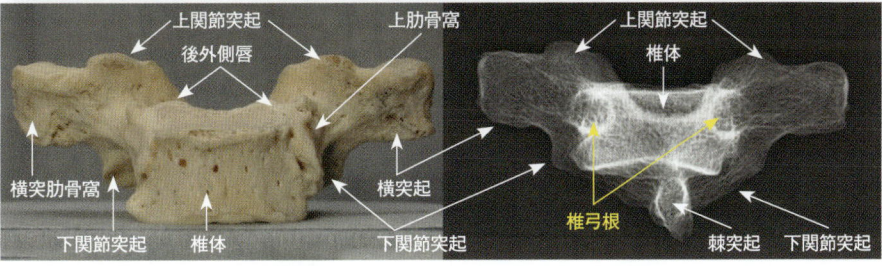

（a）第1胸椎（Th1）　正面画像

2. 第1胸椎（Th1） 後面画像（図Ⅰ-25b）

骨標本ステレオ画像

　上関節面（上関節突起）上関節突起，下関節突起，横突起，棘突起，**椎弓板**が観察されます．

骨標本ステレオＸ線画像

　椎体，上関節面（上関節突起），下関節突起，横突起，棘突起，**椎弓根**が観察されます．

図Ⅰ-25	第1胸椎（Th1）

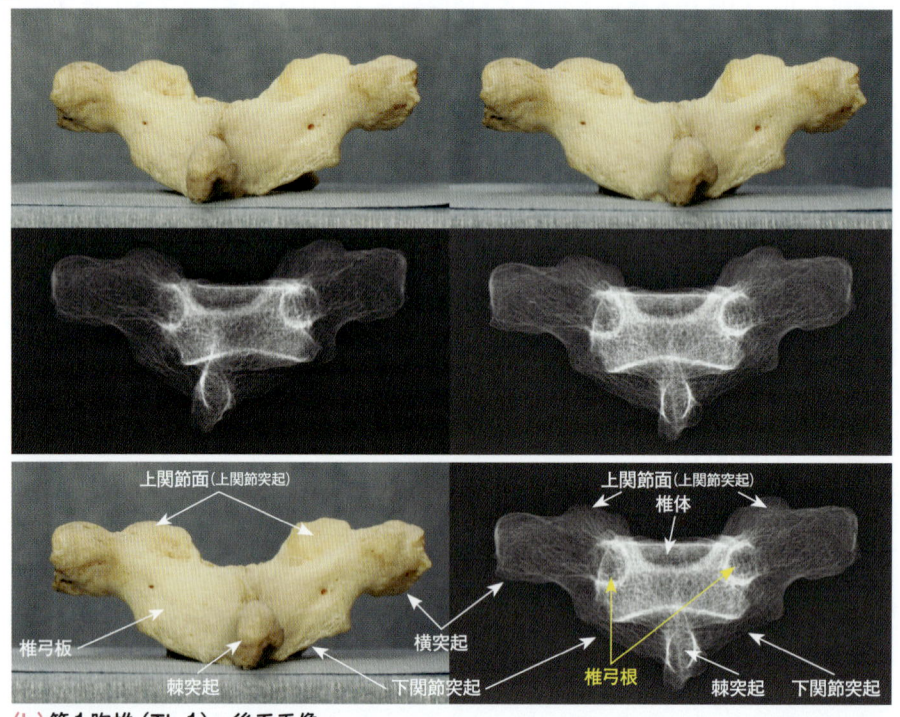

（b）第1胸椎（Th1） 後面画像

 ## 3. 第1胸椎（Th1） 側面画像（図Ⅰ-25c）

骨標本ステレオ画像

　椎体，後外側唇，**上肋骨窩**，椎弓根，**横突肋骨窩**，**上関節突起**，下関節突起の下関節面，横突起，棘突起が観察されます．

骨標本ステレオＸ線画像

　椎体，後外側唇，下関節突起の下関節面，横突起，椎弓根，棘突起が観察されます．

 ## 4. 第1胸椎（Th1） 上面画像（図Ⅰ-25d）

骨標本ステレオ画像

　椎体，**後外側唇**，上関節突起，横突起，棘突起，椎弓，椎孔，椎弓根が観察されます．

| 図Ⅰ-25 | 第1胸椎（Th1） |

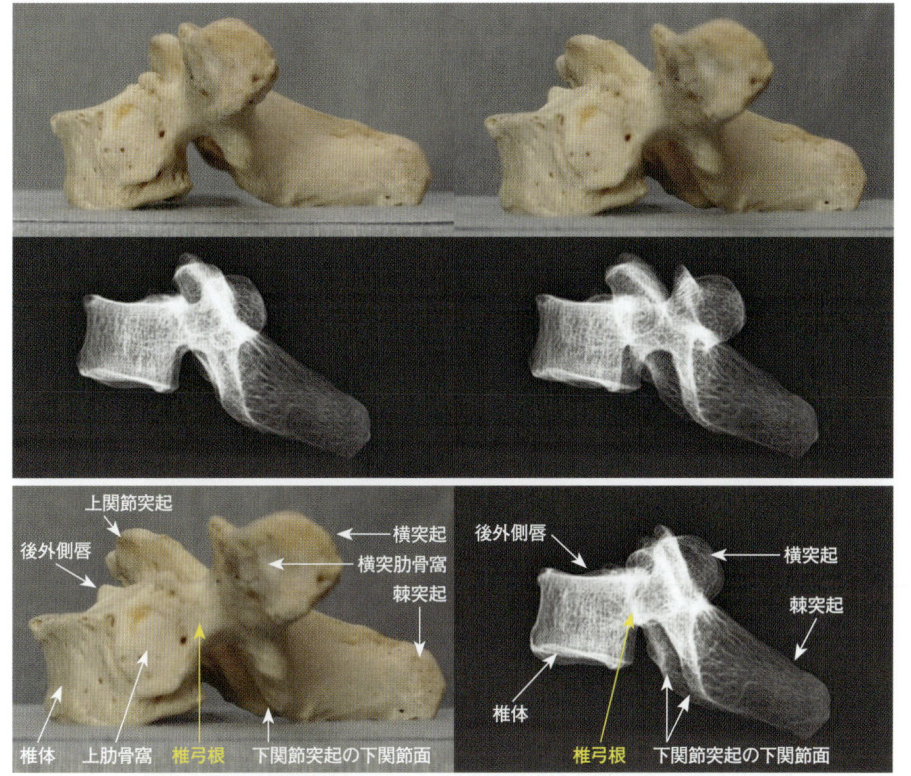

（c）第 1 胸椎（Th 1）　側面画像

骨標本ステレオX線画像

　椎体，上関節突起（**立体視**），横突起，棘突起，椎弓，椎孔，椎弓根が観察されます．上関節突起は**立体視**で観察でき，後外側唇は椎体との重なりのため観察できません．

🔶 5. 第1胸椎（Th1）　下面画像（図Ⅰ-25e）

骨標本ステレオ画像

　椎体，下関節突起の下関節面，横突起，棘突起，椎弓，椎孔，椎弓根が観察されます．

骨標本ステレオX線画像

　椎体，下関節突起（**立体視**），横突起，棘突起，椎弓，椎孔，椎弓根が観察されます．下関節突起は**立体視**で観察できます．

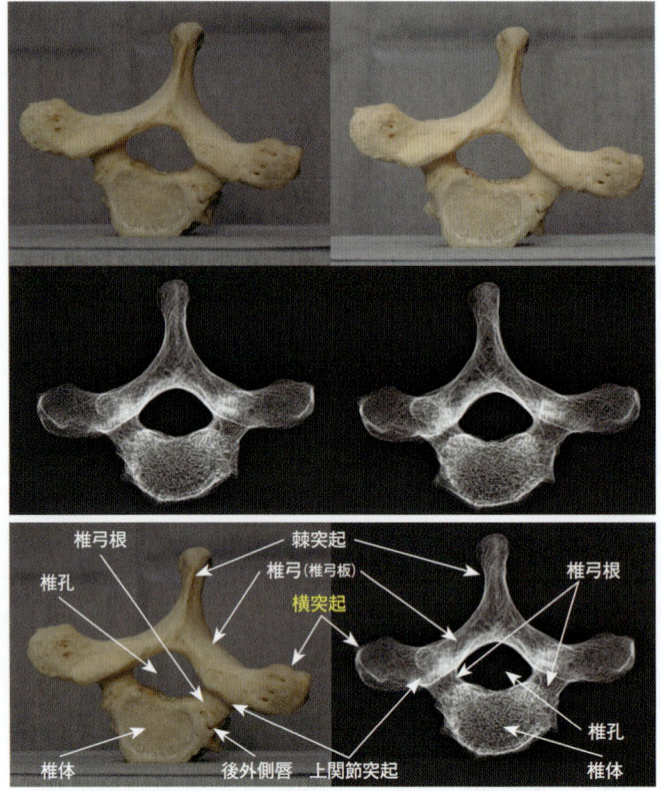

(d) 第1胸椎（Th 1）　上面画像

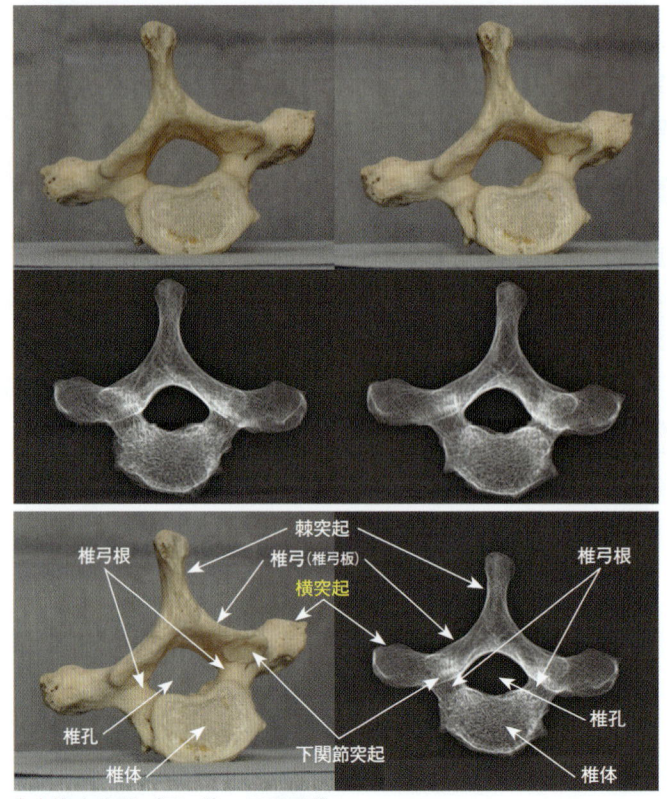

(e) 第1胸椎（Th 1）　下面画像

骨解剖学名と医療英語名－第1胸椎（Th1）

椎孔 (vertebral foramen)	棘突起 (spinous process)	後外側唇 (posteriolateral lip)
椎体 (vertebral body)	横突起 (transverse process)	横突肋骨窩
椎弓 (vertebral arch)	上関節面 (superior articular surface)	(costal facet of transverse process)
椎弓根 (pedicle)	下関節面 (inferior articular surface)	上関節突起 (superior articular process)
椎弓板 (lamina of vertebral arch)	上肋骨窩 (superior costal facet)	下関節突起 (inferior articular process)

Ⅰ-2-② 第2胸椎（Thoracic vertebra 2：Th2）

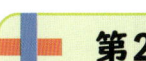 **第2胸椎の骨標本構造と骨標本X線解剖のステレオ画像**

骨標本画像でのみみえる構造の解剖学名は青色，骨標本X線画像でのみみえる構造の解剖学名は赤色で表示しています．

　第2胸椎（Th2）の骨標本構造と骨標本X線解剖をステレオ画像[8)9)]で示します．

1. 第2胸椎（Th2）　正面画像（図Ⅰ-26a）

骨標本ステレオ画像

　椎体，上関節突起，下関節突起，横突起，上肋骨窩，横突肋骨窩が観察されます．

骨標本ステレオX線画像

　椎体，上関節突起，横突起，棘突起，横突肋骨窩，椎弓根が観察されます．

図Ⅰ-26 ┃第2胸椎（Th2）┃

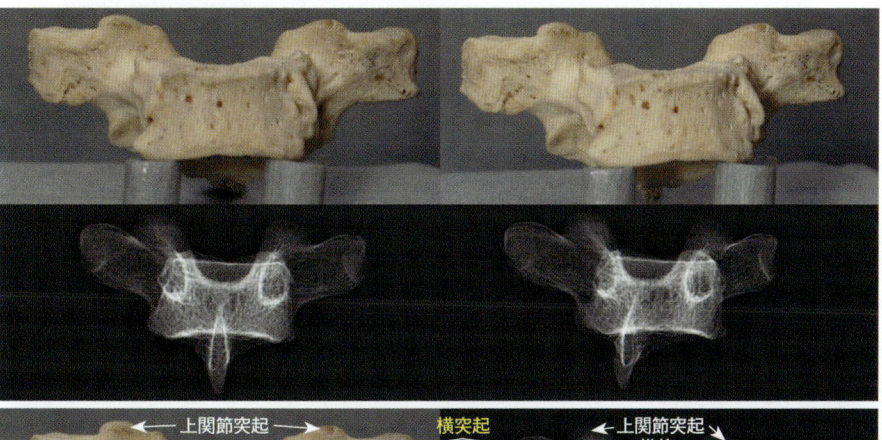
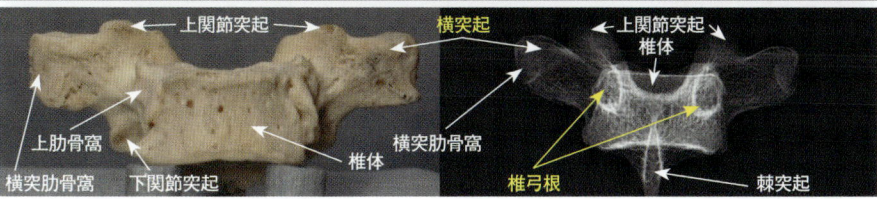

(a) 第2胸椎（Th2）　正面画像

2. 第2胸椎（Th 2）　後面画像（図Ⅰ-26b）

骨標本ステレオ画像

　上関節突起，横突起，棘突起，椎弓板が観察されます．

骨標本ステレオX線画像

　椎体，上関節突起，横突起，棘突起，椎弓板，椎弓根，横突肋骨窩が観察されます．

図Ⅰ-26 ┃第2胸椎（Th2）┃

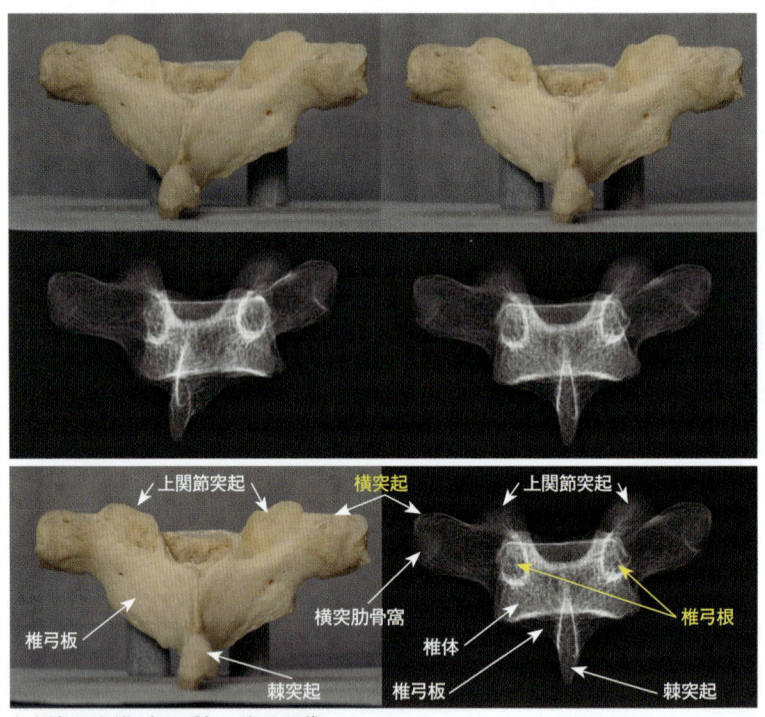

(b) 第2胸椎（Th 2）　後面画像

3. 第2胸椎（Th 2）　側面画像（図Ⅰ-26c）

骨標本ステレオ画像

　椎体，上肋骨窩，椎弓根，横突肋骨窩，上関節突起，下関節突起の下関節面，横突起，棘突起が観察されます．

骨標本ステレオX線画像

　椎体，上関節突起，下関節突起の下関節面，横突起，椎弓根，棘突起が観察されます．

4. 第2胸椎（Th 2）　上面画像（図Ⅰ-26d）

骨標本ステレオ画像

　椎体，上関節突起，横突起，棘突起，椎弓，椎孔，椎弓根が観察されます．

図I-26　第2胸椎（Th2）

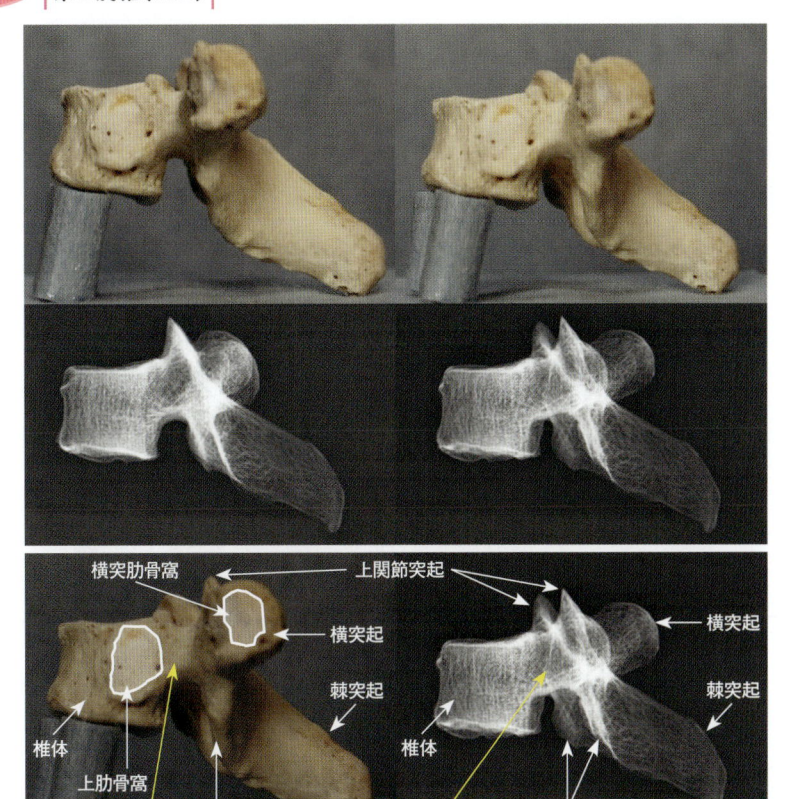

横突肋骨窩　　　　上関節突起
椎体　　　　　横突起
上肋骨窩　　　棘突起
椎弓根　　下関節突起の下関節面

椎体　　　　横突起
椎弓根　　　棘突起
下関節突起の下関節面

(c) 第2胸椎（Th2）　側面画像

骨標本ステレオX線画像

　椎体，上関節突起（**立体視**），横突起，棘突起，椎弓，椎孔，椎弓根，**横突肋骨窩**が観察されます．上関節突起は**立体視**で観察できます．

5.　第2胸椎（Th2）　下面画像（図I-26e）

骨標本ステレオ画像

　椎体，下関節突起の下関節面，棘突起，横突起，椎弓，椎孔，椎弓根が観察されます．

骨標本ステレオX線画像

　椎体，下関節突起（**立体視**），棘突起，横突起，椎弓，椎孔，椎弓根が観察されます．下関節突起は**立体視**で観察できます．

図 I -26 | 第 2 胸椎（Th2）

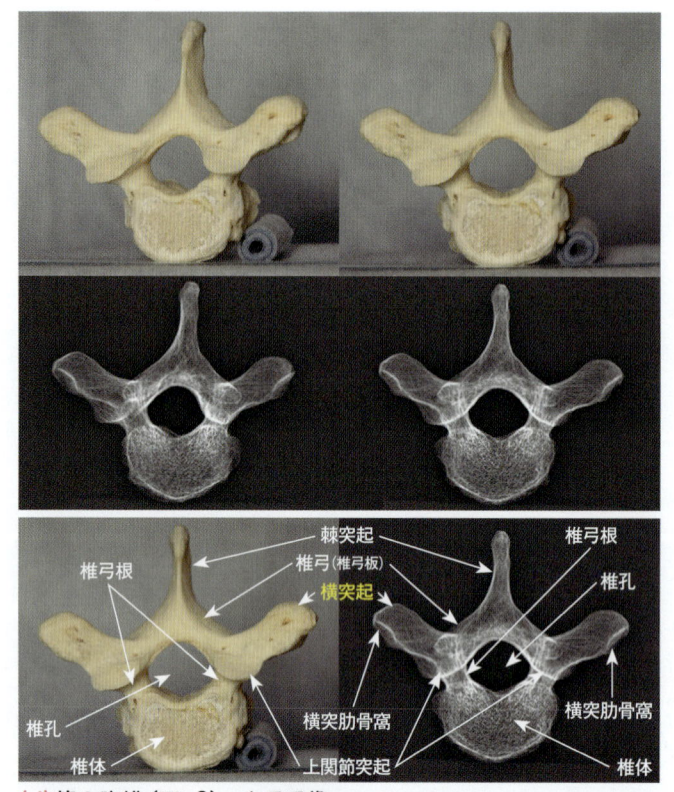

（d）第 2 胸椎（Th 2）　上面画像

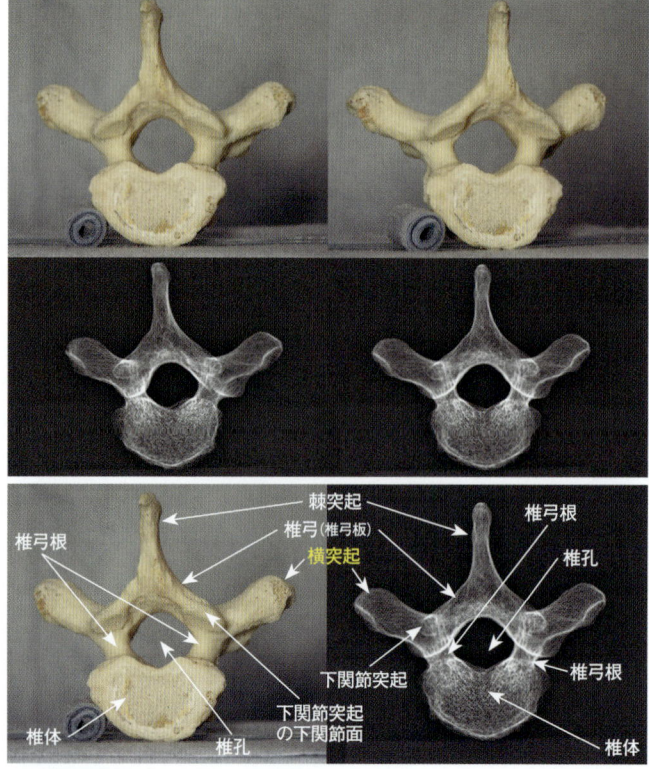

（e）第 2 胸椎（Th 2）　下面画像

骨解剖学名と医療英語名－第2胸椎（Th2）

椎孔（vertebral foramen）　　　　横突起（transverse process）　　　　下関節突起（inferior articular process）
椎体（vertebral body）　　　　　　下関節面（inferior articular surface）
椎弓（vertebral arch）　　　　　　上肋骨窩（superior costal facet）
椎弓根（pedicle）　　　　　　　　　横突肋骨窩
椎弓板（lamina of vertebral arch）　（costal facet of transverse process）
棘突起（spinous process）　　　　　上関節突起（superior articular process）

Ⅰ・2 胸椎

Ⅰ-2-③　第3胸椎（Thoracic vertebra 3：Th3）

第3胸椎の骨標本構造と骨標本X線解剖のステレオ画像

骨標本画像でのみみえる構造の解剖学名は青色，骨標本X線画像でのみみえる構造の解剖学名は赤色で表示しています．

　第3胸椎（Th3）の骨標本構造と骨標本X線解剖をステレオ画像[8)9)]で示します．

1.　第3胸椎（Th3）　正面画像（図Ⅰ-27a）

骨標本ステレオ画像

　椎体，上関節突起，横突起，棘突起，上肋骨窩，下肋骨窩，横突肋骨窩が観察されます．

骨標本ステレオX線画像

　椎体，椎弓根，上関節突起，横突起，横突肋骨窩が観察されます．

2.　第3胸椎（Th3）　後面画像（図Ⅰ-27b）

骨標本ステレオ画像

　上関節突起，下関節突起，横突起，棘突起，椎弓板が観察されます．

骨標本ステレオX線画像

　椎体，椎弓根，上関節突起，横突起，椎弓板（立体視），横突肋骨窩が観察されます．椎弓板は立体視で観察できます．

3.　第3胸椎（Th3）　側面画像（図Ⅰ-27c）

骨標本ステレオ画像

　椎体，上肋骨窩，下肋骨窩，椎弓根，横突肋骨窩，上関節突起，下関節突起の下関節面，横突起，棘突起が観察されます．Th3から下肋骨窩が存在します．

骨標本ステレオX線画像

　椎体，上関節突起，下関節突起の下関節面，横突起，棘突起，椎弓根が観察されます．

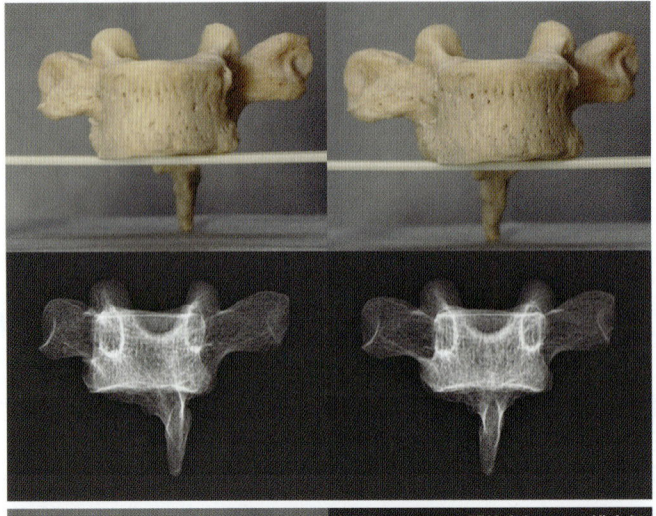

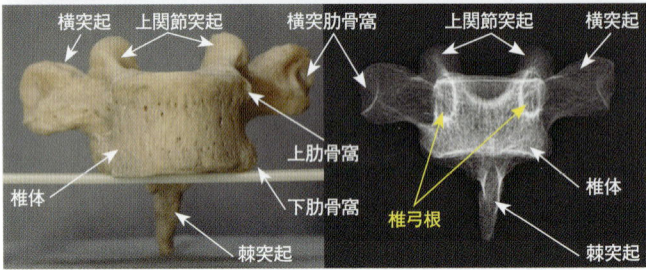

（a）第3胸椎（Th 3） 正面画像

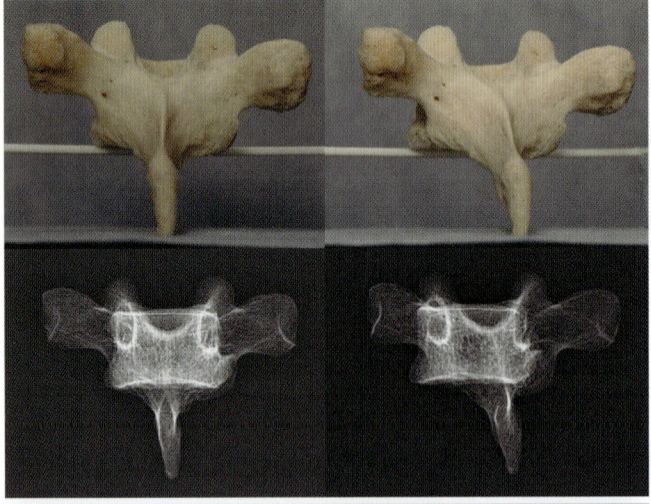

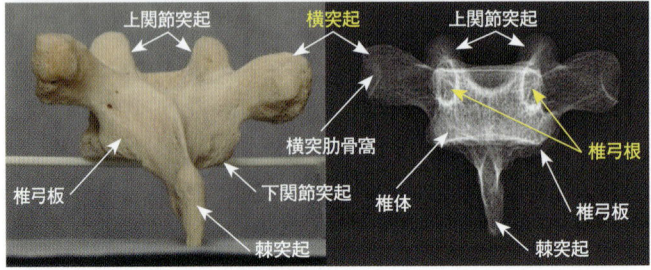

（b）第3胸椎（Th 3） 後面画像

図Ⅰ-27 ｜ 第3胸椎(Th3)

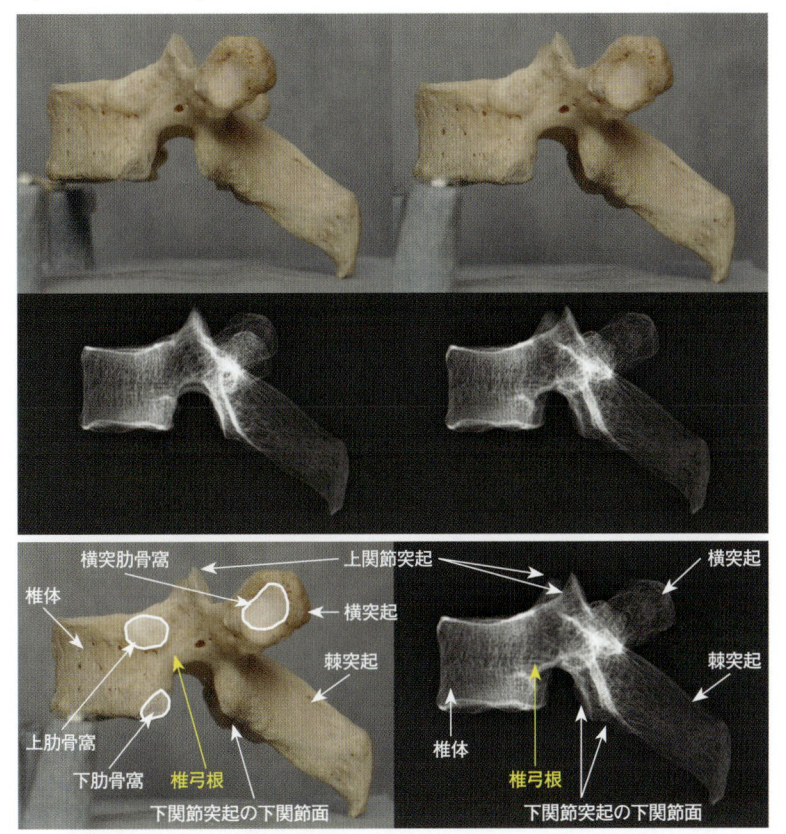

(c) 第3胸椎（Th 3）　側面画像

4. 第3胸椎（Th 3）　上面画像（図Ⅰ-27d）

骨標本ステレオ画像

椎体，上関節突起，棘突起，横突起，椎弓，椎孔，椎弓根，上肋骨窩が観察されます．

骨標本ステレオX線画像

椎体，上関節突起（**立体視**），棘突起，横突起，椎弓，椎孔，椎弓根，**横突肋骨窩**が観察されます．上関節突起は**立体視**で観察できます．

5. 第3胸椎（Th 3）　下面画像（図Ⅰ-27e）

骨標本ステレオ画像

椎体，下関節突起の下関節面，横突起，棘突起，椎弓，椎孔，椎弓根，下肋骨窩が観察されます．

骨標本ステレオX線画像

椎体，下関節突起（**立体視**），横突起，棘突起，椎弓，椎孔，椎弓根，下肋骨窩が観察されます．下関節突起は**立体視**で観察できます．

図 I-27　第3胸椎（Th3）

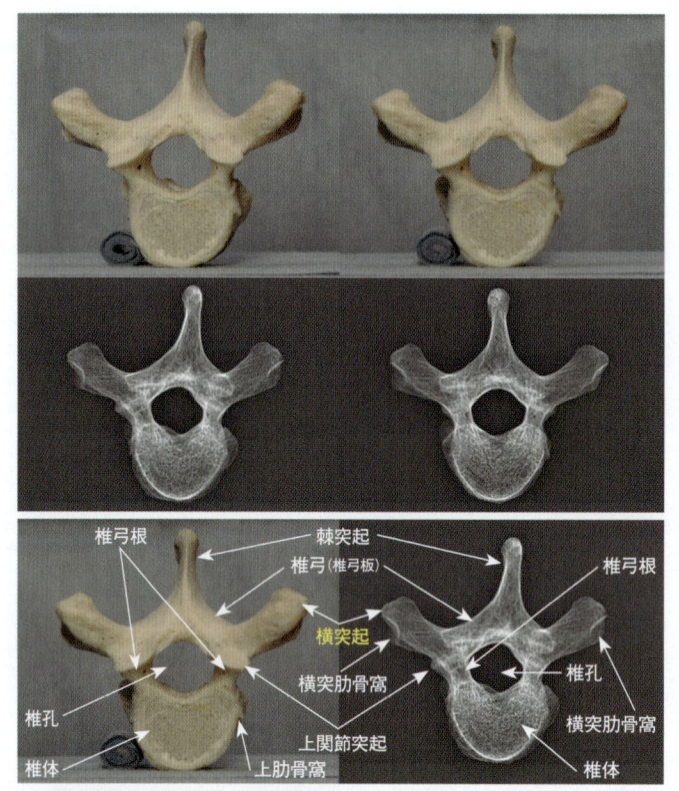

椎弓根
棘突起
椎弓（椎弓板）
椎弓根
横突起
椎孔
椎孔
横突肋骨窩
横突肋骨窩
上関節突起
椎体
椎体
上肋骨窩

(d) 第3胸椎（Th 3）　上面画像

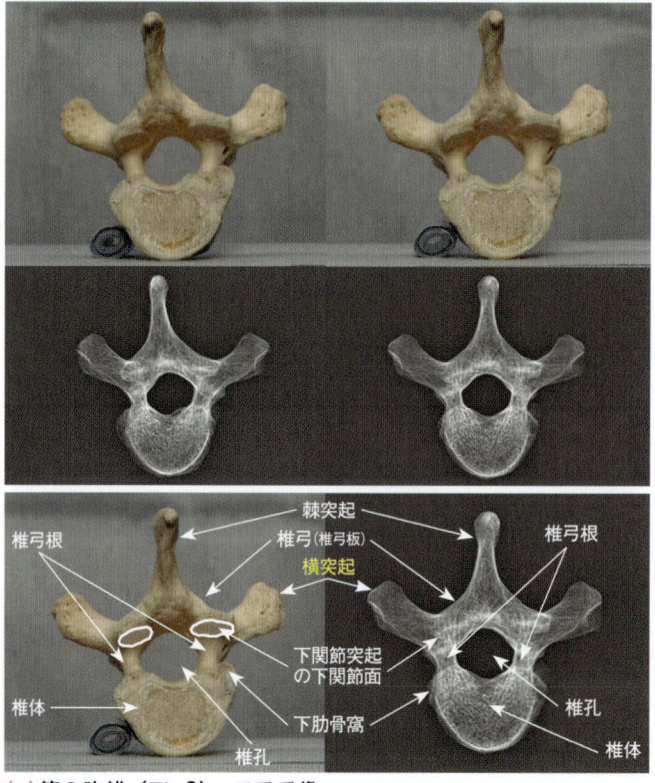

椎弓根
棘突起
椎弓（椎弓板）
椎弓根
横突起
下関節突起
の下関節面
椎体
下肋骨窩
椎孔
椎孔
椎体

(e) 第3胸椎（Th 3）　下面画像

骨解剖学名と医療英語名－第3胸椎(Th3)

椎孔 (vertebral foramen)	棘突起 (spinous process)	下肋骨窩 (inferior costal facet)
椎体 (vertebral body)	横突起 (transverse process)	横突肋骨窩
椎弓 (vertebral arch)	上関節面 (superior articular surface)	(costal facet of transverse process)
椎弓根 (pedicle)	下関節面 (inferior articular surface)	上関節突起 (superior articular process)
椎弓板 (lamina of vertebral arch)	上肋骨窩 (superior costal facet)	下関節突起 (inferior articular process)

Ⅰ-2-④　第4胸椎 (Thoracic vertebra 4：Th4)

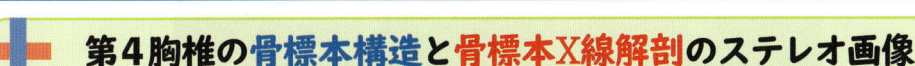 **第4胸椎の骨標本構造と骨標本X線解剖のステレオ画像**

骨標本画像でのみみえる構造の解剖学名は青色，骨標本X線画像でのみみえる構造の解剖学名は赤色で表示しています.

　第4胸椎 (Th4) の骨標本構造と骨標本X線解剖をステレオ画像[8) 9)]で示します.

1.　第4胸椎 (Th 4)　正面画像 (図Ⅰ-28a)

骨標本ステレオ画像

　椎体，上関節突起，横突起，**上肋骨窩**，**下肋骨窩**，横突肋骨窩，棘突起が観察されます.

骨標本ステレオX線画像

　椎体，上関節突起，横突起，**下関節突起**，**椎弓根**，横突肋骨窩，棘突起が観察されます.

2.　第4胸椎 (Th 4)　後面画像 (図Ⅰ-28b)

骨標本ステレオ画像

　椎体，上関節突起，下関節突起，横突起，棘突起，**椎弓板**が観察されます.

骨標本ステレオX線画像

　椎体の形，上関節突起，下関節突起 (**立体視**)，横突起，**椎弓根**，棘突起，**横突肋骨窩**が観察されます.

3.　第4胸椎 (Th 4)　側面画像 (図Ⅰ-28c)

骨標本ステレオ画像

　椎体，**上肋骨窩**，**下肋骨窩**，椎弓根，**横突肋骨窩**，上関節突起，下関節突起の関節面，横突起，棘突起が観察されます.

骨標本ステレオX線画像

　椎体，上関節突起，下関節突起，横突起 (**立体視で左右の横突起が観察できる**)，椎弓根，棘突起が観察されます.

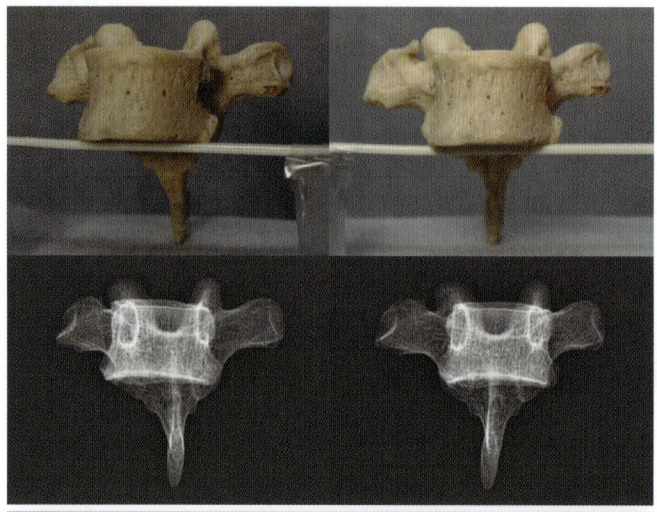

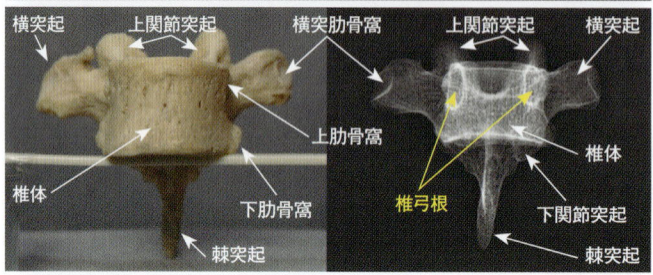

横突起　上関節突起　横突肋骨窩　　上関節突起　横突起

椎体　　　　　　　　上肋骨窩　　　　　　　　　　椎体

椎弓根

下肋骨窩　　　　　　　　下関節突起

棘突起　　　　　　　　　　棘突起

(a) 第4胸椎(Th4)　正面画像

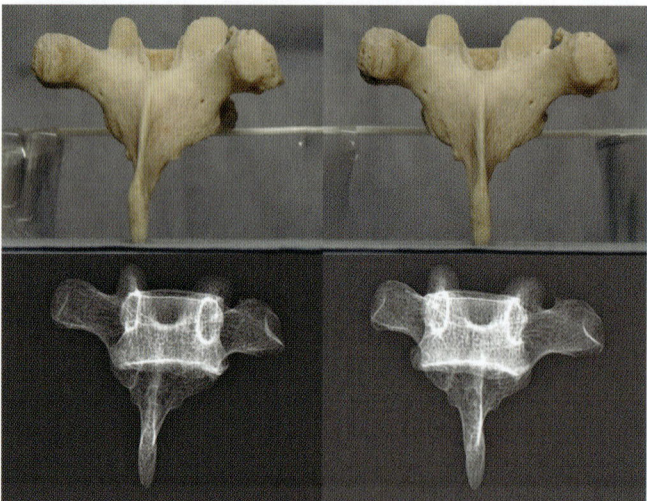

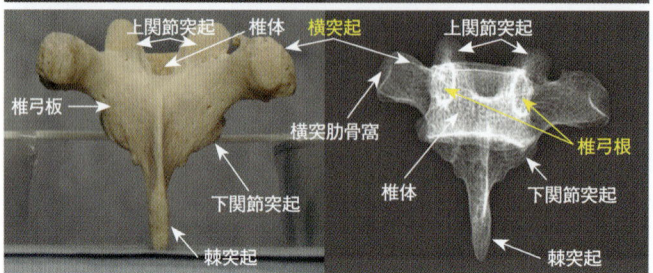

上関節突起　椎体　横突起　　上関節突起

椎弓板

横突肋骨窩　　　　　　椎弓根

下関節突起　　　　椎体　　下関節突起

棘突起　　　　　　　　棘突起

(b) 第4胸椎(Th4)　後面画像

図Ⅰ-28 ┤第4胸椎（Th4）├

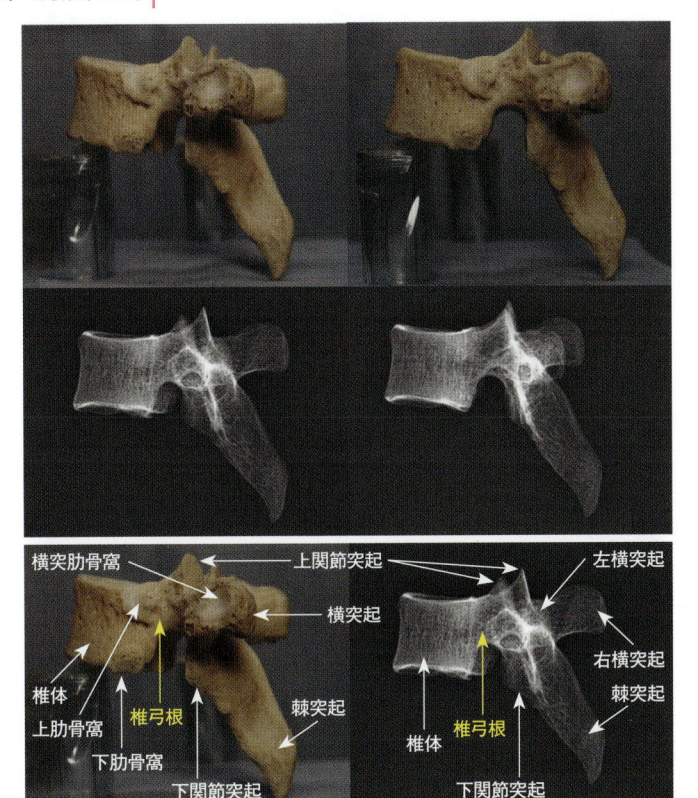

横突肋骨窩　　　　　上関節突起
　　　　　　　　　　横突起
　　　　　　　　　　左横突起
　　　　　　　　　　右横突起
椎体　　　　　　　　棘突起
上肋骨窩　椎弓根
下肋骨窩
下関節突起
椎体　椎弓根
下関節突起

（c）第4胸椎（Th 4）　側面画像

4. 第4胸椎（Th 4）　上面画像（図Ⅰ-28d）

骨標本ステレオ画像

　椎体，上関節突起，横突起，棘突起，椎弓，椎孔，椎弓根，**上肋骨窩**，横突肋骨窩が観察されます．

骨標本ステレオX線画像

　椎体，上関節突起（**立体視**），棘突起，横突起，椎弓，椎孔，椎弓根，横突肋骨窩が観察されます．上関節突起は**立体視**で観察できます．

5. 第4胸椎（Th 4）　下面画像（図Ⅰ-28e）

骨標本ステレオ画像

　椎体，下関節突起の下関節面，横突起，棘突起，椎弓，椎孔，椎弓根，下肋骨窩が観察されます．

骨標本ステレオX線画像

　椎体，下関節突起（**立体視**），棘突起，横突起，椎弓，椎孔，椎弓根，下肋骨窩が観察されます．下関節突起は**立体視**で観察できます．

図 I -28　第4胸椎（Th4）

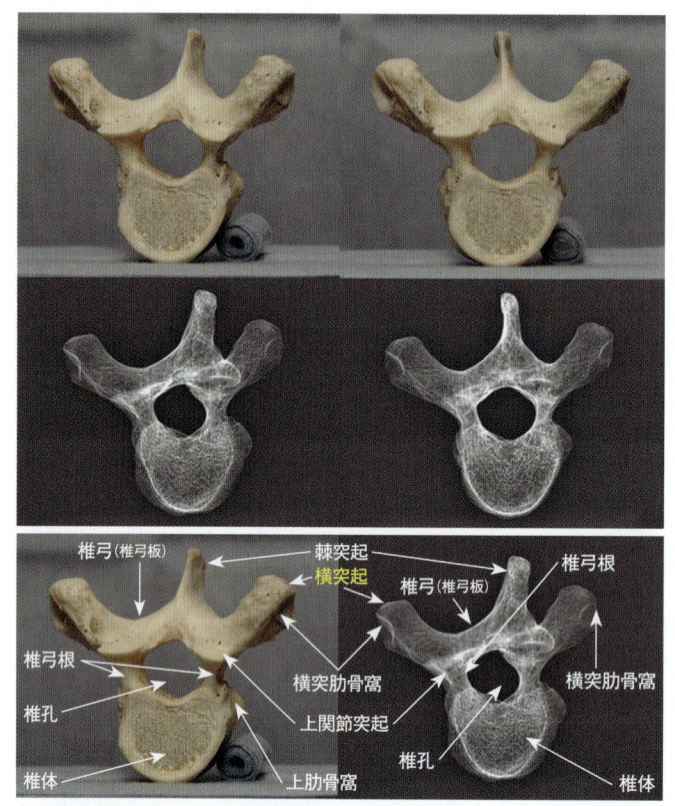

椎弓(椎弓板)　棘突起　椎弓(椎弓板)　椎弓根
横突起
椎弓根　横突肋骨窩　横突肋骨窩
椎孔　上関節突起
椎体　上肋骨窩　椎孔　椎体

(d) 第4胸椎（Th 4）　上面画像

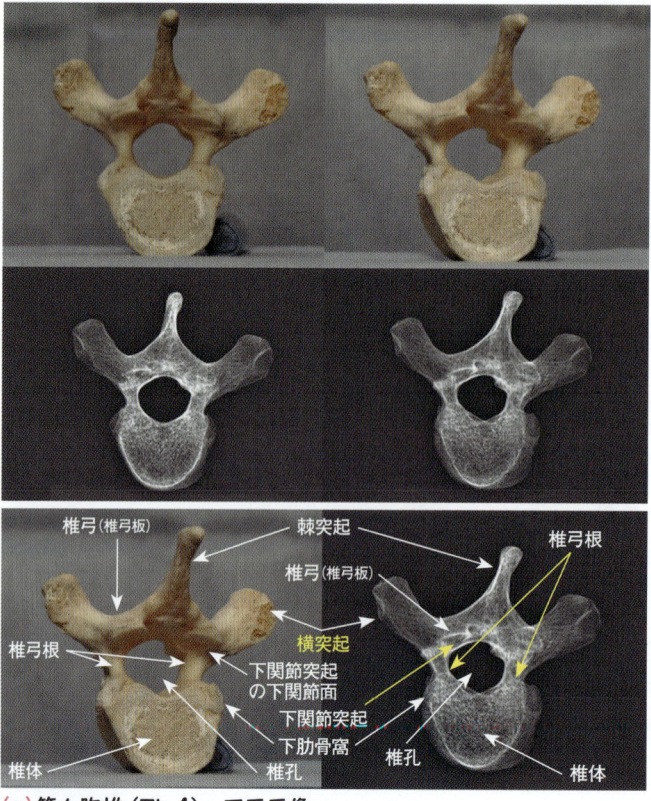

椎弓(椎弓板)　棘突起　椎弓根
椎弓(椎弓板)
椎弓根　横突起
下関節突起
の下関節面
下関節突起
下肋骨窩
椎体　椎孔　椎孔　椎体

(e) 第4胸椎（Th 4）　下面画像

骨解剖学名と医療英語名－第4胸椎（Th4）

椎孔 (vertebral foramen)　　　棘突起 (spinous process)　　　下肋骨窩 (inferior costal facet)
椎体 (vertebral body)　　　　　横突起 (transverse process)　　横突肋骨窩
椎弓 (vertebral arch)　　　　　上関節面 (superior articular surface)　(costal facet of transverse process)
椎弓根 (pedicle)　　　　　　　下関節面 (inferior articular surface)　上関節突起 (superior articular process)
椎弓板 (lamina of vertebral arch)　上肋骨窩 (superior costal facet)　下関節突起 (inferior articular process)

Ⅰ-2-⑤　第5胸椎（Thoracic vertebra 5：Th5）

第5胸椎の骨標本構造と骨標本X線解剖のステレオ画像

骨標本画像でのみみえる構造の解剖学名は青色，骨標本X線画像でのみみえる構造の解剖学名は赤色で表示しています．

　第5胸椎（Th5）の骨標本構造と骨標本X線解剖をステレオ画像[8) 9)]で示します．

1.　第5胸椎（Th 5）　正面画像（図Ⅰ-29a）

骨標本ステレオ画像

　椎体，上関節突起，下関節突起，横突起，棘突起，**上肋骨窩**，**下肋骨窩**，横突肋骨窩が観察されます．

骨標本ステレオX線画像

　椎体，上関節突起，下関節突起，横突起，棘突起，**椎弓根**，横突肋骨窩が観察されます．

2.　第5胸椎（Th 5）　後面画像（図Ⅰ-29b）

骨標本ステレオ画像

　椎体，上関節突起，下関節突起，横突起，棘突起，**椎弓板**が観察されます．

骨標本ステレオX線画像

　椎体，上関節突起，下関節突起，横突起，棘突起，**椎弓根**，**横突肋骨窩**が観察されます．

3.　第5胸椎（Th 5）　側面画像（図Ⅰ-29c）

骨標本ステレオ画像

　椎体，**上肋骨窩**，**下肋骨窩**，椎弓根，**横突肋骨窩**，上関節突起，下関節突起，横突起，棘突起が観察されます．

骨標本ステレオX線画像

　椎体，椎弓根，上関節突起，下関節突起，横突起，棘突起が観察されます．

図 I -29　第5胸椎（Th5）

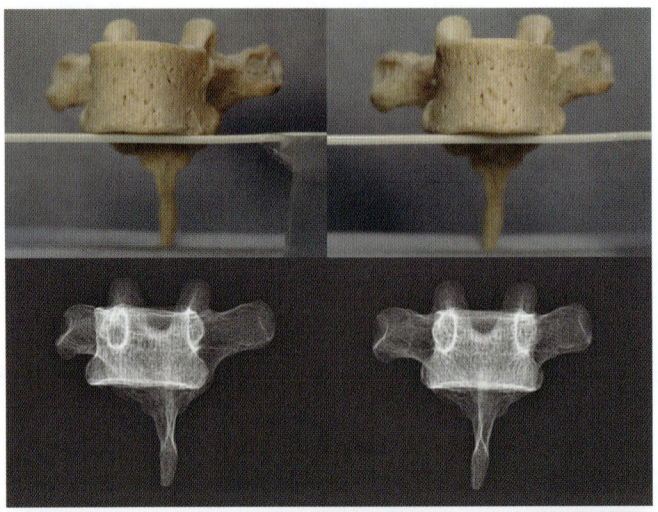

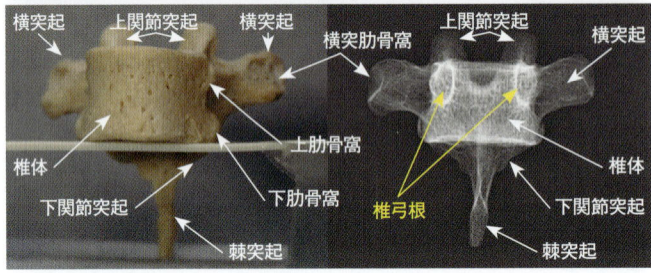

（a）第5胸椎（Th5）　正面画像

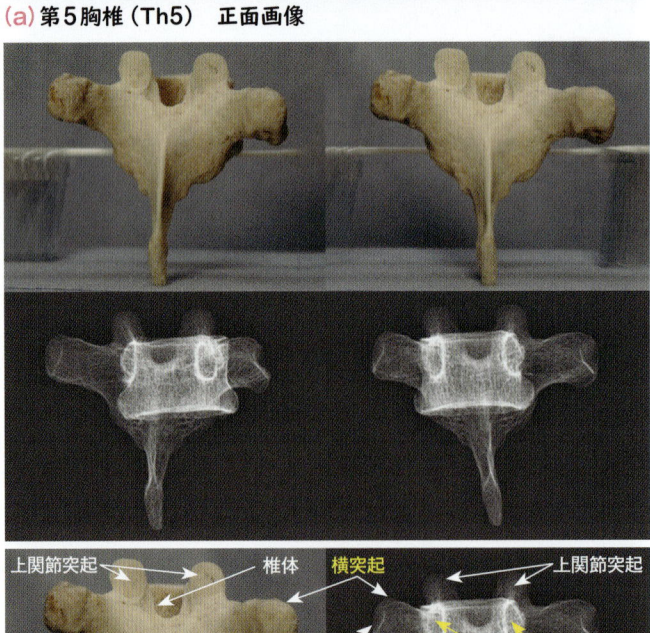

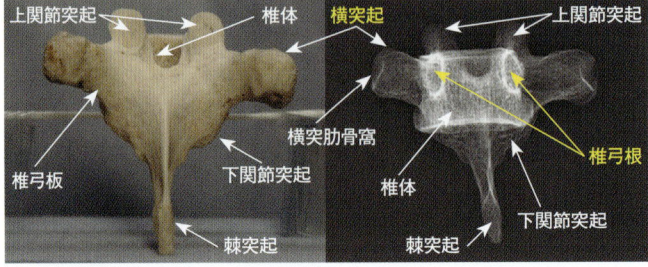

（b）第5胸椎（Th5）　後面画像

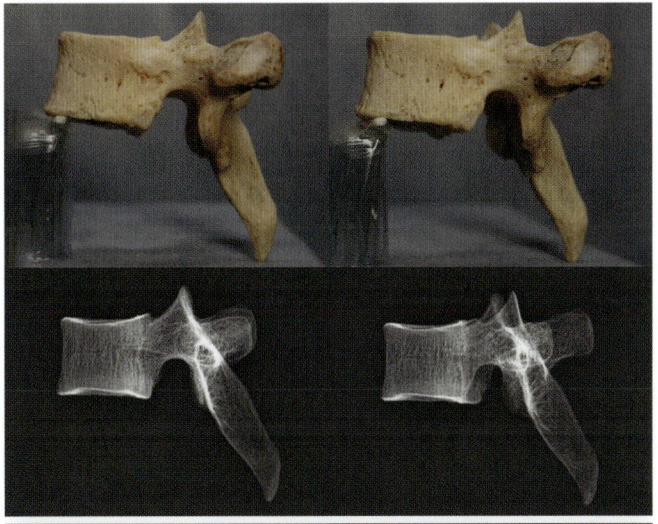
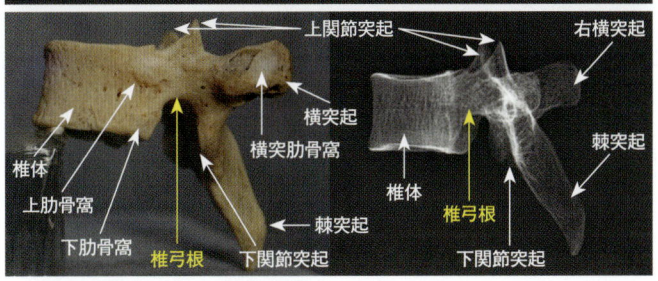

| 図Ⅰ-29 | 第5胸椎(Th5) |

上関節突起　　右横突起

横突起

横突肋骨窩

椎体　　　　　椎弓根　　棘突起

上肋骨窩

下肋骨窩　　棘突起　　下関節突起

椎弓根　　下関節突起

(c) 第5胸椎(Th5)　側面画像

 4. 第5胸椎(Th5)　上面画像（図Ⅰ-29d)

骨標本ステレオ画像

　椎体，上関節突起，横突起，棘突起，椎弓，椎孔，椎弓根，**上肋骨窩**，横突肋骨窩
が観察されます．

骨標本ステレオX線画像

　椎体，上関節突起（**立体視**），横突起，棘突起，椎弓，椎孔，椎弓根，横突肋骨窩が観
察されます．上関節突起は**立体視**で観察できます．

5. 第5胸椎(Th5)　下面画像（図Ⅰ-29e)

骨標本ステレオ画像

　椎体，下関節突起の下関節面，横突起，棘突起，椎弓，椎孔，椎弓根，下肋骨窩が観
察されます．

骨標本ステレオX線画像

　椎体，下関節突起（**立体視**），横突起，棘突起，椎弓，椎孔，椎弓根，下肋骨窩が観察
されます．下関節突起は**立体視**で観察できます．

図 I -29　第5胸椎（Th5）

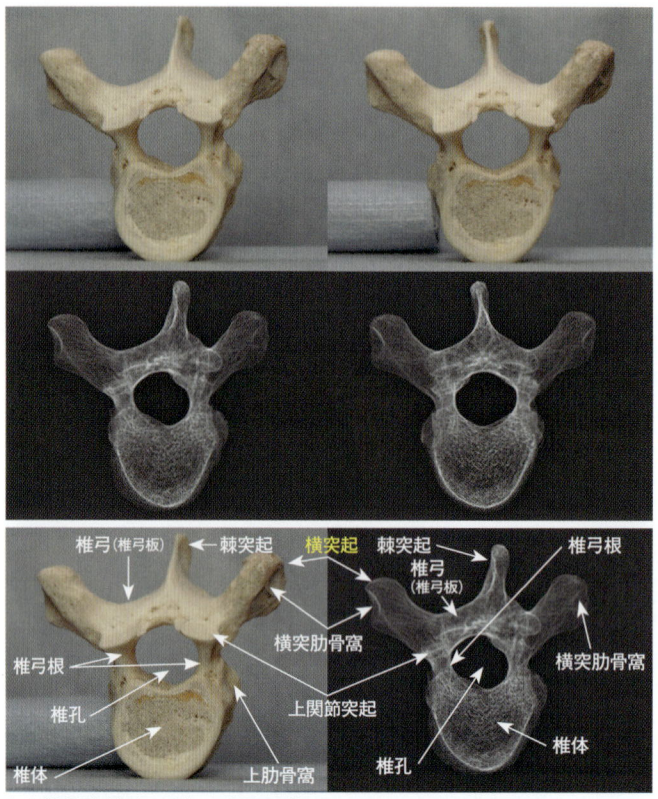

(d) 第5胸椎（Th5）　上面画像

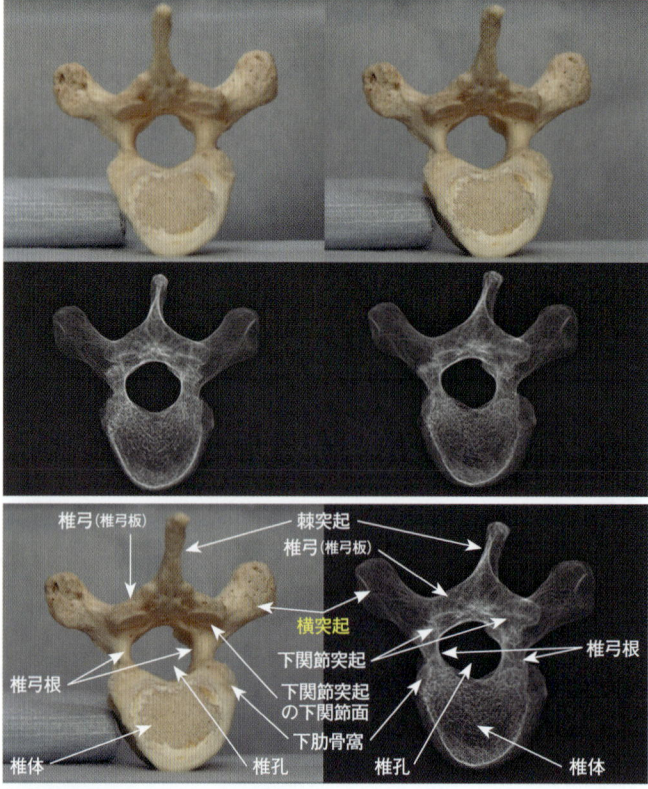

(e) 第5胸椎（Th5）　下面画像

骨解剖学名と医療英語名－第5胸椎（Th5）

椎孔（vertebral foramen）　　棘突起（spinous process）　　　　　下肋骨窩（inferior costal facet）
椎体（vertebral body）　　　　横突起（transverse process）　　　　横突肋骨窩
椎弓（vertebral arch）　　　　上関節面（superior articular surface）（costal facet of transverse process）
椎弓根（pedicle）　　　　　　下関節面（inferior articular surface）上関節突起（superior articular process）
椎弓板（lamina of vertebral arch）上肋骨窩（superior costal facet）下関節突起（inferior articular process）

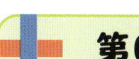 第6胸椎（Thoracic vertebra 6：Th6）

第6胸椎の骨標本構造と骨標本X線解剖のステレオ画像

骨標本画像でのみみえる構造の解剖学名は青色，骨標本X線画像でのみみえる構造の解剖学名は赤色で表示しています．

　第6胸椎（Th6）の骨標本構造と骨標本X線解剖をステレオ画像[8)9)]で示します．

1. 第6胸椎（Th6）　正面画像（図Ⅰ-30a）

骨標本ステレオ画像

　椎体，上関節突起，横突起，横突肋骨窩，棘突起が観察されます．

骨標本ステレオX線画像

　椎体，上関節突起，横突起，**下関節突起**，**椎弓根**，横突肋骨窩，棘突起が観察されます．

2. 第6胸椎（Th6）　後面画像（図Ⅰ-30b）

骨標本ステレオ画像

　上関節突起，下関節突起，横突起，棘突起，**椎弓板**が観察されます．

骨標本ステレオX線画像

　椎体，上関節突起，下関節突起，横突起，棘突起，**椎弓根**，**横突肋骨窩**が観察されます．

3. 第6胸椎（Th6）　側面画像（図Ⅰ-30c）

骨標本ステレオ画像

　椎体，**上肋骨窩**，**下肋骨窩**，椎弓根，**横突肋骨窩**，上関節突起，下関節突起，横突起，棘突起が観察されます．

骨標本ステレオX線画像

　椎体，椎弓根，上関節突起，下関節突起，横突起，棘突起が観察されます．

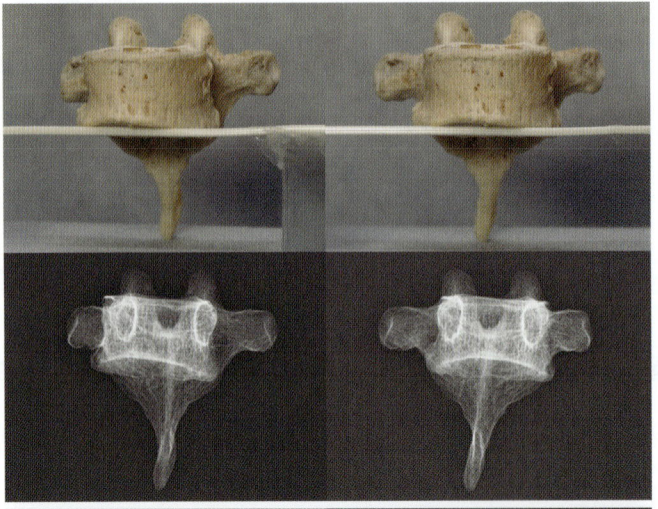

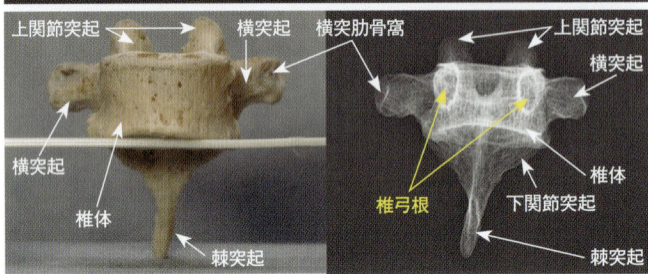

（a）第6胸椎（Th 6）　正面画像

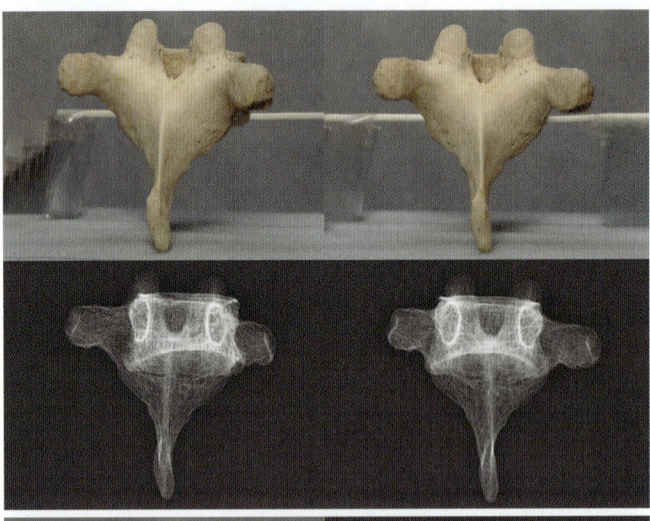

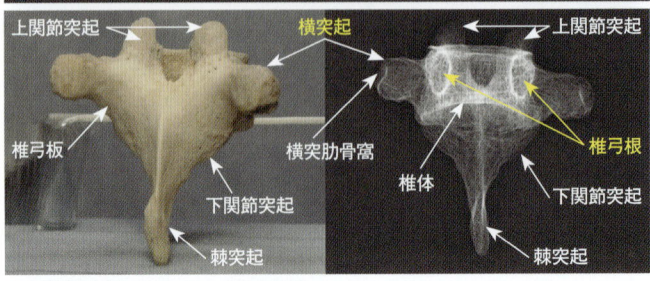

（b）第6胸椎（Th 6）　後面画像

骨解剖学名と医療英語名－第6胸椎（Th6）

椎孔（vertebral foramen）　　　　棘突起（spinous process）　　　　下肋骨窩（inferior costal facet）
椎体（vertebral body）　　　　　横突起（transverse process）　　　横突肋骨窩
椎弓（vertebral arch）　　　　　上関節面（superior articular surface）（costal facet of transverse process）
椎弓根（pedicle）　　　　　　　下関節面（inferior articular surface）上関節突起（superior articular process）
椎弓板（lamina of vertebral arch）上肋骨窩（superior costal facet）下関節突起（inferior articular process）

Ⅰ-2-⑦　第7胸椎（Thoracic vertebra 7：Th7）

第7胸椎の骨標本構造と骨標本X線解剖のステレオ画像

骨標本画像でのみみえる構造の解剖学名は青色，骨標本X線画像でのみみえる構造の解剖学名は赤色で表示しています．

　第7胸椎（Th7）の骨標本構造と骨標本X線解剖をステレオ画像[8)9)]で示します．

1. 第7胸椎（Th7）　正面画像（図Ⅰ-31a）

骨標本ステレオ画像

　椎体，上関節突起，下関節突起，横突起，**上肋骨窩**，**下肋骨窩**，**横突肋骨窩**，棘突起が観察されます．

骨標本ステレオX線画像

　椎体，上関節突起，下関節突起，横突起，**椎弓根**，棘突起が観察されます．

2. 第7胸椎（Th7）　後面画像（図Ⅰ-31b）

骨標本ステレオ画像

　椎体，上関節突起，下関節突起，横突起，棘突起，**椎弓板**が観察されます．

骨標本ステレオX線画像

　椎体，上関節突起，下関節突起，横突起，棘突起，**椎弓根**が観察されます．

3. 第7胸椎（Th7）　側面画像（図Ⅰ-31c）

骨標本ステレオ画像

　椎体，**上肋骨窩**，**下肋骨窩**，椎弓根，**横突肋骨窩**，上関節突起，下関節突起の関節面，横突起，棘突起が観察されます．

骨標本ステレオX線画像

　椎体，椎弓根，横突起，上関節突起，下関節突起，棘突起が観察されます．

図 I -31 — 第7胸椎（Th7）

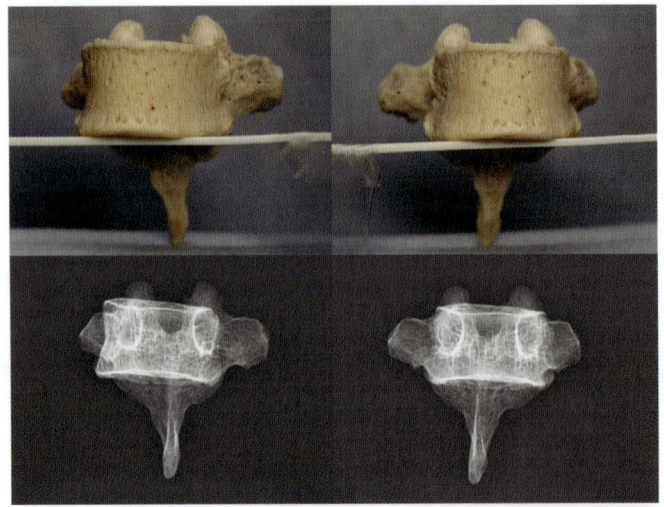

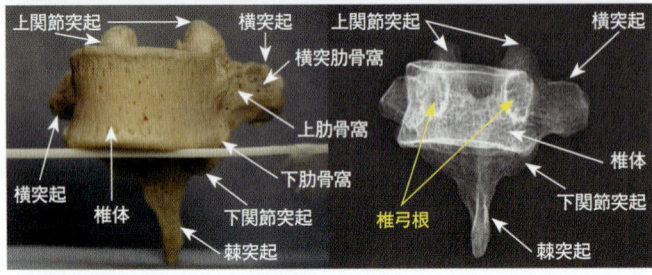

（a）第7胸椎（Th 7） 正面画像

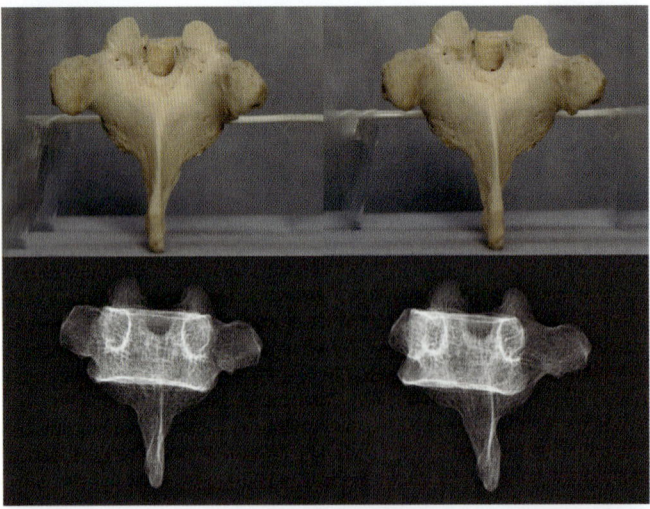

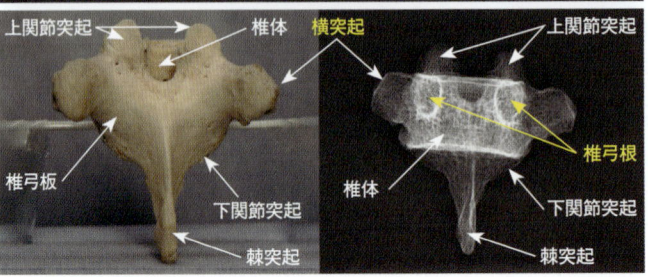

（b）第7胸椎（Th 7） 後面画像

図Ⅰ-31 | 第7胸椎(Th7)

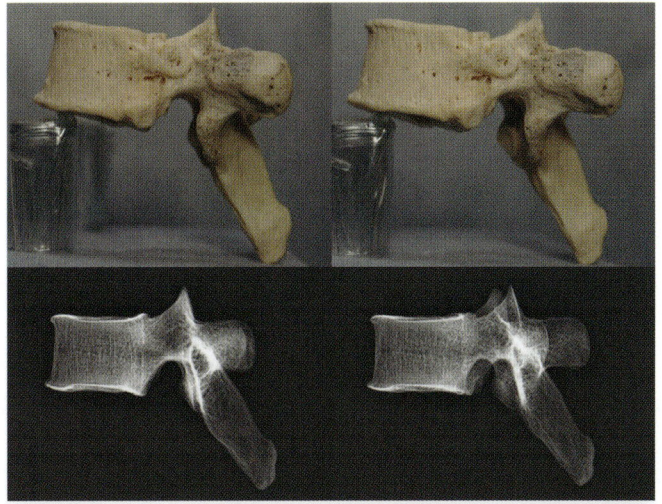

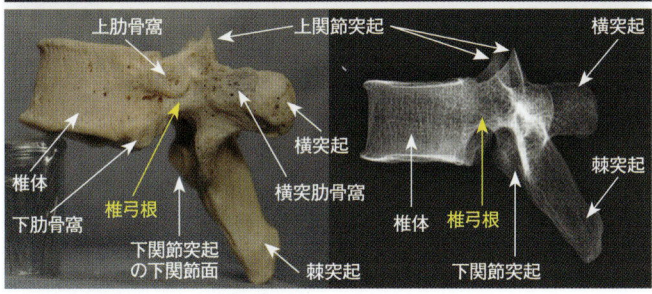

上肋骨窩　　　　　　上関節突起　　　　　　横突起

椎体

下肋骨窩

椎弓根

下関節突起
の下関節面　　　　横突起

　　　　　横突肋骨窩

　　　　　棘突起

椎体　椎弓根

　　　　横突起

　　　　棘突起

下関節突起

(c) 第7頸椎(C7)　側面画像

🔲 4. 第7胸椎(Th7)　上面画像(図Ⅰ-31d)

骨標本ステレオ画像

　椎体，上関節突起，横突起，棘突起，椎弓，椎孔，椎弓根，上肋骨窩，横突肋骨窩が観察されます．

骨標本ステレオX線画像

　椎体，**上関節突起(立体視)**，棘突起，横突起，椎弓，椎孔，椎弓根，上肋骨窩，横突肋骨窩が観察されます．**上関節突起は立体視**で観察できます．

🔲 5. 第7胸椎(Th7)　下面画像(図Ⅰ-31e)

骨標本ステレオ画像

　椎体，下関節突起の下関節面，横突起，棘突起，椎弓，椎孔，椎弓根，下肋骨窩，横突肋骨窩が観察されます．

骨標本ステレオX線画像

　椎体，**下関節突起(立体視)**，横突起，棘突起，椎弓，椎孔，椎弓根，下肋骨窩が観察されます．**下関節突起は立体視**で観察できます．

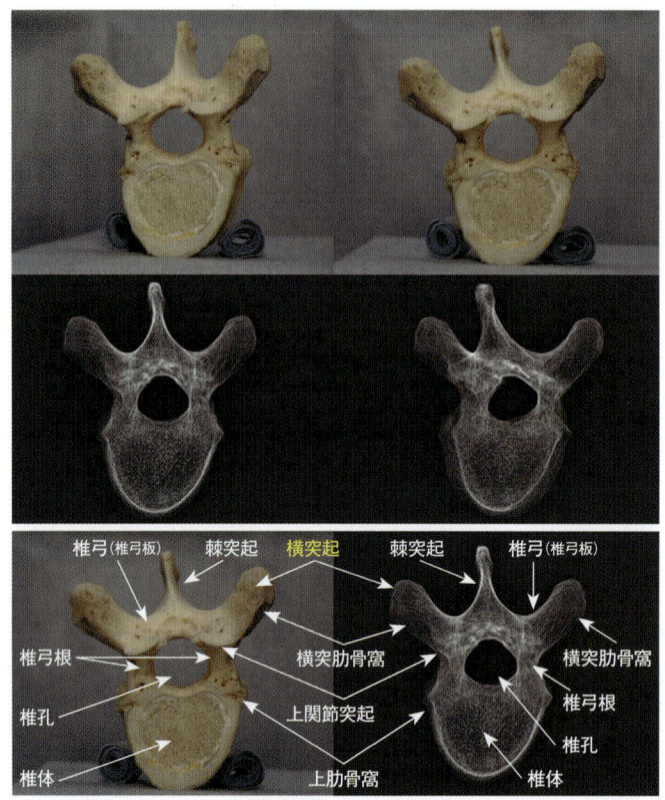

椎弓（椎弓板）　棘突起　横突起　棘突起　椎弓（椎弓板）
椎弓根　横突肋骨窩
椎孔　上関節突起　横突肋骨窩
椎体　上肋骨窩　椎弓根
椎孔
椎体

(d) 第7胸椎（Th 7）　上面画像

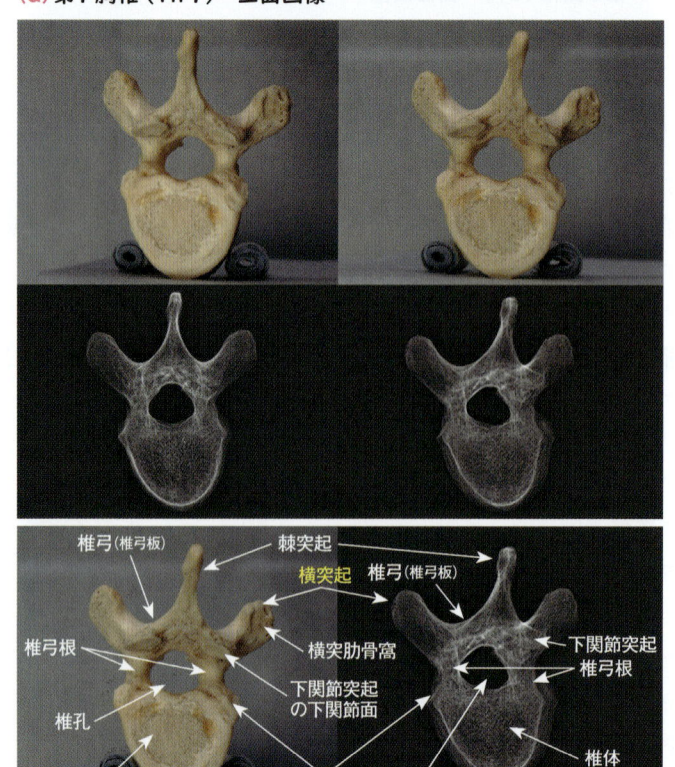

椎弓（椎弓板）　棘突起　横突起　椎弓（椎弓板）
椎弓根　横突肋骨窩　下関節突起
椎孔　下関節突起　椎弓根
の下関節面
椎体　椎体
下肋骨窩　椎孔

(e) 第7胸椎（Th7）　下面画像

骨解剖学名と医療英語名－第7胸椎（Th7）

椎孔 (vertebral foramen)　　　　棘突起 (spinous process)　　　　下肋骨窩 (inferior costal facet)
椎体 (vertebral body)　　　　　　横突起 (transverse process)　　　横突肋骨窩
椎弓 (vertebral arch)　　　　　　上関節面 (superior articular surface)　(costal facet of transverse process)
椎弓根 (pedicle)　　　　　　　　下関節面 (inferior articular surface)　上関節突起 (superior articular process)
椎弓板 (lamina of vertebral arch)　上肋骨窩 (superior costal facet)　　下関節突起 (inferior articular process)

I-2-⑧　第8胸椎（Thoracic vertebra 8：Th8）

第8胸椎の骨標本構造と骨標本X線解剖のステレオ画像

骨標本画像でのみみえる構造の解剖学名は青色，骨標本X線画像でのみみえる構造の解剖学名は赤色で表示しています．

　第8胸椎（Th8）の骨標本構造と骨標本X線解剖をステレオ画像[8][9]で示します．

1.　第8胸椎（Th8）　正面画像（図 I -32a）

骨標本ステレオ画像

　椎体，上関節突起，横突起，**上肋骨窩**，**下肋骨窩**，横突肋骨窩，棘突起が観察されます．下関節突起は支持台で隠れている．

骨標本ステレオX線画像

　椎体，上関節突起，下関節突起，横突起，**椎弓根**，横突肋骨窩，棘突起が観察されます．

2.　第8胸椎（Th8）　後面画像（図 I -32b）

骨標本ステレオ画像

　椎体，上関節突起，下関節突起，横突起，棘突起，**椎弓板**が観察されます．

骨標本ステレオX線画像

　椎体，上関節突起，下関節突起，横突起，棘突起，**横突肋骨窩**，**椎弓根**が観察されます．

3.　第8胸椎（Th8）　側面画像（図 I -32c）

骨標本ステレオ画像

　椎体，**上肋骨窩**，**下肋骨窩**，椎弓根，**横突肋骨窩**，上関節突起，下関節突起，横突起，棘突起が観察されます．

骨標本ステレオX線画像

　椎体，椎弓根，上関節突起，下関節突起，横突起，棘突起が観察されます．

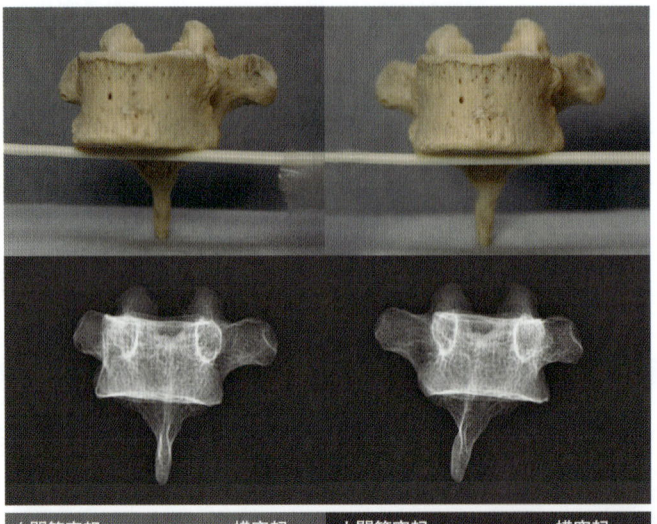

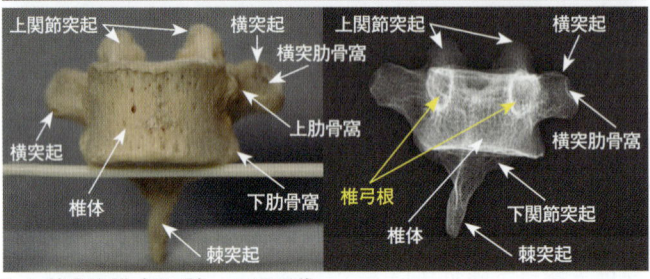

(a) 第8胸椎（Th 8） 正面画像

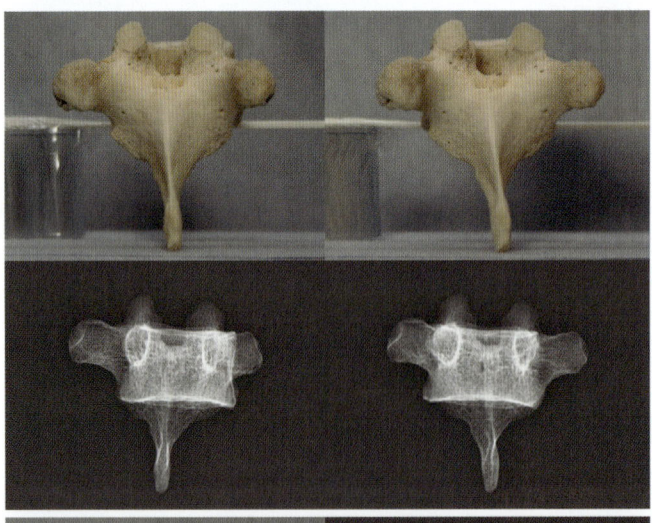

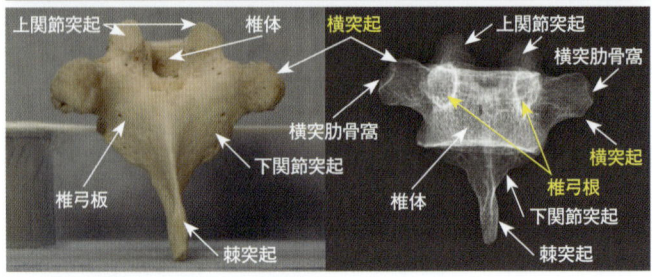

(b) 第8胸椎（Th 8） 後面画像

図Ⅰ-32 第8胸椎(Th8)

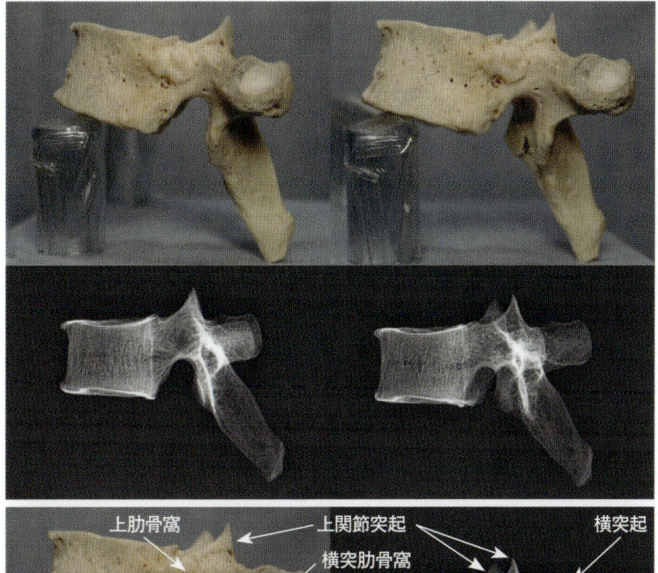

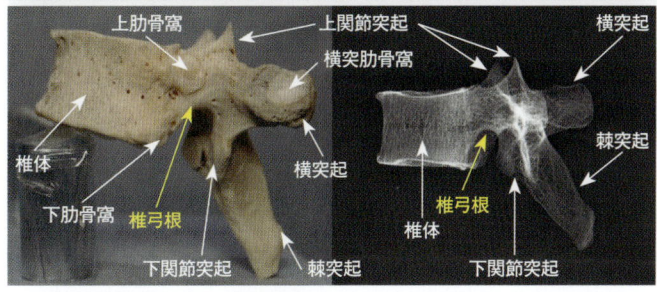

（c）第8胸椎（Th 8）　側面画像

4. 第8胸椎（Th 8）　上面画像（図Ⅰ-32d）

骨標本ステレオ画像

　椎体，上関節突起，横突起，棘突起，椎弓，椎孔，椎弓根，上肋骨窩，横突肋骨窩が観察されます．

骨標本ステレオX線画像

　椎体，上関節突起（**立体視**），棘突起，横突起，椎弓，椎孔，椎弓根，上肋骨窩，横突肋骨窩が観察されます．上関節突起は**立体視**で観察できます．

5. 第8胸椎（Th 8）　下面画像（図Ⅰ-32e）

骨標本ステレオ画像

　椎体，下関節突起の下関節面，横突起，棘突起，椎弓，椎孔，椎弓根，下肋骨窩，横突肋骨窩が観察されます．

骨標本ステレオX線画像

　椎体，下関節突起（**立体視**），横突起，棘突起，椎弓，椎孔，椎弓根，下肋骨窩が観察されます．下関節突起は**立体視**で観察できます．

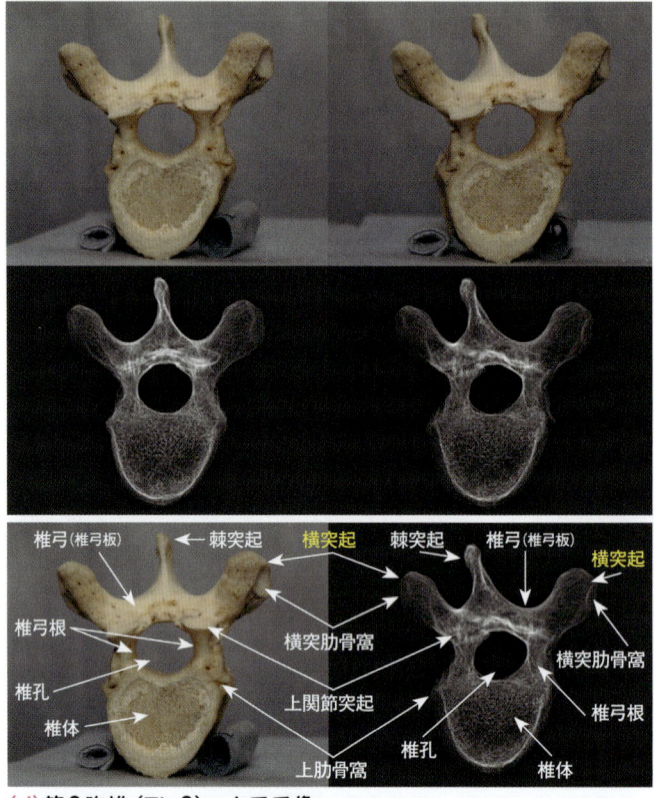

椎弓（椎弓板）　←棘突起　横突起　棘突起　椎弓（椎弓板）　横突起
椎弓根　横突肋骨窩　横突肋骨窩
椎孔　上関節突起　椎弓根
椎体　上肋骨窩　椎孔　椎体

(d) 第8胸椎（Th 8）　上面画像

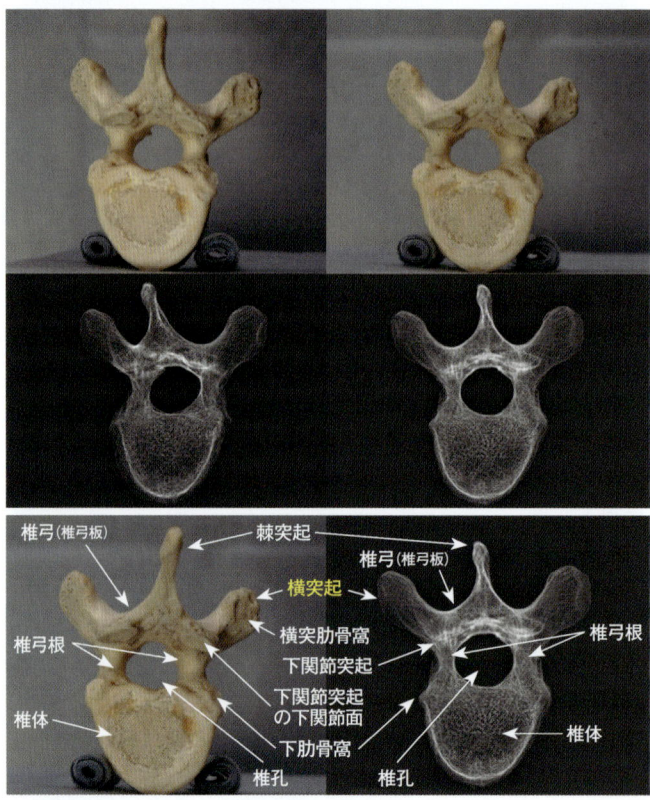

椎弓（椎弓板）　←棘突起　椎弓（椎弓板）
横突起
椎弓根　横突肋骨窩　椎弓根
下関節突起
椎体　下関節突起
の下関節面
下肋骨窩　椎体
椎孔　椎孔

(e) 第8胸椎（Th 8）　下面画像

骨解剖学名と医療英語名－第8胸椎（Th8）

椎孔 (vertebral foramen)　　　　棘突起 (spinous process)　　　　下肋骨窩 (inferior costal facet)
椎体 (vertebral body)　　　　　横突起 (transverse process)　　　横突肋骨窩
椎弓 (vertebral arch)　　　　　上関節面 (superior articular surface)　(costal facet of transverse process)
椎弓根 (pedicle)　　　　　　　下関節面 (inferior articular surface)　上関節突起 (superior articular process)
椎弓板 (lamina of vertebral arch)　上肋骨窩 (superior costal facet)　下関節突起 (inferior articular process)

Ⅰ-2-⑨ 第9胸椎（Thoracic vertebra 9：Th9）

第9胸椎の骨標本構造と骨標本X線解剖のステレオ画像

骨標本画像でのみみえる構造の解剖学名は青色，骨標本X線画像でのみみえる構造の解剖学名は赤色で表示しています．

第9胸椎（Th9）の骨標本構造と骨標本X線解剖をステレオ画像[8)9)]で示します．

1．第9胸椎（Th9）　正面画像（図Ⅰ-33a）

骨標本ステレオ画像

椎体，上関節突起，横突起，**上肋骨窩**，**下肋骨窩**，横突肋骨窩，棘突起が観察されます．下関節突起は支持台で隠れています．

骨標本ステレオX線画像

椎体，上関節突起，下関節突起，横突起，**椎弓根**，棘突起，横突肋骨窩が観察されます．

2．第9胸椎（Th9）　後面画像（図Ⅰ-33b）

骨標本ステレオ画像

椎体，上関節突起，下関節突起，横突起，棘突起，**椎弓板**が観察されます．

骨標本ステレオX線画像

椎体，上関節突起，下関節突起，横突起，棘突起，**椎弓根**が観察されます．

3．第9胸椎（Th9）　側面画像（図Ⅰ-33c）

骨標本ステレオ画像

椎体，**上肋骨窩**，**下肋骨窩**，椎弓根，**横突肋骨窩**，上関節突起，下関節突起，横突起，棘突起が観察されます．

骨標本ステレオX線画像

椎体，上関節突起，下関節突起，横突起，椎弓根，棘突起が観察されます．

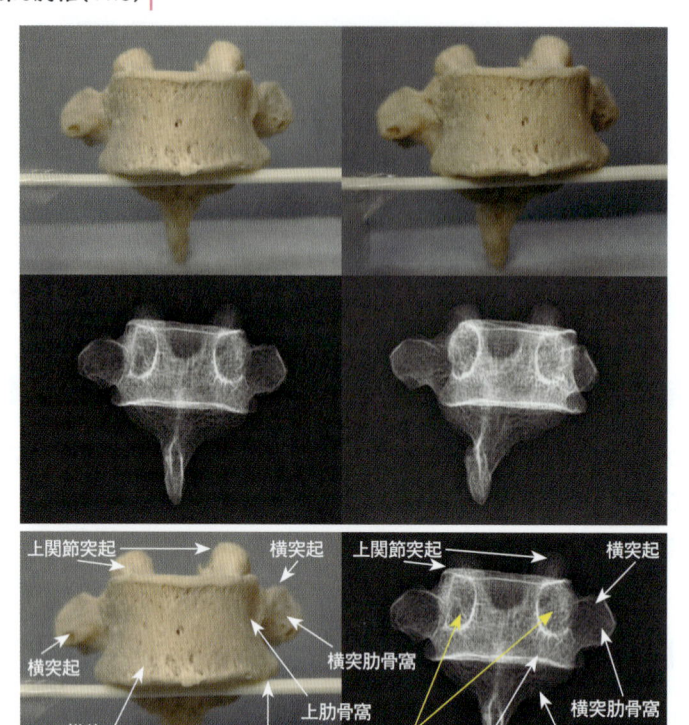

(a)第9胸椎（Th 9） 正面画像

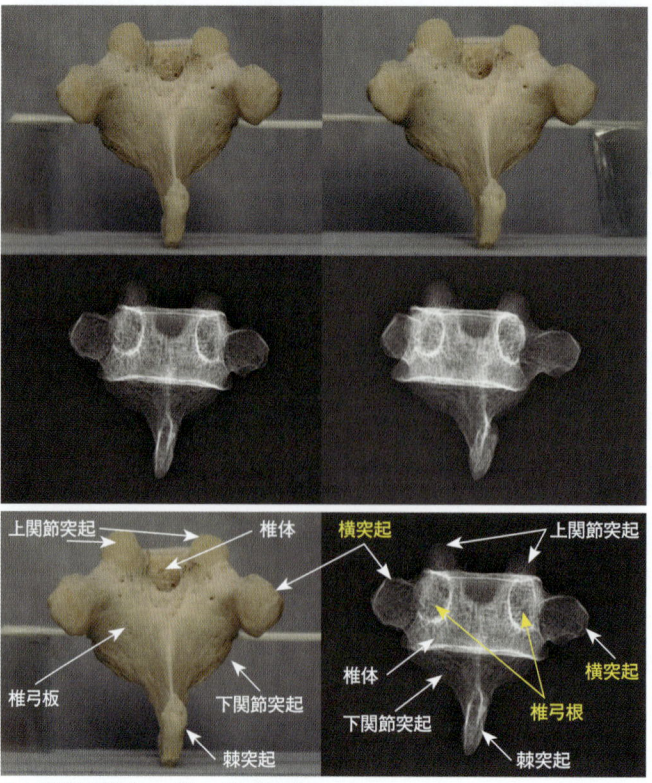

(b)第9胸椎（Th 9） 後面画像

図Ⅰ-33 │ 第9胸椎(Th9)│

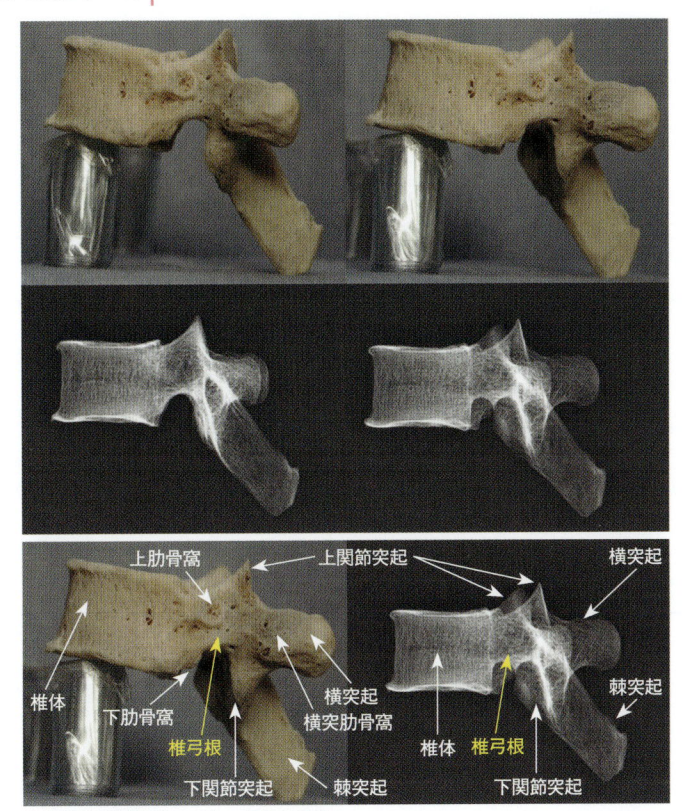

(c) 第9胸椎（Th 9）　側面画像

🔶 4. 第9胸椎（Th 9）　上面画像（図Ⅰ-33d）

骨標本ステレオ画像

　椎体，**上関節突起**，横突起，棘突起，椎弓，椎孔，椎弓根，上肋骨窩，横突肋骨窩が観察されます．

骨標本ステレオX線画像

　椎体，横突起，棘突起，椎弓，椎孔，椎弓根，上肋骨窩，横突肋骨窩が観察されます．上関節突起は椎弓と重なり，立体視でも観察できなくなっています．

🔶 5. 第9胸椎（Th 9）　下面画像（図Ⅰ-33e）

骨標本ステレオ画像

　椎体，下関節突起の下関節面，横突起，棘突起，椎弓，椎孔，椎弓根，下肋骨窩，横突肋骨窩が観察されます．

骨標本ステレオX線画像

　椎体，横突起，棘突起，椎弓，椎孔，椎弓根，下肋骨窩，横突肋骨窩が観察されます．下関節突起は椎弓と重なり，立体視でも観察が難しくなっています．

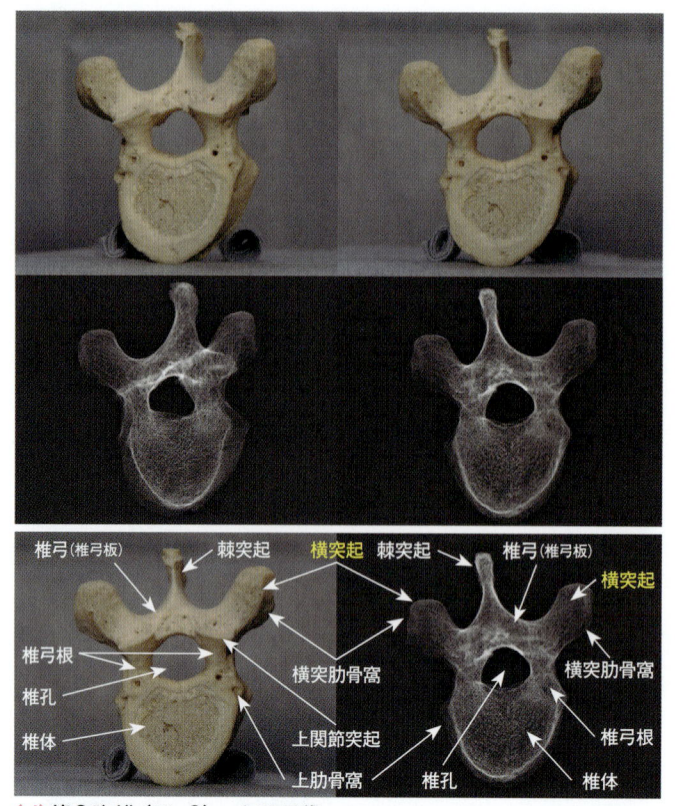

（d）第9胸椎（Th9）　上面画像

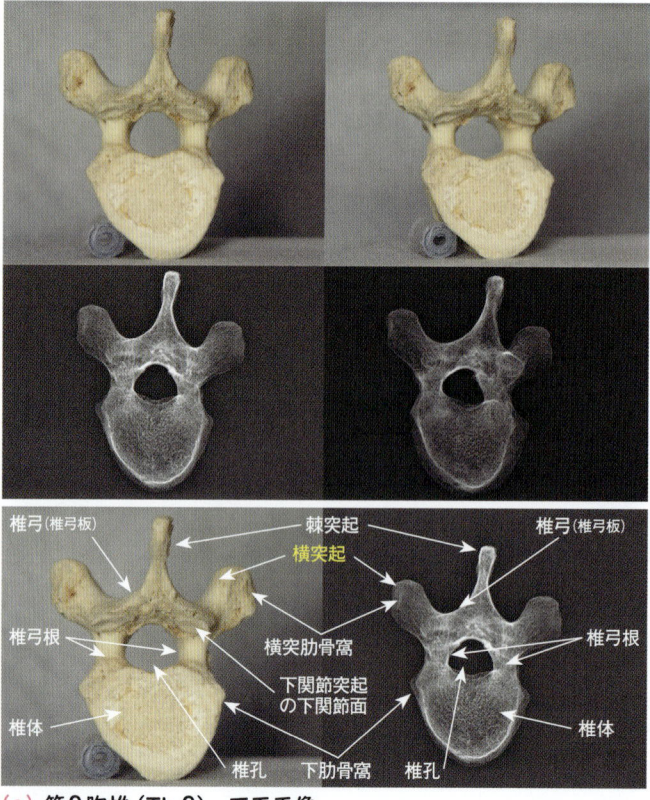

（e）第9胸椎（Th9）　下面画像

骨解剖学名と医療英語名－第9胸椎（Th9）

椎孔 (vertebral foramen)　　　棘突起 (spinous process)　　　　　下肋骨窩 (inferior costal facet)
椎体 (vertebral body)　　　　　横突起 (transverse process)　　　　横突肋骨窩
椎弓 (vertebral arch)　　　　　上関節面 (superior articular surface)　(costal facet of transverse process)
椎弓根 (pedicle)　　　　　　　下関節面 (inferior articular surface)　上関節突起 (superior articular process)
椎弓板 (lamina of vertebral arch)　上肋骨窩 (superior costal facet)　下関節突起 (inferior articular process)

Ⅰ-2-⑩　第10胸椎（Thoracic vertebra 10：Th10）

第10胸椎の骨標本構造と骨標本X線解剖のステレオ画像

骨標本画像でのみみえる構造の解剖学名は青色，骨標本X線画像でのみみえる構造の解剖学名は赤色で表示しています．

　第10胸椎（Th10）の骨標本構造と骨標本X線解剖をステレオ画像[8)9)]で示します．

　Th 10からは椎体側の肋骨窩が**上肋骨窩**のみになっており，下肋骨窩，横突肋骨窩はありません．

1.　第10胸椎（Th 10）　正面画像（図Ⅰ-34a）

骨標本ステレオ画像

　椎体，上関節突起，横突起，上肋骨窩，棘突起が観察されます．下関節突起は支持台で隠れています．

骨標本ステレオX線画像

　椎体，上関節突起，下関節突起，横突起，椎弓根，棘突起が観察されます．

2.　第10胸椎（Th 10）　後面画像（図Ⅰ-34b）

骨標本ステレオ画像

　椎体，上関節突起，下関節突起，横突起，棘突起，椎弓板が観察されます．

骨標本ステレオX線画像

　椎体，上関節突起，下関節突起，横突起，棘突起，椎弓根が観察されます．

3.　第10胸椎（Th 10）　側面画像（図Ⅰ-34c）

骨標本ステレオ画像

　椎体，上肋骨窩，椎弓根，上関節突起，下関節突起，横突起，棘突起が観察されます．Th10～Th12は単一の肋骨窩となり上肋骨窩だけになります．

骨標本ステレオX線画像

　椎体，椎弓根，上関節突起，下関節突起，横突起，棘突起が観察されます．

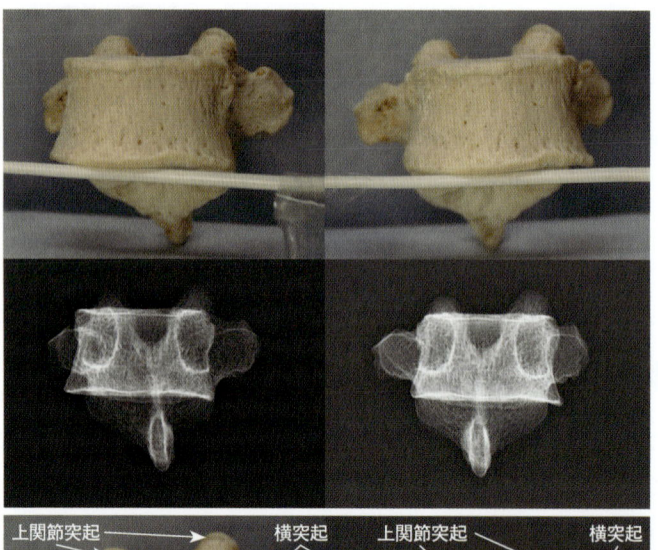

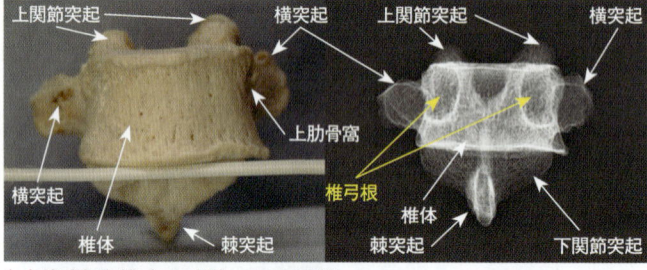

（a）第10胸椎（Th 10）　正面画像

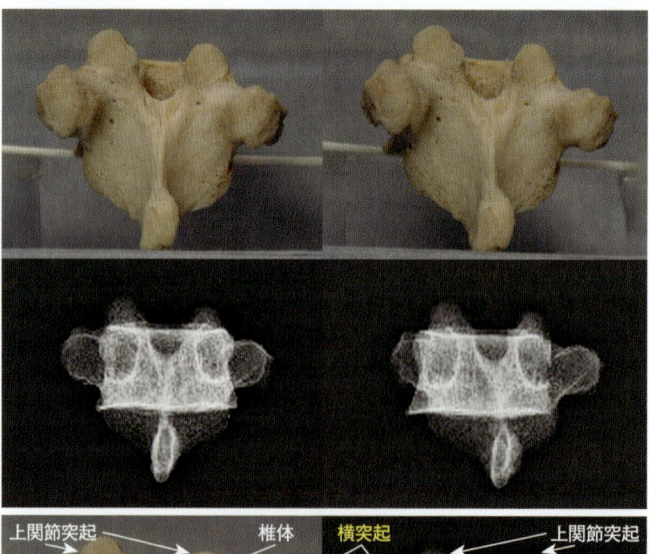

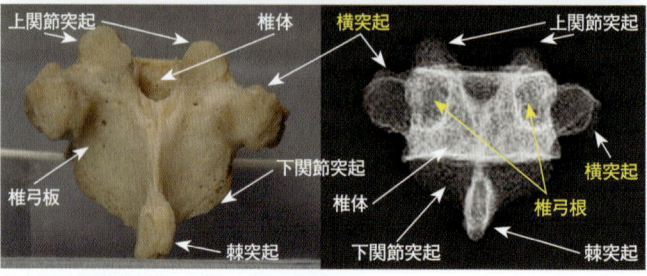

（b）第10胸椎（Th 10）　後面画像

図Ⅰ-34 ┃ 第10胸椎(Th10)

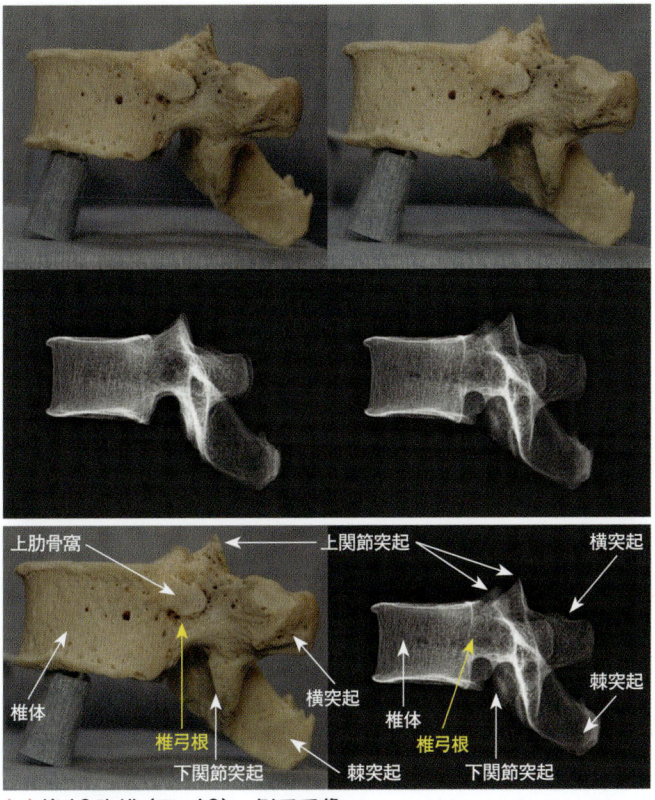

上肋骨窩　　　　　　　　　上関節突起　　　　　　　横突起

椎体

椎弓根

下関節突起　　横突起

棘突起

上関節突起　　　　横突起

椎体

椎弓根

棘突起

下関節突起

(c)第10胸椎(Th 10)　側面画像

4. 第10胸椎(Th 10)　上面画像 (図Ⅰ-34d)

骨標本ステレオ画像

　椎体，上関節突起，横突起，棘突起，椎弓，椎孔，椎弓根，上肋骨窩が観察されます.

骨標本ステレオX線画像

　椎体，上関節突起，横突起，棘突起，椎弓，椎孔，椎弓根，上肋骨窩が観察されます.

5. 第10胸椎(Th 10)　下面画像 (図Ⅰ-34e)

骨標本ステレオ画像

　椎体，下関節突起の下関節面，横突起，棘突起，椎弓，椎孔，椎弓根が観察されます.

骨標本ステレオX線画像

　椎体，下関節突起の下関節面，横突起，棘突起，椎弓，椎孔，椎弓根が観察されます.

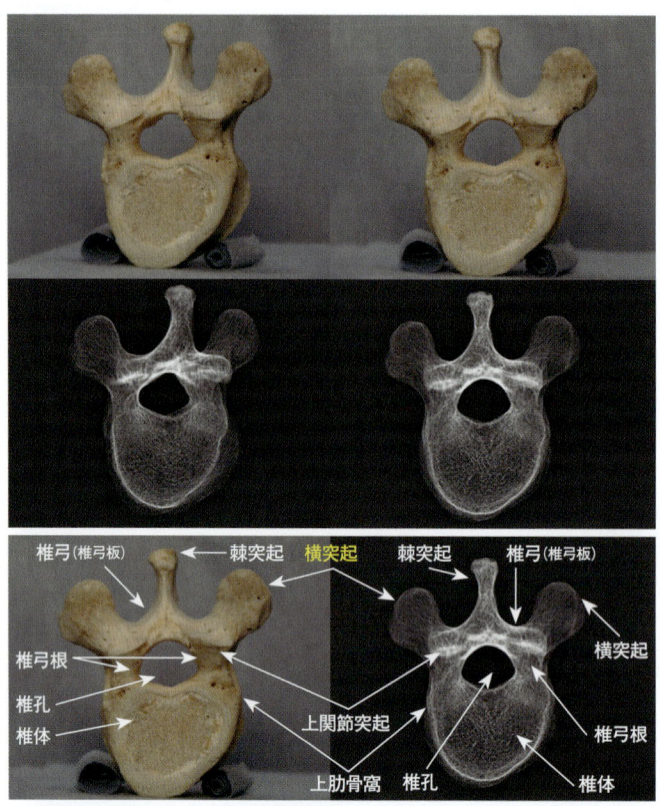

椎弓（椎弓板）　←棘突起　横突起　棘突起　椎弓（椎弓板）

椎弓根　　　　　　　　　　　　　　　　横突起

椎孔

椎体　　　　　　　上関節突起　　　　　椎弓根

上肋骨窩　椎孔　　椎体

(d) 第10胸椎（Th 10）　上面画像

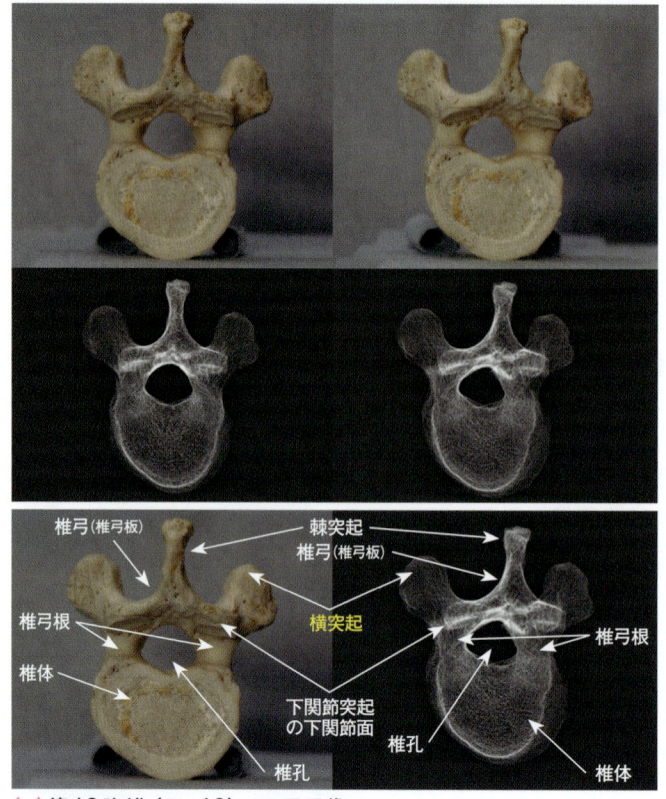

椎弓（椎弓板）　　　棘突起
　　　　　　　　　　椎弓（椎弓板）

椎弓根　　　　　横突起

椎体　　　　　　　　　　　　椎弓根

下関節突起
の下関節面

椎孔　　　　　椎孔　　　　　椎体

(e) 第10胸椎（Th 10）　下面画像

骨解剖学名と医療英語名－第10胸椎（Th10）

椎孔 (vertebral foramen)	椎弓板 (lamina of vertebral arch)	下関節面 (inferior articular surface)
椎体 (vertebral body)	棘突起 (spinous process)	上肋骨窩 (superior costal facet)
椎弓 (vertebral arch)	横突起 (transverse process)	上関節突起 (superior articular process)
椎弓根 (pedicle)	上関節面 (superior articular surface)	下関節突起 (inferior articular process)

Ⅰ-2-⑪　第11胸椎（Thoracic vertebra 11：Th11）

第11胸椎の骨標本構造と骨標本X線解剖のステレオ画像

骨標本画像でのみみえる構造の解剖学名は青色，骨標本X線画像でのみみえる構造の解剖学名は赤色で表示しています．

　第11胸椎（Th11）の骨標本構造と骨標本X線解剖をステレオ画像[8)9)]で示します．

　Th11では椎体側の肋骨窩が**上肋骨窩**のみになっており，下肋骨窩，横突肋骨窩はありません．

1.　第11胸椎（Th 11）　正面画像（図Ⅰ-35a）

骨標本ステレオ画像

　椎体，上関節突起，下関節突起，横突起，棘突起が観察されます．

骨標本ステレオX線画像

　椎体，上関節突起，下関節突起，横突起，棘突起，椎弓根が観察されます．

2.　第11胸椎（Th 11）　後面画像（図Ⅰ-35b）

骨標本ステレオ画像

　椎体，上関節突起，下関節突起，横突起，棘突起，椎弓板が観察されます．

骨標本ステレオX線画像

　椎体，上関節突起，下関節突起，横突起，棘突起，椎弓根が観察されます．

3.　第11胸椎（Th 11）　側面画像（図Ⅰ-35c）

骨標本ステレオ画像

　椎体，上肋骨窩，椎弓根，上関節突起，下関節突起，横突起，棘突起が観察されます．Th10〜Th12は単一の肋骨窩となり，上肋骨窩だけになります．Th11では椎体側の肋骨窩が**上肋骨窩**のみになっており，下肋骨窩，横突肋骨窩はありません．

骨標本ステレオX線画像

　椎体，椎弓根，上関節突起，下関節突起，横突起，棘突起が観察されます．

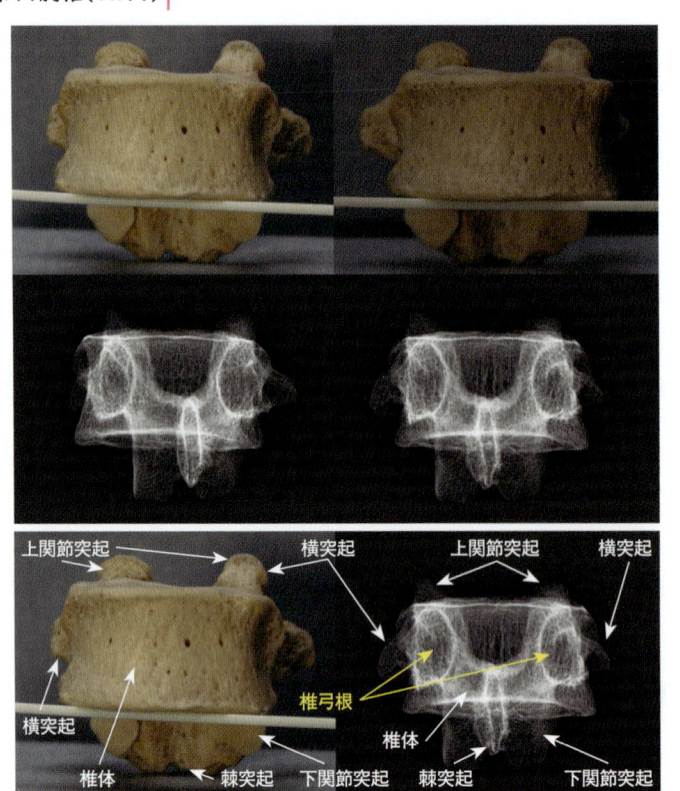

（a）第11胸椎（Th 11）　正面画像

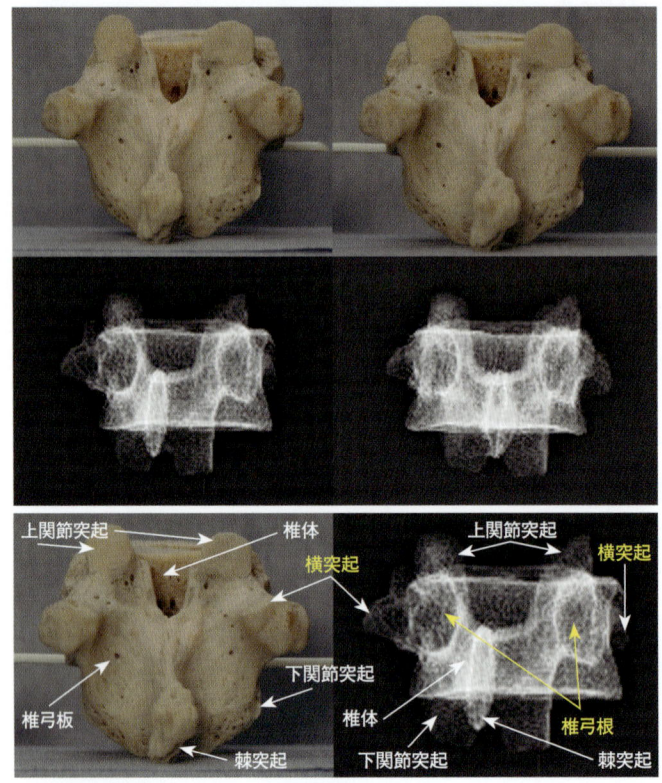

（b）第11胸椎（Th 11）　後面画像

図Ⅰ-35 第11胸椎(Th11)

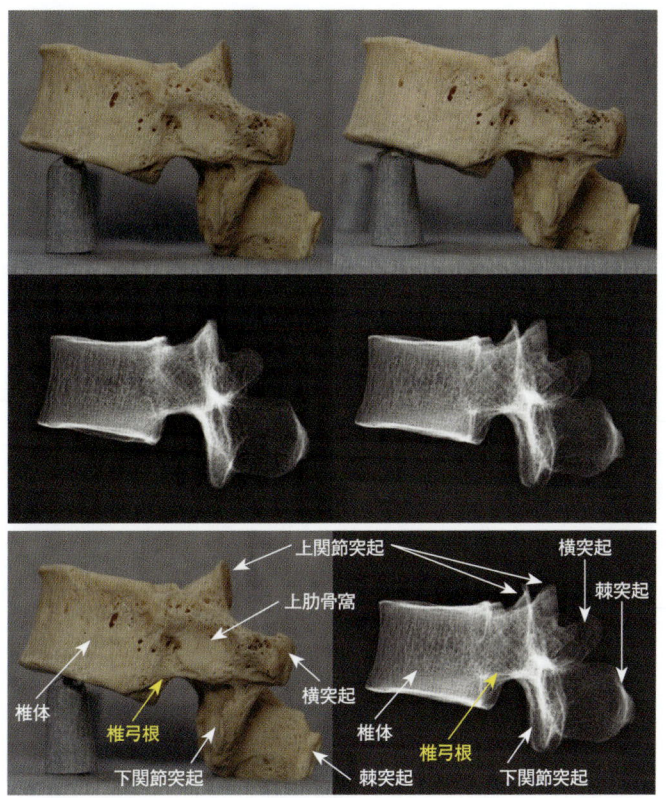

上関節突起
上肋骨窩
横突起
棘突起
椎体
椎弓根
下関節突起
椎体
棘突起
椎弓根
下関節突起

(c) 第11胸椎(Th 11) 側面画像

4. 第11胸椎(Th 11) 上面画像(図Ⅰ-35d)

骨標本ステレオ画像

椎体，上関節突起，横突起，棘突起，椎弓，椎孔，椎弓根，上肋骨窩が観察されます．

骨標本ステレオX線画像

椎体，上関節突起(立体視)，横突起，棘突起，椎弓，椎孔，椎弓根，上肋骨窩が観察されます．上関節突起は立体視で観察できます．

5. 第11胸椎(Th 11) 下面画像(図Ⅰ-35e)

骨標本ステレオ画像

椎体，下関節突起の下関節面，棘突起，横突起，椎弓，椎孔，椎弓根が観察されます．

骨標本ステレオX線画像

椎体，下関節突起の下関節面(立体視)，棘突起，横突起，椎弓，椎孔，椎弓根が観察されます．下関節突起の下関節面は立体視で観察できます．

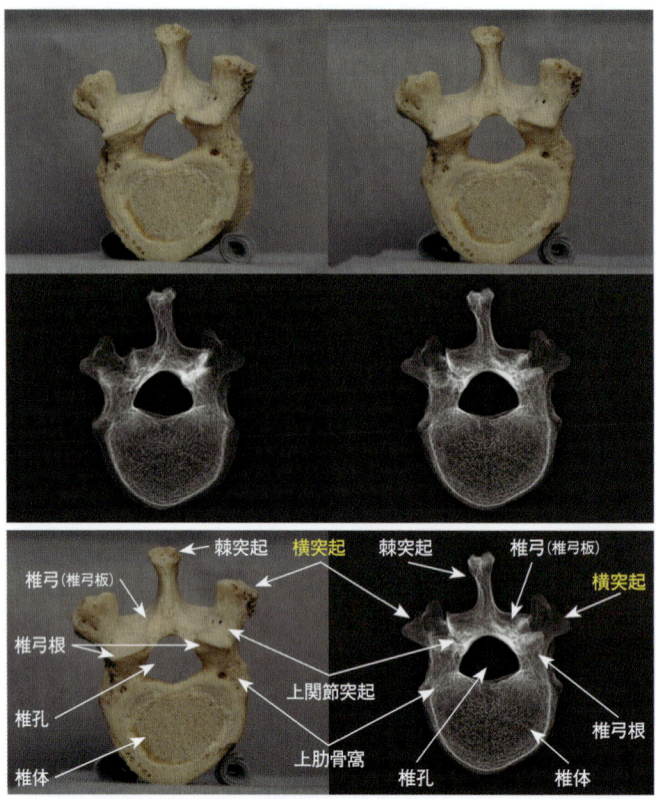

棘突起　横突起　棘突起　椎弓（椎弓板）
椎弓（椎弓板）　横突起
椎弓根
椎孔　上関節突起
椎弓根
椎体　上肋骨窩　椎孔　椎体

(d) 第11胸椎（Th 11）　上面画像

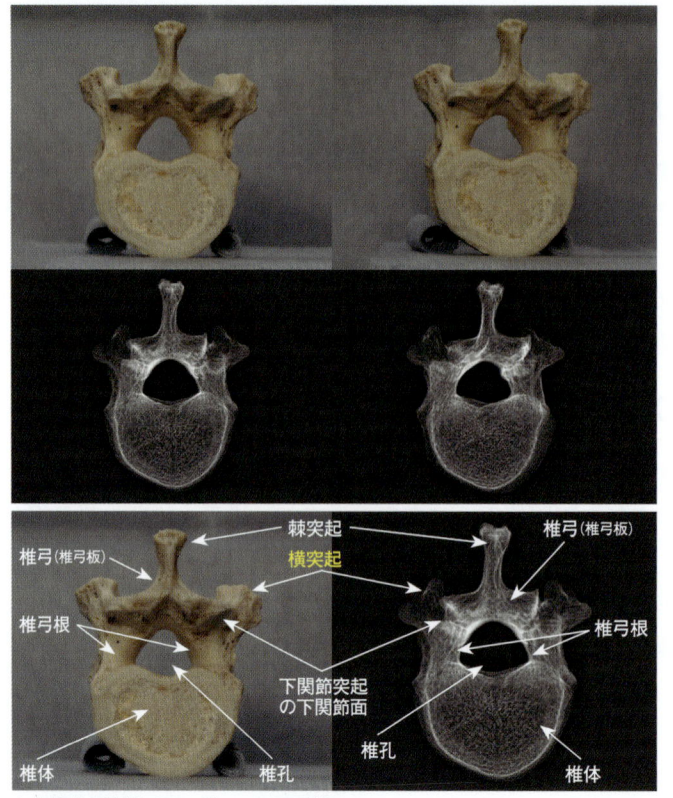

棘突起　椎弓（椎弓板）
椎弓（椎弓板）　横突起
椎弓根　椎弓根
下関節突起
の下関節面
椎孔
椎体　椎孔　椎体

(e) 第11胸椎（Th 1）　下面画像

骨解剖学名と医療英語名－第11胸椎（Th11）

椎孔 (vertebral foramen)	椎弓板 (lamina of vertebral arch)	下関節面 (inferior articular surface)
椎体 (vertebral body)	棘突起 (spinous process)	上肋骨窩 (superior costal facet)
椎弓 (vertebral arch)	横突起 (transverse process)	上関節突起 (superior articular process)
椎弓根 (pedicle)	上関節面 (superior articular surface)	下関節突起 (inferior articular process)

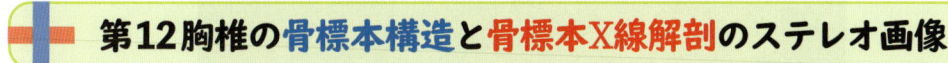# **Ⅰ-2-⑫** 第12胸椎（Thoracic vertebra 12：Th12）

第12胸椎の骨標本構造と骨標本X線解剖のステレオ画像

骨標本画像でのみみえる構造の解剖学名は青色，骨標本X線画像でのみみえる構造の解剖学名は赤色で表示しています．

　第12胸椎（Th12）の骨標本構造と骨標本X線解剖をステレオ画像[8)9)]で示します．

　Th12では椎体側の肋骨窩が**上肋骨窩**のみになっており，下肋骨窩，横突肋骨窩はありません．また，横突起は乳頭突起（上結節），副突起（下結節），横突起（外側結節）の3つの突起に置き換えられます．

1. 第12胸椎（Th12）　正面画像（図Ⅰ-36a）

骨標本ステレオ画像

　椎体，上関節突起，下関節突起，横突起（外側結節），棘突起が観察されます．

骨標本ステレオX線画像

　椎体，上関節突起，下関節突起，横突起（外側結節），棘突起，椎弓根が観察されます．

2. 第12胸椎（Th12）　後面画像（図Ⅰ-36b）

骨標本ステレオ画像

　椎体，上関節突起，下関節突起，横突起（外側結節），棘突起，椎弓板が観察されます．

骨標本ステレオX線画像

　椎体，上関節突起，下関節突起，横突起（外側結節），棘突起，椎弓根が観察されます．

3. 第12胸椎（Th12）　側面画像（図Ⅰ-36c）

骨標本ステレオ画像

　椎体，上肋骨窩，椎弓根，上関節突起，下関節突起，横突起（外側結節），棘突起，乳頭突起（上結節），副突起（下結節）が観察されます．Th10～Th12は単一の肋骨窩となり上肋骨窩だけになります．

骨標本ステレオX線画像

　椎体，椎弓根，上関節突起，下関節突起，横突起（外側結節），棘突起，乳頭突起（上結節），副突起（下結節）が観察されます．

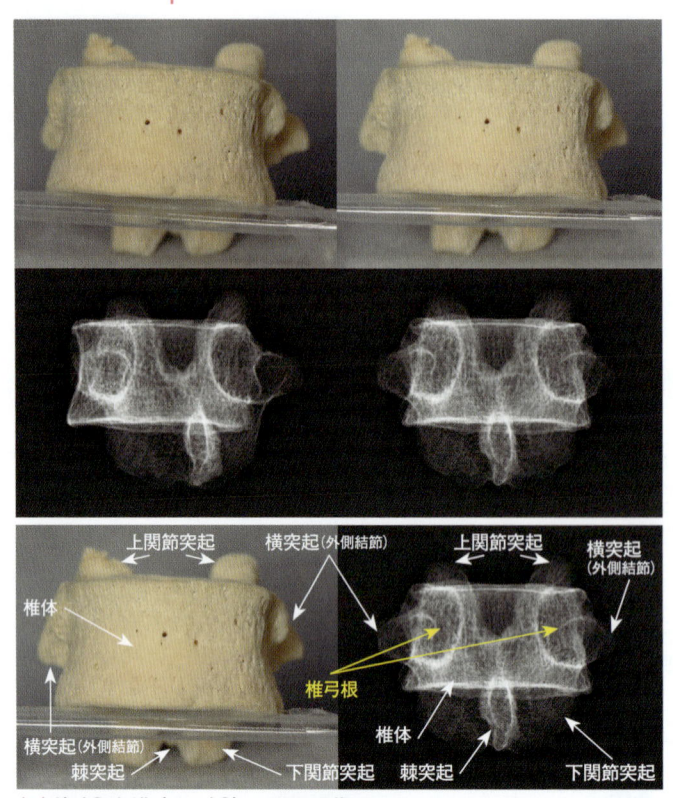

（a）第12胸椎（Th 12）　正面画像

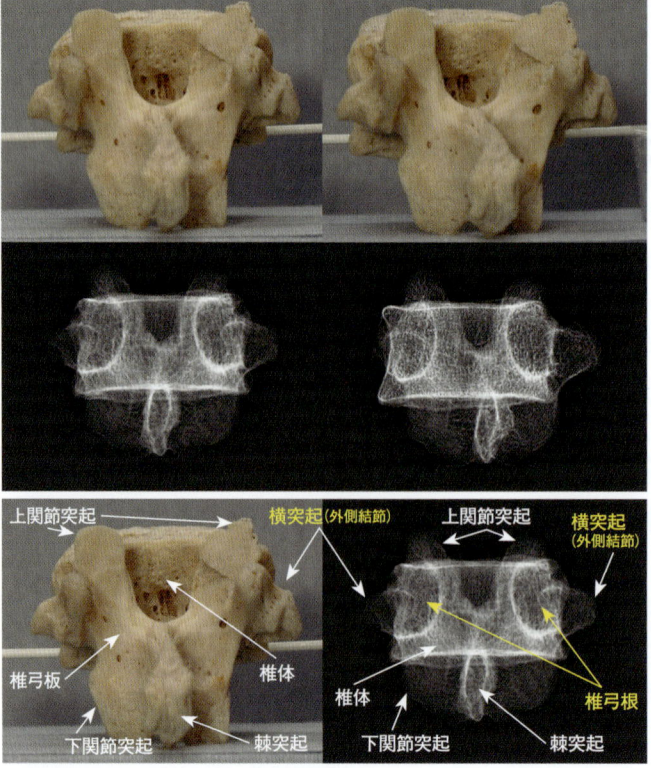

（b）第12胸椎（Th 12）　後面画像

図I-36　第12胸椎(Th12)

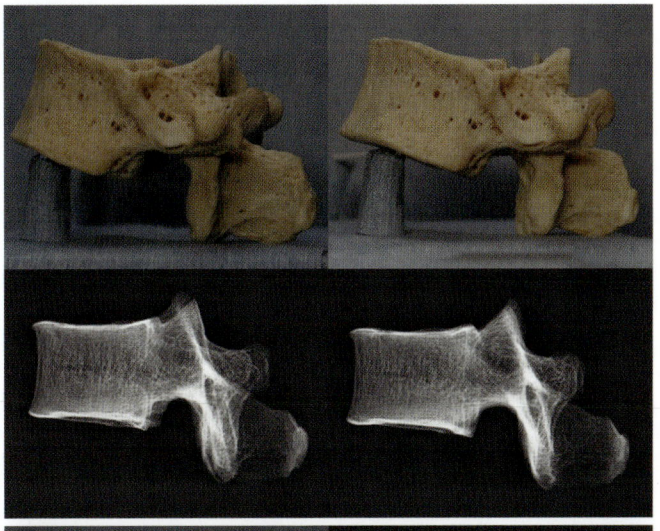

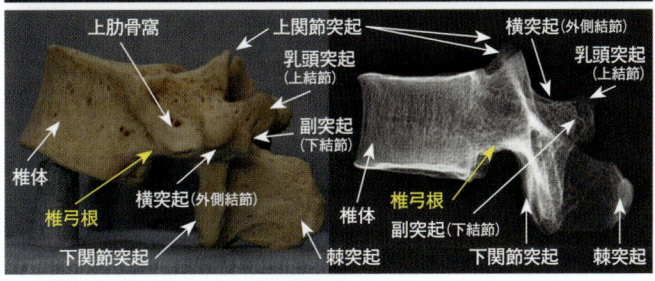

上肋骨窩　　上関節突起　　横突起(外側結節)
乳頭突起(上結節)
副突起(下結節)
椎体
椎弓根　　横突起(外側結節)　　椎体　椎弓根
下関節突起　　棘突起　副突起(下結節)　下関節突起　棘突起

(c) 第12胸椎 (Th 12)　側面画像

🔶 4. 第12胸椎（Th 12）　上面画像（図I-36d）

骨標本ステレオ画像

　椎体，上関節突起，横突起（外側結節），棘突起，椎弓，椎孔，椎弓根，乳頭突起（上結節），副突起（下結節），上肋骨窩が観察されます．

骨標本ステレオX線画像

　椎体，横突起（外側結節），棘突起，椎弓，椎孔，椎弓根，上肋骨窩が観察されます．上関節突起は下関節突起との重なりで観察できません．

🔶 5. 第12胸椎（Th 12）　下面画像（図I-36e）

骨標本ステレオ画像

　椎体，下関節突起，横突起（外側結節），棘突起，椎弓，椎孔，椎弓根，乳頭突起（上結節），副突起（下結節）が観察されます．

骨標本ステレオX線画像

　椎体，下関節突起（**立体視**），横突起（外側結節），棘突起，椎弓，椎孔，椎弓根が観察されます．下関節突起は**立体視**で観察できます．

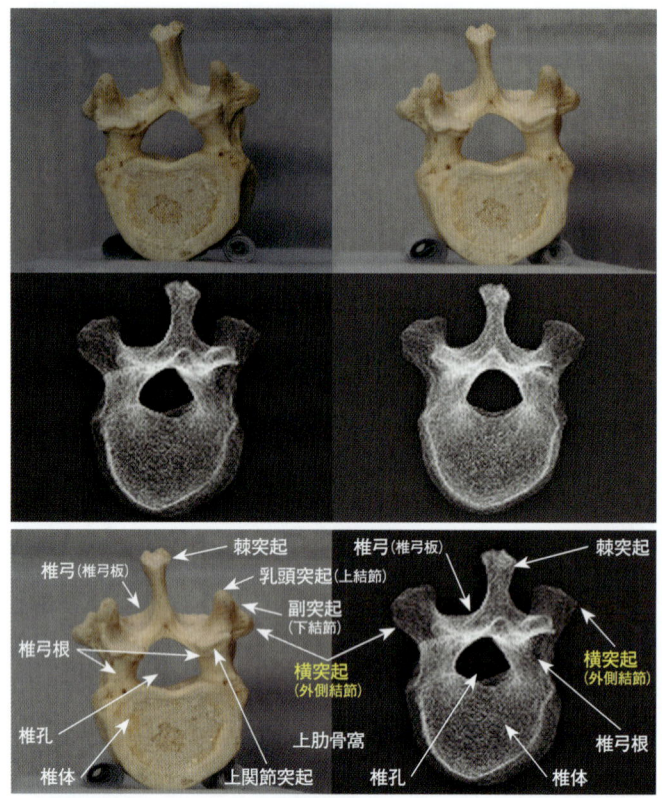

椎弓（椎弓板）　棘突起　椎弓（椎弓板）　棘突起
乳頭突起（上結節）
副突起（下結節）
椎弓根　横突起（外側結節）
横突起（外側結節）
椎孔　椎弓根
椎体　上肋骨窩　椎孔　椎体
上関節突起

(d) 第12胸椎（Th12）　上面画像

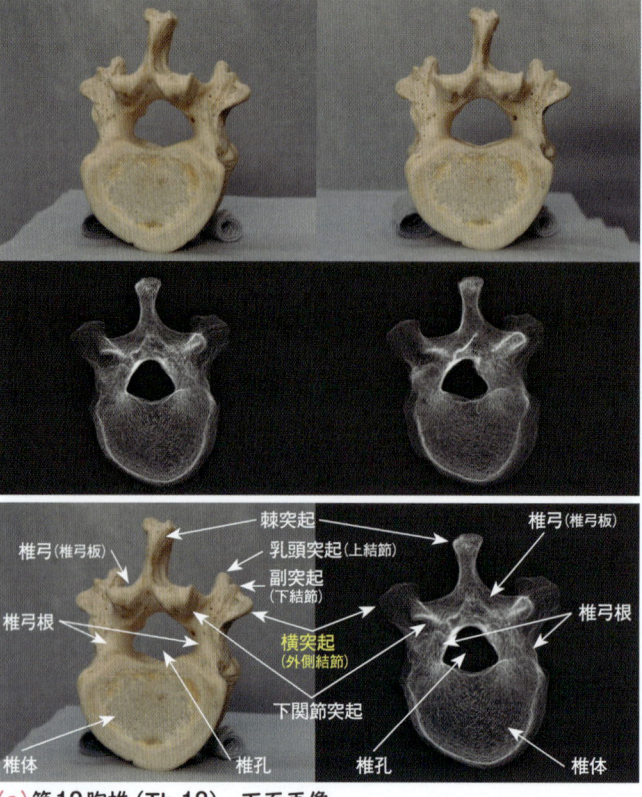

椎弓（椎弓板）　棘突起　椎弓（椎弓板）
乳頭突起（上結節）
副突起（下結節）
椎弓根　椎弓根
横突起（外側結節）
椎体　下関節突起　椎孔　椎体
椎孔

(e) 第12胸椎（Th12）　下面画像

骨解剖学名と医療英語名−第12胸椎（Th12）

椎孔 (vertebral foramen)
椎体 (vertebral body)
椎弓 (vertebral arch)
椎弓根 (pedicle)
椎弓板 (lamina of vertebral arch)
棘突起 (spinous process)
横突起 (transverse process)

副突起 (下結節) (accessory process, inferior tubercle)
横突起 (外側結節)
　(transverse process, lateral tubercle)
乳頭突起 (上結節)
　(mastoid process, superior tubercle)

上関節面 (superior articular surface)
下関節面 (inferior articular surface)
上肋骨窩 (superior costal facet)
上関節突起 (superior articular process)
下関節突起 (inferior articular process)

I・2 胸椎

胸椎周辺（胸郭）の解剖

①胸腔は胸椎，胸骨，肋骨によって形成され，心膜腔（心臓を取り巻く液体で満たされています），左右の胸膜腔（肺を取り込んでいます），胸膜腔の間の縦隔からなります.

縦隔は縦隔胸膜に覆われ，肺を除くすべての胸部内臓および構造を含む胸腔の正中部にあります[12]．胸腔の入口部は第1胸椎，第1肋骨，胸骨柄で囲まれ，下部は横隔膜まで，横隔膜から下が腹腔となります[3][11][13] **（図ⅠA-2ⓐ）**.

②縦隔には肺を除く胸郭の内臓（食道，気管，胸腺，胸部大動脈，上大静脈，下大静脈など）が含まれます.

③横隔膜はドーム型をした筋で胸腔と腹腔を分けています．また，肺呼吸で横隔膜は上下するので，肺を診断するときは吸気で肺を大きく（腹部領域が狭くなる）撮影し，腹部を撮影するときは呼気で腹部領域を大きく（胸部領域が狭くなる）撮影する必要があります**（図ⅠA-2ⓐ, ⓑ）**.

④胸椎周辺（胸郭）部には，全身に酸素を供給する心臓，また全身で利用した二酸化炭素（CO_2）を肺へ送る肺動脈（静脈血），肺でガス交換され，酸素（O_2）を心臓に送る肺静脈（動脈血）が存在します.

さらに脳からの指令を全身に伝える脊髄に酸素を送る脊髄動脈などがあり，臨床上，重要な血管が存在しています**（図ⅠA-2ⓒ〜ⓝ）**.

1. 胸腔と縦隔（図ⅠA-2ⓐ）

胸椎周辺（胸郭）の解剖図

　胸椎，肋骨，胸骨で囲まれている胸腔の位置を3DCT画像を利用して説明しています．胸椎，肋骨，胸骨柄で囲まれている状態です．胸腔と腹腔の境界になっている横隔膜の位置を正面と側面から，胸腔での縦隔の位置，文章では表現できない部分を解剖図で解説しています.

図ⅠA-2 ⓐ 胸腔と縦隔

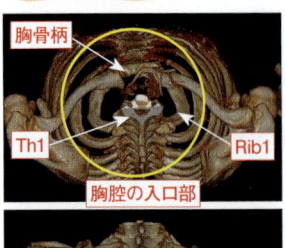
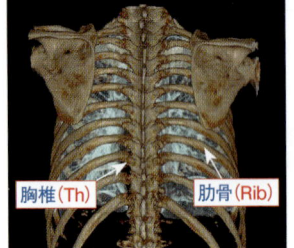

胸椎, 肋骨, 胸骨柄で囲まれている.

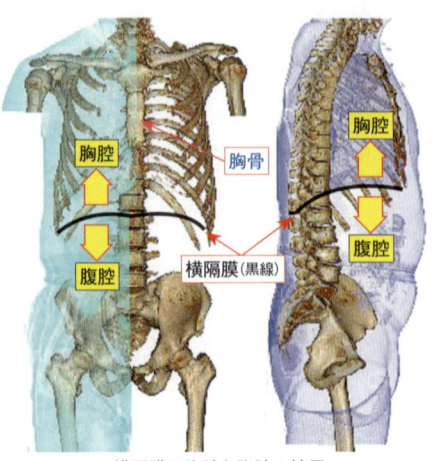

横隔膜は胸腔と腹腔の境界

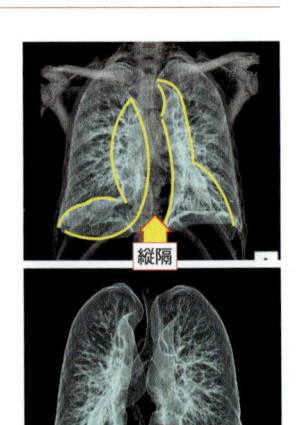

2. 肺野と縦隔（図ⅠA-2ⓑ）

　X線検査の中で最も多い胸部（肺）検査では，縦隔のために隠される肺野部分を解剖図で示します.

図ⅠA-2 ⓑ 縦隔に隠される肺野部

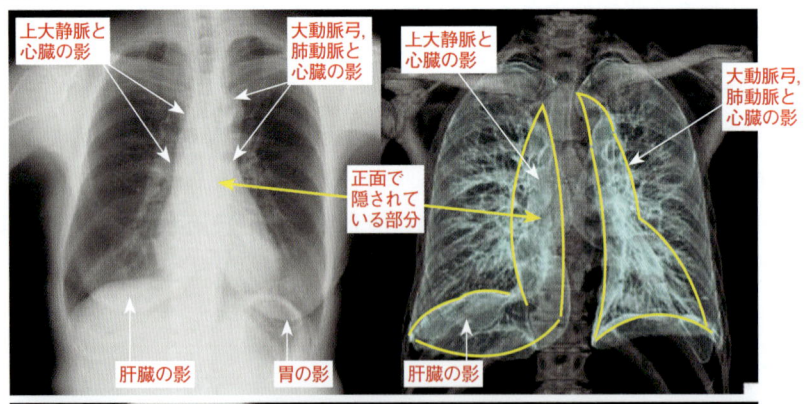

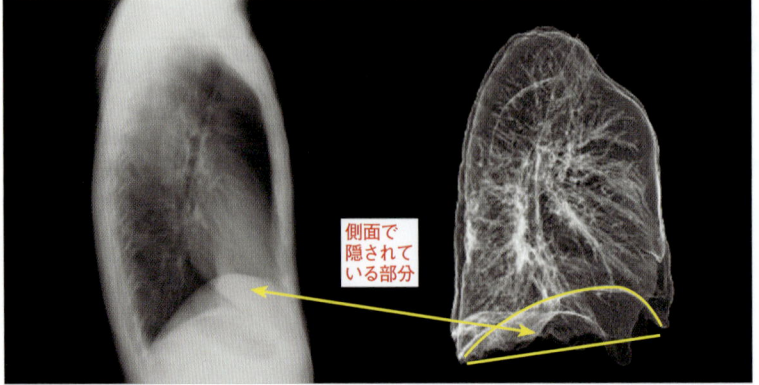

3. 胸部X線画像の縦隔の陰影（図IA-2ⓒ）

①胸部X線画像での縦隔部の陰影について図に示します．文章で，「上大動脈の影」「肺動脈の影」と説明があっても想像できない現状が，3DCT画像の出現により見るだけで理解できるかと思います．

②心臓外科，循環器内科，小児科などの心疾患を扱う診療科が，心臓の肥大を確認するために計測する心胸郭比（CTR：Cardiothoracic ratio）を示します．

胸郭の幅を計測するための検査中に，小児など静止することが難しい場合は，左右の肺野が照射野から切れないように注意を要します．

図IA-2ⓒ　胸部X線画像と縦隔　心臓による6弓（右2弓　左4弓）

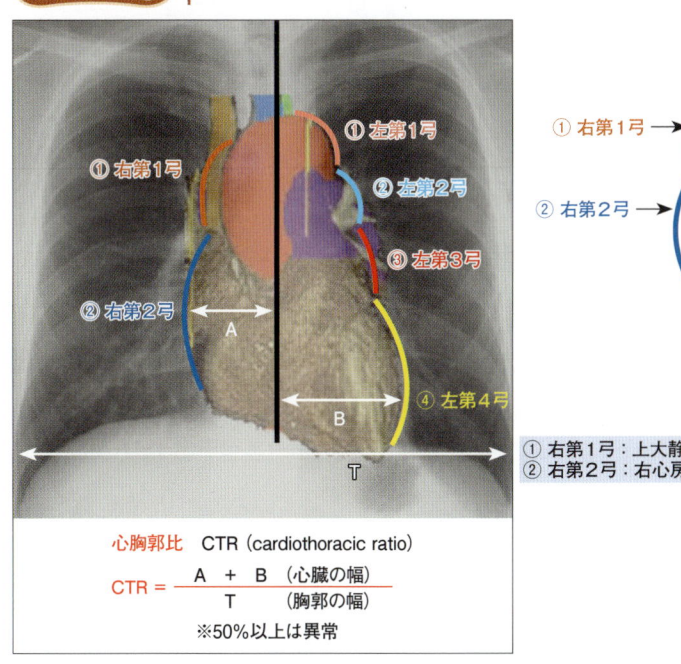
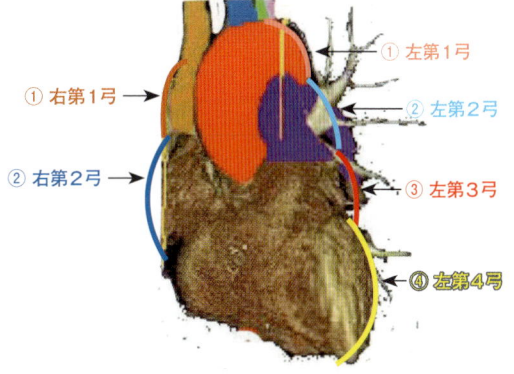

① 右第1弓：上大静脈の陰影
② 右第2弓：右心房の陰影

① 左第1弓：大動脈弓の陰影
② 左第2弓：肺動脈幹
③ 左第3弓：左心房，左心耳
④ 左第4弓：左心室

心胸郭比　CTR (cardiothoracic ratio)

$$CTR = \frac{A + B \quad （心臓の幅）}{T \quad （胸郭の幅）}$$

※50%以上は異常

4. 大動脈弓周辺の血管解剖（図IA-2ⓓ）

大動脈弓周辺の血管解剖は，頭部血管撮影を行ううえでとても大切な解剖で，大動脈の3分枝の血管から脳を栄養する4つの血管が出ています．3DCTとともに確認すれば理解しやすいでしょう（図IA-2ⓔ-1, 2）．

最初の分岐は，腕と頭（脳と顔面骨など）に酸素を供給する分岐なので，腕頭動脈と考えると理解しやすいです．

図 I A-2 ⓓ 大動脈弓周辺の血管解剖

① 上行大動脈　　　 ascending aorta
② 大動脈弓　　　　 arch of aorta
③ 下行大動脈　　　 descending aorta
④ 腕頭動脈　　　　 brachiocephalic trunk
　　（大動脈弓から出る共通幹：鎖骨下動脈と右総頸動脈に
　　分かれる）
⑤ R 右鎖骨下動脈　 right subclavian artery
　　（第1肋骨側縁で腋窩動脈につづく）
⑤ L 左鎖骨下動脈　 left subclavian artery
⑥ R 右腋窩動脈　　 right axillary artery
⑥ L 左腋窩動脈　　 left axillary artery
⑦ R 右総頸動脈　　 right common carotid artery
⑦ L 左総頸動脈　　 left common carotid artery
⑧ R 右椎骨動脈　　 right vertebral artery
⑧ L 左椎骨動脈　　 left vertebral artery
⑨ R 右甲状頸動脈　 right thyrocervical trunk
⑨ L 左甲状頸動脈　 left thyrocervical trunk
⑩ R 右内胸動脈　　 right internal thoracic artery
⑩ L 左内胸動脈　　 left internal thoracic artery
⑪ 第1肋骨　　　　 rib I

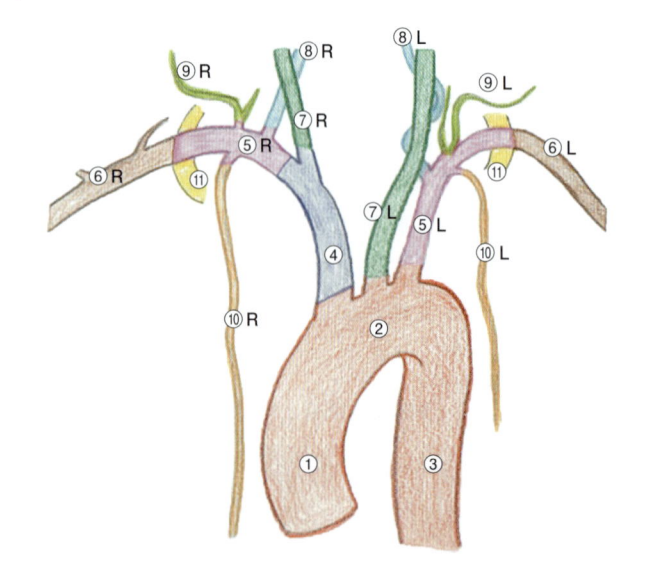

5. 大動脈弓と肺動脈のステレオ血管解剖　正面（図 I A-2ⓔ-1），
　　　　　　　　　　　　　　　　　　　　　　後面（図 I A-2ⓔ-2）

　右肘静脈からのCT検査の造影のため，下大静脈が写らないので，下大静脈は解剖図解説図の画像に記入しています．大動脈弓の周辺血管解剖は，この3DCTを理解しておくとCTやMRのMPR（multi planar reconstruction）のAxial画像，Coronal画像，Sagittal画像の解剖に応用できます．

　図 I A-2ⓔ-1,2, ⓕの解剖図から大動脈弓前後に太い血管，上行大動脈（前側）と下行大動脈（後側）があり，その2つに挟まれる形で肺動脈が大動脈弓の真下にあることが確認できます．

　そして，大動脈弓の右側に上大静脈があると理解しておくと，MPR画像（Axial画像）で前後の太い血管に挟まれている肺動脈，右にあるのは上大静脈と判断できます（図 I A-2ⓔ-1,2, ⓕ）．

108

図ⅠA-2 ⓔ-1 | 大動脈弓と肺動脈のステレオ血管解剖　正面

大動脈弓部　正面　ステレオ視

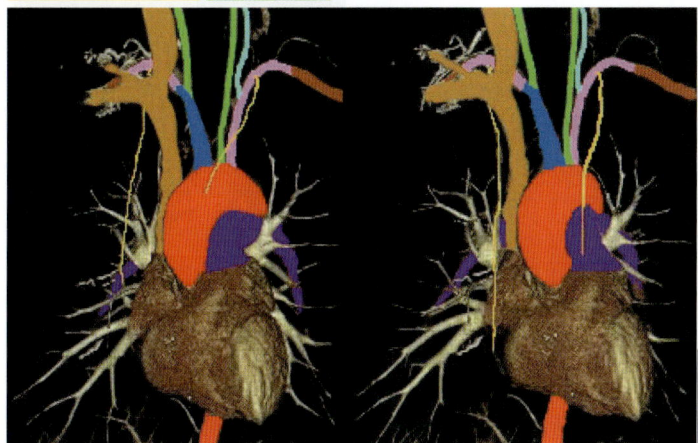

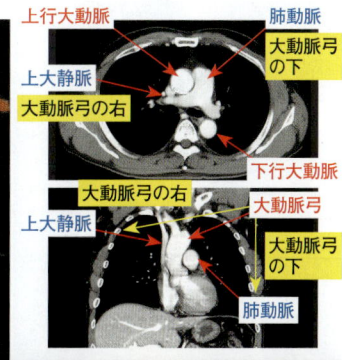

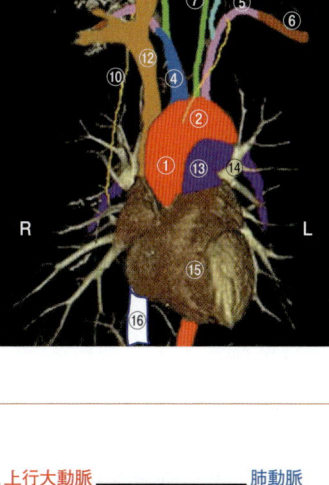

①	上行大動脈	ascending aorta	⑫	上大静脈	superior vena cava
②	大動脈弓	arch of aorta	⑬	肺動脈	pulmonary artery
(③	下行大動脈	descending aorta)	⑭	肺静脈	pulmonary veins
④	腕頭動脈	brachiocephalic trunk	⑮	心臓	heart
⑤	左鎖骨下動脈	left subclavian artery	⑯	下大静脈	inferior vena cava
⑥	左腋窩動脈	left axillary artery			
⑦	左総頸動脈	left common carotid artery			
⑧	左椎骨動脈	left vertebral artery			
⑨	左甲状頸動脈	left thyrocervical trunk			
⑩	右内胸動脈	right internal thoracic artery			

図ⅠA-2 ⓔ-2 | 大動脈弓と肺動脈の血管解剖　後面

大動脈弓部　後面　ステレオ視

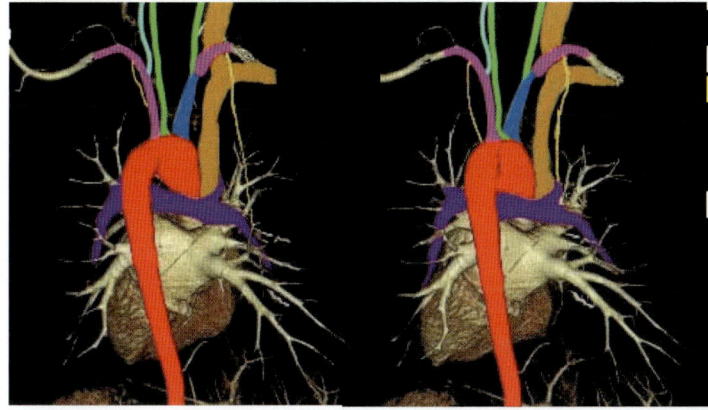

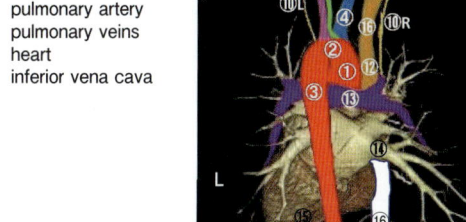

①	上行大動脈	ascending aorta	⑫	上大静脈	superior vena cava
②	大動脈弓	arch of aorta	⑬	肺動脈	pulmonary artery
③	下行大動脈	descending aorta	⑭	肺静脈	pulmonary veins
④	腕頭動脈	brachiocephalic trunk	⑮	心臓	heart
⑤	左鎖骨下動脈	left subclavian artery	⑯	下大静脈	inferior vena cava
⑥	左腋窩動脈	left axillary artery			
⑦R	右総頸動脈	right common carotid artery			
⑦L	左総頸動脈	left common carotid artery			
⑧L	左椎骨動脈	left vertebral artery			
⑩R	右内胸動脈	right internal thoracic artery			
⑩L	左内胸動脈	left internal thoracic artery			

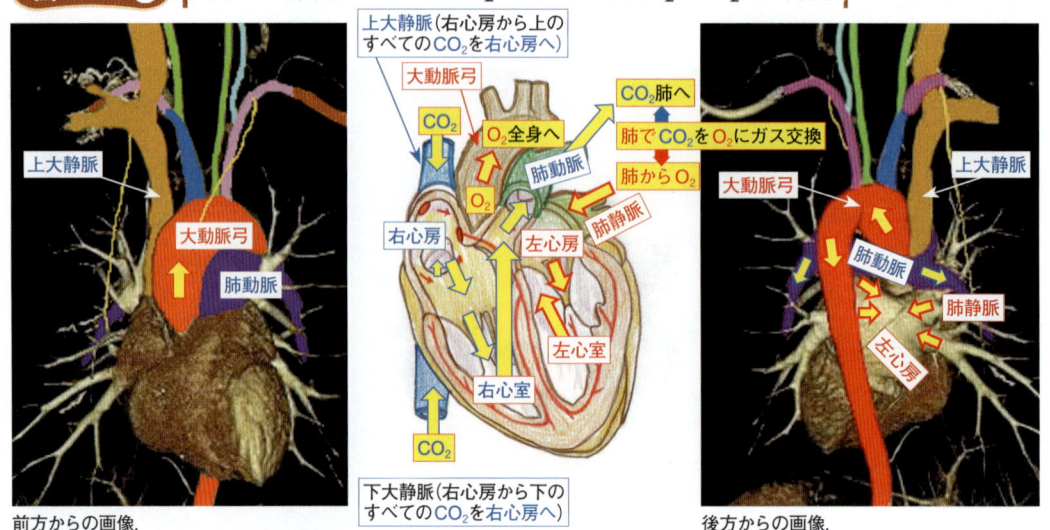

前方からの画像.

後方からの画像.

6. 冠状動脈解剖図（図ⅠA-2 g ～図ⅠA-2 j ）

①冠状動脈ステレオ解剖図

　心臓の先端（心尖部）は，左前下方に向いているため，心臓に酸素を供給する冠状動脈の走行は観察する方向によって特徴があります．そこで，正面画像（図ⅠA-2 g ），左側面画像（図ⅠA-2 h ），右側面画像（図ⅠA-2 i ），後面画像（図ⅠA-2 j ）の4方向の冠状動脈の走行が，立体視で確認できるようにしています．血管撮影の画像は，モニターに写る白黒の2次元画像なので，この4方向のステレオ解剖図で，冠状動脈の走行の立体的なイメージを理解できるようにしています．

　例えば，この解剖図は，造影剤を使ったCT画像で作成しているため，図ⅠA-2 i の右側面画像では，冠状動脈が上行大動脈の造影剤と重なっているため，左主冠状動脈（図ⅠA-2 j ）が観察できなくなっていることが確認できます．

図ⅠA-2 g ─┤ 冠状動脈 正面画像 ├─

心臓 正面 ANT ステレオ視

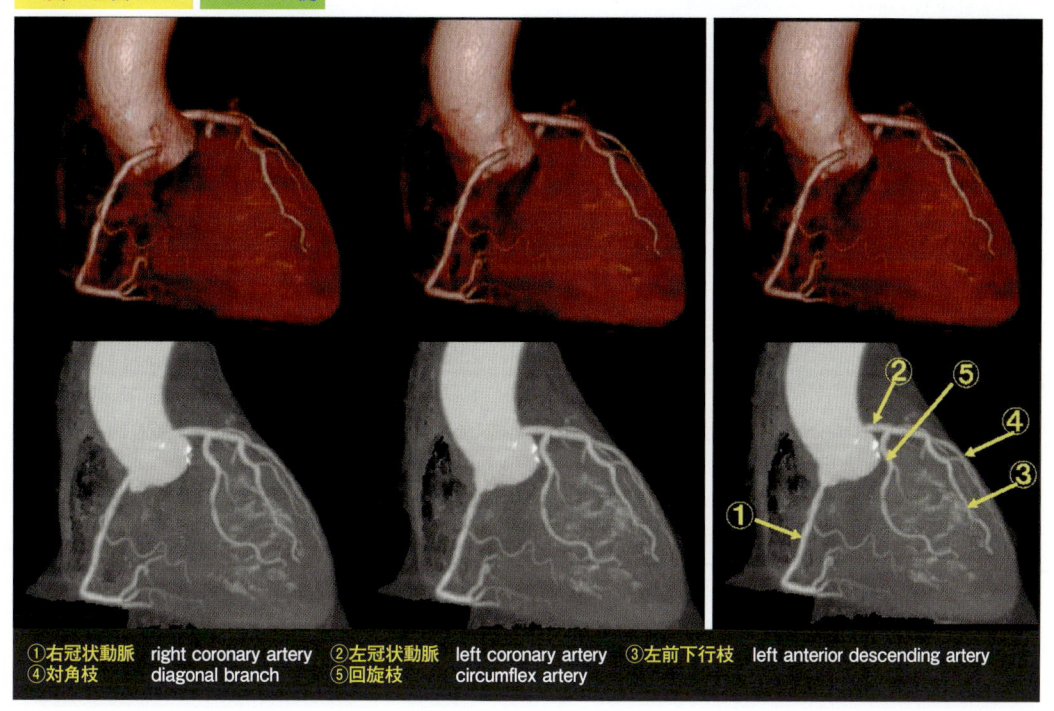

①右冠状動脈 right coronary artery ②左冠状動脈 left coronary artery ③左前下行枝 left anterior descending artery
④対角枝 diagonal branch ⑤回旋枝 circumflex artery

図ⅠA-2 h ─┤ 冠状動脈 左側面画像 ├─

心臓 左側面 L-LAT ステレオ視

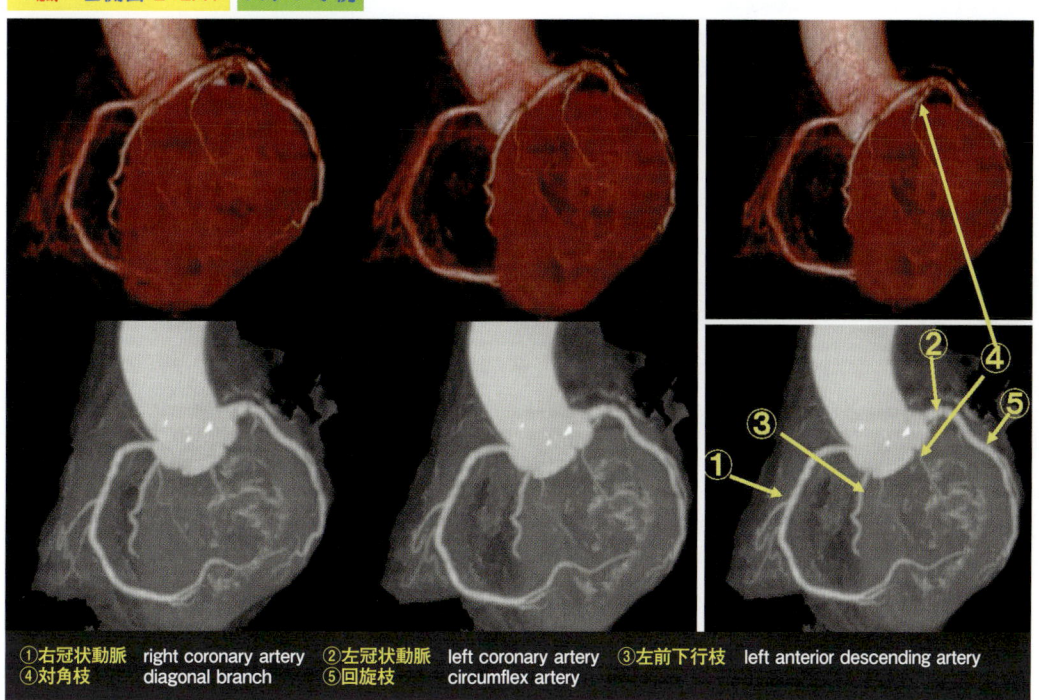

①右冠状動脈 right coronary artery ②左冠状動脈 left coronary artery ③左前下行枝 left anterior descending artery
④対角枝 diagonal branch ⑤回旋枝 circumflex artery

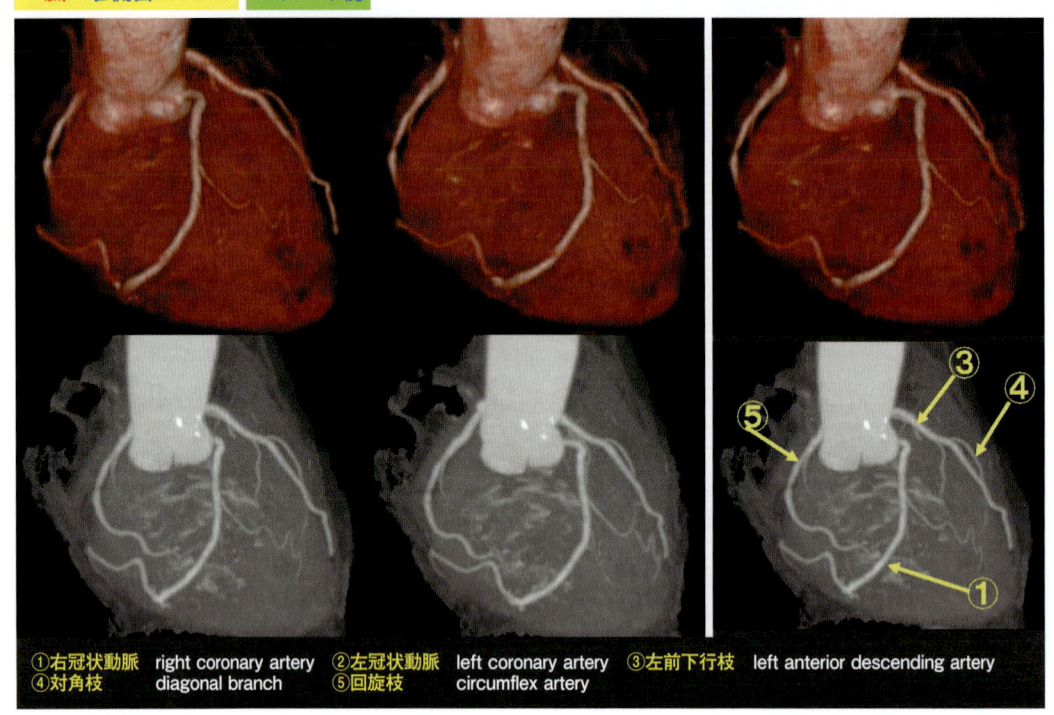

図 IA-2 (i) ─ 冠状動脈　右側面画像

心臓　右側面 R-LAT　**ステレオ視**

①右冠状動脈　right coronary artery　②左冠状動脈　left coronary artery　③左前下行枝　left anterior descending artery
④対角枝　diagonal branch　⑤回旋枝　circumflex artery

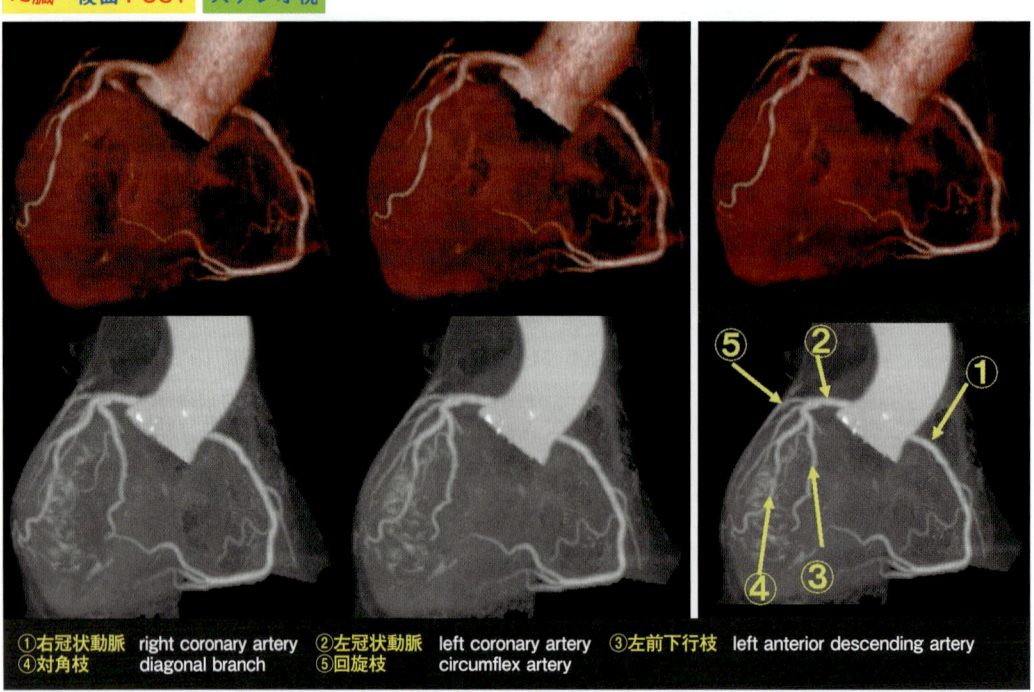

図 IA-2 (j) ─ 冠状動脈　後面画像

心臓　後面 POST　**ステレオ視**

①右冠状動脈　right coronary artery　②左冠状動脈　left coronary artery　③左前下行枝　left anterior descending artery
④対角枝　diagonal branch　⑤回旋枝　circumflex artery

②冠状動脈イラスト解剖図

　血管撮影画像では白黒一色の2次元画像のため，カラーイラストを作成し，血管名が理解できるようにしています(図ⅠA-2ⓚ，図ⅠA-2ⓛ).

図ⅠA-2ⓚ｜冠状動脈　右側面画像

右冠状動脈　right coronary artery　**カラーイラスト**

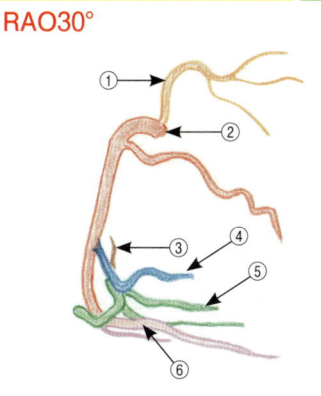

RAO30°

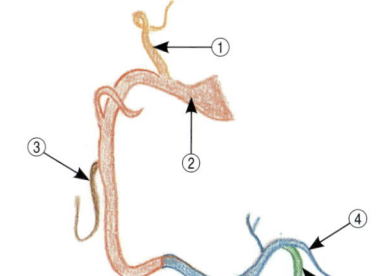

LAO60°

RAO30°
① 円錐枝　　　　　conus branch
② 右主幹冠状動脈　right main coronary artery
③ 房室結節枝　　　atrioventricular node branch
④ 右室枝　　　　　right ventricular artery
⑤ 後側壁枝　　　　posterolateral branch
⑥ 後下行枝　　　　posterior descending branch

LAO60°
① 円錐枝　　　　　conus branch
② 幹冠状動脈　　　right main coronary artery
③ 右室枝　　　　　right ventricular artery
④ 房室結節枝　　　atrioventricular node branch
⑤ 後側壁枝　　　　posterolateral branch
⑥ 下行枝　　　　　posterior descending branch

図ⅠA-2ⓛ｜左冠状動脈

左冠状動脈　left coronary artery　**カラーイラスト**

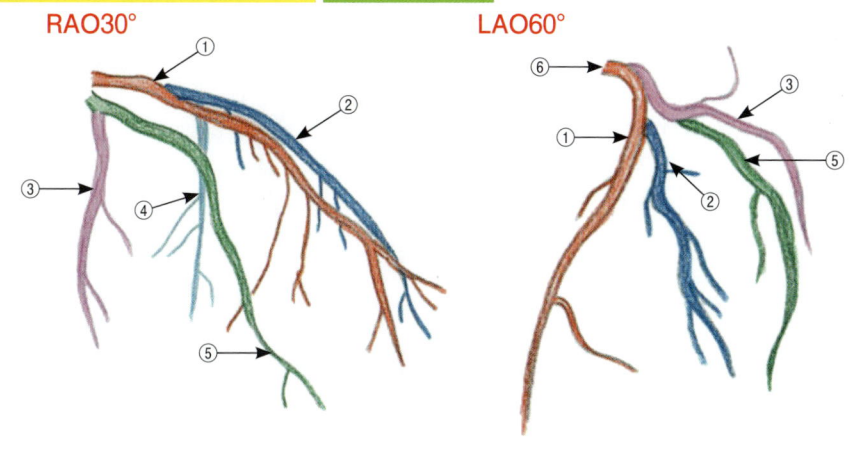

RAO30°　　　　　　　　　　LAO60°

① 前下行枝　anterior descending branch　　④ 第一中隔枝　first septal branch
② 対角枝　　diagonal branch　　　　　　　⑤ 鈍角枝　　　obtuse marginal branch
③ 回旋枝　　circumflex artery　　　　　　⑥ 左主幹冠状動脈　left main coronary artery

③冠状動脈のAHA分類による命名法と区域番号

臨床の現場では，AHA（American Heart Association）分類で，"6番が狭窄"などと番号で表現し血管撮影が行われているので**（図ⅠA-2ⓜ）**，これを覚えておくことは心臓カテーテル検査に携わるスタッフにとっては必須事項です．

図ⅠA-2 ⓜ 冠状動脈のAHA分類による命名法と区域番号

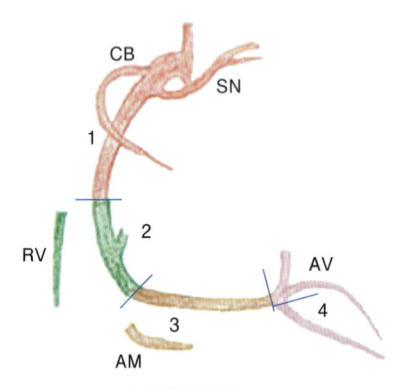
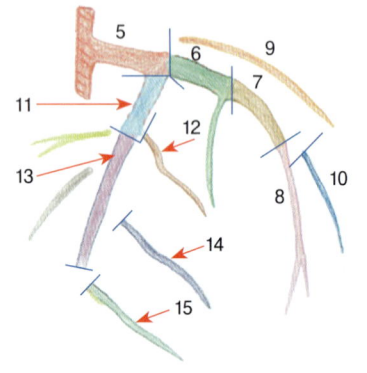

右冠状動脈（RCA）

1 proximal
2 middle
3 distal
4 posterior descending

左冠状動脈（LCA）

左主冠状動脈
5 main LCA

左冠状動脈（前下行枝）
6 proximal
7 middle
8 apical
9 first diagonal
10 second diagonal

左冠状動脈（回旋枝）
11 proximal
12 obtuse marginal
13 distal
14 posterolsteral
15 posterior descending

写真1 冠状動脈模型（AHAカラー分類）

香川大学附属病院血管撮影室では，患者さんへの説明，臨床実習生への説明のため，番号ごとに色を変えた冠状動脈模型を作成し利用しています**（写真1）**．作成を希望される読者の方には作成マニュアル（PDF）を差し上げますので筆者までご連絡ください（hiroo423@yahoo.co.jp）．

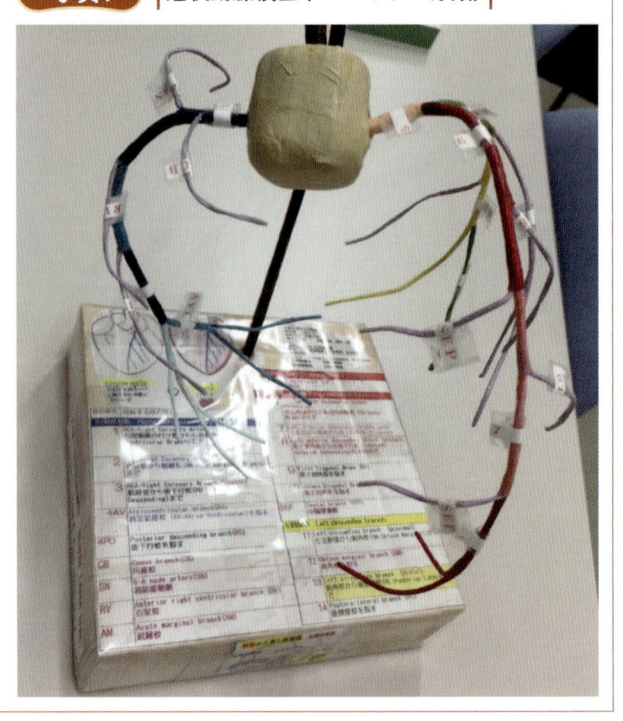

7. 脊髄動脈（図ⅠA-2n）

　脊髄動脈は脊髄硬膜・脊髄神経根，そして時には脊髄そのものにも血液を送る動脈です.

　脊椎動脈，上行頸動脈，後肋間動脈第1〜第11，肋下動脈，腰動脈の背枝，腸腰動脈腰枝，外側仙骨動脈から分岐しています. すべて脊髄根動脈をだして脊髄神経の前根後根に分布します. 一部（第4〜第9）では，さらにのびて前後の脊髄動脈を吻合します[12].

アダムキュービッツ動脈（Adamkiewicz artery）

　下部胸髄および腰髄は，腰動脈より分岐するアダムキュービッツ動脈により血流を受け，前神経根動脈および後神経根動脈に分かれ，それぞれ前脊髄動脈，後脊髄動脈に分布します.

　アダムキュービッツ動脈はTh7〜L2のレベルで分布しています. 最も血流が多く，血管造影上，重要な動脈です.

図ⅠA-2 n　脊髄動脈

① 前脊髄枝　　anterior spinal rami
② 椎骨動脈　　vertebral artery
③ 神経根動脈　radiculomedullary artery
④ 前脊髄動脈　anterior spinal artery
⑤ rami cruciantes
⑥ 腸腰動脈　　iliolumbar artery
⑦ 大動脈　　　aorta
⑧ 肋間動脈　　intercostal arteries
⑨ segmental arteries
⑩ 後脊髄動脈　posterior spinal arteries
⑪ 後脊髄枝　　posterior spinal rami

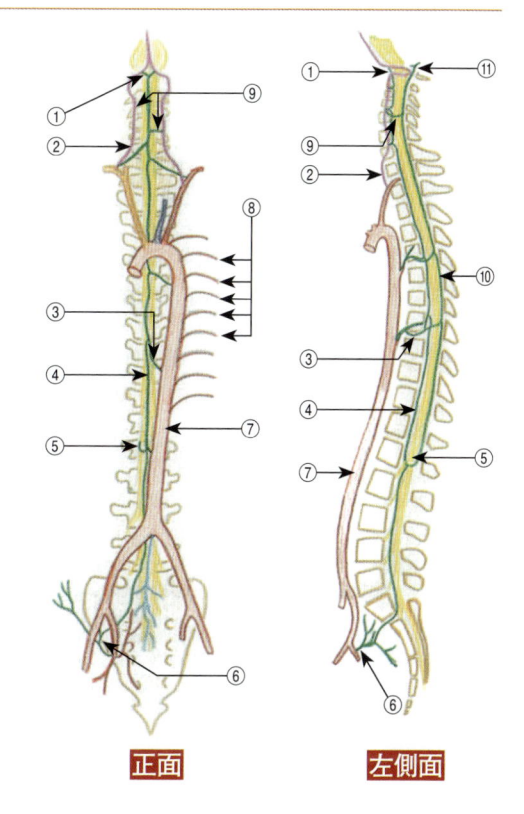

正面　　　左側面

8. 右冠状動脈　基礎知識（図ⅠA-2❶）

右冠状動脈の走行の基礎知識について示したイラスト解剖図です.

図ⅠA-2❶｜右冠状動脈　基礎知識｜

右冠状動脈（RCA：right coronary artery）

起始部：右冠動脈洞
走行：房室間溝を走行（三尖弁をまわる）
分枝：
① 円錐枝（CB：conus branch）；右室流出路から肺動脈円錐部へ.
② 洞房結節枝（SB：sinus node branch）；CBと反対方向に向かい,
上大静脈開口部に走行し, 洞房結節を貫通する.
③ 右室枝（RV：right ventricular branch）；鋭縁部に達するまでに走行
は直角に分枝, 右心室前面を栄養.
④ 鋭縁枝（AM：acute marginal branch）；鋭縁に沿い心尖部に走行.
後室間溝と後房室間溝の交点（crux）で⑤, ⑥に分かれる.
⑤ 後下行枝（PD：posterior descending branch）；房室間溝に対して
ほぼ直角に屈曲, 後室間溝を心尖部へ走行.
⑥ 房室結節枝（AV：atrioventricular node branch）；房室間溝に沿って
左室側にcruxを越えて直角に屈曲し, 左室後ろ側面を直角に上方に
走行.

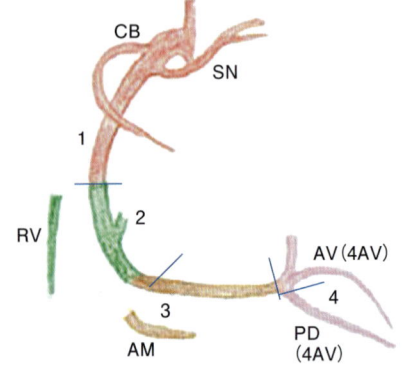

4 AV
4 PD

9. 左冠状動脈　基礎知識（図ⅠA-2❷）

左冠状動脈の走行の基礎知識について示したイラスト解剖図です.

図ⅠA-2❷｜左冠状動脈　基礎知識｜

左冠状動脈（LCA：left coronary artery）

起始部：左冠動脈洞
走行：肺動脈基部の後面から左心耳の下を前方向に向かい, 左前下行
枝（LAD）と回旋枝（LCX）に分かれる. 3分枝に分かれるときがあり,
LADとLCXの間から出る枝, 側壁枝, 高位側壁枝（high lateral
branch：HL）がある.
分枝：
① 左主管部（LMT：left main trunk）；左冠状動脈から起始, 左心耳
の下, 肺動脈と左房との間をLADとLCXに分岐するまで（4〜
15mmの長さ）走行.
② 左前下行枝（LAD：left anterior descending branch）；前室間溝を
心尖部まで走行, RCAのPD近くまで走行, LCA円錐枝（CB）を分
枝し, 対角枝を2, 3本分枝.
③ 対角枝（D：diagonal branch）；LADから左室側面に向かって2, 3
本分枝. 左室前壁, 後壁を灌流.
④ 中隔枝（SB：septal branch）；LADから直角に分枝し, 心室中隔を
下壁に向かって走行, 心室中隔の前壁を灌流. 最初の大きな枝が第
1中隔枝.
心室中隔の灌流：上部2/3　LAD中隔枝, 下部1/3　後下行枝
⑤ 左回旋枝（LCX：left circumflex branch）；LMTから鋭角に分岐し,
左心耳の下を通り, 後房室間溝を走行, 僧帽弁輪をまわる.
⑥ 鈍縁枝（OM：obtuse marginal branch）；LCX本幹近位部からほぼ
直角に分岐, 左室後側面を心尖部へ走行.
⑦ 後側壁枝（PD：posterior descending branch）；LCX本幹遠位部か
らほぼ直角に分岐, 左室後側面を心尖部へ走行.

左主冠状動脈
5 Left Main Truck
（LMT）

左冠状動脈
（前下行枝：LAD）
6 proximal
7 middle
8 apical
9 first diagonal
10 second diagonal

左冠状動脈
（回旋枝：LCX）
11 proximal
12 obtuse marginal
13 distal
14 posterolsteral
15 posterior descending

10. 大動脈起始部の解剖（図ⅠA-2ⓠ）

大動脈起始部について，3DCTを利用して示した解剖図です．

図ⅠA-2 ⓠ ─ 大動脈起始部の解剖

冠状動脈
・心臓を灌流する動脈
・血流量250mℓ/分
・心拍出流量の約5%
・減少，途絶：心筋虚血，壊死(梗塞)
分枝：左冠状動脈と右冠状動脈
走行：房室間溝，前室間溝，後室間溝

冠動脈洞(右冠動脈洞，左冠動脈洞，無冠動脈洞)
　右冠動脈洞：右冠状動脈が出る
　左冠動脈洞：左冠状動脈が出る

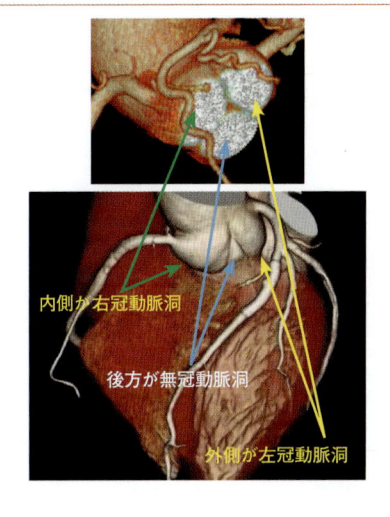

内側が右冠動脈洞
後方が無冠動脈洞
外側が左冠動脈洞

11. 冠状動脈孔の位置（図ⅠA-2ⓡ）

　心臓カテーテル検査で左右冠状動脈を造影するために，カテーテルを入れる冠状動脈孔の位置をイラストで示した解剖図です．

図ⅠA-2 ⓡ ─ 冠状動脈孔の位置

大動脈弁：左心室から上行大動脈の移行部にある．
　3つの弁：右の弁が右冠動脈洞
　　　　　左の弁が左冠動脈洞
　　　　　後ろの弁が無冠動脈洞
　　　　　を作る．
　バルサルバ洞：この3つの弁が作る右冠動脈洞，左冠動脈洞，無冠動脈洞の膨隆部の内腔のこと．

前面から見た断面図

右冠状動脈
左冠状動脈
右冠状動脈洞
左冠状動脈洞
無冠動脈洞
断面を切ると

右冠状動脈
左冠動脈洞
左冠状動脈
右冠動脈洞
左冠状動脈弁
右冠状動脈弁　無冠状動脈弁　無冠動脈洞

後面から見た断面図(左右冠状動脈孔を見るため)

左冠状動脈孔
(左冠状動脈が出る)
左冠状動脈弁
上行大動脈
右冠状動脈弁
左冠状動脈
左冠動脈洞
右冠状動脈
右冠状動脈孔
(右冠状動脈が出る)
右冠動脈洞
無冠状動脈弁
無冠動脈洞

12. 大動脈弓部　前面表面画像（図ⅠA-2⑤）

　大動脈弓部周辺の表面を前側からみたイラスト解剖図です.

　心臓の表面を観察すると耳のように左心耳（左心房から出た小さな円錐形の突起[1]）, 右心耳（右心房から出た小さな円錐形の突起[1]）が, 左右の心房表面についています.

図ⅠA-2⑤―|大動脈弓部　前面表面画像|

① 上行大動脈　　　　ascending aorta
② 大動脈弓　　　　　arch of aorta
③ 腕頭動脈　　　　　brachiocephalic trunk
　（大動脈弓から出る共通幹：鎖骨下動脈と右総頸動脈に分かれる）
④ R 右鎖骨下動脈　　right subclavian artery
　（第1肋骨側縁で腋窩動脈に続く）
④ L 左鎖骨下動脈　　left subclavian artery
　（第1肋骨側縁で腋窩動脈に続く）
⑤ R 右総頸動脈　　　right common carotid artery
⑤ L 左総頸動脈　　　left common carotid artery
⑥ 甲状腺静脈　　　　thyroid veins
⑦ 下大静脈　　　　　inferior vena cava （IVC：右心房に入る）
⑧ 上大静脈　　　　　superior vena cava （SVC：右心房に入る）
⑨ 右腕頭静脈　　　　right brachiocephalic veins
⑩ 左腕頭静脈　　　　left brachiocephalic veins
⑪ A 肺動脈幹　　　　pulmonary trunk
⑪ B 左肺動脈　　　　left pulmonary artery
⑫ 右心耳　　　　　　auricle of right atrium
⑬ 左心耳　　　　　　auricle of left atrium
⑭ 左冠状動脈　　　　left coronary artery
⑮ 右心室　　　　　　right ventricle
⑯ 左心室　　　　　　left ventricle
⑰ 心尖　　　　　　　apex of heart
⑱ 右肺　　　　　　　right lung
⑲ 左肺　　　　　　　left lung

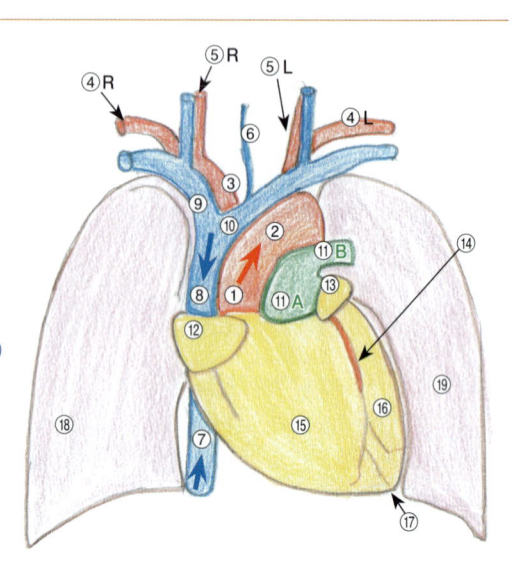

13. 右心房内腔の血液の流れ　イラスト画像（図ⅠA-2ⓣ）

　右心房内腔の血液の流れを矢印で示し, 確認できるように作成したイラスト解剖図です. 図ⅠA-2ⓔを参照するとイメージができます.

図ⅠA-2ⓣ―|右心房内腔の血液の流れ　イラスト画像|

① 上行大動脈　　　　ascending aorta
② 大動脈弓　　　　　arch of aorta
③ 腕頭動脈　　　　　brachiocephalic trunk
④ 左総頸動脈　　　　left common carotid artery
⑤ 左鎖骨下動脈　　　left subclavian artery
⑥ 肺動脈幹　　　　　pulmonary trunk
⑦ 左肺動脈　　　　　left pulmonary artery （⑥の後ろ側）
⑧ 右肺動脈　　　　　right pulmonary artery
⑨ 左肺静脈　　　　　left pulmonary veins （⑳の裏側）
⑩ 上大静脈　　　　　superior vena cava （SVC）
⑪ 下大静脈　　　　　inferior vena cava （IVC）
⑫ 右心耳　　　　　　auricle of right atrium
⑬ 左心耳　　　　　　auricle of left atrium
⑭ 左冠状動脈　　　　left coronary artery （⑬の下側）
⑮ 前室間溝　　　　　anterior interventricular groove
⑯ 右心室　　　　　　right ventricle
⑰ 左心室　　　　　　left ventricle
⑱ 心尖　　　　　　　apex of heart
⑲ 右房室弁　　　　　right atrioventricular valve
⑳ 右心房　　　　　　right atrium of heart

血液の流れ

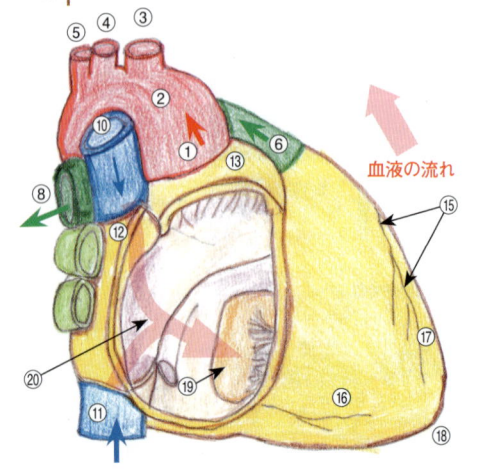

14. 右室内腔　イラスト画像（図ⅠA-2 ⓤ）

　右室内腔の血液の流れを矢印で示し，確認できるように作成したイラスト解剖図です．
図ⅠA-2 ⓔを参照するとイメージができます．

図ⅠA-2 ⓤ ─│右室内腔内の血液の流れ　イラスト画像│

① 上行大動脈　　ascending aorta
② 大動脈弓　　　arch of aorta
③ 腕頭動脈　　　brachiocephalic trunk
④ 左総頸動脈　　left common carotid artery
⑤ 左鎖骨下動脈　left subclavian artery
⑥ 肺動脈幹　　　pulmonary trunk
⑦ 左肺動脈　　　left pulmonary artery
⑧ 右肺動脈　　　right pulmonary artery
⑨ 左肺静脈　　　left pulmonary veins（⑦の下側）
⑩ 上大静脈　　　superior vena cava (SVC)
⑪ 下大静脈　　　inferior vena cava (IVC)
⑫ 右心耳　　　　auricle of right atrium
⑬ 左心耳　　　　auricle of left atrium
⑭ 左冠状動脈　　left coronary artery
⑮ 前室間溝　　　anterior interventricular groove
⑯ 右心室　　　　right ventricle
⑰ 左心室　　　　left ventricle
⑱ 心尖　　　　　apex of heart
⑲ 右房室弁　　　right atrioventricular valve
⑳ 腱索　　　　　tendinous cords
㉑ 前乳頭筋　　　anterior papillary muscle
㉒ 後乳頭筋　　　posterior papillary muscle
㉓ 肺動脈弁　　　pulmonary valve

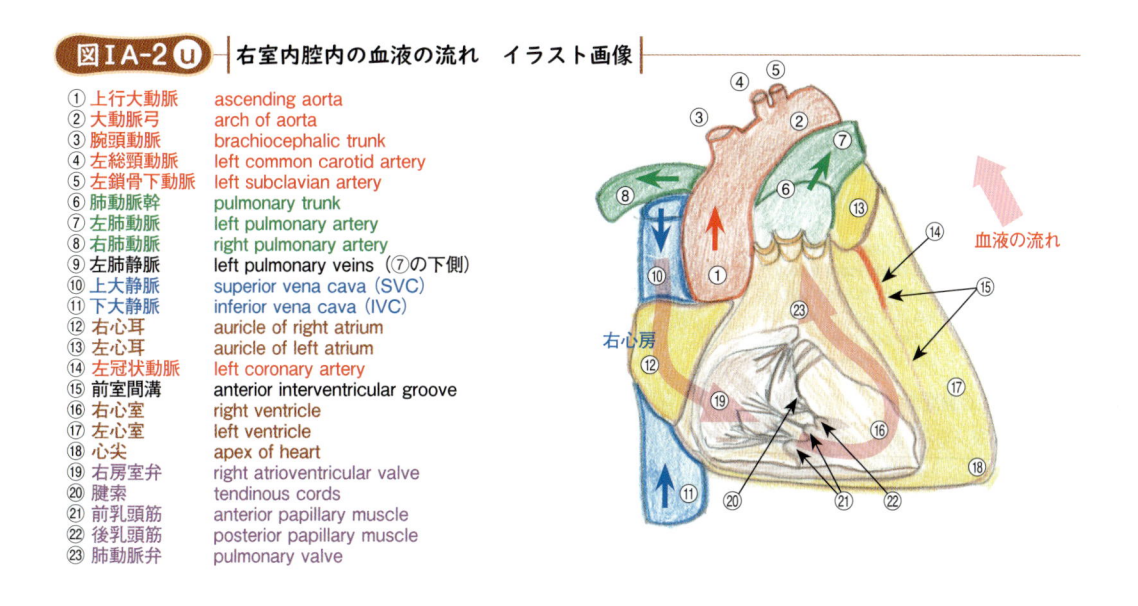

15. 心臓の弁の種類と位置：頭方から観察（図ⅠA-2 ⓥ）

　右房室弁（三尖弁），左房室弁（二尖弁，または僧帽弁），大動脈弁，肺動脈弁を頭方側から
観察して，位置関係を示したイラスト解剖図です．

図ⅠA-2 ⓥ ─│心臓の弁の種類と位置（頭方から観察）│

心臓の周囲の血管
① 上行大動脈　ascending aorta
② 大動脈弓　　arch of aorta
③ 肺動脈幹　　pulmonary trunk
④ 左肺動脈　　left pulmonary artery
⑤ 右肺動脈　　right pulmonary artery
⑥ 左肺静脈　　left pulmonary veins
⑦ 上大静脈　　superior vena cava (SVC)
⑧ 下大静脈　　inferior vena cava (IVC)

弁の種類と位置関係
⑨ 右房室弁（三尖弁）right atrioventricular valve
　前尖　A
　中隔尖　M
　後尖　P
⑩ 左房室弁（二尖弁または，僧帽弁）left atrioventricular valve
　前尖　A
　後尖　P
⑪ 大動脈弁 aortic valve
　右半月弁　R
　左半月弁　L
　後半月弁　P
⑫ 肺動脈弁 pulmonary valve
　前半月弁　A
　右半月弁　R
　左半月弁　L
⑬ 右冠状動脈 right coronary artery
⑭ 左冠状動脈 left coronary artery
⑮ 冠状動脈洞 coronary sinus

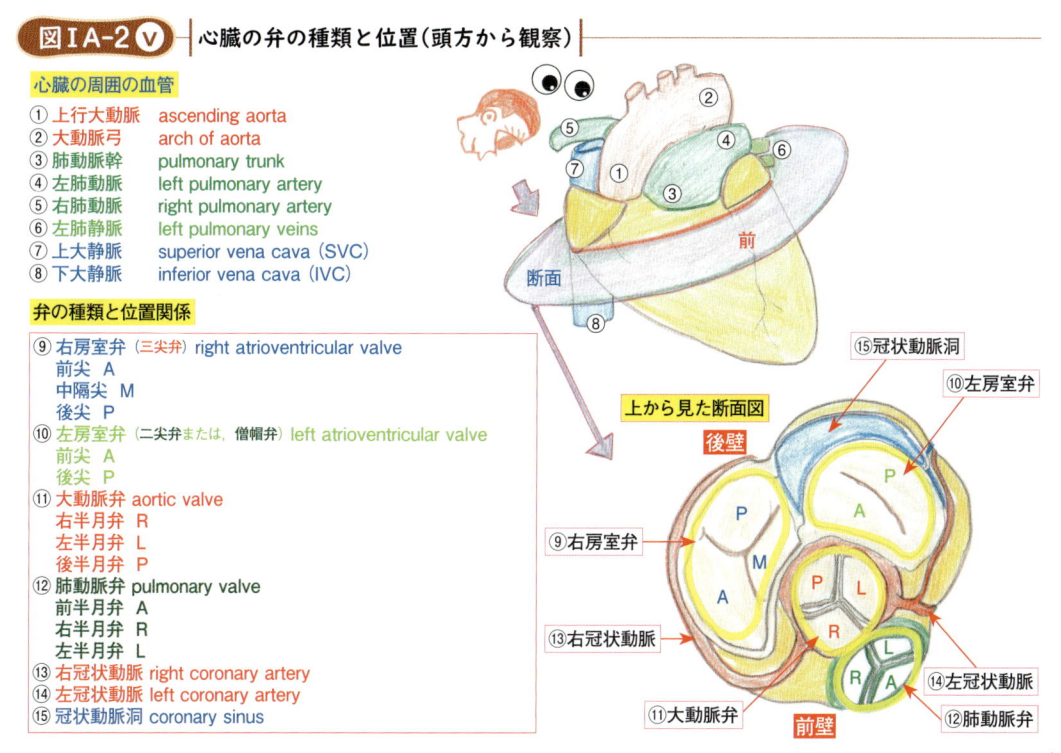

16. 心臓の弁の種類と位置：足方から観察 (図ⅠA-2Ⓦ)

右房室弁 (三尖弁)，左房室弁 (二尖弁，または僧帽弁)，大動脈弁，肺動脈弁を足方側から観察して位置関係を示したイラスト解剖図です．臨床ではCT画像，MR画像のAxial画像はすべて足方側から観察するように画像が作られるので，こちらの位置関係が重要になります．

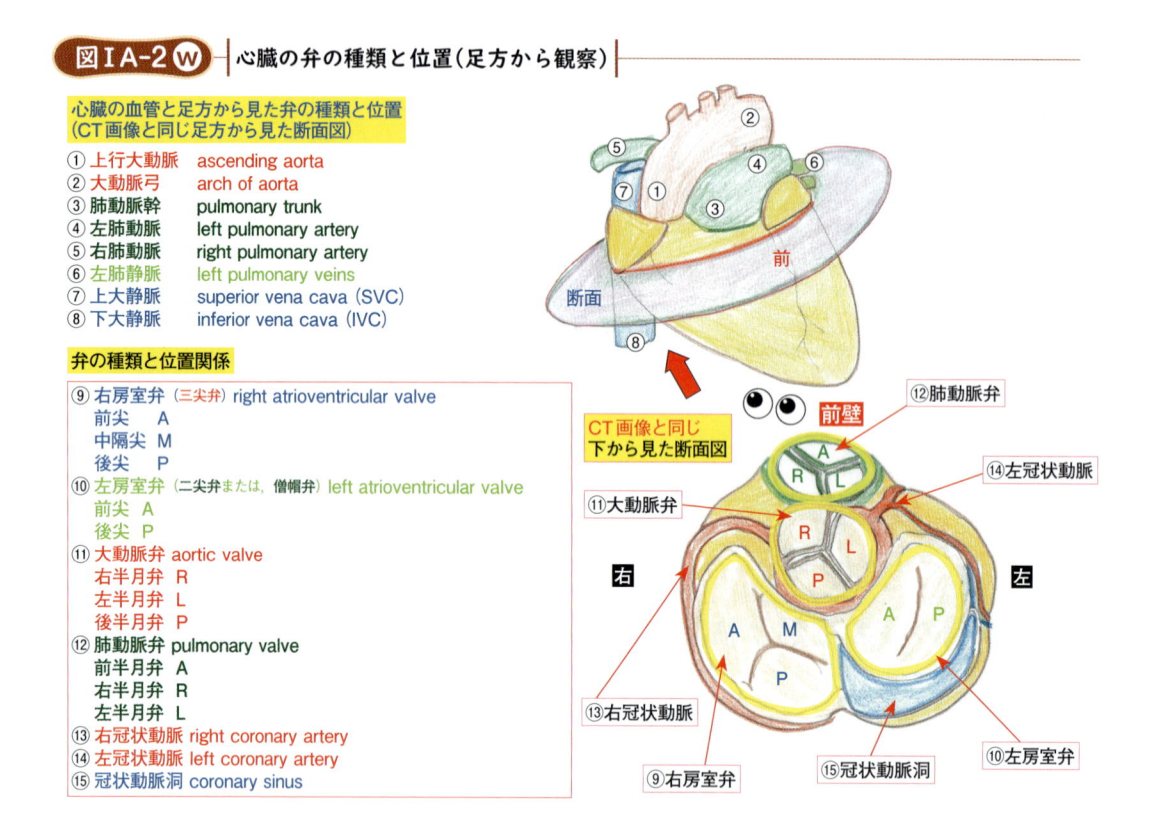

図ⅠA-2Ⓦ ─ 心臓の弁の種類と位置（足方から観察）─

心臓の血管と足方から見た弁の種類と位置
（CT画像と同じ足方から見た断面図）

① 上行大動脈　ascending aorta
② 大動脈弓　arch of aorta
③ 肺動脈幹　pulmonary trunk
④ 左肺動脈　left pulmonary artery
⑤ 右肺動脈　right pulmonary artery
⑥ 左肺静脈　left pulmonary veins
⑦ 上大静脈　superior vena cava (SVC)
⑧ 下大静脈　inferior vena cava (IVC)

弁の種類と位置関係

⑨ 右房室弁（三尖弁）right atrioventricular valve
　前尖　A
　中隔尖　M
　後尖　P
⑩ 左房室弁（二尖弁または，僧帽弁）left atrioventricular valve
　前尖　A
　後尖　P
⑪ 大動脈弁　aortic valve
　右半月弁　R
　左半月弁　L
　後半月弁　P
⑫ 肺動脈弁　pulmonary valve
　前半月弁　A
　右半月弁　R
　左半月弁　L
⑬ 右冠状動脈　right coronary artery
⑭ 左冠状動脈　left coronary artery
⑮ 冠状動脈洞　coronary sinus

CHAPTER

第 Ⅰ 章 -3

脊柱 Vertebral column

腰椎
Lumbar vertebra：L

骨標本では個々の骨の位置関係がわからないため，3DCT画像で観察できるようにしています（図Ⅰ-37a～d）.

①椎弓根の内縁の距離（interpediculate distance）は脊柱管の幅をあらわしています．腰椎では，L1～L5にかけて幅が増加するのが正常です[2]．

| 図Ⅰ-37 | 腰椎ステレオ画像 |

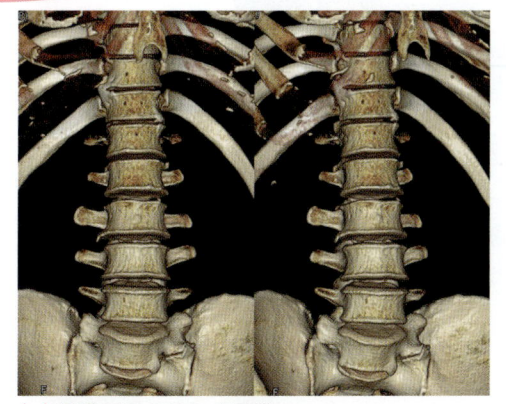

(a) 腰椎正面ステレオ画像

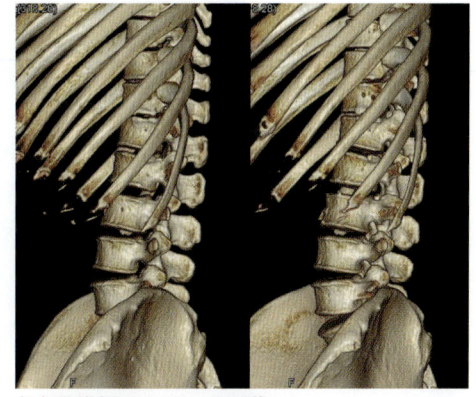

(b) 腰椎側面ステレオ画像

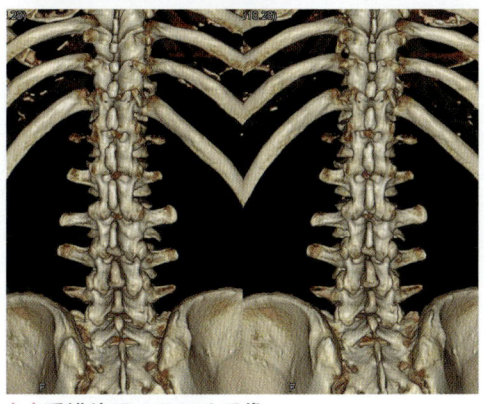

(c) 腰椎後面ステレオ画像

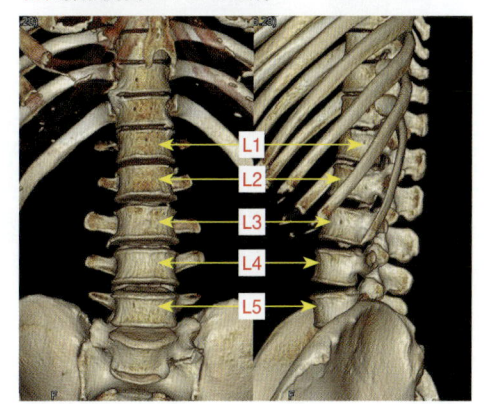

(d) 腰椎 L1 ～ L5

②腰椎斜位は椎弓の峡部を観察します．腰椎斜位のX線画像は椎弓根が目のようにみえ，犬のように観察できることからスコッチテリア（Dog's sign）とよばれ，首の部分（椎弓の椎弓根側の峡部）に亀裂が入ると，黒い首輪のように観察できます（亀裂部に骨がなくなり，X線吸収がなくなるため黒いX線透過画像となります）．この部分の亀裂（首輪）があると，脊柱分離症と診断されます[2]（図Ⅰ-43f, g；144頁）．腰椎斜位のステレオX線画像を立体

視するとDog's sign が浮かび上がってきます（図Ⅰ-43h；145頁）.

③腰椎は周囲の分厚い腹筋（腹壁を構成する筋で腹直筋，外腹斜筋，内腹斜筋，腹横筋，腰方形筋が該当します）とともに腹腔を作り（腹部），腹腔内に各臓器をおさめています（図Ⅰ-38a）.腹部には消化管がおさめられています.腹部は横隔膜で胸郭と分けられています[1]（図ⅠA-2a；106頁）.

図Ⅰ-38 | 腰椎の位置とX線画像

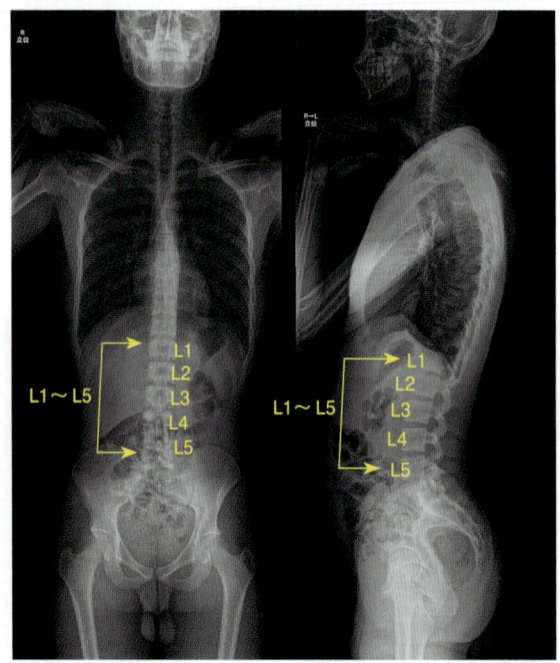

（a）腰椎の位置

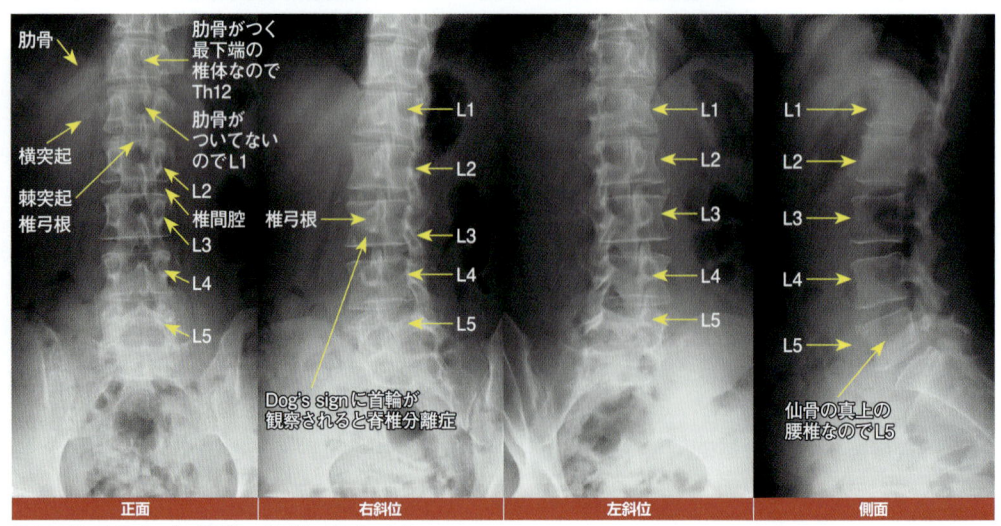

（b）X線画像上での腰椎，胸椎の見分け方

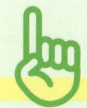

臨床POINT

X線画像上での腰椎と胸椎の見分け方

　正面画像では胸椎には肋骨が付いていますので，肋骨が付いている一番下端をTh12と考え，その下がL1（第1腰椎）と考えます（図I-38b）．側面画像では，仙骨を探し，仙骨の上がL5（第5腰椎）と考えます（図I-38b）．

骨構造の**特徴**－腰椎

　臨床のX線解剖学でいう腰椎の横突起は，この部の肋骨に相当するもので，解剖学的には**肋骨突起**といいます．本来の横突起は上関節突起の外側から後方に向かう小さな隆起として残っており，**乳頭突起**とよびます．また肋骨突起の根部の後面には下方に向かう**副突起**という小突起があり，これも本来の横突起の一部が変形したものです（図I-41c～e；134, 135頁）．

I-3-① 第1腰椎（Lumbar vertebra 1：L1）

 骨標本構造と**骨標本X線解剖**の**ステレオ画像**の説明

■━ 第1腰椎の骨標本構造と骨標本X線解剖のステレオ画像 ━■

骨標本画像でのみみえる構造の解剖学名は青色，骨標本X線画像でのみみえる構造の解剖学名は赤色で表示しています．

　第1腰椎（L1）の骨標本構造と骨標本X線解剖をステレオ画像[8) 9)]で示します．

1.　第1腰椎（L1）　正面画像（図I-39a）

骨標本ステレオ画像

　椎体，上関節突起，下関節突起，横突起（肋骨突起），棘突起が観察されます．

骨標本ステレオX線画像

　椎体，上関節突起，下関節突起，横突起（肋骨突起），棘突起，椎弓根が観察されます．

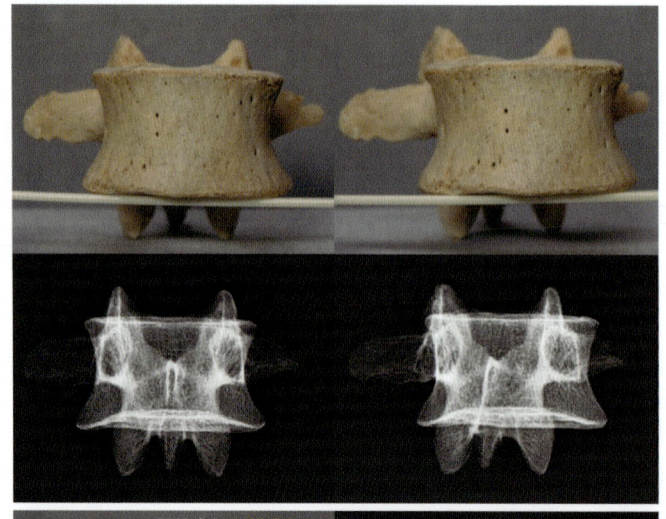

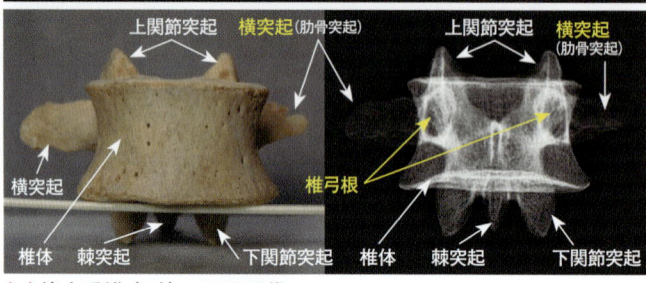

(a) 第1腰椎（L1）　正面画像

2. 第1腰椎（L1）　後面画像（図I-39b）

骨標本ステレオ画像

　椎体，上関節突起，下関節突起，横突起（肋骨突起），棘突起，**椎弓板，乳頭突起，副突起**が観察されます．

骨標本ステレオX線画像

　椎体，上関節突起，下関節突起，横突起（肋骨突起），棘突起，**椎弓根**が観察されます．

3. 第1腰椎（L1）　側面画像（図I-39c）

骨標本ステレオ画像

　上椎切痕，下椎切痕，椎体，椎弓根，上関節突起，下関節突起，**横突起（肋骨突起）**，棘突起，乳頭突起，**副突起**が観察されます．

骨標本ステレオX線画像

　上椎切痕（ステレオ画像左側），下椎切痕（ステレオ画像左側），椎体，椎弓根，上関節突起，下関節突起，棘突起，乳頭突起が観察されます．上椎切痕，下椎切痕はステレオ画像左側で観察できます（上関節突起の説明のため解説画像には右画像を利用しています）．

図Ⅰ-39 ｜第1腰椎(L1)｜

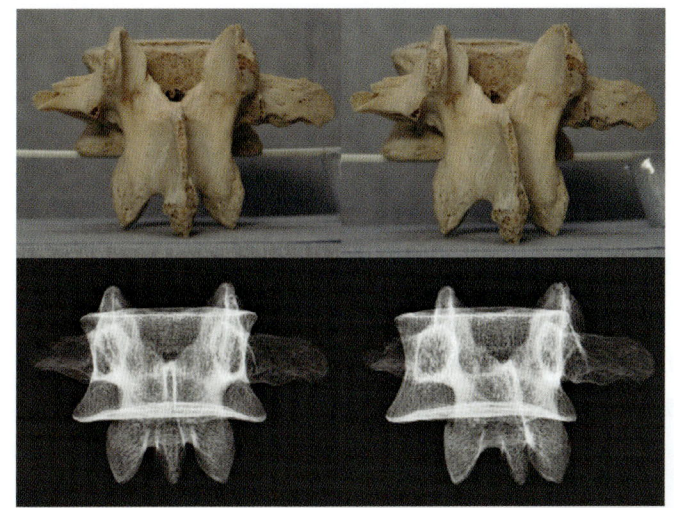

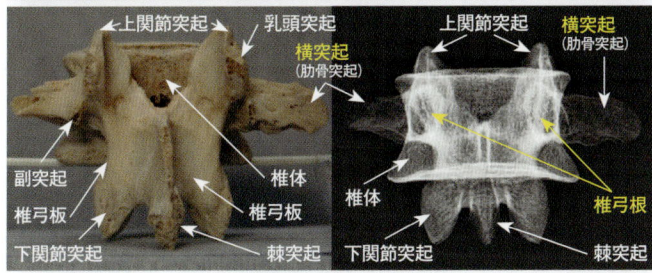

上関節突起　　乳頭突起　　　　　上関節突起　横突起(肋骨突起)
横突起(肋骨突起)
副突起　　　　　　椎体　　　　　椎体　　　　　椎弓根
椎弓板　　　　椎弓板
下関節突起　　棘突起　　下関節突起　　棘突起

(b) 第1腰椎 (L1)　後面画像

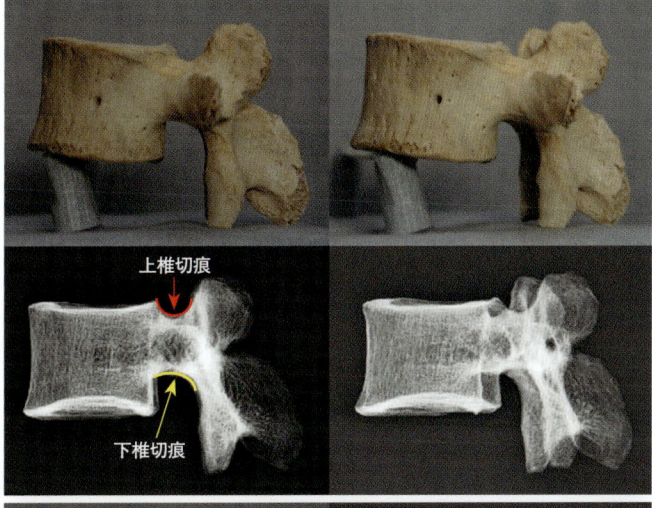

上椎切痕

下椎切痕

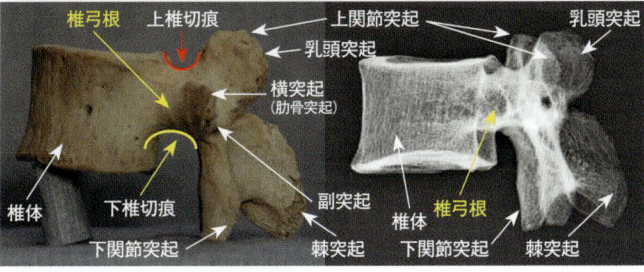

椎弓根　上椎切痕　　　上関節突起　　乳頭突起
乳頭突起
横突起(肋骨突起)
椎体　　下椎切痕　　副突起　　椎体　椎弓根
下関節突起　　棘突起　下関節突起　棘突起

(c) 第1腰椎 (L1)　側面画像

4. 第1腰椎（L1）　上面画像（図Ⅰ-39d）

骨標本ステレオ画像

　椎体，上関節突起，横突起（肋骨突起），棘突起，椎弓，椎孔，椎弓根，乳頭突起，副突起が観察されます．

骨標本ステレオX線画像

　椎体，上関節突起（**立体視**），横突起（肋骨突起），棘突起，椎弓，椎孔，椎弓根，乳頭突起，副突起が観察されます．上関節突起は**立体視**で観察できます．

図Ⅰ-39 ┃第1腰椎（L1）┃

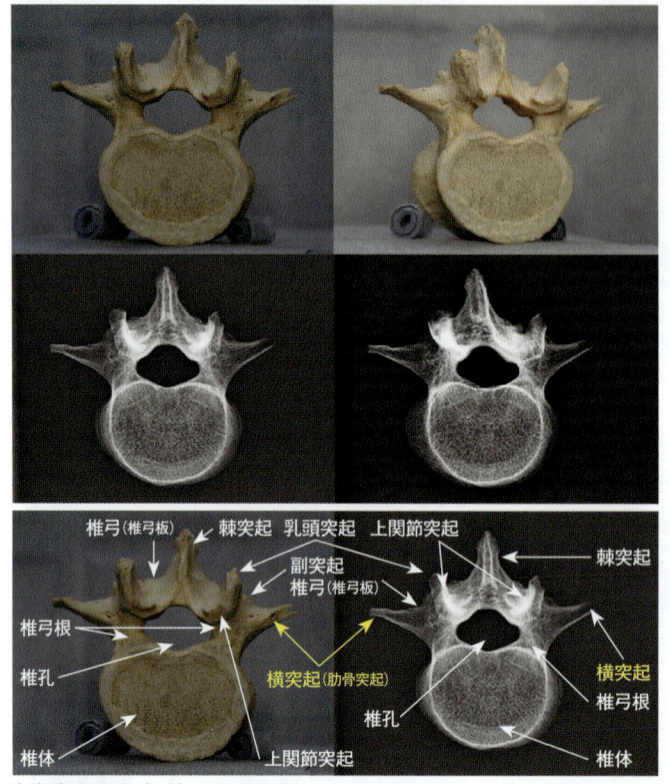

（d）第1腰椎（L1）　上面画像

5. 第1腰椎（L1）　下面画像（図Ⅰ-39e）

骨標本ステレオ画像

　椎体，下関節突起，横突起（肋骨突起），棘突起，椎弓，椎孔，椎弓根が観察されます．

骨標本ステレオX線画像

　椎体，下関節突起（**立体視**），横突起（肋骨突起），棘突起，椎弓，椎孔，椎弓根が観察されます．下関節突起は**立体視**で観察できます．

図Ⅰ-39 │第1腰椎(L1)│

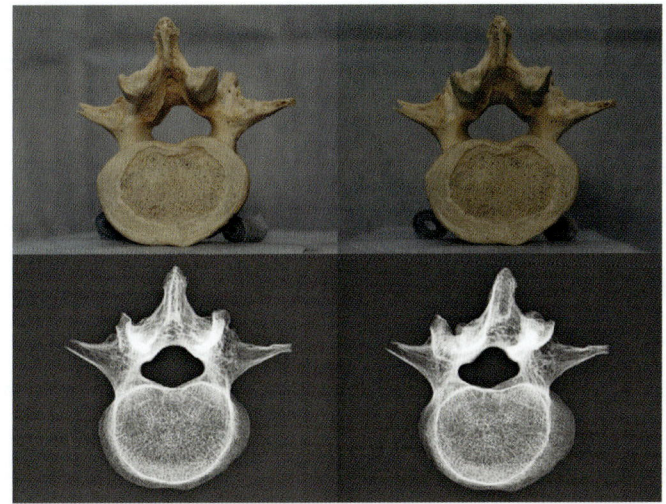

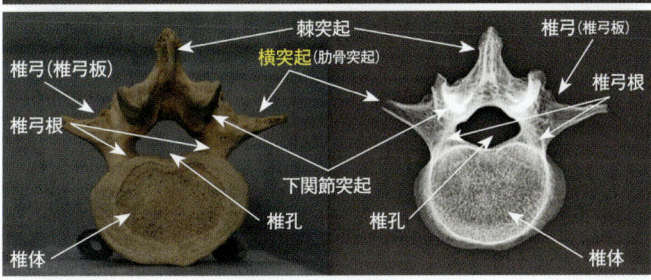

　　　　椎弓(椎弓板)　　　　棘突起
　　　　　　　　　　　　　横突起(肋骨突起)　　　　椎弓(椎弓板)
　　椎弓根
　　　　　　　　　　　　　　　　　　　　　　　　　椎弓根
　　　　　　　　　　　　　　　下関節突起
　　　　　　　　　　椎孔　　　　　　　椎孔
　椎体　　　　　　　　　　　　　　　　　　　　　　椎体

(e) 第1腰椎（L1）　下面画像

📙 **骨解剖学名と医療英語名－第1腰椎（L1）**

椎孔 （vertebral foramen）
椎体 （vertebral body）
椎弓 （vertebral arch）
椎弓根 （pedicle）
椎弓板 （lamina of vertebral arch）
棘突起 （spinous process）
副突起 （accessory process）
横突起 （肋骨突起）
（transverse process）

乳頭突起 （mamillary process）
上椎切痕※
（superior vertebral notch）
下椎切痕※
（inferior vertebral notch）
上関節突起
（superior articular process）
下関節突起
（inferior articular process）

※上椎切痕，下椎切痕とは，椎骨を側面にみて，椎弓と椎体の間（椎弓根）にある上面と下面の切れ込み（側面からみた曲面の名称）のことです．上椎切痕は左右一対の浅い切れ込みです．下椎切痕は左右一対の深い切れ込みでC3～L5，仙椎にあります．

第2腰椎（Lumbar vertebra 2：L2）

第2腰椎の骨標本構造と骨標本X線解剖のステレオ画像

骨標本画像でのみみえる構造の解剖学名は青色，骨標本X線画像でのみみえる構造の解剖学名は赤色で表示しています．

　第2腰椎（L2）の骨標本構造と骨標本X線解剖をステレオ画像[8)9)]で示します．

1. 第2腰椎（L2）　正面画像（図Ⅰ-40a）

骨標本ステレオ画像

　椎体，上関節突起，下関節突起，横突起（肋骨突起），棘突起が観察されます．

骨標本ステレオX線画像

　椎体，上関節突起，下関節突起，横突起（肋骨突起），棘突起，椎弓根が観察されます．

図Ⅰ-40 ┃第2腰椎（L2）┃

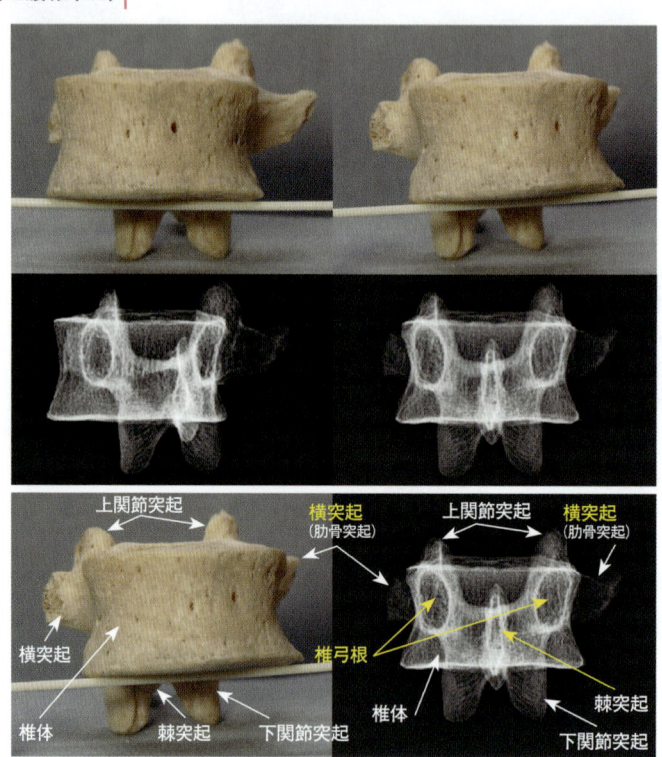

(a) 第2腰椎（L2）　正面画像

2. 第2腰椎（L2）　後面画像（図Ⅰ-40b）

骨標本ステレオ画像

　椎体，上関節突起，下関節突起，横突起（肋骨突起），棘突起，椎弓板，乳頭突起，副突起が観察されます．

128

骨標本ステレオX線画像

椎体，上関節突起，下関節突起，横突起（肋骨突起），棘突起，**椎弓根**が観察されます．

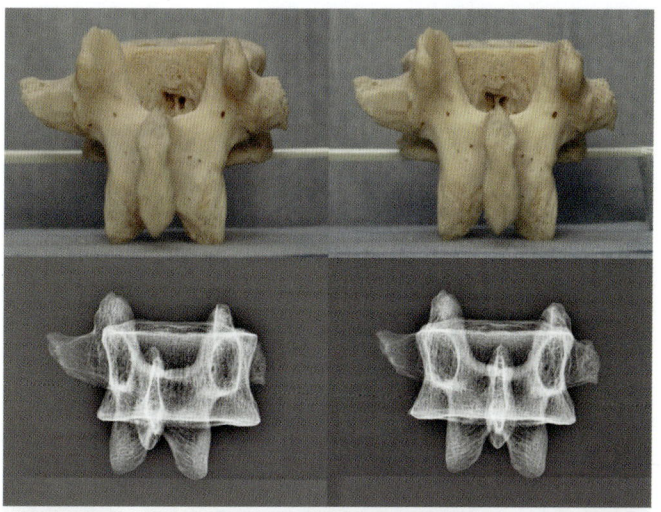

図I-40　┃第2腰椎（L2）┃

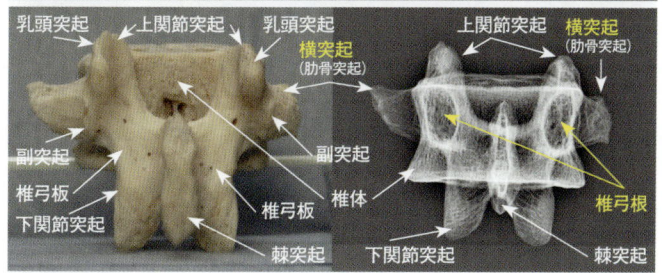

（b）第2腰椎（L2）　後面画像

🔵 3. 第2腰椎（L2）　側面画像（図I-40c）

骨標本ステレオ画像

上椎切痕，下椎切痕，椎体，椎弓根，上関節突起，下関節突起，**横突起（肋骨突起）**，棘突起，乳頭突起，**副突起**が観察されます．

骨標本ステレオX線画像

上椎切痕，下椎切痕，椎体，椎弓根，上関節突起，下関節突起，乳頭突起，棘突起が観察されます．

🔵 4. 第2腰椎（L2）　上面画像（図I-40d）

骨標本ステレオ画像

椎体，上関節突起，横突起（肋骨突起），棘突起，椎弓，椎孔，椎弓根，乳頭突起が観察されます．

骨標本ステレオX線画像

椎体，上関節突起（**立体視**），横突起（肋骨突起），棘突起，椎弓，椎孔，椎弓根，乳頭突起が観察されます．上関節突起は**立体視**で観察できます．

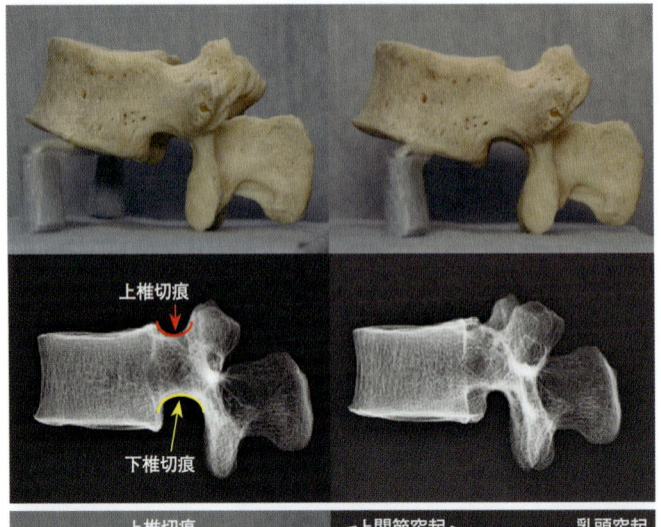

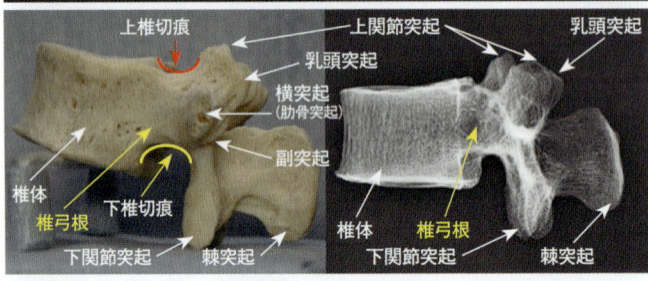

（c）第2腰椎（L2）　側面画像

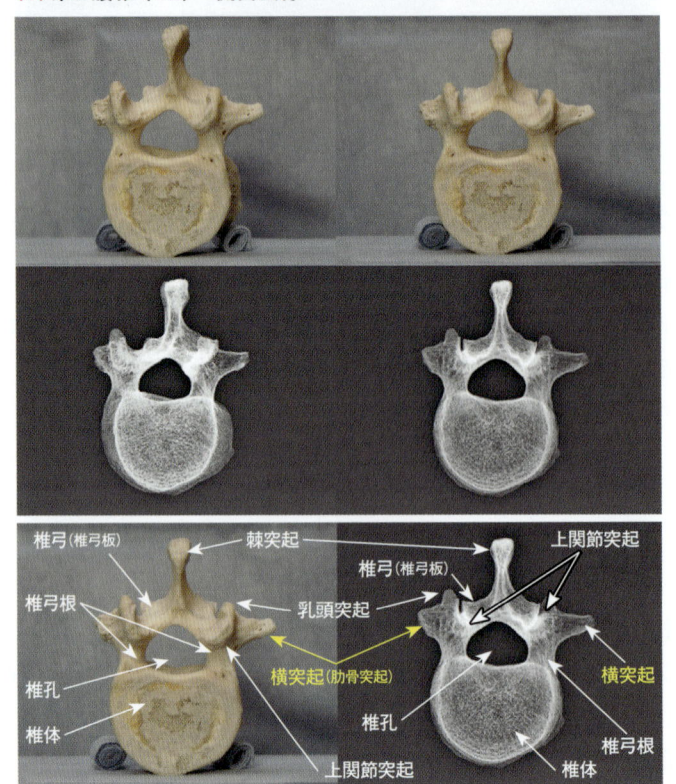

（d）第2腰椎（L2）　上面画像

5. 第2腰椎（L2）　下面画像（図Ⅰ-40e）

骨標本ステレオ画像

　椎体，下関節突起，横突起（肋骨突起），棘突起，椎弓，椎孔，椎弓根，乳頭突起が観察されます．

骨標本ステレオＸ線画像

　椎体，下関節突起（**立体視**），横突起（肋骨突起），棘突起，椎弓，椎孔，椎弓根，乳頭突起が観察されます．下関節突起は**立体視**で観察できます．

図Ⅰ-40 ▶ 第2腰椎(L2)

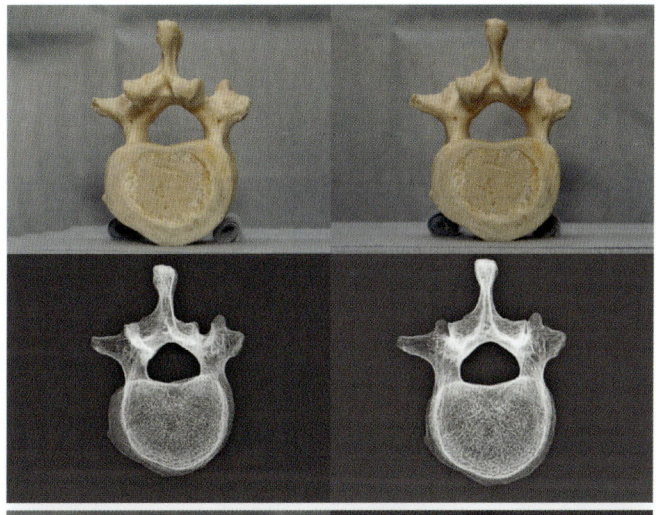

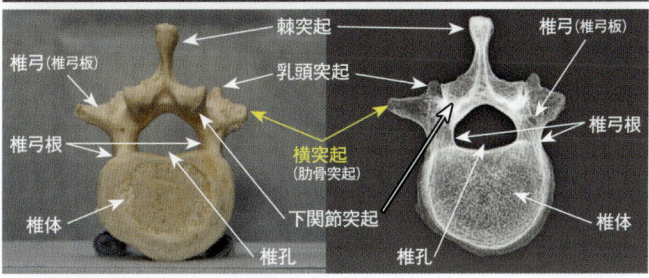

棘突起
椎弓（椎弓板）
乳頭突起
椎弓（椎弓板）
椎弓根
椎弓根
横突起（肋骨突起）
椎体
椎体
下関節突起
椎孔
椎孔

（e）第2腰椎（L2）　下面画像

骨解剖学名と医療英語名－第2腰椎（L2）

椎孔 (vertebral foramen)	乳頭突起 (mamillary process)
椎体 (vertebral body)	上椎切痕※
椎弓 (vertebral arch)	(superior vertebral notch)
椎弓根 (pedicle)	下椎切痕※
椎弓板 (lamina of vertebral arch)	(inferior vertebral notch)
棘突起 (spinous process)	上関節突起
副突起 (accessory process)	(superior articular process)
横突起 (肋骨突起)	下関節突起
(transverse process)	(inferior articular process)

※上椎切痕，下椎切痕とは，椎骨を側面にみて，椎弓と椎体の間（椎弓根）にある上面と下面の切れ込み（側面からみた曲面の名称）のことです．上椎切痕は左右一対の浅い切れ込みです．下椎切痕は左右一対の深い切れ込みでC3〜L5，仙椎にあります．

第3腰椎の骨標本構造と骨標本X線解剖のステレオ画像

骨標本画像でのみみえる構造の解剖学名は青色，骨標本X線画像でのみみえる構造の解剖学名は赤色で表示しています．

第3腰椎（L3）の骨標本構造と骨標本X線解剖をステレオ画像[8)9)]で示します．

1. 第3腰椎（L3）　正面画像（図I-41a）

骨標本ステレオ画像

椎体，上関節突起，下関節突起，横突起（肋骨突起），棘突起が観察されます．

骨標本ステレオX線画像

椎体，上関節突起，下関節突起，横突起（肋骨突起），棘突起，椎弓根が観察されます．

図I-41 ┃第3腰椎（L3）┃

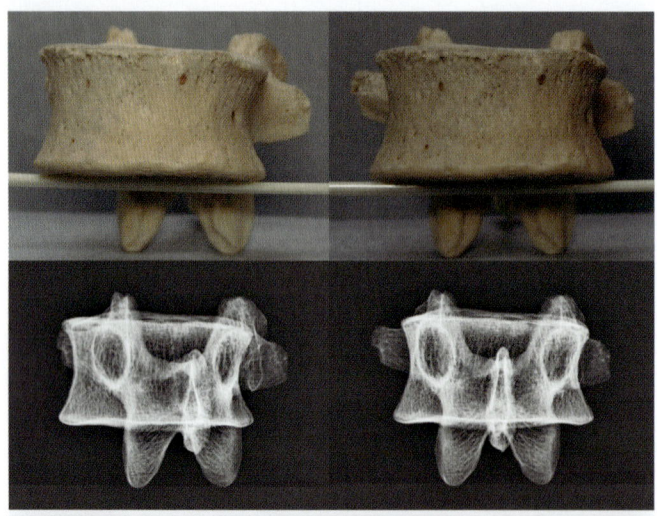
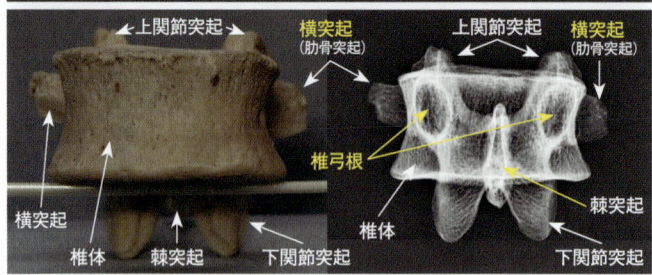

(a)第3腰椎（L3）　正面画像

2. 第3腰椎（L3）　後面画像（図Ⅰ-41b）

骨標本ステレオ画像

　椎体，上関節突起，下関節突起，横突起（肋骨突起），**椎弓板**，棘突起，**乳頭突起，副突起**が観察されます．

骨標本ステレオX線画像

　椎体，上関節突起，下関節突起，横突起（肋骨突起），棘突起，**椎弓根**が観察されます．

図Ⅰ-41	第3腰椎(L3)

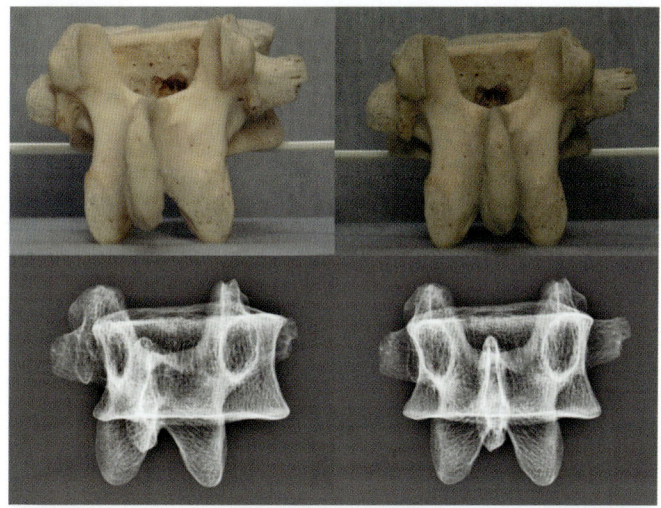

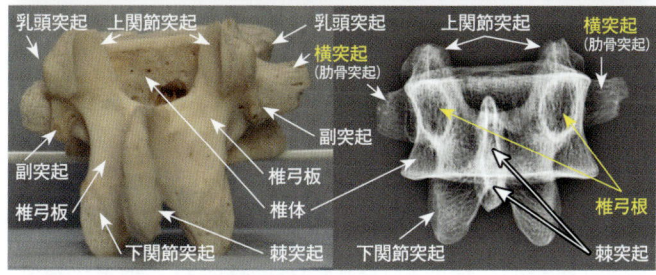

(b) 第3腰椎（L3）　後面画像

3. 第3腰椎（L3）　側面画像（図Ⅰ-41c）

骨標本ステレオ画像

　上椎切痕，下椎切痕，椎体，椎弓根，上関節突起，下関節突起，**横突起（肋骨突起）**，棘突起，乳様突起，**副突起**が観察されます．

骨標本ステレオX線画像

　上椎切痕，下椎切痕，椎体，椎弓根，上関節突起，下関節突起，棘突起、乳頭突起が観察されます．

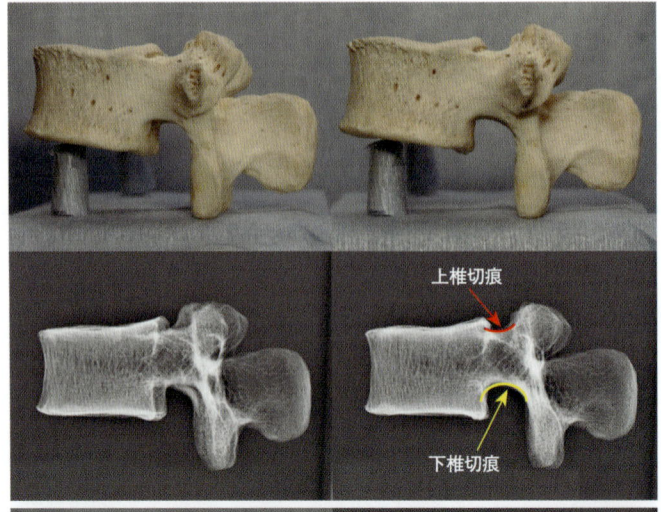

上椎切痕
下椎切痕

上椎切痕　上関節突起　乳頭突起
乳頭突起
副突起
横突起
（肋骨突起）
椎体　椎弓根
下椎切痕
下関節突起　棘突起
椎体　下関節突起　棘突起
椎弓根

(c) 第3腰椎（L3）　側面画像

4. 第3腰椎（L3）　上面画像（図I-41d）

骨標本ステレオ画像

　椎体，上関節突起，横突起（肋骨突起），棘突起，椎弓，椎孔，椎弓根，乳頭突起が観察されます．

骨標本ステレオX線画像

　椎体，上関節突起（**立体視**），横突起（肋骨突起），棘突起，椎弓，椎孔，椎弓根，乳頭突起が観察されます．上関節突起は**立体視**で観察できます．

5. 第3腰椎（L3）　下面画像（図I-41e）

骨標本ステレオ画像

　椎体，下関節突起，横突起（肋骨突起），棘突起，椎弓，椎孔，椎弓根，乳頭突起が観察されます．

骨標本ステレオX線画像

　椎体，下関節突起（**立体視**），横突起（肋骨突起），棘突起，椎弓，椎孔，椎弓根，乳頭突起が観察されます．下関節突起は**立体視**で観察できます．

図I-41 第3腰椎(L3)

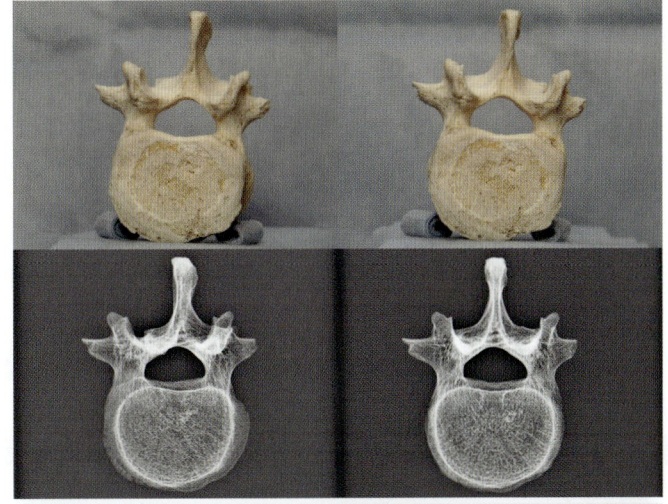

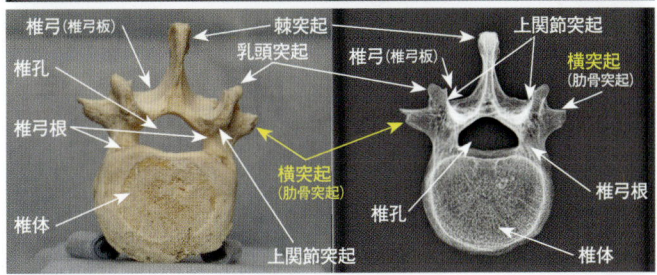

椎弓(椎弓板)　棘突起　上関節突起
椎孔　乳頭突起　椎弓(椎弓板)　横突起(肋骨突起)
椎弓根　横突起(肋骨突起)　椎弓根
椎体　上関節突起　椎孔　椎体

(d) 第3腰椎(L3)　上面画像

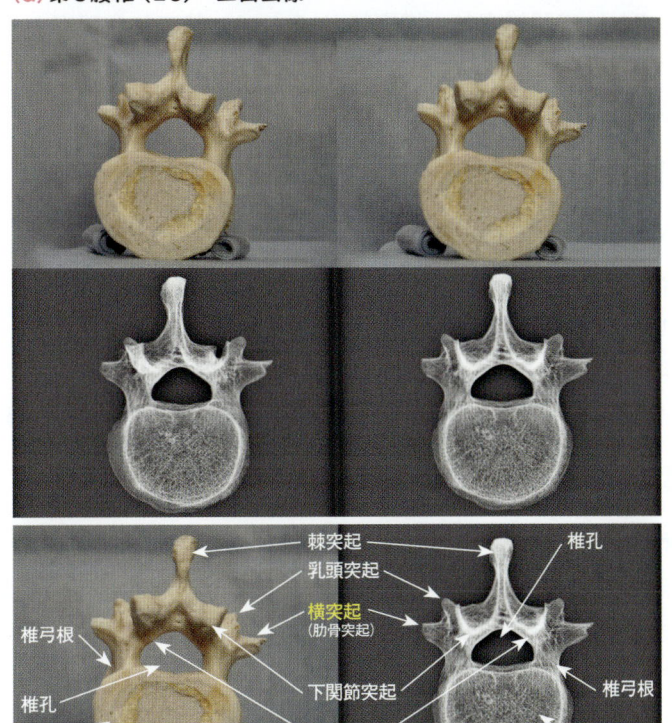

棘突起　椎孔
乳頭突起
椎弓根　横突起(肋骨突起)
椎孔　下関節突起　椎弓根
椎体　椎弓(椎弓板)　椎体

(e) 第3腰椎(L3)　下面画像

I-3 腰椎

骨解剖学名と医療英語名－第3腰椎（L3）

椎孔 (vertebral foramen)
椎体 (vertebral body)
椎弓 (vertebral arch)
椎弓根 (pedicle)
椎弓板 (lamina of vertebral arch)
棘突起 (spinous process)
副突起 (accessory process)
横突起 (肋骨突起)
(transverse process)

乳頭突起 (mamillary process)
上椎切痕※
(superior vertebral notch)
下椎切痕※
(inferior vertebral notch)
上関節突起
(superior articular process)
下関節突起
(inferior articular process)

※上椎切痕，下椎切痕とは，椎骨を側面にみて，椎弓と椎体の間（椎弓根）にある上面と下面の切れ込み（側面からみた曲面の名称）のことです．上椎切痕は左右一対の浅い切れ込みです．下椎切痕は左右一対の深い切れ込みでC3〜L5，仙椎にあります．

Ⅰ-3-④　第4腰椎 (Lumbar vertebra 4：L4)

第4腰椎の骨標本構造と骨標本X線解剖のステレオ画像

骨標本画像でのみみえる構造の解剖学名は青色，骨標本X線画像でのみみえる構造の解剖学名は赤色で表示しています．

　第4腰椎（L4）の骨標本構造と骨標本X線解剖をステレオ画像[8) 9)]で示します．

1.　第4腰椎（L4）　正面画像（図Ⅰ-42a）

骨標本ステレオ画像

　椎体，上関節突起，下関節突起，横突起（肋骨突起），棘突起が観察されます．

骨標本ステレオX線画像

　椎体，上関節突起，下関節突起，横突起（肋骨突起），棘突起，椎弓根が観察されます．

2.　第4腰椎（L4）　後面画像（図Ⅰ-42b）

骨標本ステレオ画像

　椎体，上関節突起，下関節突起，横突起（肋骨突起），椎弓板，棘突起，乳頭突起，副突起が観察されます．

骨標本ステレオX線画像

　椎体，上関節突起，下関節突起，横突起（肋骨突起），棘突起，椎弓根が観察されます．

3.　第4腰椎（L4）　側面画像（図Ⅰ-42c）

骨標本ステレオ画像

　上椎切痕，下椎切痕，椎体，椎弓根，上関節突起，下関節突起，横突起（肋骨突起），棘突起，乳頭突起，副突起が観察されます．

骨標本ステレオX線画像

　上椎切痕，下椎切痕，椎体，椎弓根，上関節突起，下関節突起，棘突起，乳頭突起が観察されます．

図Ⅰ-42 ｜第4腰椎(L4)

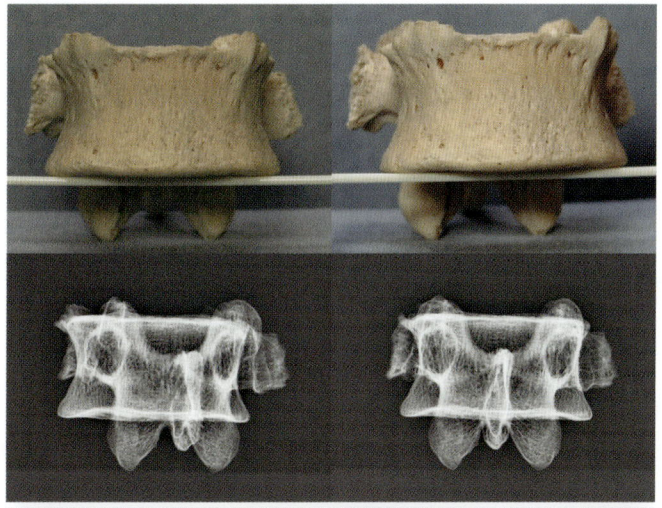

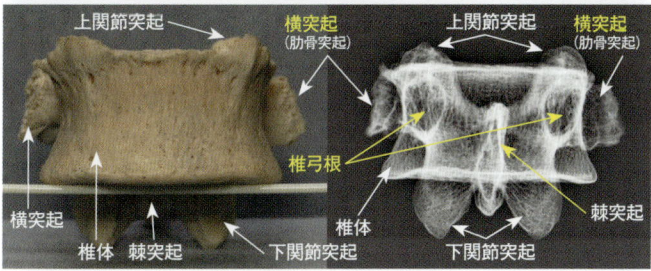

上関節突起　　横突起（肋骨突起）　　上関節突起　　横突起（肋骨突起）

椎弓根

横突起　　椎体　棘突起　　下関節突起　　椎体　下関節突起　棘突起

(a) 第4腰椎（L4）　正面画像

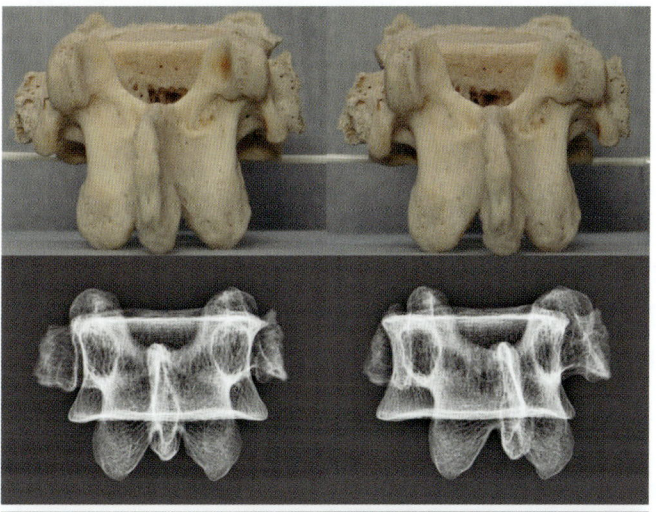

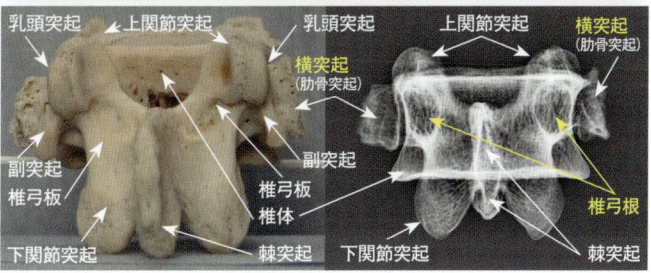

乳頭突起　上関節突起　　乳頭突起　　上関節突起　横突起（肋骨突起）

横突起（肋骨突起）

副突起　副突起　　椎弓根

椎弓板　　椎弓板

椎体

下関節突起　　棘突起　　下関節突起　　棘突起

(b) 第4腰椎（L4）　後面画像

図 I -42　第4腰椎（L4）

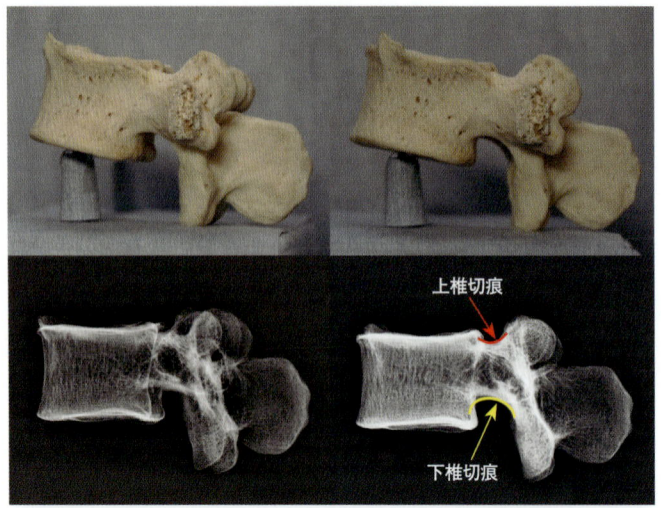

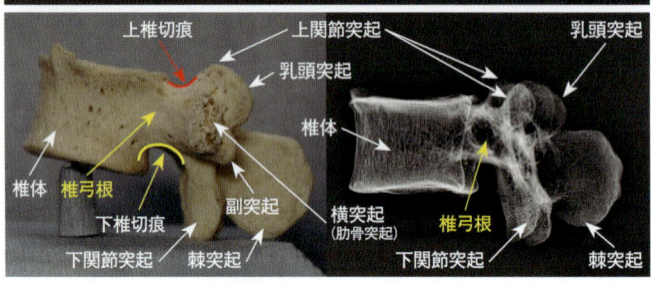

（c）第4腰椎（L4）　側面画像

4. 第4腰椎（L4）　上面画像（図 I -42d）

骨標本ステレオ画像

　椎体，上関節突起，横突起（肋骨突起），棘突起，椎弓，椎孔，椎弓根，乳頭突起が観察されます．

骨標本ステレオ X 線画像

　椎体，上関節突起（**立体視**），横突起（肋骨突起），棘突起，椎弓，椎孔，椎弓根，乳頭突起が観察されます．上関節突起は**立体視**で観察できます．

5. 第4腰椎（L4）　下面画像（図 I -42e）

骨標本ステレオ画像

　椎体，下関節突起，横突起（肋骨突起），棘突起，椎弓，椎孔，椎弓根，乳頭突起，副突起が観察されます．

骨標本ステレオ X 線画像

　椎体，下関節突起（**立体視**），横突起（肋骨突起），棘突起，椎弓，椎孔，椎弓根，乳頭突起が観察されます．下関節突起は**立体視**で観察できます．

図Ⅰ-42　第4腰椎(L4)

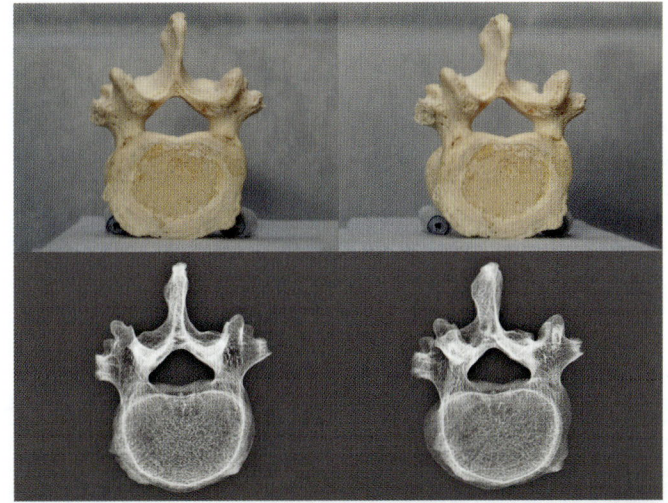

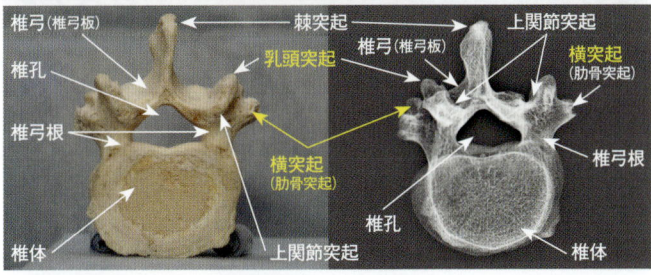

椎弓(椎弓板)　棘突起　椎弓(椎弓板)　上関節突起
椎孔　乳頭突起　横突起(肋骨突起)
椎弓根　横突起(肋骨突起)　椎弓根
椎体　上関節突起　椎孔　椎体

(d) 第4腰椎(L4)　上面画像

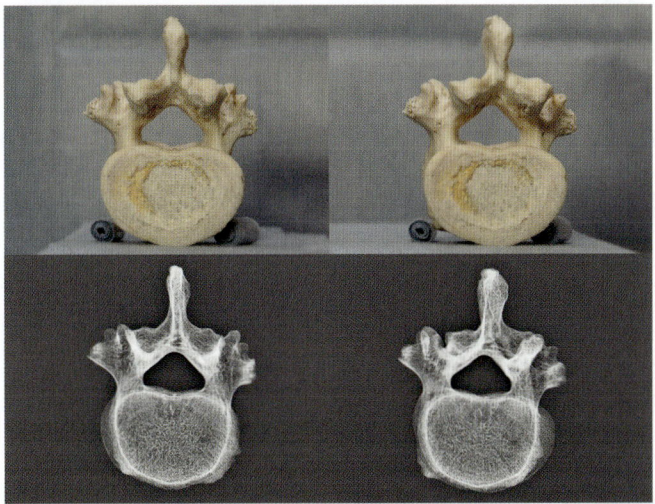

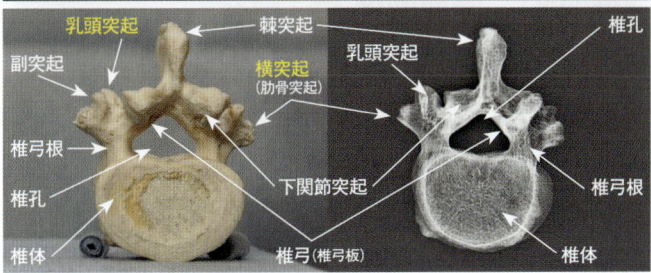

乳頭突起　棘突起　椎孔
副突起　横突起(肋骨突起)　乳頭突起
椎弓根　椎弓根
椎孔　下関節突起　椎体
椎体　椎弓(椎弓板)

(e) 第4腰椎(L4)　下面画像

骨解剖学名と医療英語名－第4腰椎（L4）

椎孔 (vertebral foramen)	上椎切痕※
椎体 (vertebral body)	(superior vertebral notch)
椎弓 (vertebral arch)	下椎切痕※
椎弓根 (pedicle)	(inferior vertebral notch)
椎弓板 (lamina of vertebral arch)	上関節突起
棘突起 (spinous process)	(superior articular process)
副突起 (accessory process)	下関節突起
横突起(肋骨突起)(transverse process)	(inferior articular process)
乳頭突起 (mamillary process)	

※上椎切痕，下椎切痕とは，椎骨を側面にみて，椎弓と椎体の間（椎弓根）にある上面と下面の切れ込み（側面からみた曲面の名称）のことです．上椎切痕は左右一対の浅い切れ込みです．下椎切痕は左右一対の深い切れ込みでC3〜L5，仙椎にあります．

Ⅰ-3-⑤ 第5腰椎（Lumbar vertebra 5：L5）

第5腰椎の骨標本構造と骨標本X線解剖のステレオ画像

骨標本画像でのみみえる構造の解剖学名は青色，骨標本X線画像でのみみえる構造の解剖学名は赤色で表示しています．

　第5腰椎（L5）の骨標本構造と骨標本X線解剖をステレオ画像[7)8)]で示します．

1. 第5腰椎（L5）　正面画像（図Ⅰ-43a）

骨標本ステレオ画像

　椎体，上関節突起，下関節突起，横突起（肋骨突起），棘突起が観察されます．

骨標本ステレオX線画像

　椎体，上関節突起，下関節突起，横突起（肋骨突起），棘突起，椎弓根が観察されます．

2. 第5腰椎（L5）　後面画像（図Ⅰ-43b）

骨標本ステレオ画像

　椎体，上関節突起，下関節突起，横突起（肋骨突起），椎弓板，棘突起，乳頭突起，副突起が観察されます．

骨標本ステレオX線画像

　椎体，上関節突起，下関節突起，横突起（肋骨突起），棘突起，椎弓根が観察されます．

3. 第5腰椎（L5）　側面画像（図Ⅰ-43c）

骨標本ステレオ画像

　上椎切痕，下椎切痕，椎体，椎弓根，上関節突起，下関節突起，横突起（肋骨突起），棘突起，乳頭突起，副突起が観察されます．

骨標本ステレオX線画像

　上椎切痕，下椎切痕，椎体，椎弓根，上関節突起，下関節突起，乳頭突起，棘突起が観察されます．

図Ⅰ-43　第5腰椎(L5)

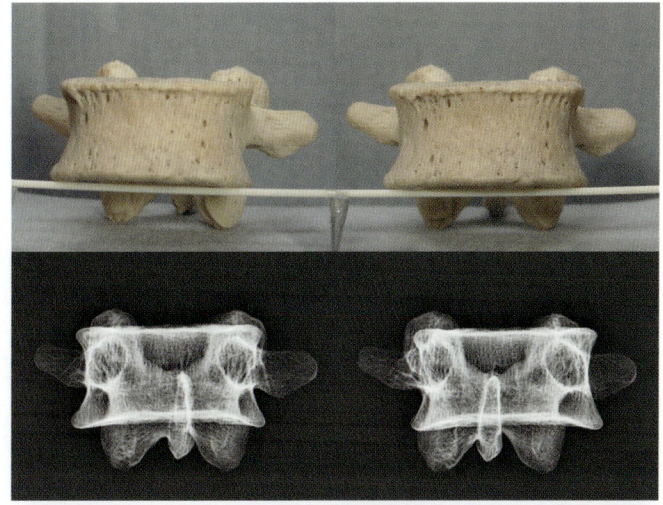

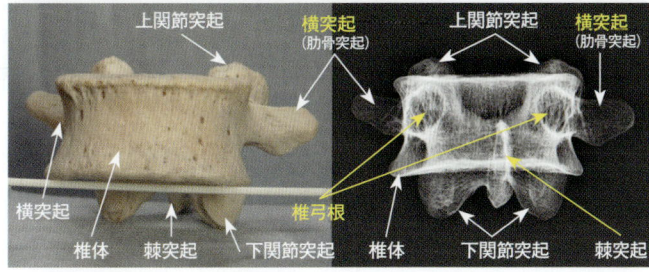

上関節突起　　横突起
　　　　　　　(肋骨突起)　　　　　　上関節突起　　横突起
　　　　　　　　　　　　　　　　　　　　　　　　(肋骨突起)

横突起　　　　　　　　　　　　　　　　　　　　　　　椎弓根

椎体　　棘突起　　下関節突起　　椎体　　下関節突起　　棘突起

(a) 第5腰椎(L5)　正面画像

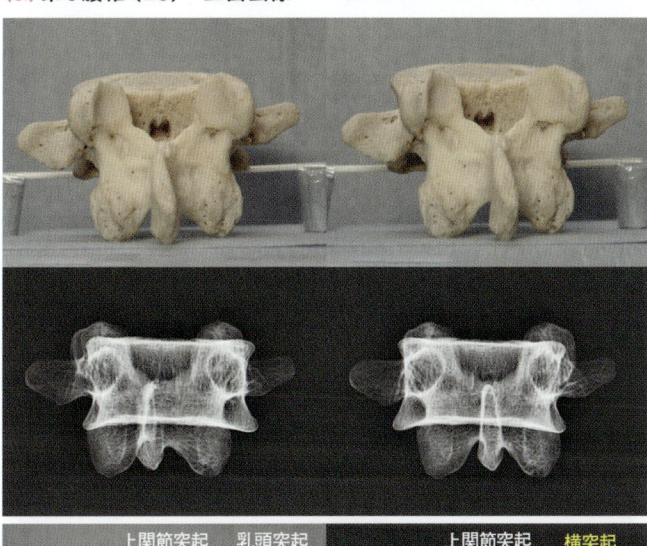

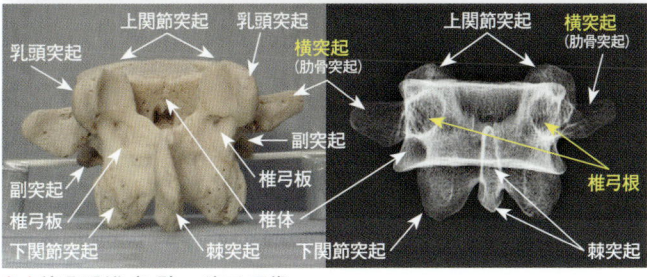

上関節突起　　乳頭突起　　　　　　　　上関節突起　　横突起
　　　　　　　　　　　　　横突起　　　　　　　　　　(肋骨突起)
乳頭突起　　　　　　　　　(肋骨突起)

　　　　　　　　　　副突起

　　　　　　　椎弓板

副突起　　　　　椎体　　　　　　　　　　　　　　　　椎弓根
椎弓板
下関節突起　　　棘突起　　下関節突起　　　　　　　棘突起

(b) 第5腰椎(L5)　後面画像

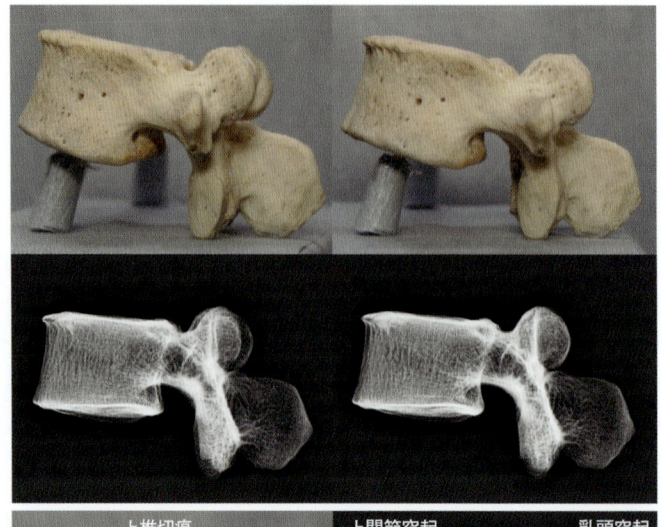

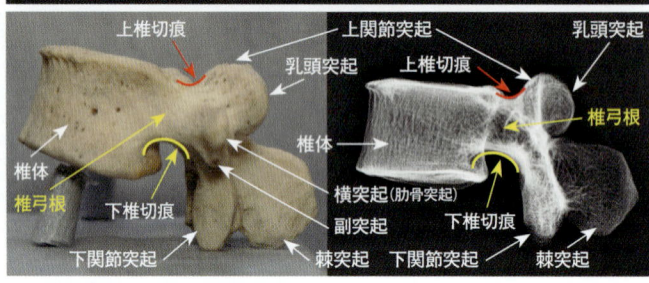

(c)第5腰椎（L5） 側面画像

4. 第5腰椎（L5） 上面画像（図I-43d）

骨標本ステレオ画像

椎体，上関節突起，横突起（肋骨突起），棘突起，椎弓，椎孔，椎弓根，乳頭突起が観察されます．

骨標本ステレオX線画像

椎体，上関節突起（**立体視**），横突起（肋骨突起），棘突起，椎弓，椎孔，椎弓根，乳頭突起が観察されます．上関節突起は**立体視**で観察できます．

5. 第5腰椎（L5） 下面画像（図I-43e）

骨標本ステレオ画像

椎体，下関節突起，横突起（肋骨突起），棘突起，椎弓，椎孔，椎弓根，乳頭突起，副突起が観察されます．

骨標本ステレオX線画像

椎体，下関節突起（**立体視**），横突起（肋骨突起），棘突起，椎弓，椎孔，椎弓根，乳頭突起が観察されます．下関節突起は**立体視**で観察できます．

Ⅰ . 3 腰椎

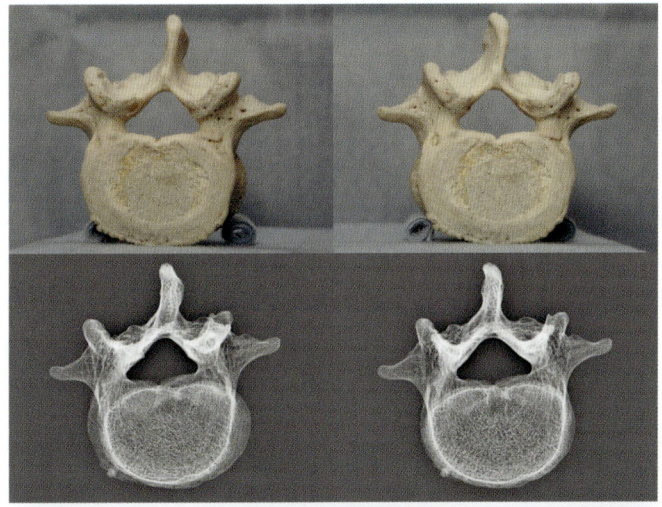

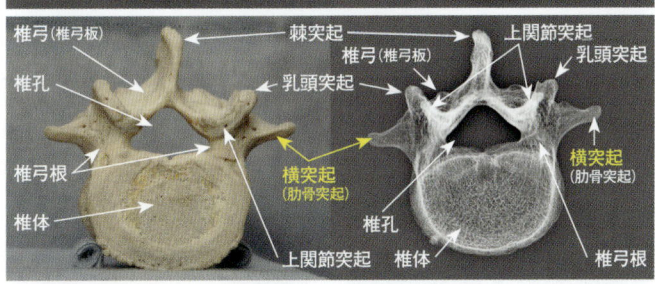

椎弓(椎弓板)　　棘突起　　椎弓(椎弓板)　上関節突起
椎孔　　　　　　乳頭突起　　　　　　　乳頭突起
　　　　　　　　　　　　　　　　　　　横突起
椎弓根　　　　　横突起　　　　　　　　(肋骨突起)
椎体　　　　　　(肋骨突起)
　　　　　　　上関節突起　椎孔　椎体　椎弓根

(d) 第5腰椎(L5)　上面画像

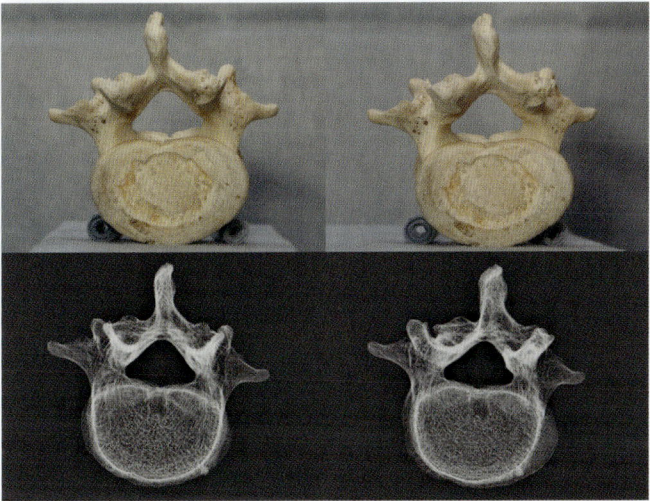

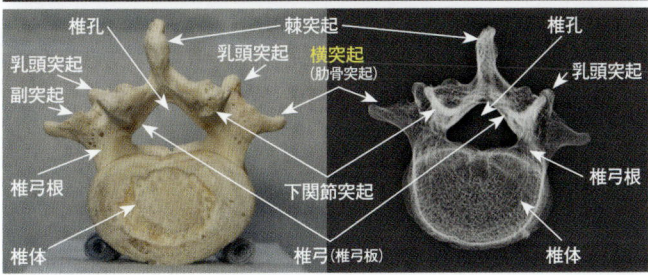

椎孔　　　　　棘突起　　　　　　椎孔
乳頭突起　　　乳頭突起　　横突起
副突起　　　　　　　　　　(肋骨突起)　乳頭突起
椎弓根　　　　下関節突起　　　　　椎弓根
椎体　　　　椎弓(椎弓板)　　　　椎体

(e) 第5腰椎(L5)　下面画像

6. Dog's sign 第4, 5腰椎　斜位X線画像

　腰椎の斜位のX線画像は，椎弓根，椎弓板，横突起，棘突起，上関節突起，下関節突起の特有の形と厚さの違いのため，X線吸収差によって，犬のイラストのようにみえることから，dog's sign（スコッチテリア）ともよばれています．

　図Ⅰ-43fから，椎弓根（目），椎弓板（首），前側の横突起（鼻），前の上関節突起（耳），後ろの上関節突起（しっぽ），前の下関節突起（前足），後ろの下関節突起と棘突起の重なり（後ろ足）の形にみえることが確認できます．

　椎弓板の椎弓根側のいちばん厚さの薄い峡部に亀裂があると，亀裂部の骨が開きX線の透過度が多くなるため，亀裂部が黒くX線画像上に写ります．この位置がDog's signの首の部分になり，X線画像上で犬が首輪をしたように写ります（図Ⅰ-43g, h）．この首輪があると腰椎分離症と診断されます．

図Ⅰ-43　｜Dog's sign（第4, 5腰椎斜位画像）｜

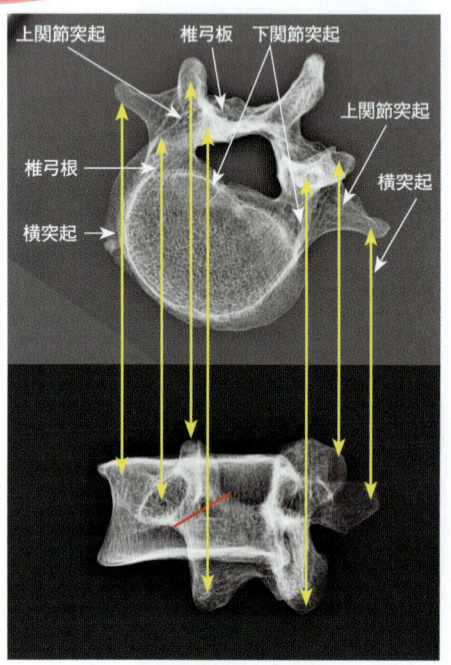

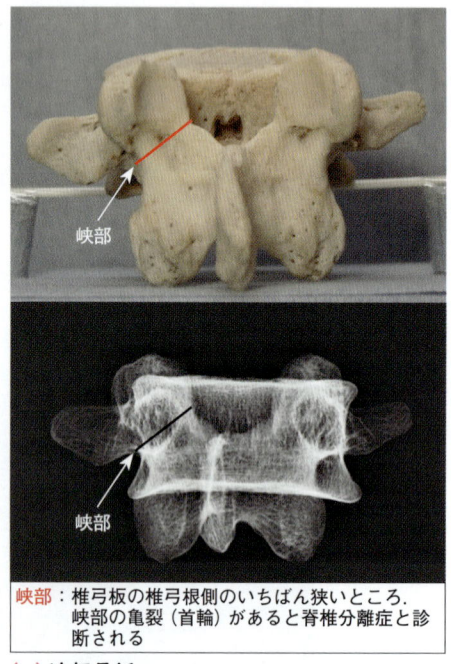

（f）第5腰椎（L5）　斜位X線画像
Dog's sign（スコッチテリア）の位置関係．

峡部：椎弓板の椎弓根側のいちばん狭いところ．
峡部の亀裂（首輪）があると脊椎分離症と診断される

（g）峡部骨折
峡部が骨折するとdog's signに黒い首輪がみえる．

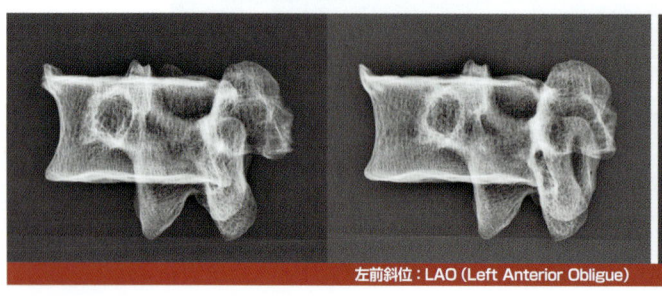
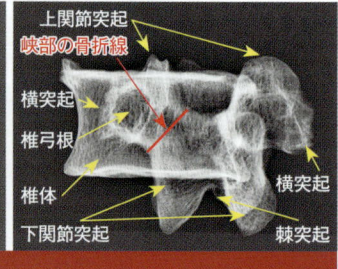

左前斜位：LAO（Left Anterior Obligue）

144

（つづき）

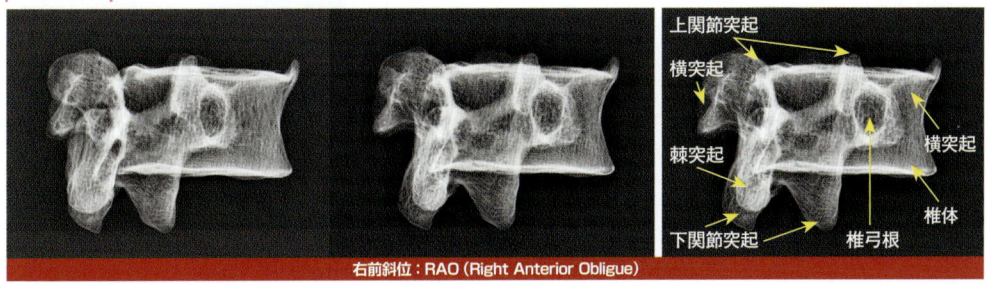

右前斜位：RAO (Right Anterior Obligue)

(h) 第4腰椎（L4）　斜位X線画像
L4のdog's sign（スコッチテリア）.

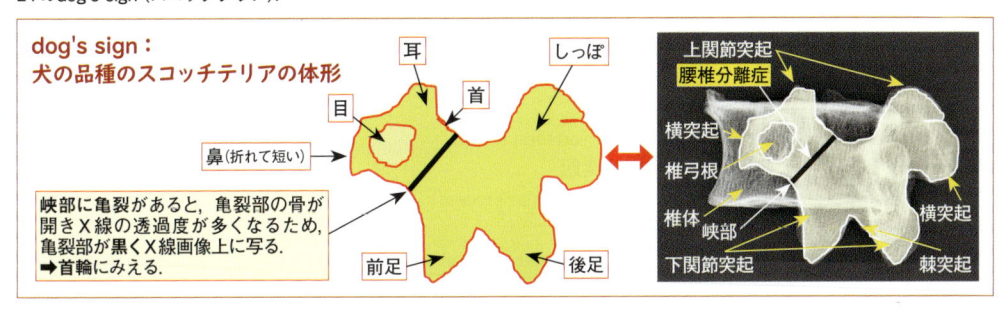

dog's sign：
犬の品種のスコッチテリアの体形

耳　首　しっぽ
目
鼻(折れて短い)

峡部に亀裂があると，亀裂部の骨が
開きX線の透過度が多くなるため，
亀裂部が黒くX線画像上に写る.
➡首輪にみえる.

前足　後足

上関節突起
腰椎分離症
横突起
椎弓根
椎体
峡部
下関節突起
横突起
棘突起

図Ⅰ-43　第5腰椎（L5）

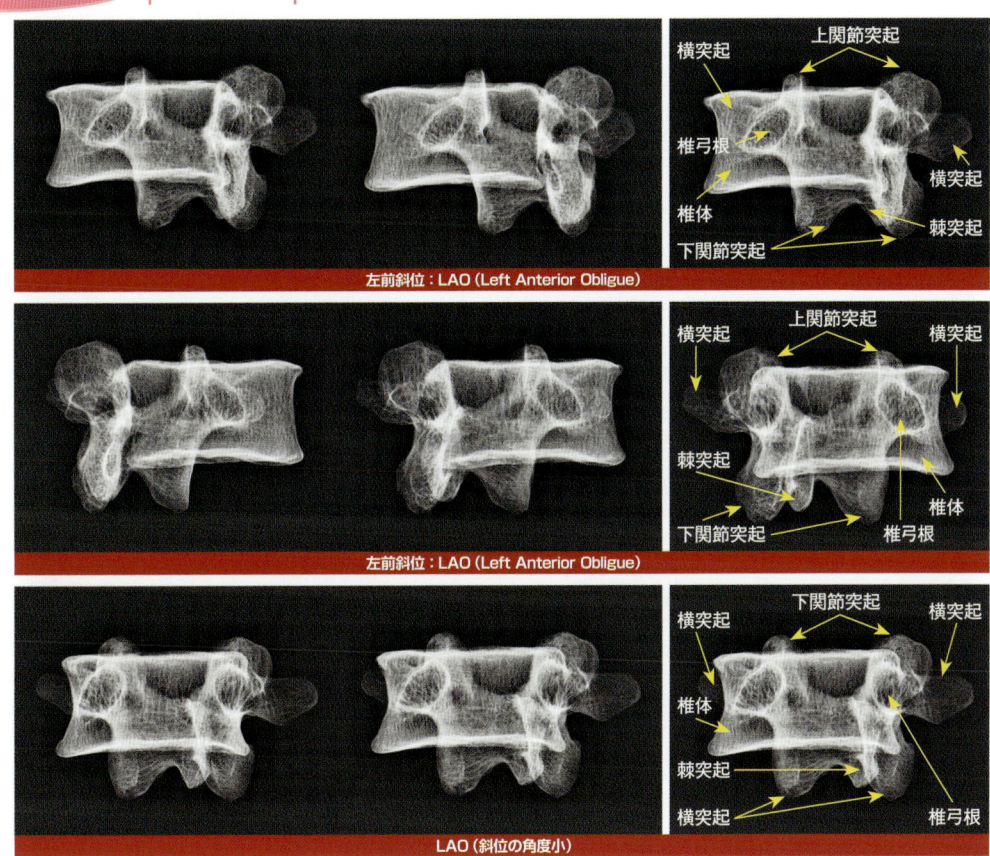

左前斜位：LAO (Left Anterior Obligue)

左前斜位：LAO (Left Anterior Obligue)

LAO（斜位の角度小）

（i）第5腰椎　斜位X線画像
L5のdog's sign（スコッチテリア）.

Ⅰ-3　腰椎

145

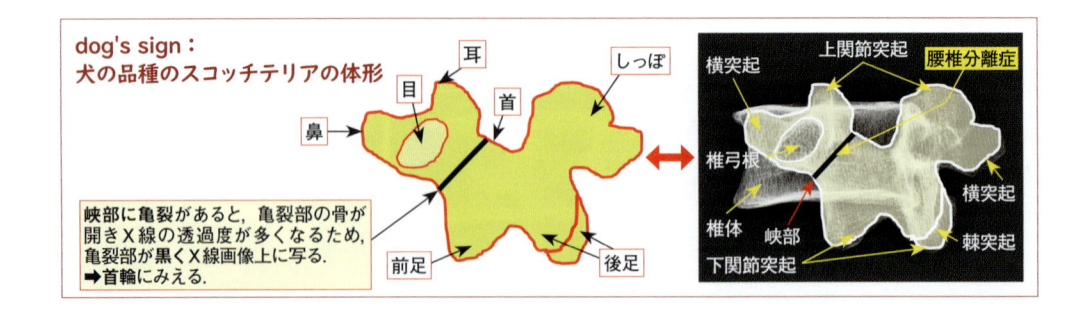

dog's sign：
犬の品種のスコッチテリアの体形

耳
目
鼻
首
しっぽ
前足
後足

峡部に亀裂があると，亀裂部の骨が開きX線の透過度が多くなるため，亀裂部が黒くX線画像上に写る．
➡首輪にみえる．

横突起
上関節突起
腰椎分離症
椎弓根
横突起
椎体　峡部
棘突起
下関節突起

 骨解剖学名と医療英語名 − 第5腰椎（L5）

椎孔 (vertebral foramen)
椎体 (vertebral body)
椎弓根 (pedicle)
椎弓板 (lamina of vertebral arch)
棘突起 (spinous process)
副突起 (accessory process)
横突起 (肋骨突起) (transverse process)
乳頭突起 (mamillary process)

上椎切痕※
(superior vertebral notch)
下椎切痕※
(inferior vertebral notch)
上関節突起
(superior articular process)
下関節突起
(inferior articular process)

※上椎切痕，下椎切痕とは，椎骨を側面にみて，椎弓と椎体の間（椎弓根）にある上面と下面の切れ込み（側面からみた曲面の名称）のことです．上椎切痕は左右一対の浅い切れ込みです．下椎切痕は左右一対の深い切れ込みでC3〜L5，仙椎にあります．

腰椎周辺部の解剖

　腰椎の周辺部には腹腔があり腹部臓器をおさめています．腹腔は横行結腸を境として上腹部と下腹部に分けられ，腹部X線撮影時は上腹部の臓器の診断か下腹部の臓器の診断かで，撮影範囲を分ける必要があります．上腹部には，肝・胆・膵・胃・脾臓が含まれます[3)11)13)]（図I A-3ⓐ）．

1. 腹腔臓器と腹部血管のステレオ解剖図（図I A-3ⓐ）

3DCT画像を利用した解剖図

　腹腔動脈が門脈，肝静脈，横行結腸と重なるため見えないので，腹腔動脈は動脈のみのステレオ解剖図で確認してください（図I A-3ⓒ, ⓓ；150頁）．この解剖図で重要なのは，各臓器の位置関係と形を確認することです．

図I A-3ⓐ　腹腔内の臓器と腹部血管

動脈，静脈，門脈，結腸　重ね合わせ　ステレオ視

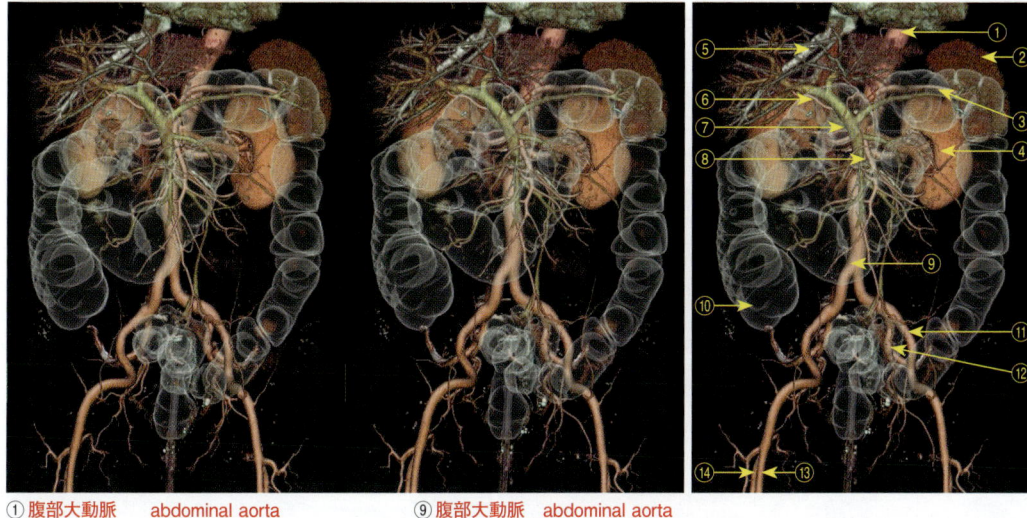

① 腹部大動脈	abdominal aorta	⑨ 腹部大動脈	abdominal aorta
② 脾臓	spleen	⑩ 大腸	large intestine（回盲弁から肛門までの部分．盲腸，結腸，直腸および肛門管）
③ 脾動脈	splenic artery		
④ 腎臓	kidney	結腸	colon（大腸のうち盲腸から直腸の手前までの部分）
⑤ 肝静脈	hepatic vein	⑪ 外腸骨動脈	external iliac artery
⑥ 右肝動脈	right hepatic artery	⑫ 内腸骨動脈	internal iliac artery
⑦ 門脈	portal vein	⑬ 大腿動脈	femoral artery
⑧ 上腸間膜動脈	superior mesenteric artery	⑭ 大腿深動脈	profunda femoris artery

（注）横隔膜から上は胸部大動脈，横隔膜から下は腹部大動脈

　門脈は胃と腸から吸収された物質を肝臓に運ぶ役割を担い，肝臓でそれらを代謝[※]し，栄養分（糖質）をグリコーゲンとして貯蔵しています[3)]（図I A-3ⓑ）．

　その理由で，腹部大動脈は上腹部から骨盤方向に下行して流れるのに対し，門脈は腸管などで吸収した物質を静脈血で運び，上および下腸間膜静脈と脾静脈などとの合流により作られ，下大静脈の前を上行して流れています．

　胃と腸（十二指腸，小腸，大腸など）の腹部臓器から静脈が集まるので，血管が太くなっています（図I A-3ⓚ；黄緑色の血管；154頁）．そして肝臓では，右肝から左肝に左右に

花がひらくように分配されています（図ⅠA-3ⓦ；161頁）．

　肝静脈は門脈に傘をさすような形でかぶさり，下大静脈に静脈を送っていると考えると形がイメージしやすいでしょう（図ⅠA-3ⓥ, ⓧ；薄水色の血管；161, 162頁）．

図ⅠA-3ⓑ ｜門脈と周辺臓器｜

門脈　ステレオ画像

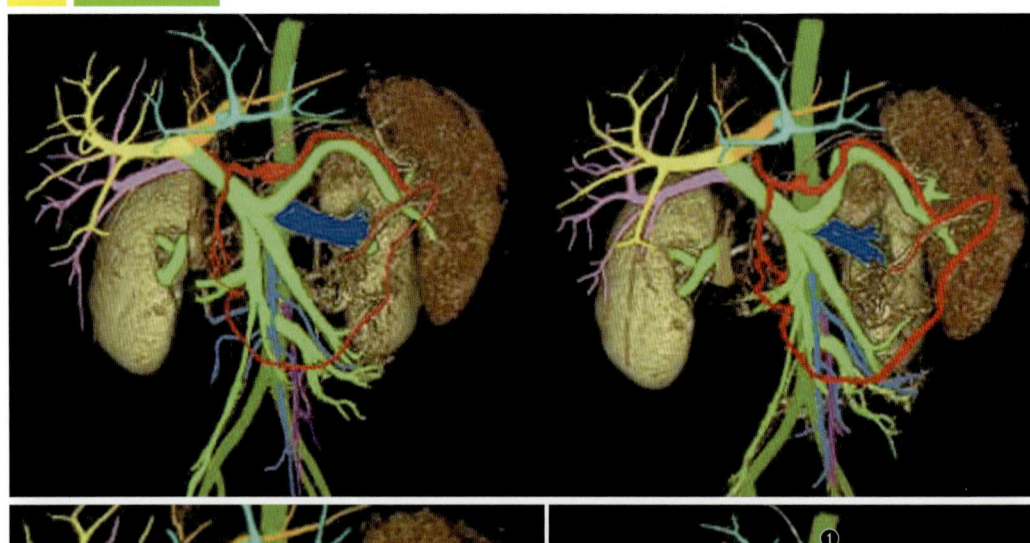

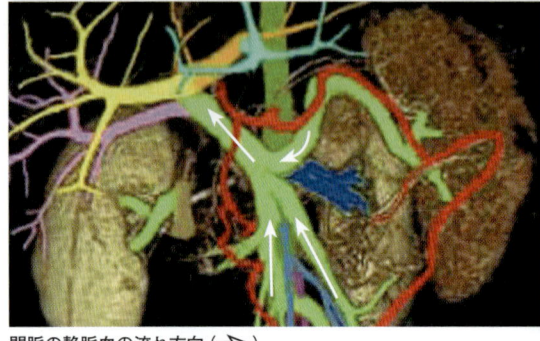

門脈の静脈血の流れ方向（⇒）

①	腹部大動脈	abdominal aorta
②	門脈本幹	main trunk of portal vein
③	右前区域枝	right anterior segmental branch
④	右後区域枝	right posterior segmental branch
⑤	内側区域枝	medial segmental branch
⑥	左門脈一次枝	first branch of left portal vein
⑦	腹腔動脈	celiac artery
⑧	上腸間膜動脈	superior mesenteric artery
⑨	下腸間膜動脈	inferior mesenteric artery
⑩	総腸骨動脈	common iliac artery
⑪R	右胃大網動脈	right gastroepiploic artery
⑪L	左胃大網動脈	left gastroepiploic artery

（※血管の色と血管名の色は一致させている）

⑫	腎臓	kidney
⑬	脾臓	spleen
⑭	腎静脈	renal vein
⑮	脾静脈	splenic vein
⑯	上腸間膜静脈	superior mesenteric vein

2. 腹腔の血管解剖図

(1) 腹腔動脈

　腹腔※の臓器に酸素を送るために，第1腰椎(L1)のあたりから左右の腹腔に酸素を送る腹腔動脈が分岐し，左の脾臓，右の肝臓，胃十二指腸，後腹膜※の膵臓を栄養します(図ⅠA-3❸, ❹).

　膵臓は左右に長いため，腹腔動脈から右に分岐した胃十二指腸と，左に分岐した脾動脈から酸素が供給されています(図ⅠA-3❺；151頁).

　腹腔動脈の走行と分岐はバリエーションが多く，がんの治療時はX線造影検査で血管を確認しながら治療を行っています．例えば，右肝動脈は，腹腔動脈から分岐している症例もあれば，上腸間膜動脈から分岐している症例もあります(図ⅠA-3❻；151頁).

　腹部血管を，ステレオ解剖図と，血管が細く血管造影で描出できない解剖はイラスト解剖図で示します(図ⅠA-3❹, ❺).

　解剖図に利用している血管はX線造影剤で描出しているため(図ⅠA-3❻)，X線造影剤がある血管しか描出されません．このため，臨床で必要な重要な血管はカラーイラスト(色鉛筆)で解剖図を作成しています.

用│語│解│説

※腹腔 (abdominopelvic cavity)

腹壁，横隔膜，骨盤によって囲まれた腔所．骨盤上口の面を仮定して，それより下方を骨盤腔とよんで区別しているが，しかし，骨盤腔も腹腔に含める場合もある．腹腔内には消化器の大部分，胃，小腸と大腸の大部分，肝臓，脾臓を含む.
後腹膜器官(腹膜の後ろ側で後腹壁に固定される)には，十二指腸，膵臓，腎臓，副腎，上行結腸，下行結腸などがある.

※腹膜

中皮と結合組織の薄い層からなる漿膜．腹腔を裏打ちし，その中に含まれる内臓の大部分を覆う[1].

(2) 腹腔動脈とクイノー(Couinaud)の肝区域解剖図

　カラーイラストで，血管名ごとに色を変え確認しやすくしています(図ⅠA-3❼〜⓭；152〜156頁).臨床では"SMA"(superior mesenteric artery；上腸間膜動脈)と略号で表現されているため，英語名を何の略か確認できるように記載しています．また，臨床に使われている肝区域分類(クイノーの肝区域分類S1〜S8)も記載しています.

3. クイノー(Couinaud)の肝区域解剖図

(1) クイノー(Couinaud)の肝区域ステレオ解剖図[14]　(図ⅠA-3❼；152頁)

　Couinaudは，門脈の鋳型標本に基づいて肝を8つの区域としてSegment 1〜Segment 8(S1〜S8)に分け，臨床で肝がん治療の肝動脈化学塞栓療法(TACE：Transcatheter arterial chemoembolization)時に，治療部位のどこを治療したかの説明に利用されています．TACEとは，肝動脈の中に細いチューブ(カテーテル)を通して肝がんのある場所に直接抗がん剤を入れ，かつ，がんの場所を塞栓物質でつめる治療です.

　この解剖図は，実際のCT検査でX線造影された肝臓を，肝区域分類で色分けしたステレオ解剖図になっています[14]．左右に回転した12方向，上下に回転した12方向のステレオ解剖図をPDFで作成しています(ほかの方向のPDFをご希望の方は筆者までご連絡ください).

腹部血管 **ステレオ画像**

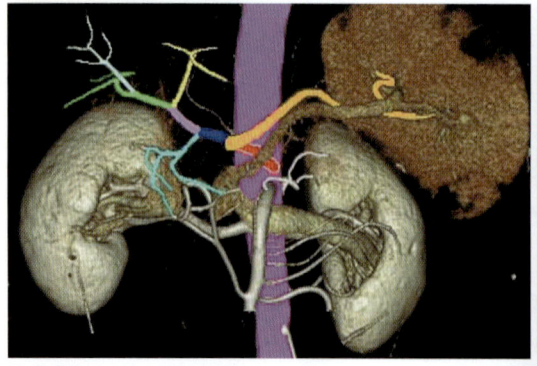 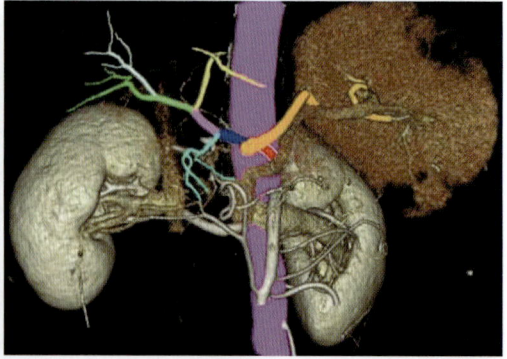

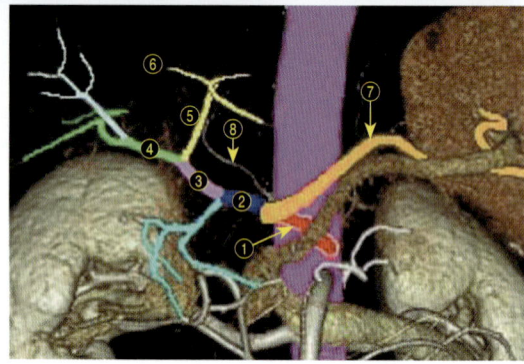

① 腹腔動脈　　　celiac artery
② 総肝動脈　　　common hepatic artery
③ 固有肝動脈　　proper hepatic artery
④ 右肝動脈　　　right hepatic artery
⑤ 左肝動脈　　　left hepatic artery
⑥ 中肝動脈 (SⅣ)　middle hepatic artery
⑦ 脾動脈　　　　splenic artery
⑧ 下横隔膜動脈　inferior phrenic artery

図IA-3 ⓓ ─ 腹腔動脈とクイノーの肝区域

腹腔動脈

① 腹腔動脈　celiac artery
② 総肝動脈　common hepatic artery
③ 固有肝動脈　proper hepatic artery
④ 右肝動脈　　　right hepatic artery
⑤ 左肝動脈　　　left hepatic artery
⑥ 中肝動脈 (S Ⅳ)
　　　middle hepatic artery
⑦ 胆嚢動脈　cystic artery
⑧ 脾動脈　　splenic artery
⑨ 左胃動脈　left gastric artery
⑩ 後膵動脈　dorsal pancreatic artery
⑪ 大膵動脈　great pancreatic artery
⑫A 胃十二指腸動脈
　　　gastroduodenal artery
⑫B 右胃大網動脈
　　　right gastroepiploic artery
⑬ 左胃大網動脈
　　　left gastroepiploic artery

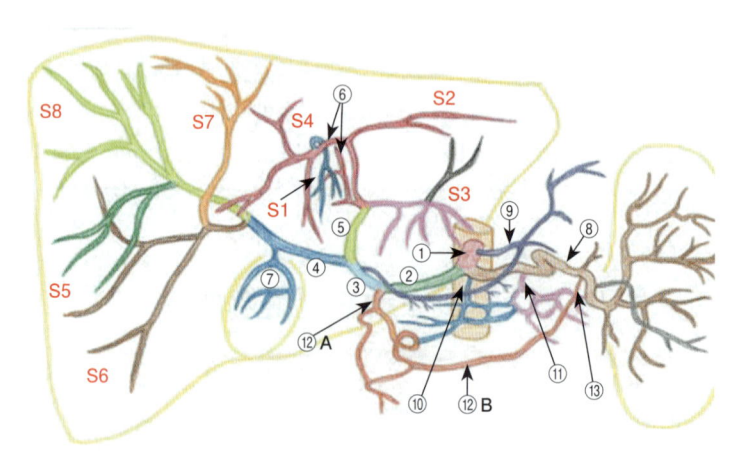

Segments (Couinaud)
SⅠ　Caudate lobe
SⅡ　左背外側区域枝　　left dorso-lateral branch
SⅢ　左腹外側区域枝　　left ventro-lateral branch
SⅣ　中肝動脈　middle hepatic artery
SⅤ　右前区域枝 (SⅤ, SⅧ) right anterior segmental branch
SⅧ　右前区域枝 (SⅤ, SⅧ) right anterior segmental branch
SⅥ　右後区域枝 (SⅥ, SⅦ) right posterior segmental branch
SⅦ　右後区域枝 (SⅥ, SⅦ) right posterior segmental branch

図ⅠA-3 ⓔ 膵の動脈

膵の動脈

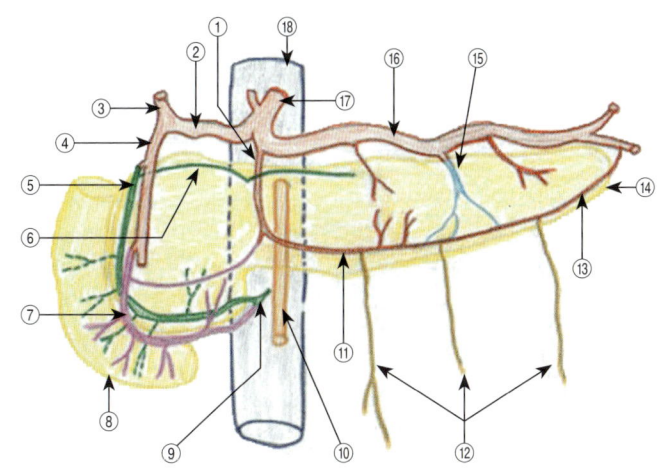

① 後膵動脈　　dorsal pancreatic artery
② 総肝動脈　　common hepatic artery
③ 固有肝動脈　proper hepatic artery
④ 胃十二指腸動脈　gastroduodenal artery
⑤ 後上膵十二指腸動脈弧
　posterior superior pancreaticoduodenal
　arterial arcade
⑥ 後膵吻合枝
　posterior pancreatic arterial arcade
⑦ 前上膵十二指腸動脈弧　anterior superior
　pancreaticoduodenal arterial arcade
⑧ 十二指腸　　duodenum
⑨ 下膵十二指腸動脈
　inferior pancreaticoduodenal artery
⑩ 上腸間膜動脈　superior mesenteric artery
⑪ 横行膵動脈　transverse pancreatic artery
⑫ 後大綱動脈　posterior epiploic artery
⑬ 膵尾動脈　　caudal pancreatic artery
⑭ 膵　　　　　pancreas
⑮ 大膵動脈　　great pancreatic artery
⑯ 脾動脈　　　splenic artery
⑰ 腹腔動脈　　celiac artery
⑱ 大動脈　　　aorta

図ⅠA-3 ⓕ 腹腔動脈のバリエーションの例

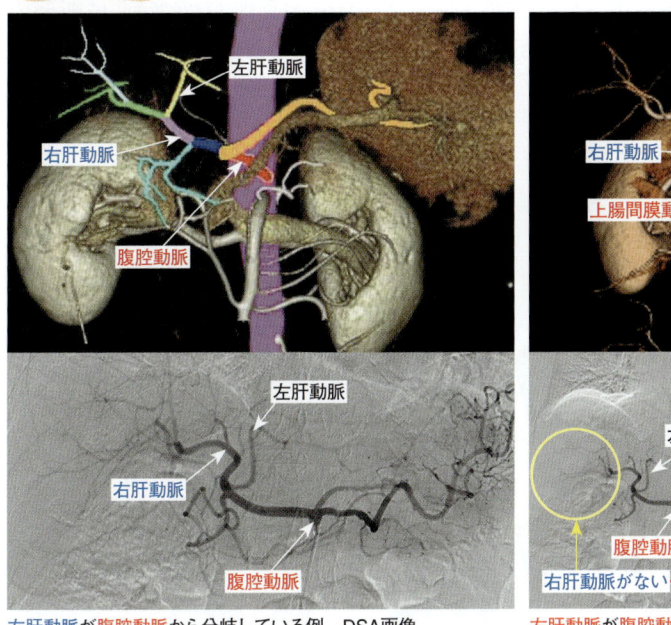

右肝動脈が腹腔動脈から分岐している例　DSA画像

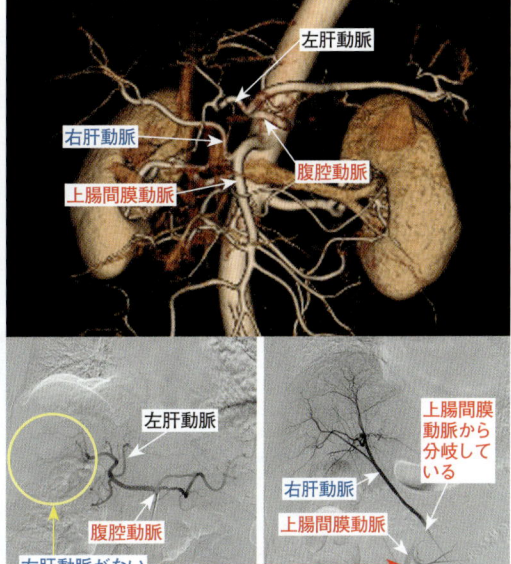

右肝動脈が腹腔動脈から分岐している例　DSA画像

DSA (Digital Subtraction Angiography)：血管を写すためにX線を吸収するX線造影剤を血管に注入し，X線を照射することで，X線造影剤によって，X線が吸収された部分を血管の形として描出する方法．DSAは，その画像から骨など血管以外を引き算し，血管のみを画像として残した画像（上図）．

DA (Digital Angiography)：DSA (Digital Subtraction Angiography) の骨（造影剤以外）を引き算処理する前の画像（右図）．

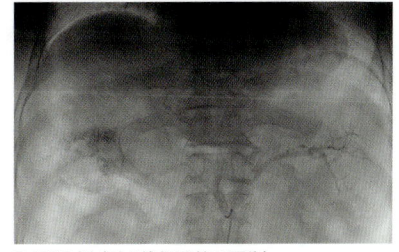

DA画像例（引き算処理前の画像）

Couinaud の区域分類
（門脈の区域から8区域を規定）

肝臓の区分
(S2) segmentⅡ：左葉　外側上区域
(S3) segmentⅢ：左葉　外側下区域
(S4) segmentⅣ：左葉　内側区域
(S1) segmentⅠ：尾状葉
(S8) segmentⅧ：右葉　前上区域
(S5) segmentⅤ：右葉　前下区域
(S7) segmentⅦ：右葉　後上区域
(S6) segmentⅥ：右葉　後下区域

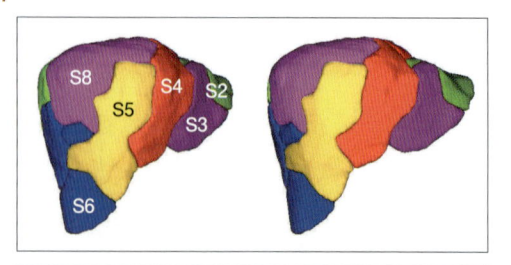

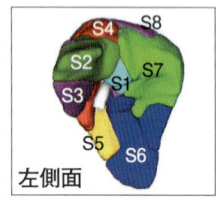

左側面

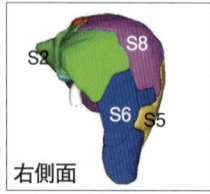

右側面

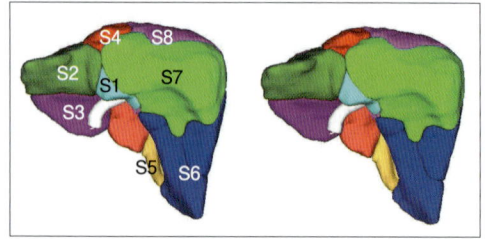

---

(2) クイノー（Couinaud）の肝区域：MPR解剖図，Axial画像　肝区域分類[15]（図IA-3 h）

　クイノーの肝区域を肝臓の断面であらわした解剖図です．この解剖図はAxial画像（横断面）です．断面の場所が確認できるように，3DCT画像とCoronal画像（冠状断面）に断面の位置を線で表示しています（ほかの断面のPDFをご希望の方は筆者までご連絡ください）．

図IA-3 h クイノーの肝区域：MPR解剖図，Axial画像　肝区域分類

肝 Couinaudの区域分類と肝 MPR Couinaudの区域分類（門脈の区域から8区域を規定）

肝臓の区分
(S2) segmentⅡ：左葉　外側上区域
(S3) segmentⅢ：左葉　外側下区域
(S4) segmentⅣ：左葉　内側区域
(S1) segmentⅠ：尾状葉
(S8) segmentⅧ：右葉　前上区域
(S5) segmentⅤ：右葉　前下区域
(S7) segmentⅦ：右葉　後上区域
(S6) segmentⅥ：右葉　後下区域

Anterior View

Posterior View

RHV：右肝静脈
MHV：中肝静脈
LHV：左肝静脈

Couinaud 亜区域と肝静脈の関係

MHV：中肝静脈→右葉と左葉の境界

LHV：左肝静脈→左内側区域と外側区域の境界

RHV：右肝静脈→右葉　前区域と後区域の境界

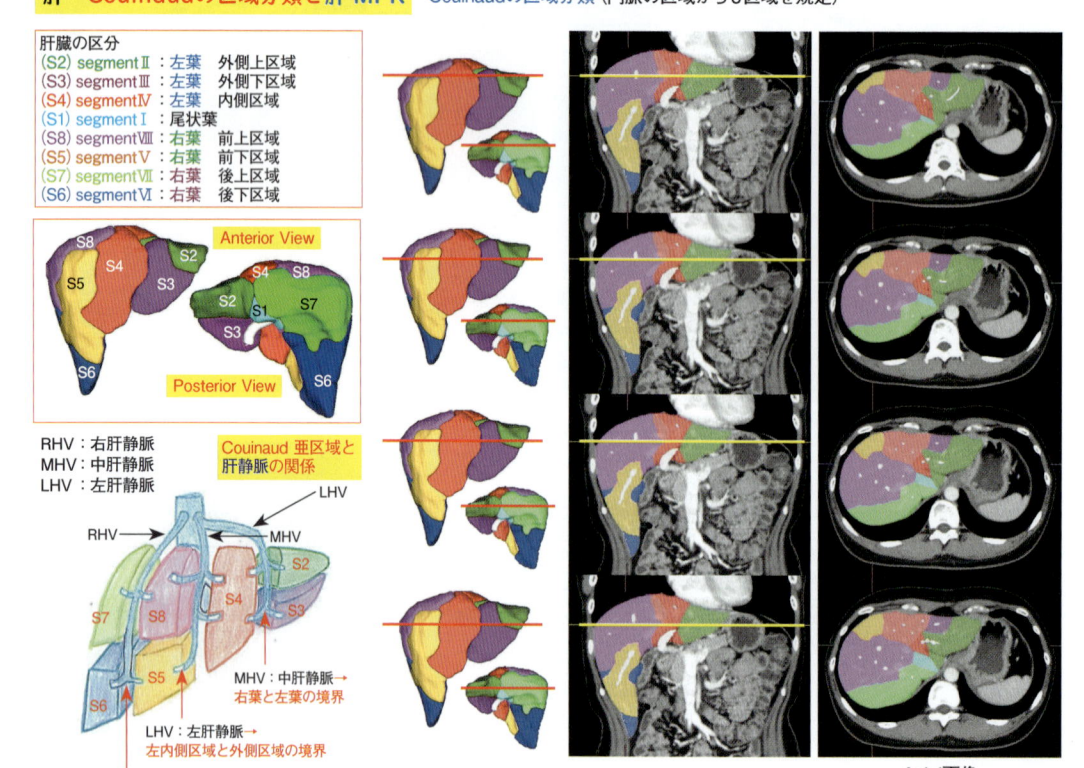

Axial画像

(3) クイノーの肝区域：MPR解剖図，Sagittal画像，肝区域分類[14]（図ⅠA-3ⓘ）

　クイノーの肝区域を肝臓の断面であらわした解剖図で，この解剖図はSagittal画像（矢状断面）です．断面の場所が確認できるように，3DCT画像とCoronal画像（冠状断面）に，断面の位置を線で表示しています（ほかの断面のPDFをご希望の方は筆者までご連絡ください）．

(4) クイノーの肝区域：MPR解剖図，Coronal画像，肝区域分類[14]（図ⅠA-3ⓙ）

　クイノーの肝区域を肝臓の断面であらわした解剖図で，この解剖図はCoronal画像（冠状断面）です．断面の場所が確認できるように，3DCT画像とAxial画像（横断面）に，断面の位置を線で表示しています（ほかの断面のPDFをご希望の方は筆者までご連絡ください）．

(5) クイノーの肝区域（カラーイラスト解剖図）：肝区域分類と肝静脈（タイプⅠ），肝区域分類と門脈（図ⅠA-3ⓚ）

　ステレオ解剖図と肝区域の色を同色にして，肝静脈（タイプⅠ），門脈と肝区域の関係をイラストで作成しています．肝静脈が肝区域の境界になっていることが確認できます．肝静脈のイラストの表現が2種類あるので，タイプⅠ，Ⅱとしています．

　S1～S8のカラーは，3DCTと統一したイラスト解剖図に作成しています．

図ⅠA-3 ⓘ ─ クイノーの肝区域：MPR解剖図，Sagittal画像，肝区域分類 ─

Couinaudの区域分類と肝 MPR　Couinaudの区域分類（門脈の区域から8区域を規定）

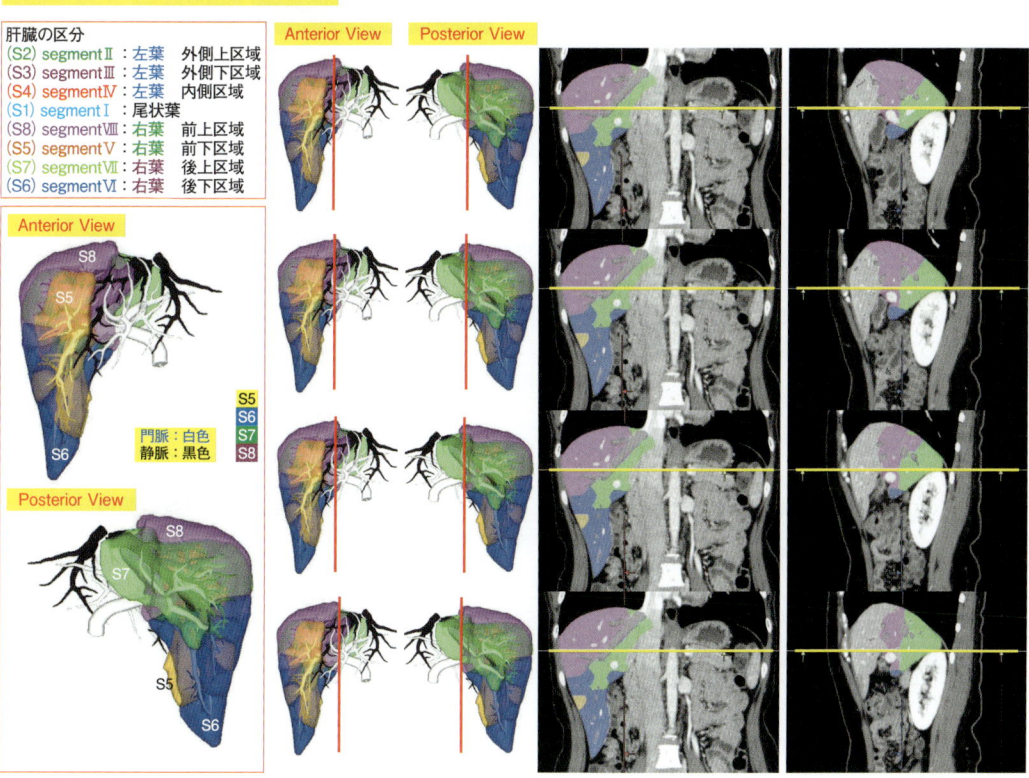

肝臓の区分
- (S2) segmentⅡ：左葉　外側上区域
- (S3) segmentⅢ：左葉　外側下区域
- (S4) segmentⅣ：左葉　内側区域
- (S1) segmentⅠ：尾状葉
- (S8) segmentⅧ：右葉　前上区域
- (S5) segmentⅤ：右葉　前下区域
- (S7) segmentⅦ：右葉　後上区域
- (S6) segmentⅥ：右葉　後下区域

Anterior View / Posterior View

門脈：白色
静脈：黒色

Sagittal画像

図IA-3 ⓙ クイノーの肝区域：MPR解剖図，Coronal画像，肝区域分類

Couinaudの区域分類と肝MPR　Couinaudの区域分類 (門脈の区域から8区域を規定)

肝臓の区分
(S2) segmentⅡ：左葉　外側上区域
(S3) segmentⅢ：左葉　外側下区域
(S4) segmentⅣ：左葉　内側区域
(S1) segmentⅠ：尾状葉
(S8) segmentⅧ：右葉　前上区域
(S5) segmentⅤ：右葉　前下区域
(S7) segmentⅦ：右葉　後上区域
(S6) segmentⅥ：右葉　後下区域

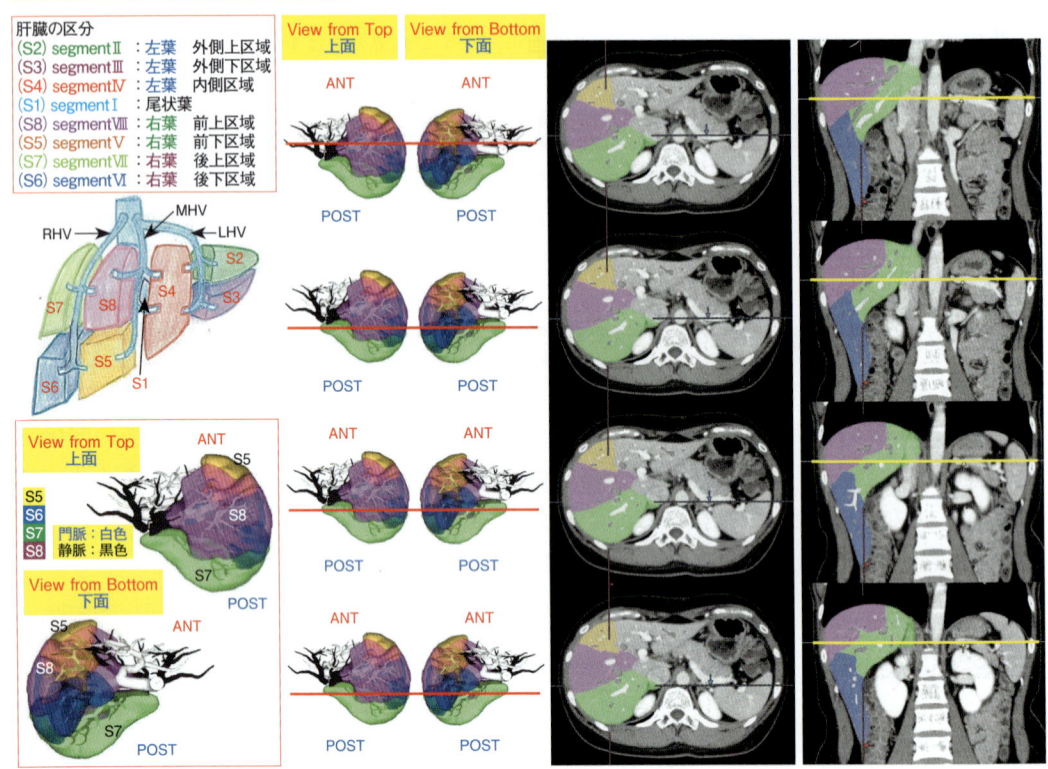

Coronal画像

図IA-3 ⓚ クイノーの肝区域：肝区域分類と肝静脈（タイプⅠ），肝区域分類と門脈

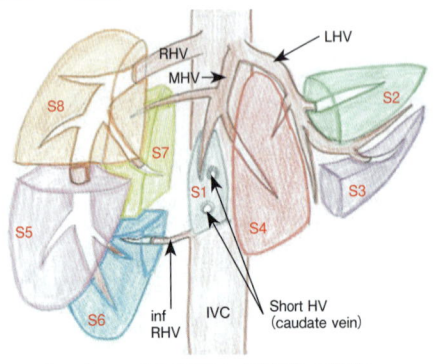

Couinaud 亜区域と肝静脈の関係

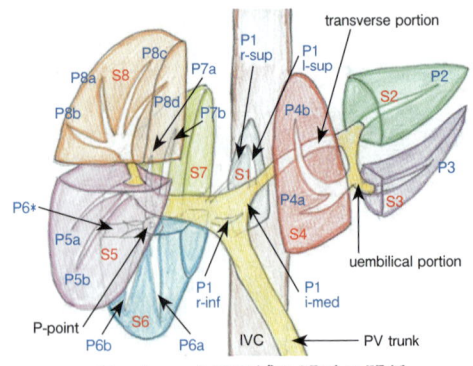

Couinaud 亜区域と門脈の関係

Couinaudの区域分類 (門脈の区域から8区域を限定)

肝 (S2) segment Ⅱ：左葉　外側上区域
(S3) segment Ⅲ：左葉　外側下区域
(S4) segment Ⅳ：左葉　内側区域
(S1) segment Ⅰ：尾状葉
(S8) segment Ⅷ：右葉　前上区域
(S5) segment Ⅴ：右葉　前下区域
(S7) segment Ⅶ：右葉　後上区域
(S6) segment Ⅵ：右葉　後下区域

P2：左背外側区域枝
P3：腹外側区域枝
P4：左内側区域枝
　　a，b：腹側枝
P1：尾状葉枝
　　r-sup：右上枝
　　r-inf：右下枝
　　l-sup：左上枝
　　l-med：左内側枝
P8：右前上亜区域枝
　　a：腹側枝
　　b：背外側枝
　　c：背側枝
　　d：内側枝

P5：右前下亜区域枝
　　a，b：腹側枝
P7：右後上亜区域枝
　　a：腹側枝
　　b：背側枝
P6：右後下亜区域枝
　　a：腹側枝
　　b：背外側枝
　　*：外側枝

154

(6) クイノーの肝区域（カラーイラスト解剖図）：肝区域分類と肝静脈（タイプⅡ），肝区域分類と門脈 （図ⅠA-3ⓛ）

　ステレオ解剖図と肝区域の色を同色にして，肝静脈（タイプⅡ），門脈と肝区域の関係をイラストで作成しています．肝静脈が肝区域の境界になっていることが確認できます．タイプⅡは，肝静脈が肝区域の境界になることをわかりやすく表現しています．

図ⅠA-3ⓛ クイノーの肝区域：肝区域分類と肝静脈（タイプⅡ），肝区域分類と門脈

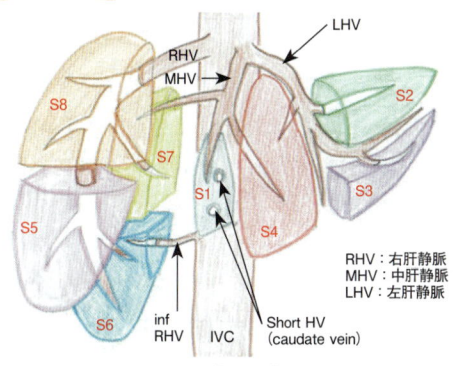

Couinaud 亜区域と肝静脈の関係

Couinaudの区域分類（門脈の区域から8区域を限定）

肝　(S2) segment Ⅱ：左葉　外側上区域
　　(S3) segment Ⅲ：左葉　外側下区域
　　(S4) segment Ⅳ：左葉　内側区域
　　(S1) segment Ⅰ：尾状葉
　　(S8) segment Ⅷ：右葉　前上区域
　　(S5) segment Ⅴ：右葉　前下区域
　　(S7) segment Ⅶ：右葉　後上区域
　　(S6) segment Ⅵ：右葉　後下区域

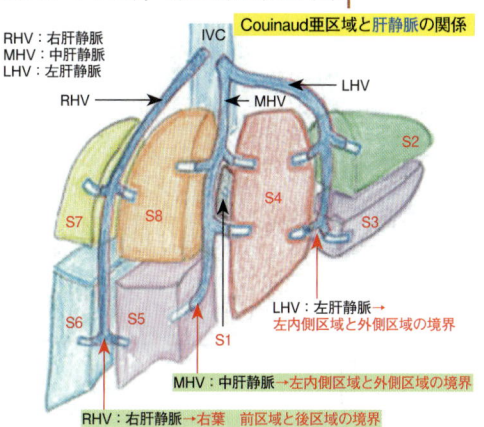

Couinaud亜区域と肝静脈の関係

RHV：右肝静脈
MHV：中肝静脈
LHV：左肝静脈

LHV：左肝静脈→左内側区域と外側区域の境界
MHV：中肝静脈→左内側区域と外側区域の境界
RHV：右肝静脈→右葉　前区域と後区域の境界

Couinaud 亜区域と門脈の関係

---

(7) クイノーの肝区域（カラーイラスト解剖図）門脈，静脈との位置関係 （図ⅠA-3ⓜ）

　肝区域分類をCouinaud（クイノー）が特徴を捉えて作成したイラスト解剖図です．この解剖図では肝区域分類と門脈，肝静脈との位置関係が理解できます[6]．

(8) 腎・副腎の動脈 （図ⅠA-3ⓝ）

　腎動脈周辺の血管は下横隔膜動脈など血管が細く，カテーテルで選択的に造影をしなければ描出されません．そのため，一度に腎動脈周辺部を描出することができないので，カラーイラスト解剖図で作成しています．

肝区域

① segment I　caudate lobe
② left liver lobe　左肝葉
③ segment Ⅱ
④ segment Ⅲ
⑤ left hepatic fissure
⑥ segment Ⅳ
⑦ middle hepatic fissure
⑧ portal vein　門脈
⑨ segment Ⅴ
⑩ right hepatic fissure
⑪ segment Ⅵ
⑫ segment Ⅶ
⑬ right liver lobe　右肝葉
⑭ segment Ⅷ

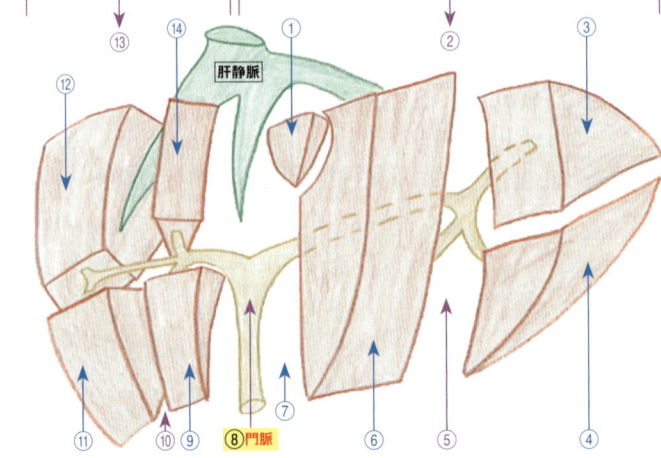

Couinaudの区分分類
(hepatic segments accordingly to the
Couinaud description)

① segment I（S1）　尾状葉
③ segment Ⅱ（S2）　肝左葉外側上区域
④ segment Ⅲ（S3）　肝左葉外側下区域
⑥ segment Ⅳ（S4）　肝左葉内側区域
⑨ segment Ⅴ（S5）　肝右葉前下区域
⑪ segment Ⅵ（S6）　肝右葉後下区域
⑫ segment Ⅶ（S7）　肝右葉後上区域
⑭ segment Ⅷ（S8）　肝右葉前上区域

腎・副腎動脈

① 腹部大動脈　abdominal aorta
② 腹腔動脈　celiac artery
③ 下横隔膜動脈　inferior phrenic artery
④ 上副腎動脈　superior adrenal artery
⑤ 上腎被膜動脈　superior renal capsular artery
⑥ 葉間動脈　interlobar artery
⑦ 区域動脈　segmental artery
⑧ 弓状動脈　arcuate artery
⑨ 背側枝　dorsal branch
⑩ 腎盂管動脈　pelvic artery
⑪ 腹側枝　ventral branch
⑫ 上尿管動脈　superior ureteral artery
⑬ 上極動脈　superior polar artery
⑭ 下副腎動脈　inferior adrenal artery
⑮ 腎動脈　renal artery
⑯ 精巣（卵巣）動脈　testicular (ovarian) artery
⑰ 上腸間膜動脈　superior mesenteric artery

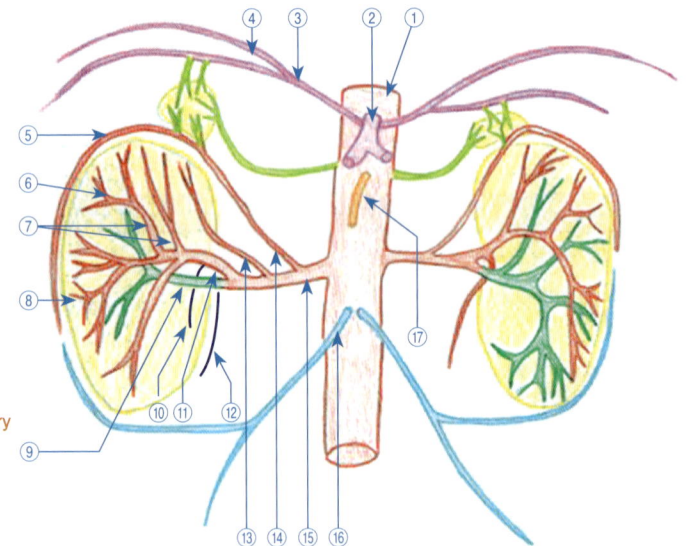

（9）腎動脈の分枝（図ⅠA-3ⓞ）

　腎動脈の分枝は重なりが多いため，カラーイラストで色を変え，重なりあう部分を確認できるようにしています．

（10）腹部大動脈のステレオ解剖図（図ⅠA-3ⓟ）

　腹部大動脈のステレオ解剖図で立体視すると，腹腔動脈と上腸間膜動脈の位置関係が詳細に確認できます．動脈だけをステレオ解剖図にしています．

図ⅠA-3 ⓞ 腎動脈の分枝

① 後腎盂動脈　後枝
　posterior branch (retropelvic artery)
② 区域動脈　segmental artery
③ 腎動脈本幹　main renal artery
④ 前区域動脈　anterior segmental artery
⑤ 葉間動脈　interlobar artery
⑥ 弓状動脈　arcuate artery
⑦ 後区域動脈　posterior segmental artery
⑧ 下横隔膜動脈　inferior phrenic artery
⑨ 副腎動脈　adrenal artery
⑩ 卵巣（精巣）動脈
　ovarian (testicular) artery
⑪ 下被膜動脈　inferior capsular arteries
⑫ 中被膜動脈　middle capsular arteries
⑬ 貫通動脈　perforating artery
⑭ 上被膜動脈　superior capsular arteries

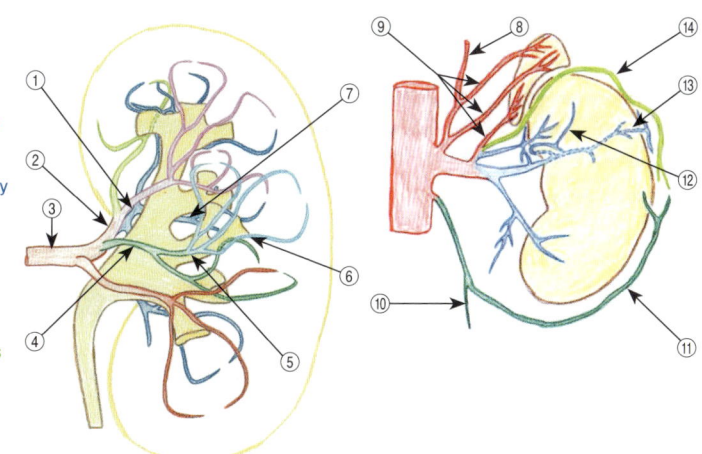

図ⅠA-3 ⓟ 腹部大動脈　ステレオ解剖図

`動脈` `正面` `ステレオ視`

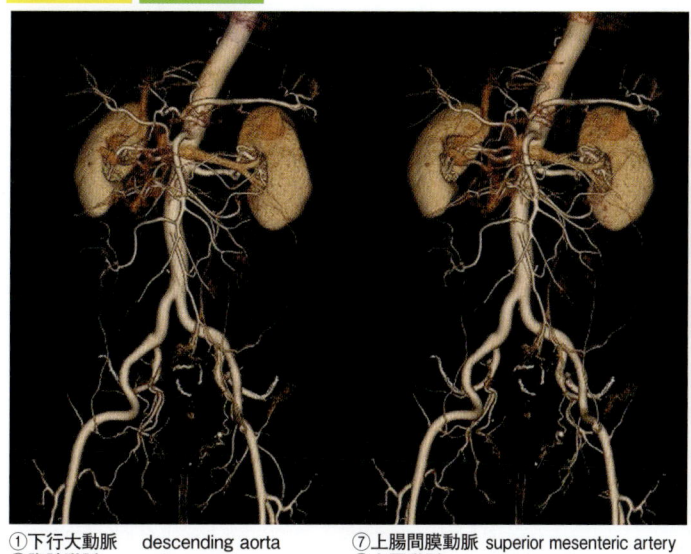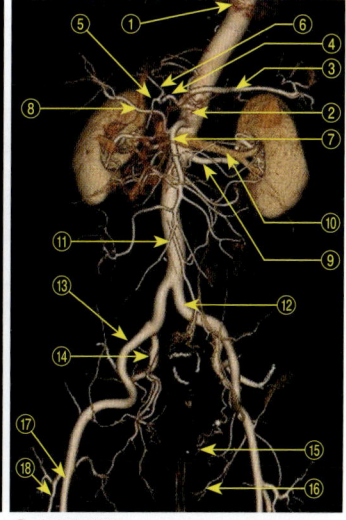

① 下行大動脈　descending aorta	⑦ 上腸間膜動脈　superior mesenteric artery	⑬ 外腸骨動脈　external iliac artery	
② 腹腔動脈　celiac artery	⑧ 右肝動脈　right hepatic artery	⑭ 内腸骨動脈　internal iliac artery	
③ 脾動脈　splenic artery	⑨ 腎動脈　renal artery	⑮ 子宮動脈　uterine artery	
④ 総肝動脈　common hepatic artery	⑩ 腎静脈　renal vein	⑯ 下膀胱動脈　inferior vesical artery	
⑤ 胃十二指腸動脈　gastroduodenal artery	⑪ 腹部大動脈　abdominal aorta	⑰ 大腿動脈　femoral artery	
⑥ 左肝動脈　left hepatic artery	⑫ 総腸骨動脈　common iliac artery	⑱ 大腿深動脈　profunda femoris artery	

（⑧右肝動脈がSMA⑦から分岐している例）

（11）上腸間膜動脈と下腸間膜動脈の支配領域のイラストカラー解剖図 （図ⅠA-3ⓠ-1）

　上腸間膜動脈：腹部大動脈より起こり，下膵十二指腸動脈，空腸動脈，腸骨動脈，回結腸動脈，虫垂動脈，右結腸動脈，中結腸動脈に分枝します．上膵十二指腸動脈，左結腸動脈と吻合します．

　下腸間膜動脈：腹部大動脈より起こり，左結腸動脈，Ｓ状結腸動脈，上直腸動脈に分枝します．中結腸動脈，中直腸動脈と吻合します．

　上腸間膜動脈（赤）と下腸間膜動脈（緑）の支配領域を色分けした解剖図です．腹部臓器で吸収された物質は静脈血となり，門脈に合流し，肝臓へ送られ，肝臓で代謝されます．そのため門脈を血管造影で描出したい場合，腹部臓器にいちばん多く血液を供給している

上腸間膜動脈（図ⅠA-3ⓠ）から造影すると，腹部臓器から門脈に合流する静脈血の量もいちばん多くなり，門脈が造影剤で満たされ，門脈が濃く造影されます．

(12) 下腸間膜動脈の分枝（支配領域）のイラストカラー解剖図（図ⅠA-3ⓠ-2）

下腸間膜動脈の分枝を下行結腸，S状結腸，直腸の分布別に色を変え，作成したイラスト解剖図です．

図ⅠA-3ⓠ-1 上腸間膜動脈と下腸間膜動脈の支配領域

上腸間膜動脈と下腸間膜動脈
superior and inferior mesenteric arteries (SMA)

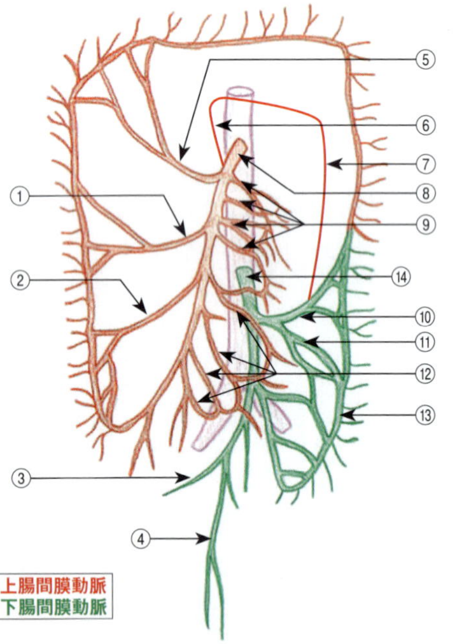

①右結腸動脈　right colic artery
②回結腸動脈　ileocolic artery
③直腸S状動脈　rectosigmoid artery
④上直腸動脈　superior rectal artery
⑤中結腸動脈　middle colic artery
⑥副中結腸動脈　accessory middle colic artery
⑦リオラン動脈弓　arch of Rioran
⑧上腸間膜動脈　superior mesenteric artery
⑨空腸動脈　jejunal artery
⑩左結腸動脈　left colic artery
⑪S状結腸動脈　sigmoid artery
⑫回腸動脈　ileal artery
⑬辺縁動脈　marginal artery
⑭下腸間膜動脈　inferior mesenteric artery

図ⅠA-3ⓠ-2 下腸間膜動脈の支配領域

下腸間膜動脈
inferior mesenteric artery (IMA)

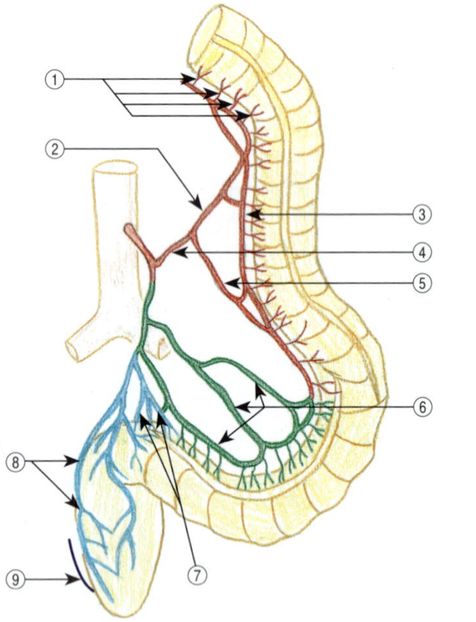

①直動脈　stright arteries (arteriae rectae)
②上行枝　左結腸動脈　ascending branch of left colic artery
③辺縁動脈　marginal artery
④左結腸動脈　left colic artery
⑤下行枝　左結腸動脈　descending branch of left colic artery
⑥S状結腸動脈　sigmoid artery
⑦直腸S状動脈　rectosigmoid arteris
⑧上直腸動脈　superior rectal artery
⑨中直腸動脈　middle rectal artery

(13) 上腸間膜動脈と腹部大動脈，門脈，肝静脈のステレオ解剖図　正面（図ⅠA-3ⓡ）

上腸間膜動脈と腹部大動脈，門脈，肝静脈の正面のステレオ解剖図です．上腸間膜動脈と腹部大動脈，門脈，肝静脈の位置関係が立体的に確認できます．また立体視にすると，DSA画像で正面では理解することのできない下腹壁動脈が，外腸骨動脈から前へ走行し，ふくらむように腹壁に沿って走行していくことが確認できます．

図ⅠA-3 r ─ 上腸間膜動脈と腹部大動脈，門脈，肝静脈　正面

動脈，静脈，門脈　重ね合わせ 正面　ステレオ視

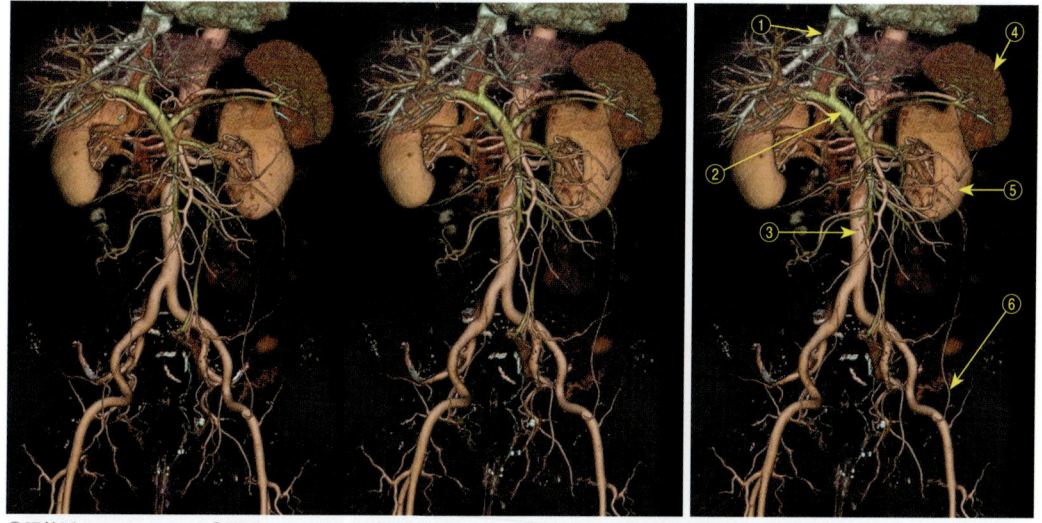

① 肝静脈 hepatic veins　② 門脈 portal vein　③ 腹部大動脈 abdominal aorta　④ 脾臓 spleen　⑤ 腎臓 kidney
⑥ 下腹壁動脈 inferior epigastric artery

（14）上腸間膜動脈と腹部大動脈，門脈，肝静脈のステレオ解剖図　右側面（図ⅠA-3 s ）

　上腸間膜動脈と腹部大動脈，門脈，肝静脈の側面のステレオ解剖図です．内腸骨動脈が後方へ走行していることが確認できます．また下腹壁動脈が外腸骨動脈から前へ走行し，ふくらむように腹壁に沿って走行していくことも確認できます．

図ⅠA-3 s ─ 上腸間膜動脈と腹部大動脈，門脈，肝静脈　右側面

動脈，静脈，門脈　重ね合わせ 側面　ステレオ視

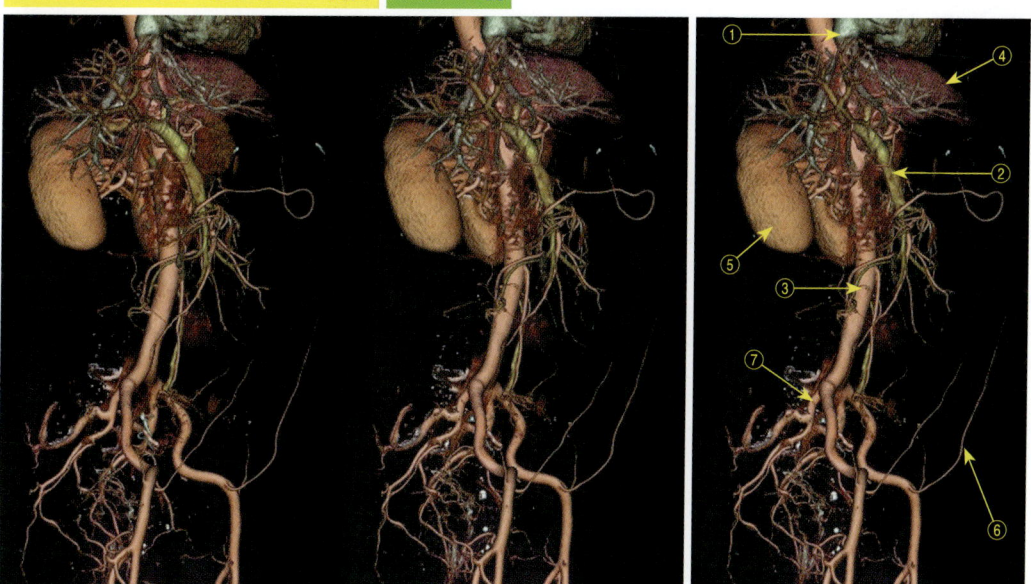

① 肝静脈 hepatic veins　② 門脈 portal vein　③ 腹部大動脈 abdominal aorta　④ 脾臓 spleen　⑤ 腎臓 kidney
⑥ 下腹壁動脈 inferior epigastric artery　⑦ 内腸骨動脈 internal iliac artery

（15）上腸間膜動脈と腹部大動脈，門脈，肝静脈のステレオ解剖図　正面（図ⅠA-3 t）

　肝臓内の門脈，肝静脈の位置関係をわかりやすくするために，細かい血管をみえなくした解剖図です．門脈，肝静脈の形と位置関係が理解しやすくなっています．

図ⅠA-3 t　腹部大動脈と門脈、肝静脈

`動脈，静脈，門脈` `重ね合わせ` `ステレオ視`

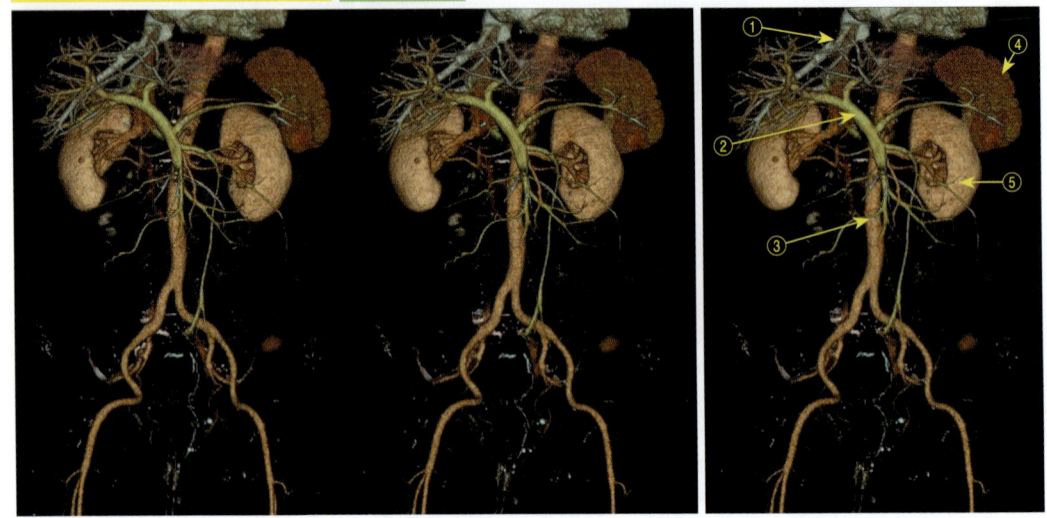

①肝静脈 hepatic veins　②門脈 portal vein　③腹部大動脈 abdominal aorta　④脾臓 spleen　⑤腎臓 kidney

（16）門脈と肝静脈のステレオ解剖図（図ⅠA-3 u）

　門脈と肝静脈のみのステレオ解剖図で門脈，肝静脈の形と位置関係が理解しやすくなっています．

図ⅠA-3 u　門脈と肝静脈

`静脈，門脈` `重ね合わせ` `ステレオ視`

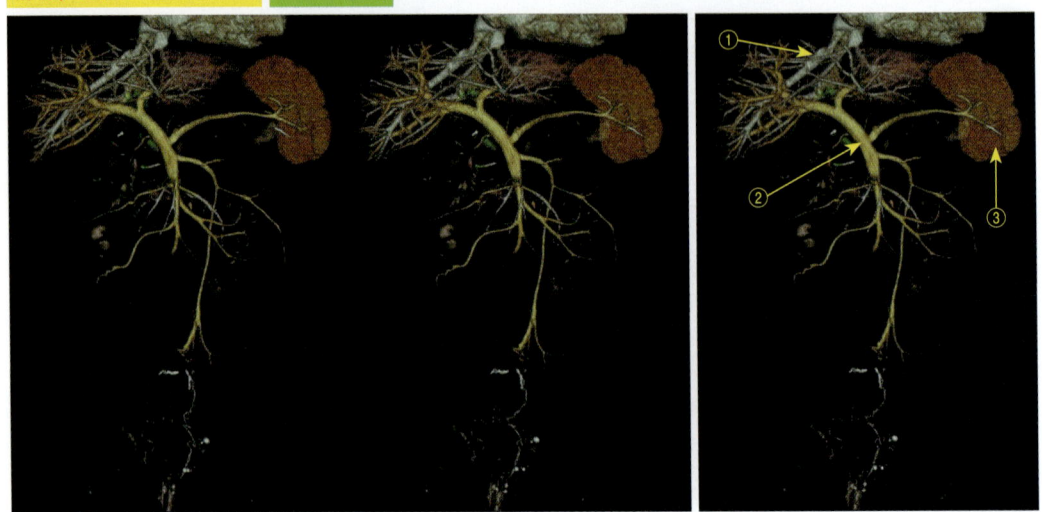

①肝静脈 hepatic veins　②門脈 portal vein　③脾臓 spleen

（17）肝静脈のステレオ解剖図（図ⅠA-3ⓥ）

肝静脈のみのステレオ解剖図です．肝静脈の走行，形状が理解できます．

図ⅠA-3ⓥ 肝静脈

肝静脈　正面　ステレオ視

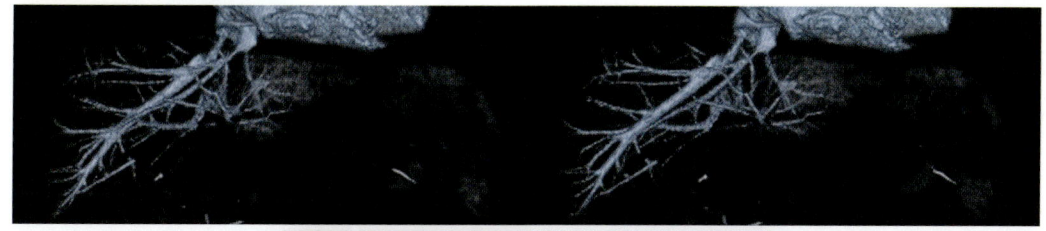
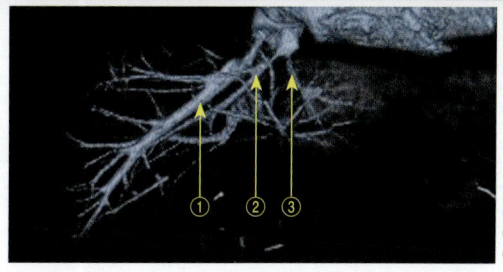

肝静脈　hepatic veins
①右肝静脈　right hepatic veins
②中肝静脈　middle hepatic veins
③左肝静脈　left hepatic veins

（18）門脈のステレオ解剖図（図ⅠA-3ⓦ）

門脈のみのステレオ解剖図です．門脈の走行，形状が理解できます．

図ⅠA-3ⓦ 門脈

門脈　正面　ステレオ視

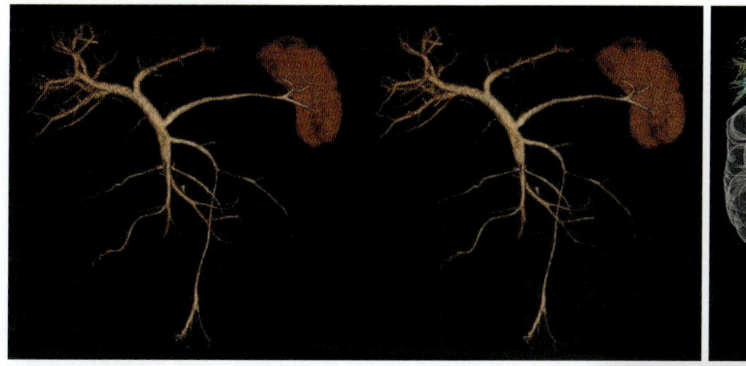
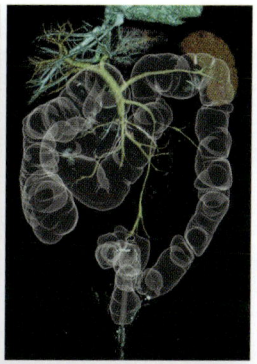

①門脈　portal vein
②右枝　right branch of portal vein
③前枝　anterior branch
④後枝　posterior branch
⑤左枝　left branch of portal vein
⑥横部　transverse part
⑦脾静脈　splenic vein
⑧上腸間膜静脈　superior mesenteric vein
⑨下腸間膜静脈　inferior mesenteric vein
⑩右結腸静脈　right colic vein
⑪中結腸静脈　middle colic vein
⑫空回腸静脈　jejunal and ileal veins
⑬左結腸静脈　left colic vein
⑭S状結腸静脈　sigmoid veins

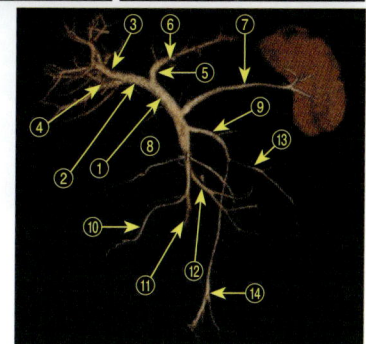

(19) 門脈，肝静脈，結腸のステレオ解剖図 （図ⅠA-3ⓧ）

結腸と門脈，肝静脈との位置関係を立体的に確認できます．

図ⅠA-3ⓧ ─ 門脈，肝静脈，結腸 ─

肝静脈，門脈，結腸　重ね合わせ　ステレオ視

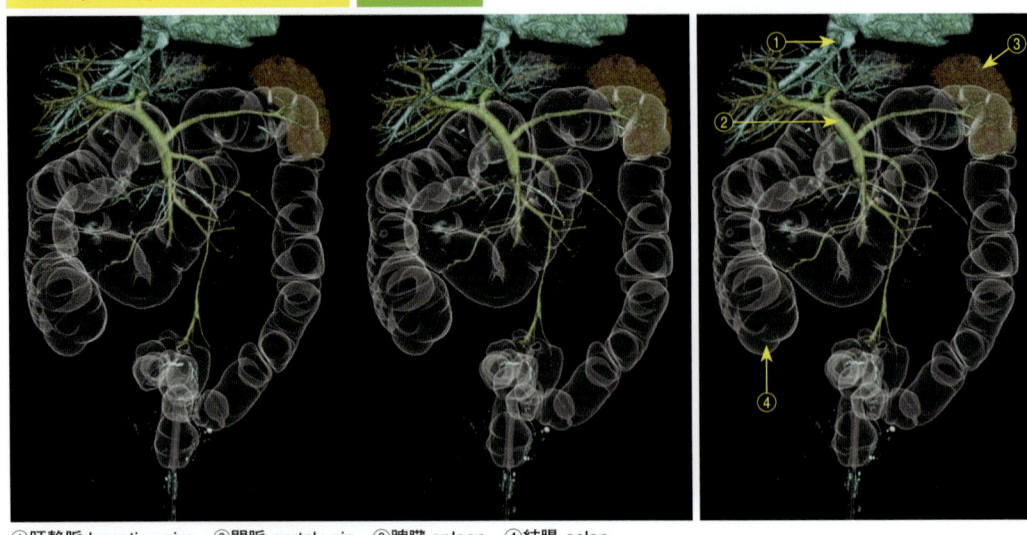

①肝静脈 hepatic veins　②門脈 portal vein　③脾臓 spleen　④結腸 colon

(20) 上腸間膜動脈と結腸 （図ⅠA-3ⓨ）

結腸と上腸間膜動脈との位置関係を立体的に確認できます．

図ⅠA-3ⓨ ─ 上腸間膜動脈と結腸 ─

動脈，結腸　重ね合わせ　ステレオ視

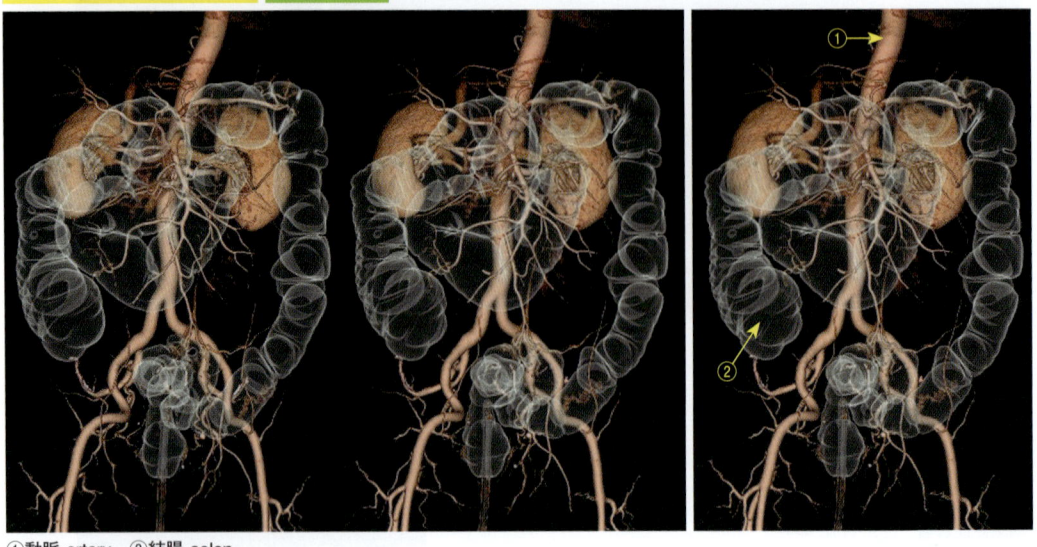

①動脈 artery　②結腸 colon

（21）結腸のステレオ解剖図 （図ⅠA-3ⓩ）

結腸の走行が立体的に確認できます.

図ⅠA-3 ⓩ ─ 結腸のステレオ解剖図

`結腸正面` `ステレオ視`

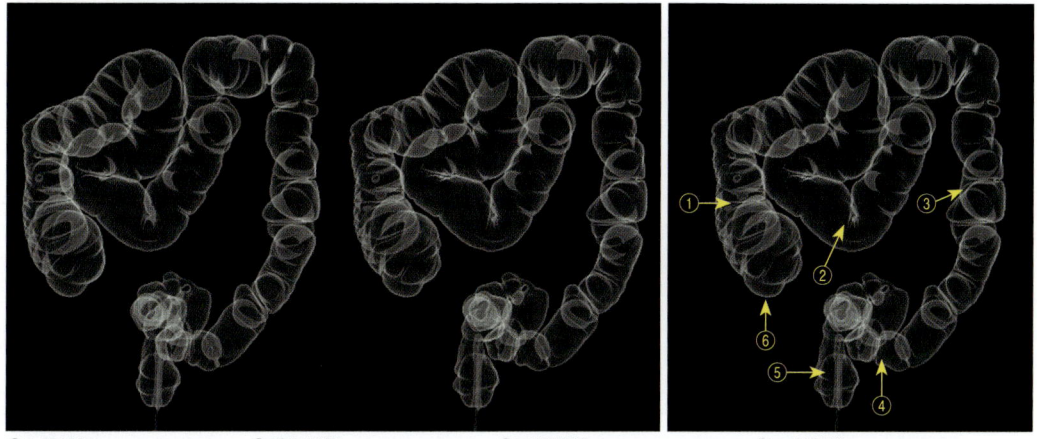

①上行結腸 ascending colon 　②横行結腸 transverse colon 　③下行結腸 descending colon 　④S 状結腸 sigmoid veins
⑤直腸 rectum 　⑥盲腸 cecum

骨盤部
骨盤

Pelvis

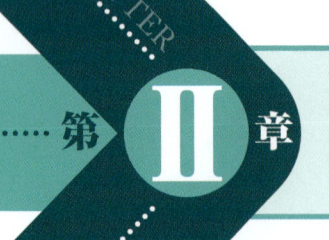

骨盤部　骨盤
Pelvis

　骨盤：体幹の下端に位置し，靭帯とともに前方は両側の寛骨（恥骨，腸骨，坐骨），後方は仙骨と尾骨よりできている大きな杯状の骨の環，骨盤腔を作り骨盤内臓を収容します．

　分界線：仙骨の岬角から腸骨の内面上を走り，恥骨上縁へ続く斜めの隆線が囲む線を分界線といいます．腸骨窩の下方の境界をなし，大骨盤と小骨盤を分けます（仙骨の岬角と恥骨上縁を通る平面と骨盤が交わる骨盤上のラインと考える）．

　骨盤上口：分界線が作る仙骨の岬角から恥骨結合上縁までの平面を骨盤上口といい，骨盤上口より上部が大骨盤，下部を小骨盤（狭義の骨盤）といいます．大骨盤は腹腔底として腹部内臓の受け皿となり[3]，小骨盤は小骨盤腔を作り，膀胱，直腸，子宮，卵巣などの骨盤内臓器をおさめています．

👉 臨床POINT

①骨盤のX線画像は左右対称を確認します．腸骨，閉鎖孔の左右対称性で確認します（図Ⅱ-1）.
・骨盤X線正面画像（図Ⅱ-1）では左右対称性が重要で，仙腸関節などの関節の骨破壊などは左右対称性で確認できることがあります．
・女性の小骨盤腔は〇形になり，男性の小骨盤腔は▽形になるので，骨盤をみるだけで男性か女性かの判断ができます（図Ⅱ-1）.
②寛骨臼と大腿骨骨頭が連結し，股関節（大腿骨骨頭と寛骨臼の間の球関節）を作り，下肢骨と連携します（図Ⅱ-1）.

図Ⅱ-1 ▎骨盤X線　正面画像▎

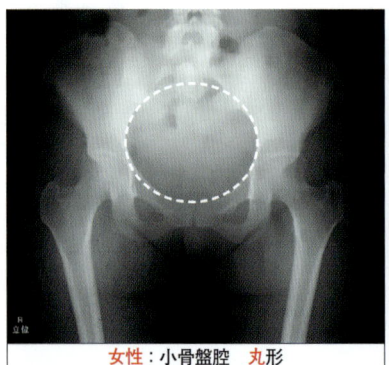
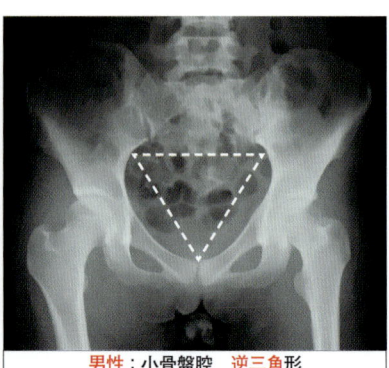

女性：小骨盤腔　丸形　　　　男性：小骨盤腔　逆三角形

骨盤X線写真での左右対称性の確認（閉鎖孔の左右対称を確認）.

1. 股関節X線 (hip joint)　正面画像 (図Ⅱ-2)

　股関節は子どもから成人になるにつれ，臼蓋※部が軟骨から骨に成長するため，X線吸収差を描出するX線画像では年齢により画像が異なります．

　成人の骨になるまで寛骨臼※の臼蓋部はまだ軟骨のため，X線画像上に"Y軟骨"とよばれる切れ目のようにみえる部分があります．Y軟骨は，子どもの成長を観察するための指標にされています．図Ⅱ-2の写真では，Y軟骨は5歳でまだ観察されていますが，10歳で軟骨がほぼ骨に成長し，成人では骨になり，臼蓋を形成しています．成人の臼蓋部を3DCTで確認すると，それぞれの軟骨の成長の跡がY字にみられます (図Ⅱ-3)．

図Ⅱ-2　股関節X線　正面画像

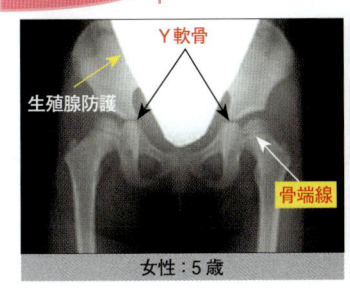 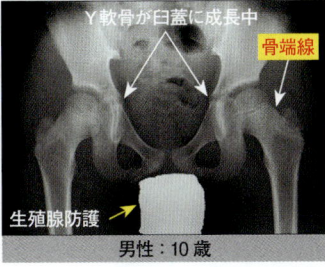 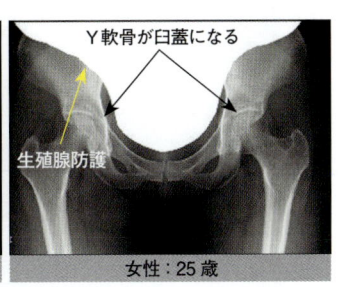

女性：5歳　　　男性：10歳　　　女性：25歳

2. 股関節X線　正面画像と骨端線 (図Ⅱ-2)

　臨床的に整形外科専門医により最も撮影されている部位です．子どもと成人では，股関節の骨の発達が異なるため画像の描出が異なっています．特に乳幼児では，臼蓋を構成するY軟骨が骨折線のように観察されますが，臼蓋の骨の成長段階のX線画像で，このY軟骨の線は消失し，臼蓋の成長をあらわしています．

　また，図のX線画像上に写っている骨端線（長骨の骨端と骨幹の接合部の線で，骨の長軸方向の成長が起こる部分[12]）は骨が成長している証拠で，骨の成長段階では骨の端に骨端線があります（成人では消失する）．小児の低身長の子どもなど，骨端線により骨の発育を確認する場合があります．

　5歳のX線画像の骨端線は画像上の隙間が広く，10歳のX線画像の骨端線は骨端線が狭くなり，成人の股関節に近づいていることが確認できます．骨の成長は個人差があり，15歳までに成長が止まる場合や18歳まで成長しつづける場合もあります．

用|語|解|説

※臼蓋

骨盤の一部の解剖学名：寛骨臼の上部

※寛骨臼

寛骨の外側表面の臼状のくぼみ．その中に大腿骨骨頭がはまる．寛骨臼の上部を臼蓋，下部を臼底とよぶ．また，臼蓋と大腿骨骨頭の隙間に"関節唇"とよばれる唇のような軟骨があり，股関節を傷めている場合，この関節唇の薄さを確認するためのX線撮影法[7]が考えられ，専門医の人工股関節手術の判断材料になっている．

乳児の先天性股関節脱臼の診断に利用

　乳児の先天性股関節脱臼，亜脱臼に関して，日本小児整形外科学会，日本整形外科学会から指針が出ています[7]（図Ⅱ-3）．亜脱臼では，閉鎖孔の上縁から小転子まで描かれる曲線が滑らかかどうか確認します．Shenton線が利用されています．亜脱臼がある場合，閉鎖孔から小転子につながる曲線がずれています．

図Ⅱ-3　乳児股関節X線　正面画像

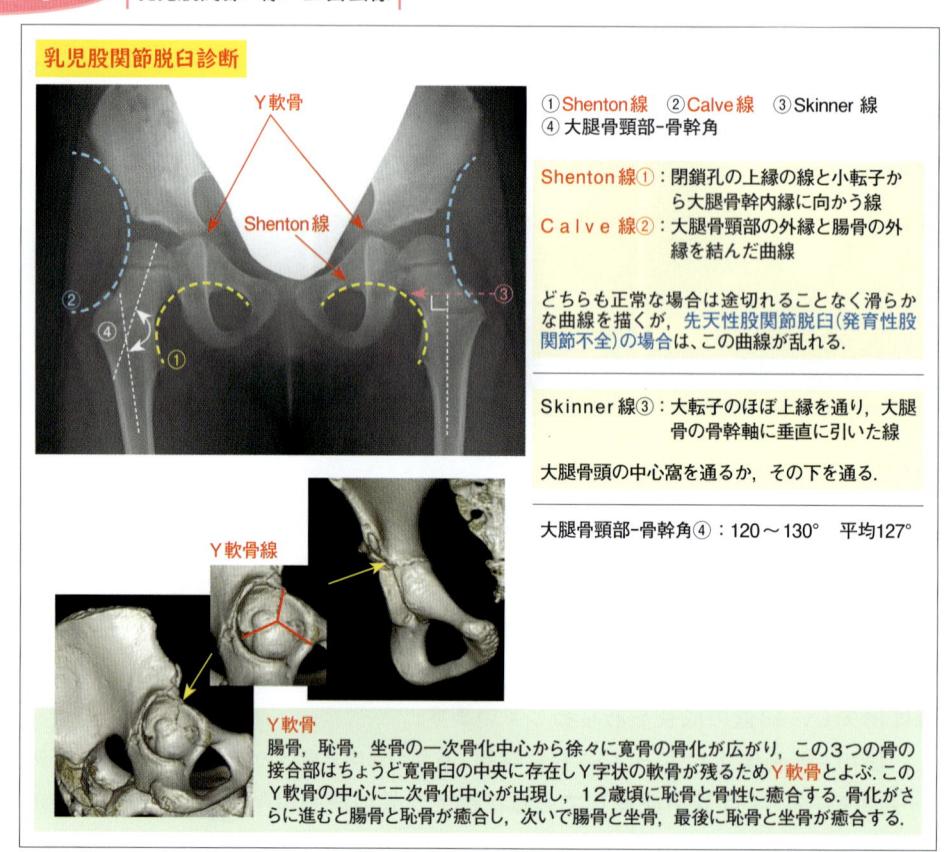

乳児股関節脱臼診断

Y軟骨　Shenton線

① Shenton線　② Calve線　③ Skinner 線
④ 大腿骨頸部-骨幹角

Shenton線①：閉鎖孔の上縁の線と小転子から大腿骨幹内縁に向かう線
Calve 線②：大腿骨頸部の外縁と腸骨の外縁を結んだ曲線

どちらも正常な場合は途切れることなく滑らかな曲線を描くが，先天性股関節脱臼（発育性股関節不全）の場合は，この曲線が乱れる．

Skinner 線③：大転子のほぼ上縁を通り，大腿骨の骨幹軸に垂直に引いた線

大腿骨頭の中心窩を通るか，その下を通る．

大腿骨頸部-骨幹角④：120～130°　平均127°

Y軟骨線

Y軟骨
腸骨，恥骨，坐骨の一次骨化中心から徐々に寛骨の骨化が広がり，この3つの骨の接合部はちょうど寛骨臼の中央に存在しY字状の軟骨が残るためY軟骨とよぶ．このY軟骨の中心に二次骨化中心が出現し，12歳頃に恥骨と骨性に癒合する．骨化がさらに進むと腸骨と恥骨が癒合し，次いで腸骨と坐骨，最後に恥骨と坐骨が癒合する．

　臨床的に重要なことは，診断基準を正確に利用するために，正確なX線画像の作成が必要になります．膝蓋骨を真上に向けて（膝関節中間位で）固定し，骨盤が真正面に向いていることが大切です．これによって正確に脱臼，亜脱臼が診断可能となります．

　乳児は動くため，専用の補助具も利用されています[7]．また骨盤も正面性が重要であり，正面性の判断のため閉鎖孔に左右差がないか確認する必要があります．

3. 股関節前捻角のイラスト解剖図（図Ⅱ-4）

　股関節は臨床的に骨盤部でとても重要な関節で，大腿骨骨頭は寛骨臼に斜めに連結しています（図Ⅱ-4）．大腿骨頸部の軸と大腿骨頸部の横軸（膝関節の内側顆外側顆軸；膝関節中間位）の角度は前捻角とよばれています（正常10～15°）．CTのAxial画像で測定可能です．

| 図Ⅱ-4 | 股関節前捻角のイラスト解剖図 |

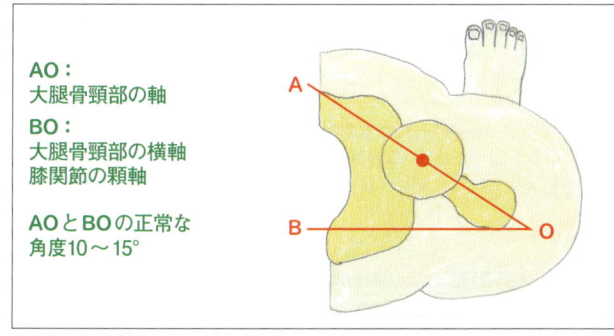

AO：
大腿骨頸部の軸

BO：
大腿骨頸部の横軸
膝関節の顆軸

AOとBOの正常な
角度10～15°

前捻角：前に捻ることのできる角度．

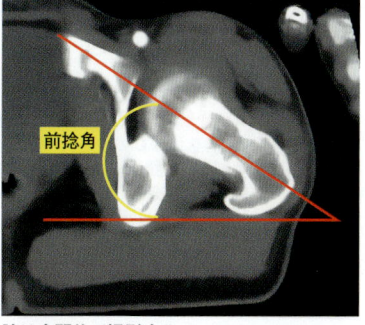

前捻角

膝は中間位で撮影する．

4. 大腿骨頸部側面の観察－ラウエンシュタイン法（図Ⅱ-5）

　股関節正面のX線画像では，大腿骨頸部（大腿骨頸）は斜めに観察されます．そのため大腿骨頸部側面を観察できるよう，ラウエンシュタイン法のように，さまざまな撮影法が考えられ利用されています[7]（図Ⅱ-5）．

5. 腹部～骨盤部のX線撮影の臥位撮影と立位撮影の違い

　骨盤はすり鉢状になり，立位の状態になると腸が骨盤部に下がってきます．このため，尿管結石などの経過観察（腹部臓器の観察）のX線撮影は腹部臥位撮影で行います（臥位の場合は，重力で腸管などの臓器が横隔膜を胸部のほうに広げるため）．

　これに対し，腸閉塞（イレウス）疑いの腹部X線撮影では，立位で撮影すると，閉塞内のガスが腸管内で上側に移動することで描出されるニボー像（腸閉塞により，重力によって腸管内で腸液は下に，ガスは上に溜まることで，水平の液面像が形成され，ガスは半円状にみえる）を確認することができます．

　このため，イレウス撮影では重力を利用した腹部立位撮影を行います（図Ⅱ-6）．イレウス撮影では，患者の状態により立位や座位もできない場合，側臥位正面撮影でニボー像の確認を行っています（図Ⅱ-6）[7]．イレウスの経過観察に利用されています．

ラウエンシュタイン法

撮影条件：80V　40mAs　Grid（＋）（X線管球　総ろ過3mmAl）　表面線量（mGy）：2.71

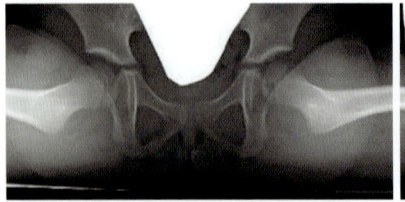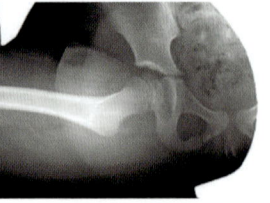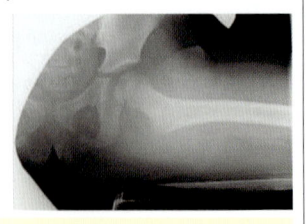

6・1・4　ラウエンシュタイン

方　　向：正面
体　　位：仰臥位
方　　向：大腿骨軸を体軸と垂直にし，左右に45°開く．下腿は両側平行になるようにする．
　　　　　（背筋を伸ばして股を90°開き，膝を90°にし，座った状態．この状態のまま臥位になると考える）
中 心 線：両側；両大腿骨頭を結んだ線の中央に入射
　　　　　　片側；大腿骨頭に入射
サ イ ズ：両側：半切　片側：四切
距　　離：120
備　　考：・両側の場合は閉鎖孔の左右対称性確認　・大腿骨頸部側面の確認が目的

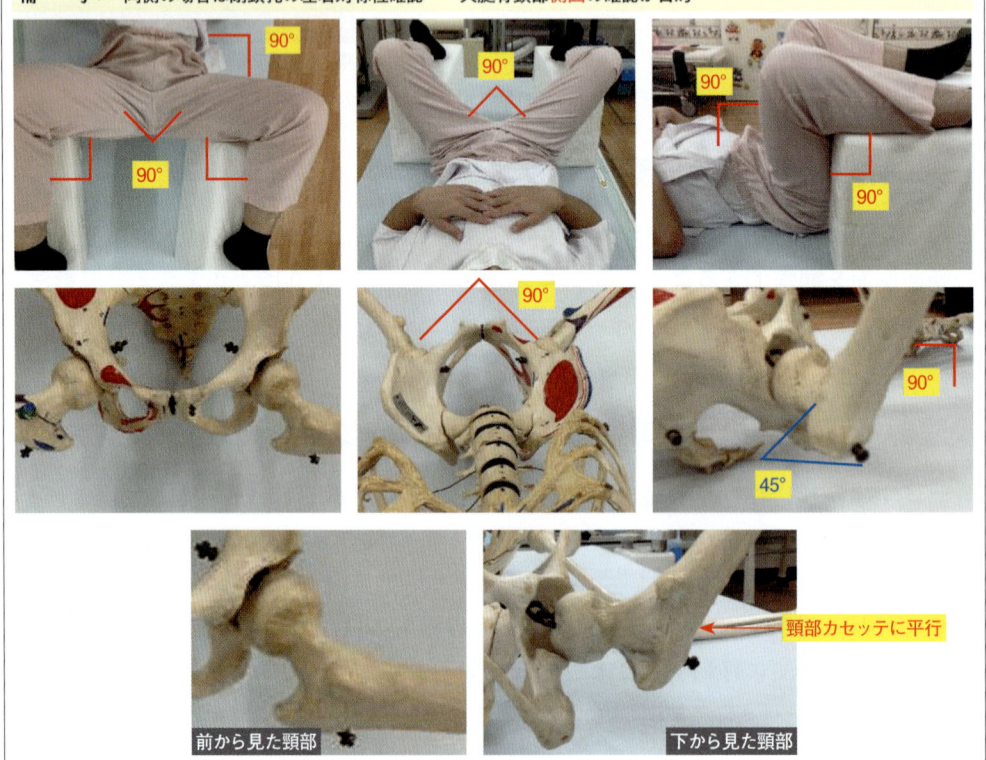

大腿骨頸部のX線撮影－ラウエンシュタイン法．

用 語 解 説

※イレウス管

イレウス管は先端で腸を傷つけないよう軟らかい素材でできた長い管である．鼻や肛門から腸まで通す．イレウス管の先端を閉塞した腸の部分に誘導し，腸閉塞で溜まった腸内の液体や固体の内容物を体の外に排出する．これら液体や固体によって腸が拡張し，腸の血流が悪化したり腸内圧が高くなり腸が破れるのを防ぐ効果がある．
腸閉塞の場所により，腸内の液体や固体の内容物とガスの状態が変わり，半円状（ドーナツ状の半分にした形状）になるが，ニボー像は液面が下に写り，腸管ガスとの境界が鮮明になる．

図Ⅱ-6　|　**腸閉塞のガス　ニボー像**

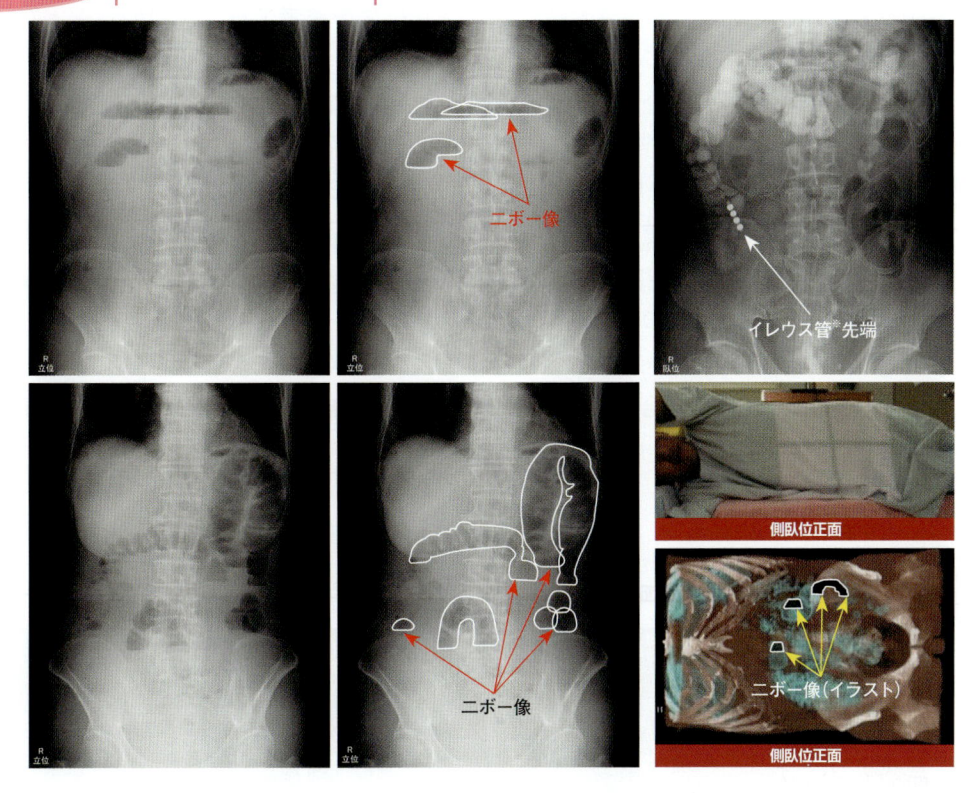

骨構造の**特徴**－骨盤部

　左右の寛骨（腸骨，坐骨，恥骨）が前側で恥骨結合によって連結し，後ろは腸骨と仙骨が仙腸関節を作ることで連結します．

1.　**骨盤計測撮影**；正面では形を計測，側面では産科学的真結合線を計測（図Ⅱ-7a）．骨盤の作る小骨盤腔の形状は，女性が円形，男性が恥骨側の細い楕円形（逆三角形）になっています（図Ⅱ-1；166頁）．胎児骨盤不均衡時にX線撮影する骨盤計測正面は，この小骨盤腔が円形かどうか確認しています（丸いほうが胎児の頭部が産道を通過しやすいです）．

　また骨盤計測側面では，産道で最も狭い場所になる産科学的真結合線を計測しています（図Ⅱ-7a）．骨盤は左右の寛骨が仙腸関節と恥骨結合で強く連結され，広がらないため，最も狭い産科学的真結合線を胎児の影響の少ない出産直前の時期にX線で計測します．胎児の頭部は超音波装置で計測できますので，胎児の頭部より広いかどうかを計測し，確認しています．

　産科学的真結合線は12cm以下が小骨盤とされています．実際の出産時には，胎児の頭部は柔らかいため，旋回して，頭部の形をやや変化させながら産まれてきます．母子ともに状態が良い場合は，自然分娩を優先した出産が施行されていることが多いです．通常は，骨盤位（逆子：胎児の足側が出口側）の場合や，特別な事情がないかぎり，X線骨盤計測は行われません．

2. **仙腸関節**：仙骨の耳状面と寛骨の耳状面（図Ⅱ-7b）が連結し，仙腸関節（図Ⅱ-7c）が作られ，靭帯で固定されています．リウマチ患者では，関節の骨破壊確認の撮影部位の1つになっています（図Ⅱ-7c）．

　仙腸関節は，仙骨と腸骨が約45°の角度で，少し関節が旋回するように連結していますので，関節腔は確認できないことが多いですが，仙腸関節の角度が頭部側80°から足側へ角度45°と緩くなり，足側にいくほど関節が広がります．

　このため骨のX線吸収差を描出するX線撮影では，関節が広がるほうが仙腸関節がクリアに描出できますので45°撮影にしています．しかし必要に応じて，頭部側の仙腸関節は80°，足側の仙腸関節は45°と分けて撮影することも可能です．

　仙腸関節は3DCT画像より，X線吸収差の画像であるX線撮影のほうが確認しやすい場合が多いですが，CTの場合はMPR画像で3断面（体軸断面，矢状断面，冠状断面）を詳細に確認できます（図Ⅱ-7c）．

| 図Ⅱ-7 | 骨盤計測と耳状面 |

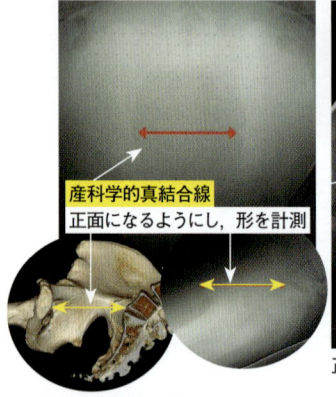

正面：形を計測

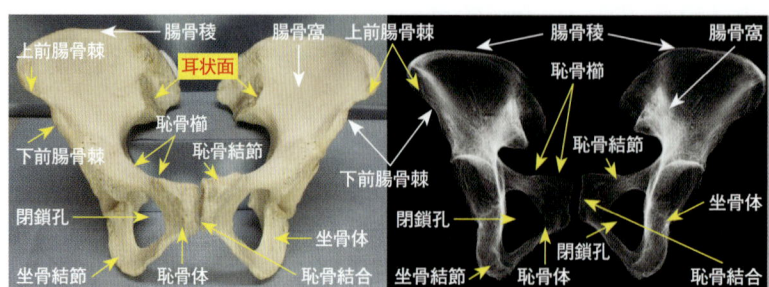

側面：産科学的真結合線の計測

（a）骨盤計測撮影

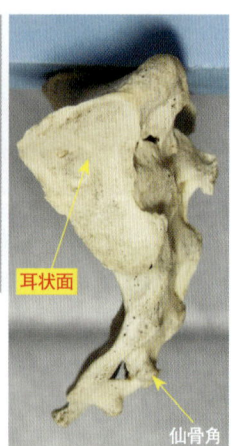

（b）仙骨と寛骨の耳状面

図Ⅱ-7 ─ 仙腸関節

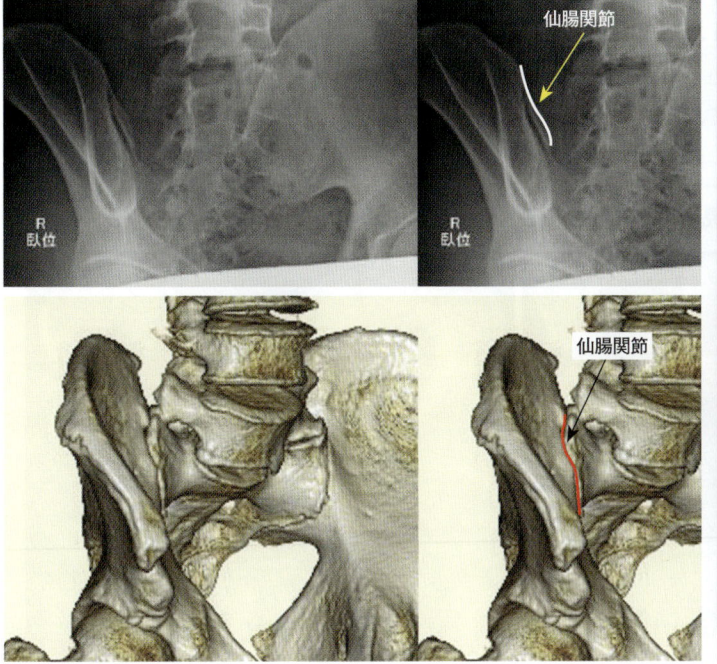

仙腸関節

仙腸関節

(c) 仙腸関節
上：X線画像　下：CTのMPR画像.

仙腸関節の角度は頭部側（80°）から足側（45°）へと緩くなる.

約80°

約45°

CHAPTER

第 **Ⅱ** 章 -1

骨盤部　骨盤 Pelvis

寛骨
Hip bone

 **骨標本構造と骨標本X線解剖のステレオ画像の説明**

骨標本画像でのみみえる構造の解剖学名は青色，骨標本X線画像でのみみえる構造の解剖学名は赤色で表示しています.

　骨盤（pelvis）の骨標本構造と骨標本X線解剖をステレオ画像[8)9)]で示します.

寛骨の骨盤での位置関係（図Ⅱ-8）

　骨標本は単体なので，3DCTを利用して，骨盤での寛骨の位置をステレオ解剖図であらわしています. 骨盤を形成する仙骨，寛骨（腸骨，坐骨，恥骨）は，腹部臓器を支えるため

にすり鉢状（円錐形にくぼんだ形状）になっている（図Ⅱ-8，図Ⅱ-10；177頁）．このため仙骨，腸骨，恥骨，坐骨の正面のX線画像を撮るときは身体がX線管球を斜めにして，それぞれの骨にあわせる必要があります．特に恥骨，坐骨は傾きが複雑なため，身体を斜めにしたうえで，X線を足側から入射する必要があります．

図Ⅱ-8の「恥骨坐骨斜位」は，身体を正面のまま足側からX線入射した画像で「恥骨坐骨正面」は身体を斜めにして足側からX線を入射した画像です．

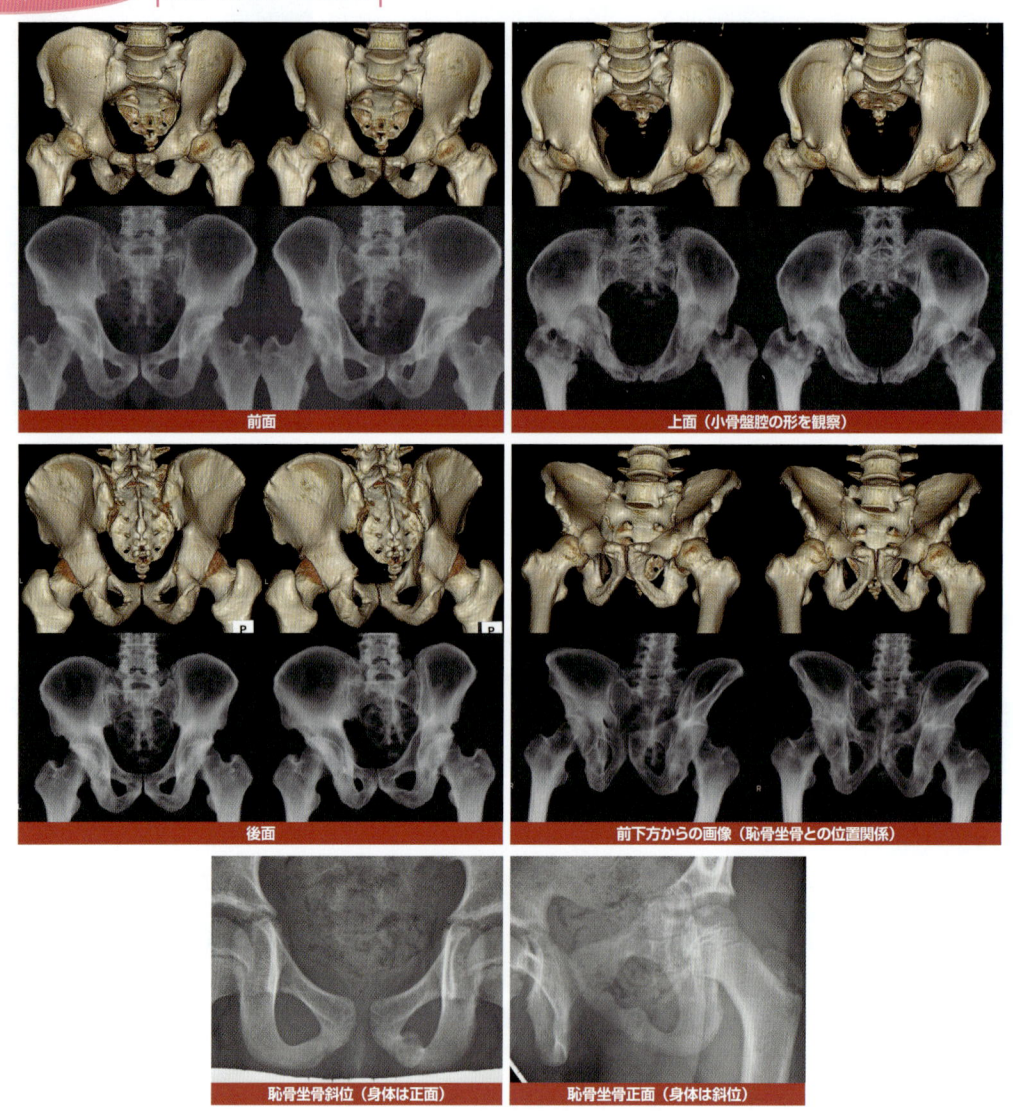

| 図Ⅱ-8 | 寛骨（骨盤）の見え方 |

前面

上面（小骨盤腔の形を観察）

後面

前下方からの画像（恥骨坐骨との位置関係）

恥骨坐骨斜位（身体は正面）

恥骨坐骨正面（身体は斜位）

1. 寛骨（Hip bone） 正面画像（図Ⅱ-9a）

耳状面とは，仙骨と関節をなす腸骨内側面上の不規則なL字形の関節面です（図Ⅱ-9a，図Ⅱ-11c；180頁）．

骨標本ステレオ画像

　腸骨窩，腸骨稜，上前腸骨棘，下前腸骨棘，閉鎖孔，恥骨櫛，恥骨結合，恥骨結節，坐骨結節，恥骨体，**耳状面**が観察されます．

骨標本ステレオＸ線画像

　腸骨窩，腸骨稜，上前腸骨棘，下前腸骨棘，閉鎖孔，恥骨櫛，恥骨結合，恥骨結節，坐骨結節，坐骨体，恥骨体が観察されます．

図Ⅱ-9　│寛骨（骨盤部）│

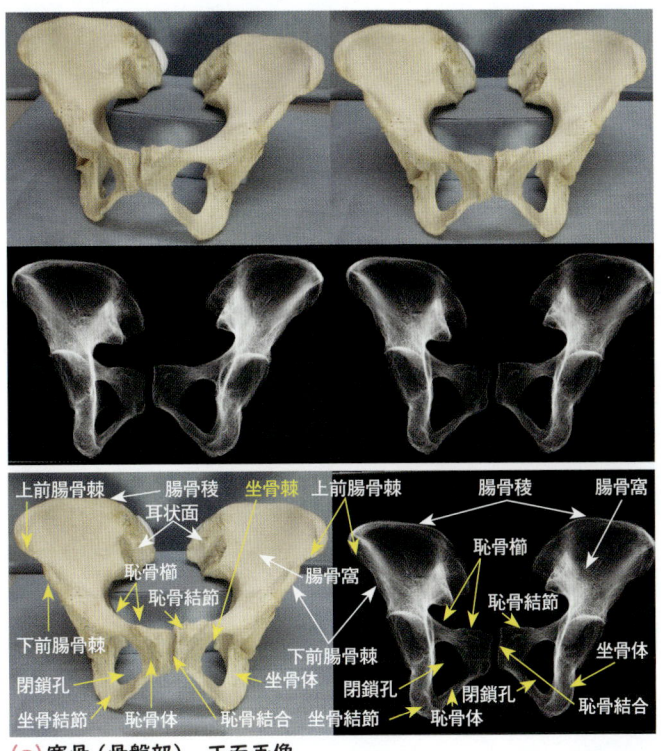

(a) 寛骨（骨盤部）　正面画像

2. 寛骨（Hip bone）　斜位画像（図Ⅱ-9b）

骨標本ステレオ画像

　腸骨稜，上前腸骨棘，下前腸骨棘，坐骨棘，閉鎖孔，坐骨結節，坐骨体，恥骨体，寛骨臼，腸骨体，閉鎖稜，坐骨枝，上後腸骨棘，下後腸骨棘が観察されます．

骨標本ステレオＸ線画像

　腸骨稜，上前腸骨棘，下前腸骨棘，坐骨棘，閉鎖孔，坐骨結節，坐骨体，恥骨体，寛骨臼，腸骨体，閉鎖稜，坐骨枝，上後腸骨棘，下後腸骨棘が観察されます．

3. 寛骨（Hip bone）　側面画像（図Ⅱ-9c）

骨標本ステレオ画像

　腸骨稜，上前腸骨棘，下前腸骨棘，坐骨棘，閉鎖孔，坐骨結節，坐骨体，恥骨体，恥

骨結節，寛骨臼，腸骨体，坐骨枝が観察されます．

骨標本ステレオX線画像

腸骨稜，上前腸骨棘，下前腸骨棘，坐骨棘，閉鎖孔，坐骨結節，坐骨体，恥骨体，寛骨臼，腸骨体，坐骨枝が観察されます．

図Ⅱ-9 │寛骨（骨盤部）│

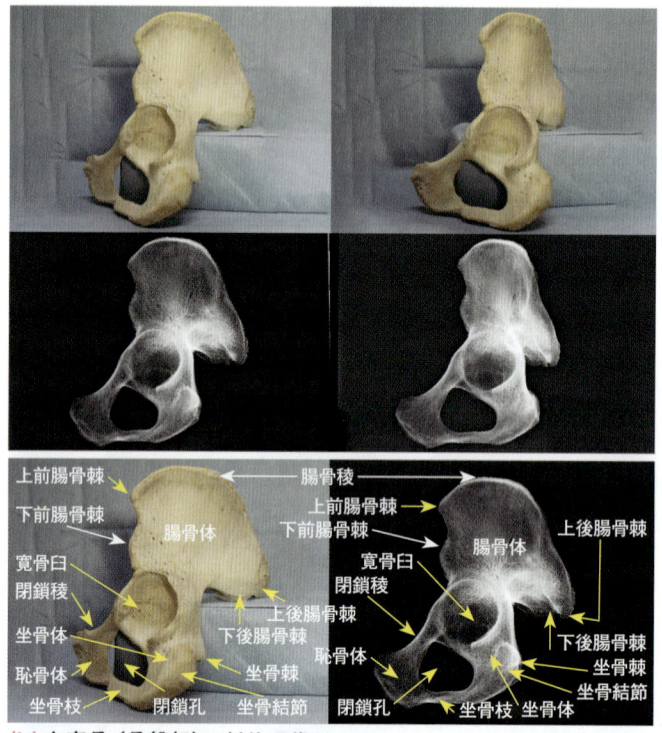

（b）左寛骨（骨盤部）　斜位画像

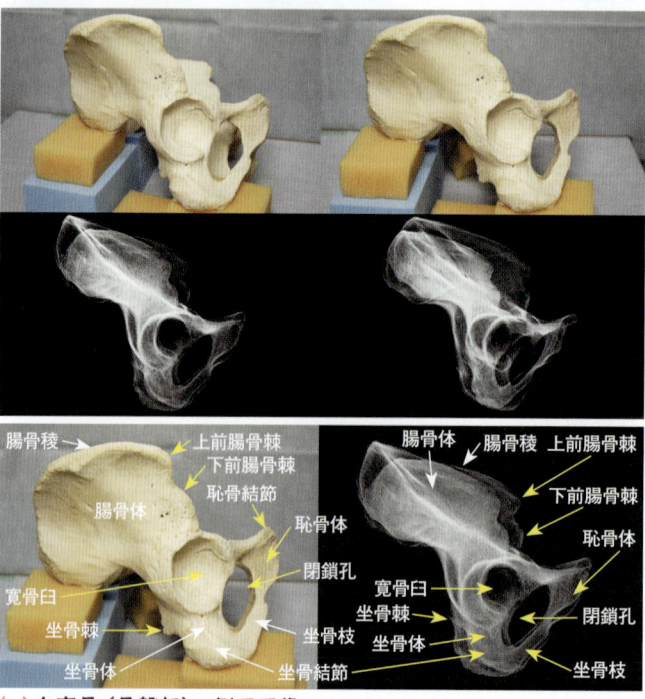

（c）右寛骨（骨盤部）　側面画像

176

骨解剖学名と医療英語名－寛骨（Hip bone）

耳状面 (auricular surface of ilium)	閉鎖孔 (obturator foramen)	坐骨結節 (ischial tubercle)
腸骨窩 (iliac fossa)	閉鎖稜 (obturator crest)	上前腸骨棘 (anterior superior iliac spine)
腸骨体 (body of ilium)	恥骨櫛 (pecteneal line)	下前腸骨棘 (anterior inferior iliac spine)
腸骨稜 (iliac crest)	恥骨体 (body of pubis)	上後腸骨棘 (posterior superior iliac spine)
坐骨枝 (ramus of ischium)	寛骨臼 (acetabulum)	下後腸骨棘 (posterior inferior iliac spine)
坐骨体 (body of ischium)	恥骨結合 (pubic symphysis)	
坐骨棘 (ischial spine)	恥骨結節 (pubic tuberosity)	

骨盤部　骨盤 Pelvis

第Ⅱ章 -2 仙骨
Sacrum　〈仙椎 Sacral vertebrae（複）〉

　仙椎：成人になると，通常は5個の仙椎が融合して仙骨を作る脊柱分節です．

仙骨と骨盤の位置関係（図Ⅱ-10）

　脊柱での仙骨の位置を，3DCTを利用し，ステレオで確認できるようにしています．3DCTは正中からカットし，内側と外側から確認できるようにしています．

図Ⅱ-10　仙骨と骨盤の位置関係

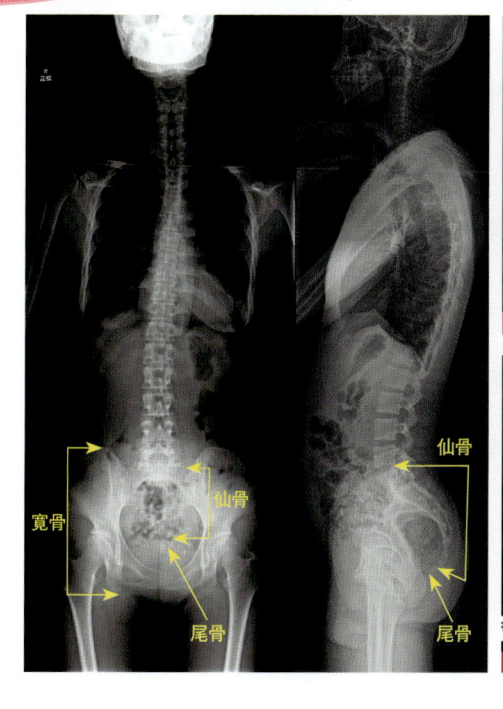
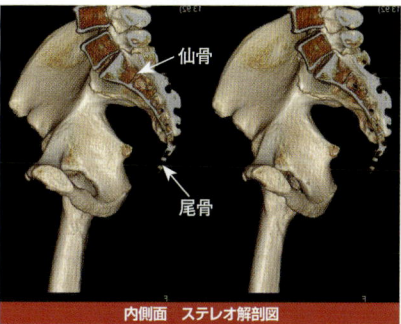
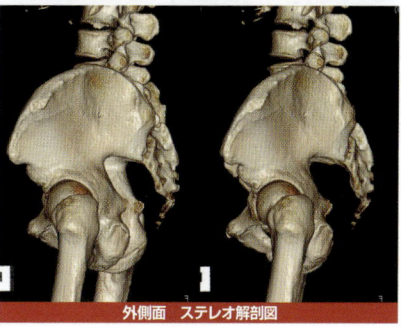

1. 仙骨 正面画像（図Ⅱ-11a）

骨標本ステレオ画像

　岬角，第1・第2仙椎癒合位置（横線）仙骨尖，仙骨翼，第1前仙骨孔，第2前仙骨孔，第3前仙骨孔，第4前仙骨孔が観察されます．

骨標本ステレオX線画像

　岬角，第1・第2仙椎癒合位置（横線）仙骨尖，仙骨翼，第1前仙骨孔，第2前仙骨孔，第3前仙骨孔，第4前仙骨孔が観察されます．

 ## 2. 仙骨 後面画像（図Ⅱ-11b）

骨標本ステレオ画像

　仙骨管，正中仙骨稜，仙骨裂孔，仙骨角，上関節突起，中間仙骨稜，外側仙骨稜，第1〜第4後仙骨孔が観察されます．

骨標本ステレオX線画像

　仙骨管，正中仙骨稜，仙骨裂孔，仙骨角，上関節突起，中間仙骨稜，第1〜第4後仙骨孔が観察されます．

 ## 3. 仙骨 側面画像（図Ⅱ-11c）

骨標本ステレオ画像

　岬角，正中仙骨稜，仙骨角，上関節突起，中間仙骨稜，耳状面が観察されます．

骨標本ステレオX線画像

　岬角，正中仙骨稜，仙骨角，中間仙骨稜，上関節突起が観察されます．

 ## 4. 仙骨 軸位上面画像（図Ⅱ-11d）

骨標本ステレオ画像

　岬角，第1仙骨椎体，仙骨管，正中仙骨稜，椎弓板，上関節突起，仙骨翼が観察されます．

骨標本ステレオX線画像

　岬角，第1仙骨椎体，仙骨管，正中仙骨稜，椎弓板，上関節突起，仙骨翼が観察されます．

 ## 5. 仙骨 軸位下面画像（図Ⅱ-11e）

骨標本ステレオ画像

　正中仙骨稜，仙骨翼，外側仙骨稜，仙骨裂孔，仙骨尖，仙骨角が観察されます．

骨標本ステレオX線画像

　正中仙骨稜，仙骨管，仙骨翼，外側仙骨稜，仙骨裂孔が観察されます．

図Ⅱ-11 仙骨（正面，後面）

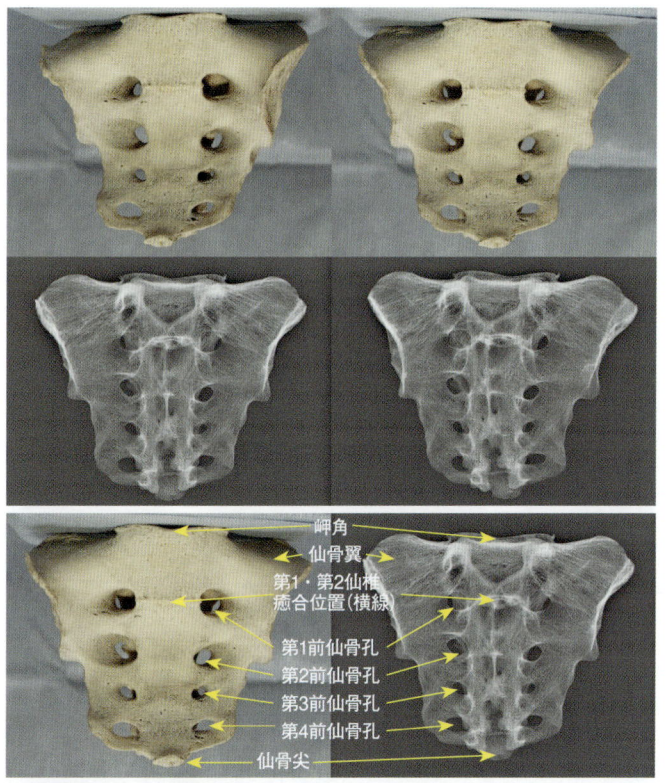

岬角
仙骨翼
第1・第2仙椎
癒合位置（横線）
第1前仙骨孔
第2前仙骨孔
第3前仙骨孔
第4前仙骨孔
仙骨尖

（a）仙骨　正面画像

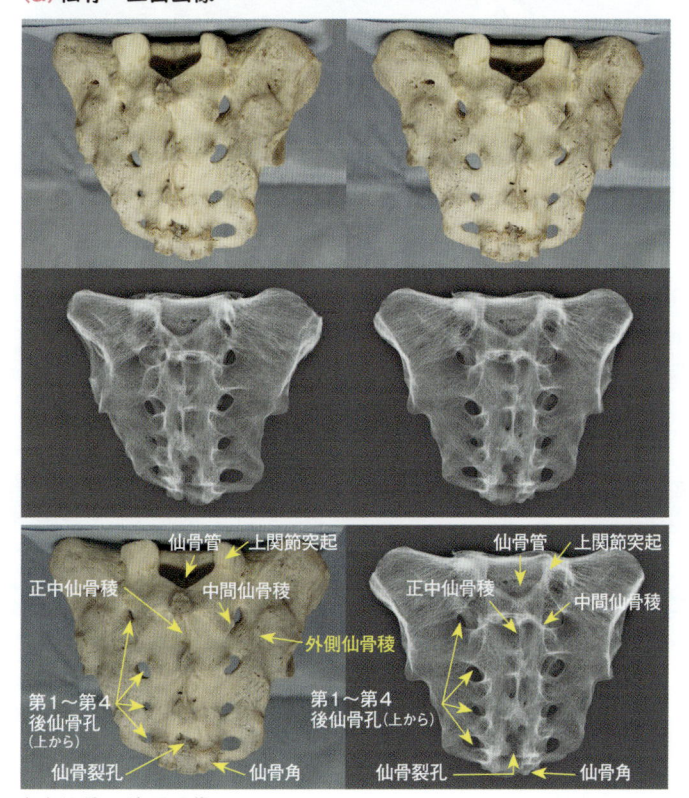

仙骨管　上関節突起
正中仙骨稜　中間仙骨稜
外側仙骨稜
第1〜第4
後仙骨孔
（上から）
仙骨裂孔　仙骨角

仙骨管　上関節突起
正中仙骨稜
中間仙骨稜
第1〜第4
後仙骨孔（上から）
仙骨裂孔　仙骨角

（b）仙骨　後面画像

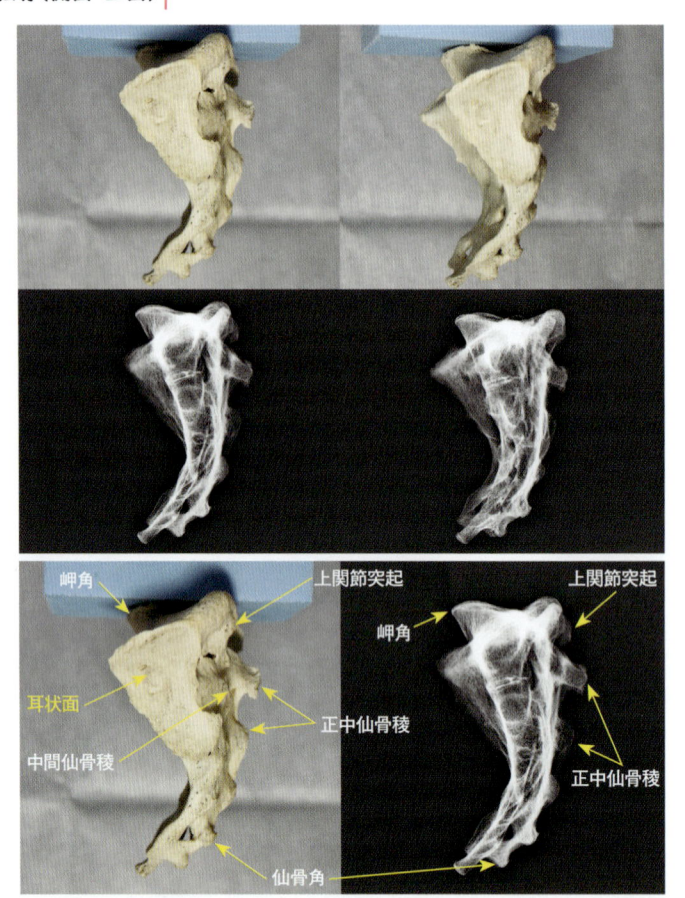

（c）仙骨 側面画像

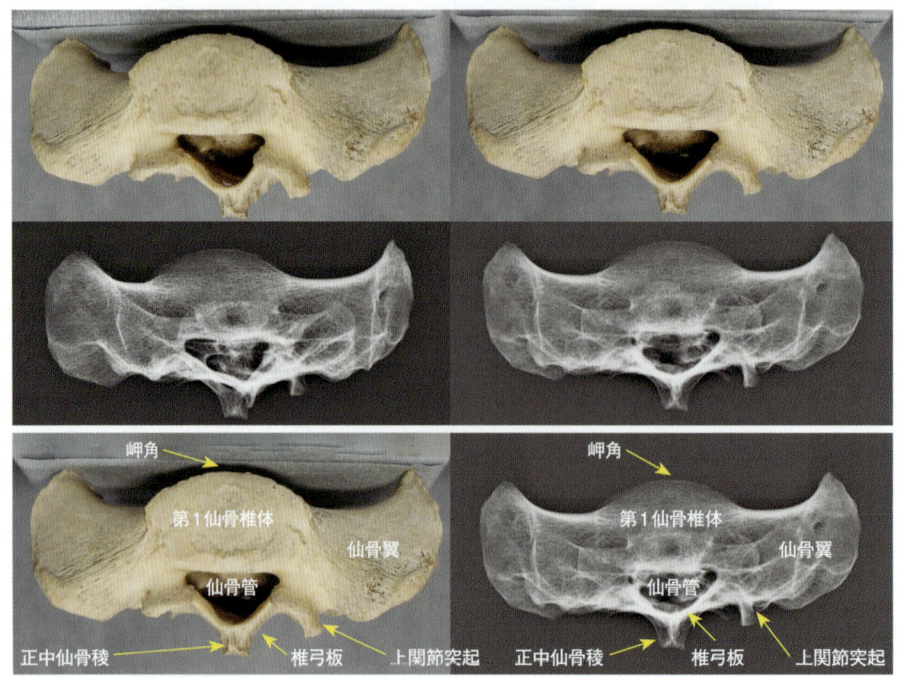

（d）仙骨 軸位上面画像

図Ⅱ-11　仙骨（下面）

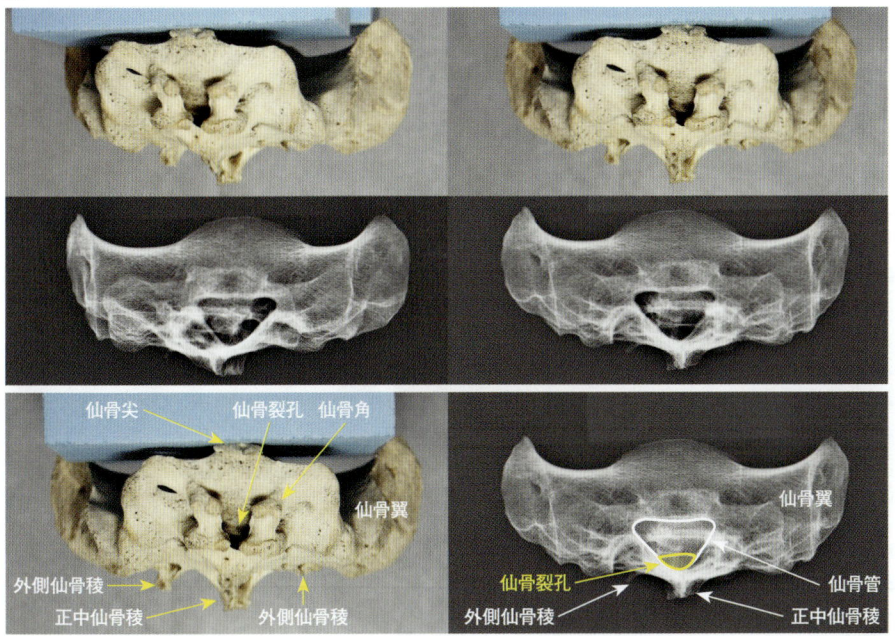

(e)仙骨　軸位下面画像

 骨解剖学名と医療英語名－仙骨

岬角 (promontory)	第1仙骨椎体 (body of first sacral)
耳状面 (auricular surface of sacrum)	第1前仙骨孔 (first pelvic sacral foramen)
椎弓板 (lamina)	第2前仙骨孔 (second pelvic sacral foramen)
仙骨角 (sacral horns)	第3前仙骨孔 (third pelvic sacral foramen)
仙骨管 (sacral canal)	第4前仙骨孔 (fourth pelvic sacral foramen)
仙骨尖 (apex of sacrum)	第1〜第4後仙骨孔 (first〜fourth dorsal sacral foramen)
仙骨裂孔 (sacral hiatus)	外側部：仙骨翼 (lateral part：ala)
上関節突起 (superior articular process)	外側部上面：仙骨翼 (upper surface of lateral part：ala)
中間仙骨稜 (intermediate sacral crest)	第1, 第2仙椎癒合位置・横線
外側仙骨稜 (lateral sacral crest)	(site of fusion of first and second sacral vertebrae)
正中仙骨稜 (median sacral crest)	

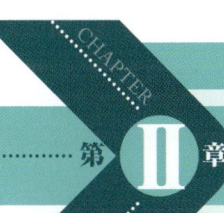

骨盤部　骨盤 Pelvis

第Ⅱ章 -3 尾椎
Coccygeal vertebrae　尾骨(Coccyx)

　尾椎：通常，成人になると，融合して尾骨となる脊柱の末端分節です．

　尾骨：ヒトの脊柱の末端にある小骨です．4個の痕跡椎骨の癒合により形成されます．
上方で仙骨と連続しています．

1. 尾骨　X線画像（図Ⅱ-12）

　尾骨は小さくX線吸収が少ないです．X線画像はX線吸収差の重ねあわせを描出するため，正面画像では直腸，直腸内固形物が重なり，尾骨が確認できないことが多いです．側面画像では，臀部の筋肉との重なりだけなので骨の続きとして描出されます（図Ⅱ-10；177頁，図Ⅱ-12）．

図Ⅱ-12　尾骨　X線画像

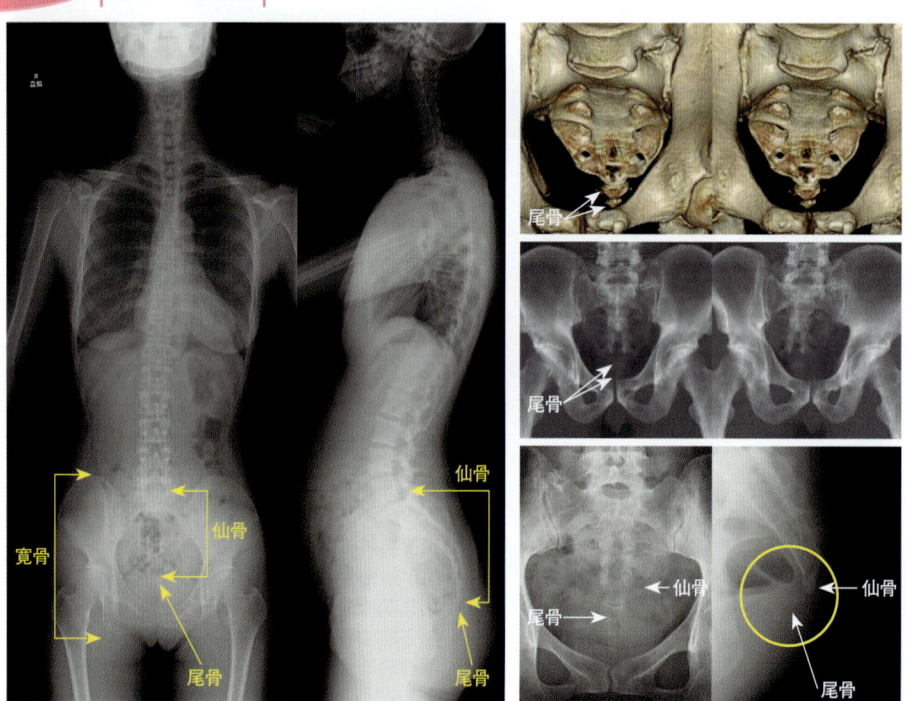

2. 尾椎の骨標本構造—ステレオ画像[8)9)]

1. 第1尾椎　正面画像（図Ⅱ-13a）

骨標本ステレオ画像

　尾骨角，横突起，第1尾椎が観察されます．

図Ⅱ-13　尾骨

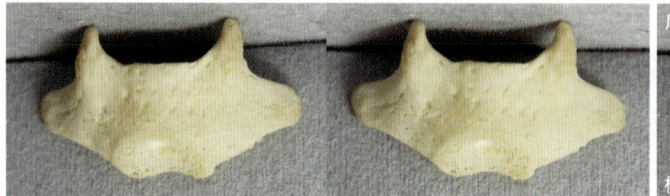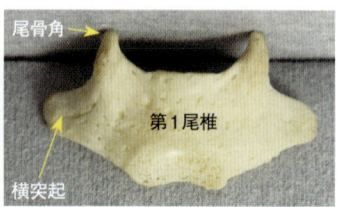

(a) 第1尾椎　正面画像

2. 第1尾椎　後面画像（図Ⅱ-13b）

骨標本ステレオ画像

尾骨角，横突起，第1尾椎が観察されます．

| 図Ⅱ-13 | 尾骨 |

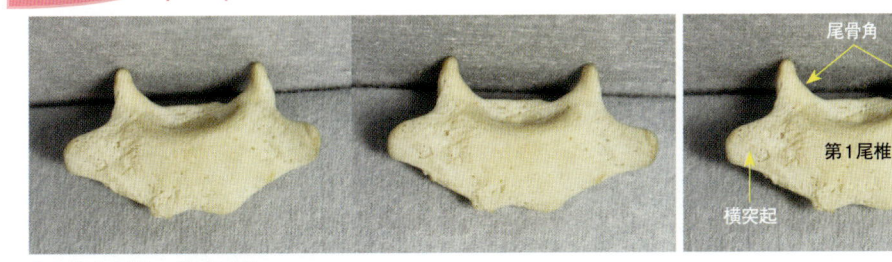

（b）第1尾椎　後面画像

3. 第1尾椎　上面，下面，側面画像（図Ⅱ-13c）

骨標本ステレオ画像

尾骨角，横突起，第1尾椎が観察されます．

| 図Ⅱ-13 | 尾骨 |

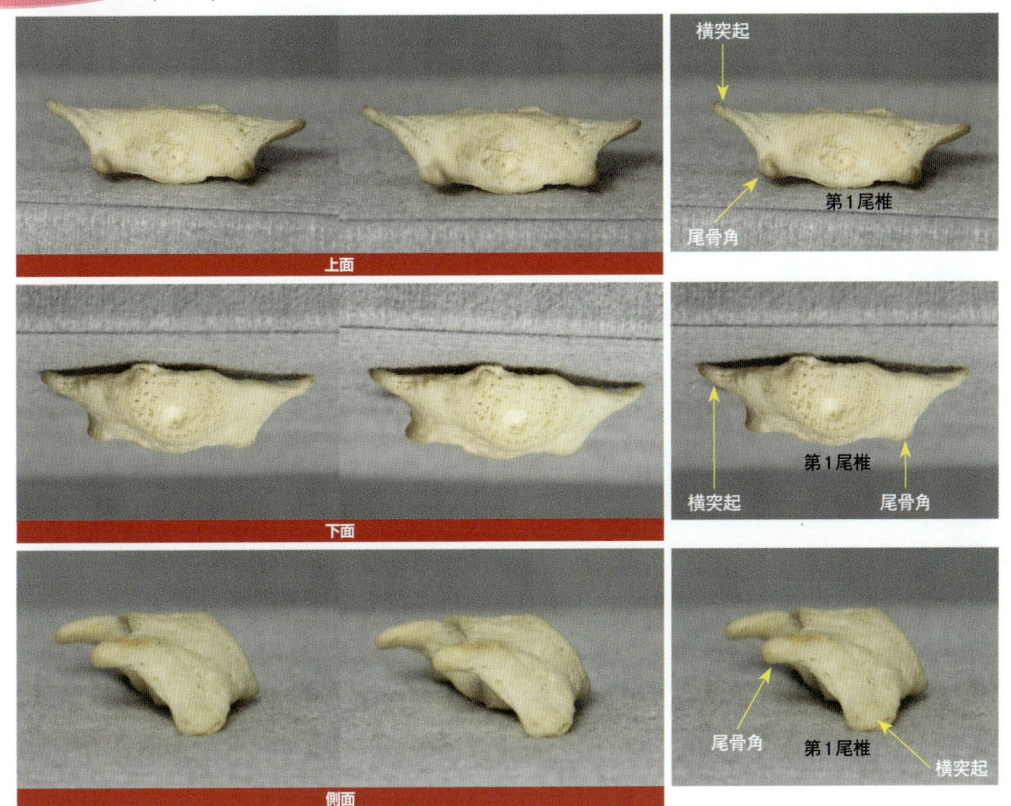

（c）第1尾椎　上面，下面，側面画像

4. 尾骨癒合した第2〜第4尾椎　前面，後面，側面画像 (図Ⅱ-13d)

骨標本ステレオ画像

尾骨癒合した第2〜第4尾椎が観察されます．

図Ⅱ-13 ｜尾骨｜

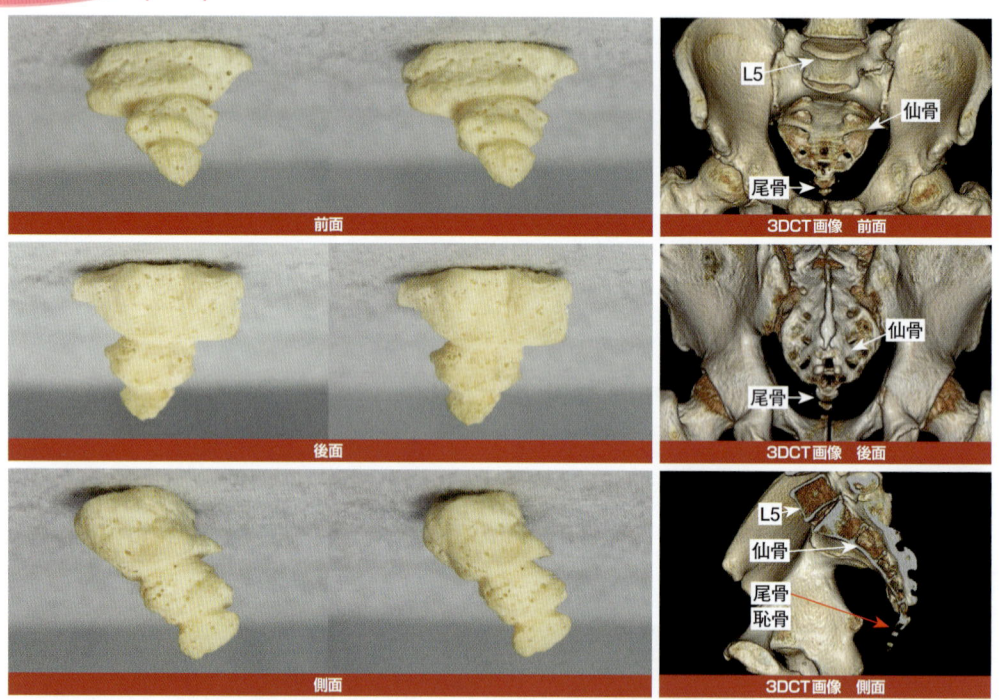

(d) 尾骨癒合した第2〜第4尾椎画像

5. 尾骨癒合した第2〜第4尾椎　上面，下面画像 (図Ⅱ-13e)

骨標本ステレオ画像

尾骨癒合した第2〜第4尾椎が観察されます（図Ⅱ-13e）．

 図Ⅱ-13 ｜尾骨｜

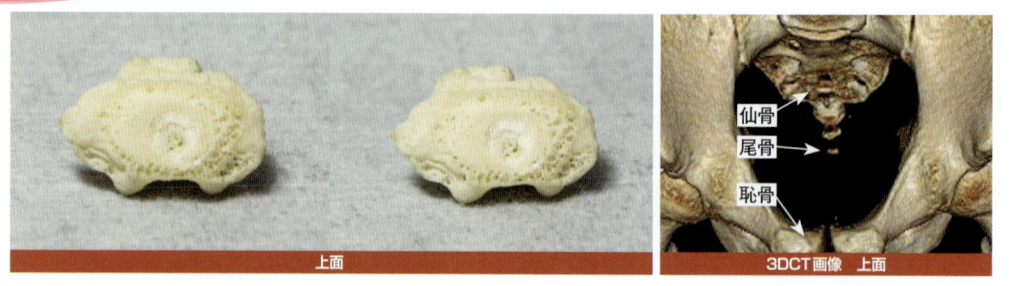

（つづき）

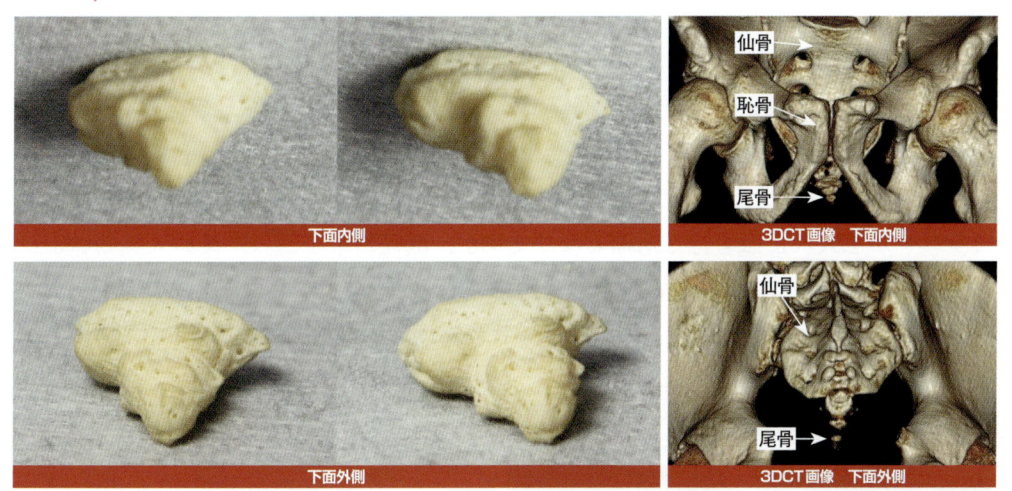

(e) 尾骨癒合した第2～第4尾椎画像

 骨解剖学名と医療英語名－尾椎，尾骨

尾骨角（coccygeal cornua）　　第1尾椎（first coccygeal vertebra）
横突起（transverse process）　尾骨癒合した第2～第4尾椎（fused second to fourth vertebrae）

骨盤周辺部の解剖

骨盤部周辺には膀胱，子宮，卵巣，精巣，直腸，前立腺などの臓器が位置しています **(図ⅡA-1)**.

図ⅡA-1 ─ **膀胱，子宮，精巣，直腸，前立腺の位置関係** ─

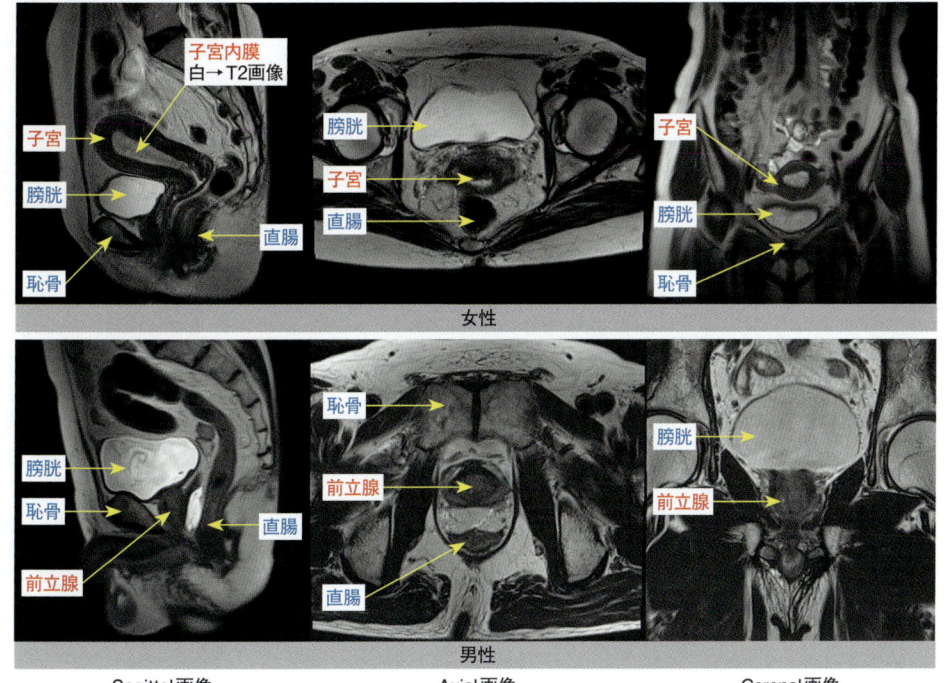

骨盤部の血管は，腹部大動脈から左右に分かれた総腸骨動脈から内腸骨動脈と外腸骨動脈に分岐し，内腸骨動脈が骨盤内の臓器に酸素を供給し，外腸骨動脈は鼠径靱帯（図ⅡA-2）の下を通過し大腿動脈となり，下肢に酸素を供給しています．

　血管からの出血がある場合，外腸骨動脈が鼠径靱帯（恥骨結節と上前腸骨棘を結ぶ靱帯）を通る前か後ろかで，治療法に大きな違いがあります．鼠径靱帯を通る前の血管（外腸骨動脈）の出血は，骨盤内出血なので，IVR（Interventional Radiology）となり，血管撮影装置で血管からカテーテルを入れ止血を行う治療となりますが，鼠径靱帯を通った後の大腿動脈出血では，鼠径部の筋肉の上に血管があるため，例えば10〜15分上から押さえることで止血が可能です．鼠径靱帯を通った後の大腿動脈は血管撮影検査で穿刺部に利用されています．

図ⅡA-2　│鼠径靱帯│

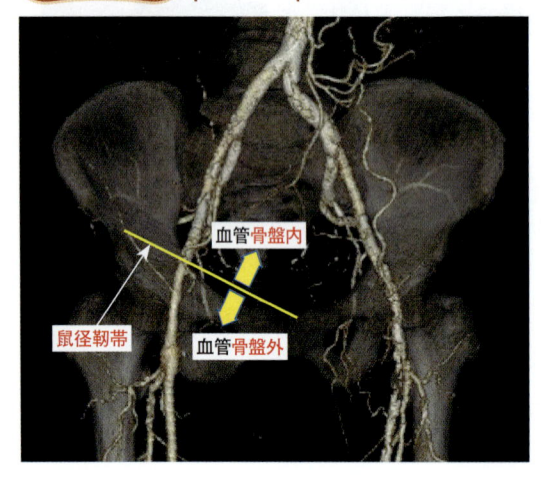 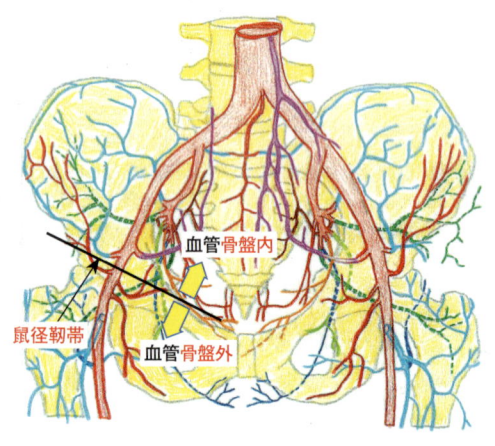

1. 椎体と動静脈の位置関係

　血管撮影でカテーテルの入った血管が動脈なのか静脈なのかを確認するため，X線透視を利用して，大腿動脈から穿刺して入れたガイドワイヤーが，椎体（脊柱）の右（静脈；下大静脈）か左（動脈；腹部大動脈）かを確認しています（図ⅡA-3）．

　すなわち，椎体の左側の走行は動脈，右側の走行は静脈と理解します．そうすれば，CT画像のAxial画像，Coronal画像，Sagittal画像での動脈・静脈の位置確認のとき，椎体を探し，椎体を基準に左が動脈，右が静脈と判断できます．

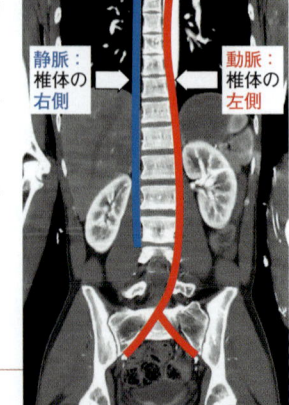

図ⅡA-3　│椎体と動静脈の位置関係│

2. 総腸骨動脈のステレオ血管解剖　正面

　血管名を色別にしています．立体視すると，内腸骨動脈が内側後方へ走行していること，下腹壁動脈が前方上方へ走行していくことが確認できます（図ⅡA-4）．

図ⅡA-4　　総腸骨動脈のステレオ血管解剖　正面

骨盤部血管　正面　ステレオ視

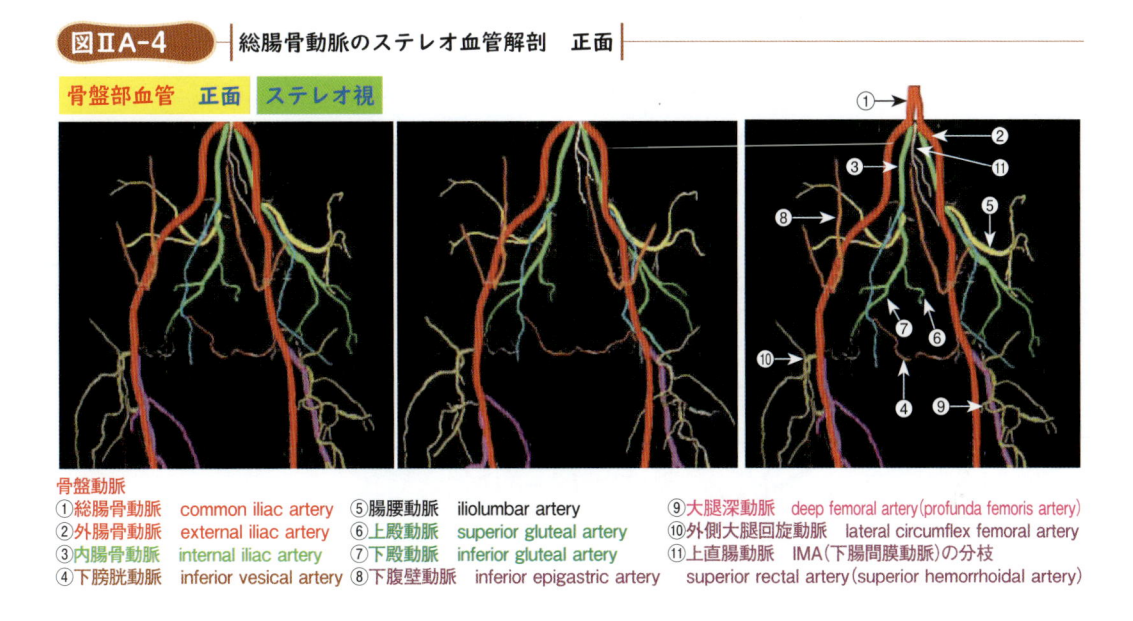

骨盤動脈
①総腸骨動脈　common iliac artery　　⑤腸腰動脈　iliolumbar artery　　⑨大腿深動脈　deep femoral artery(profunda femoris artery)
②外腸骨動脈　external iliac artery　　⑥上殿動脈　superior gluteal artery　　⑩外側大腿回旋動脈　lateral circumflex femoral artery
③内腸骨動脈　internal iliac artery　　⑦下殿動脈　inferior gluteal artery　　⑪上直腸動脈　IMA(下腸間膜動脈)の分枝
④下膀胱動脈　inferior vesical artery　　⑧下腹壁動脈　inferior epigastric artery　　　superior rectal artery(superior hemorrhoidal artery)

3. 総腸骨動脈のステレオ血管解剖　後面

　血管名を色別にしています．立体視すると，内腸骨動脈が内側後方へ走行していることが後ろから確認できます（図ⅡA-5）．

図ⅡA-5　　総腸骨動脈のステレオ血管解剖　後面

骨盤部血管　後面　ステレオ視

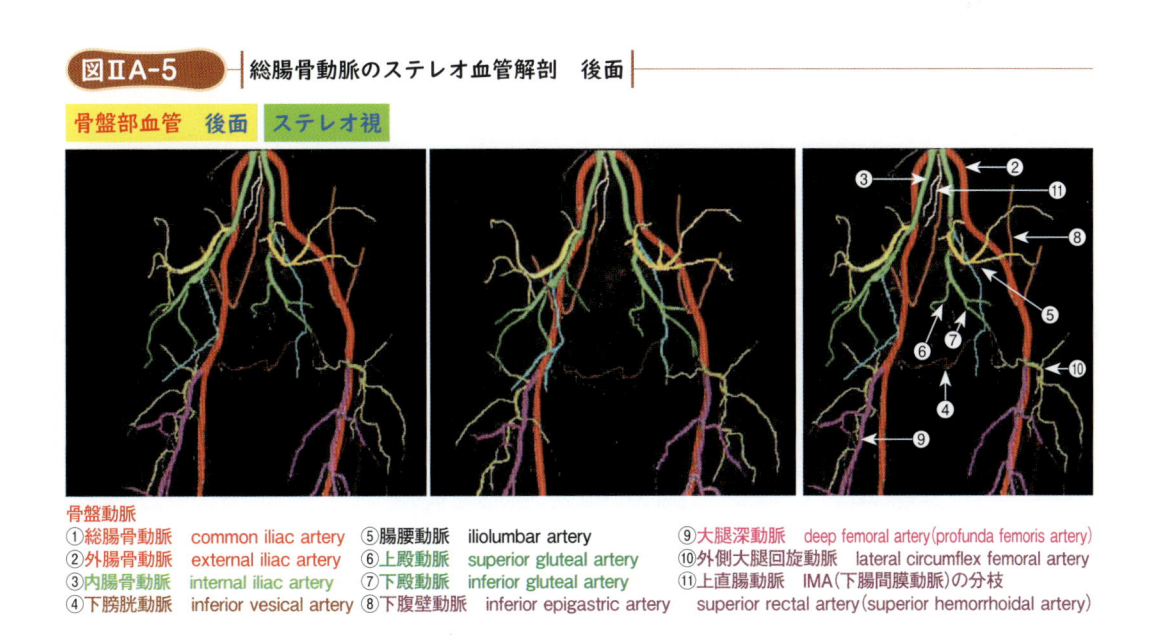

骨盤動脈
①総腸骨動脈　common iliac artery　　⑤腸腰動脈　iliolumbar artery　　⑨大腿深動脈　deep femoral artery(profunda femoris artery)
②外腸骨動脈　external iliac artery　　⑥上殿動脈　superior gluteal artery　　⑩外側大腿回旋動脈　lateral circumflex femoral artery
③内腸骨動脈　internal iliac artery　　⑦下殿動脈　inferior gluteal artery　　⑪上直腸動脈　IMA(下腸間膜動脈)の分枝
④下膀胱動脈　inferior vesical artery　　⑧下腹壁動脈　inferior epigastric artery　　　superior rectal artery(superior hemorrhoidal artery)

4. 総腸骨動脈のイラストカラー解剖図

X線造影剤が薄すぎて描出できない総腸骨動脈の血管を，イラストカラーで描いた解剖図です（図ⅡA-6）．末梢の血管は，血管造影でカテーテルにより，選択的にX線造影することで描出可能です．

図ⅡA-6 ── 総腸骨動脈のイラストカラー解剖図 ──

骨盤の循環 pelvic circulation　骨の後ろ側：緑，黄緑，青　　腸骨の前側：水色

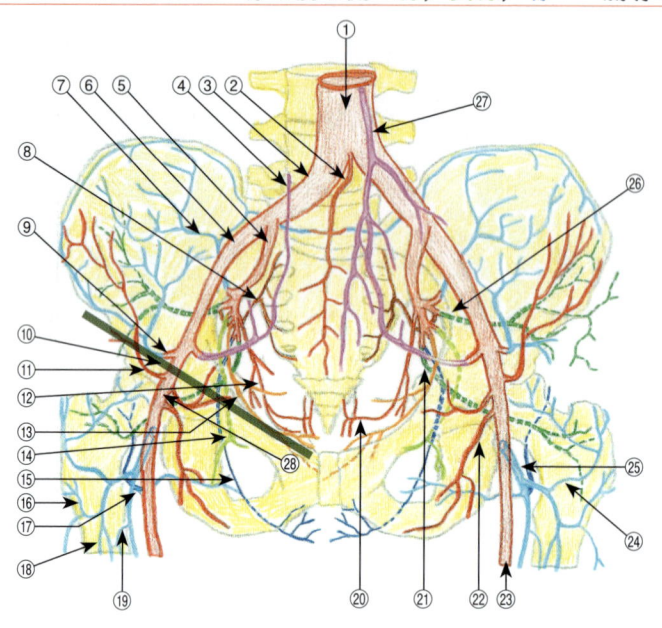

①	大動脈	aorta（腹部大動脈：abdominal aorta）
②	正中仙骨動脈	middle sacral artery
③	総腸骨動脈	common iliac artery
④	下腹壁動脈	inferior epigastric artery
⑤	内腸骨動脈	internal iliac artery
⑥	外腸骨動脈	external iliac artery
⑦	腸腰動脈	iliolumbar artery
⑧	外側仙骨動脈	lateral sacral artery
⑨	深腸骨回旋動脈	deep iliac circumflex artery
⑩	鼠径靭帯	inguinal ligament（外腸骨動脈が鼠径靭帯から総大腿動脈になる）
⑪	浅腸骨回旋動脈	superficial iliac circumflex artry
⑫	子宮動脈	uterine artery
⑬	下膀胱動脈	inferior vesical artery
⑭	閉鎖動脈	obturator artery
⑮	内陰部動脈	internal pudendal artery
⑯	横枝　外側大腿回旋動脈	transverse branch of lateral profunda femoris artery
⑰	内側大腿回旋動脈	medial profunda femoris artery
⑱	下行枝　外側大腿回旋動脈	descending branch of lateral profunda femoris artery
⑲	貫通枝	penetrating artery
⑳	中直腸動脈	middle rectal artery
㉑	下殿動脈	inferior gluteal artery
㉒	外陰部動脈	external pudendal artery
㉓	浅大腿動脈	superficial femoral artery
㉔	上行枝　外側大腿回旋動脈	ascending branch of lateral profunda femoris artery
㉕	大腿深動脈	profunda femoris artery（deep femoral artery）
㉖	上殿動脈	superior gluteal artery
㉗	上直腸動脈（IMAの分枝）	superior rectal artery（superior hemorrhoidal artery）
㉘	総大腿動脈	common femoral artery

5. 骨盤動脈の循環のイラストカラー解剖図

　骨盤部の血管の循環をイラストカラーで作成した解剖図です (図ⅡA-7). 色を変えて前後関係を表現しています.

図ⅡA-7 ─| 骨盤動脈の循環のイラストカラー解剖図 |

骨盤部　循環　collateral circulation in pelvic

①肋間動脈	intercostal artery
②肋下動脈	subcostal artery
③腰動脈	lumbar artery
④正中仙骨動脈	middle sacral artery
⑤総腸骨動脈	common iliac artery
⑥腸腰動脈	iliolumbar artery
⑦外腸骨動脈	external iliac artery
⑧内腸骨動脈	internal iliac artery
⑨外側仙骨動脈	lateral sacral artery
⑩深腸骨回旋動脈	deep iliac circumflex artery
⑪浅腸骨回旋動脈	superficial iliac circumflex artery
⑫下殿動脈	inferior gluteal artery
⑬内陰部動脈	internal pudendal artery
⑭外陰部動脈	external pudendal artery
⑮閉鎖動脈	obturator artery
⑯外側大腿回旋動脈	lateral circumflex femoral artery
⑰右内側大腿回旋動脈	right medial profunda femoris artery
⑱大腿動脈	femoral artery
⑲大腿深動脈	deep femoral artery (profunda femoris artery)
⑳外側上行枝(大腿深動脈)	lateral ascending branch
㉑左内側大腿回旋動脈	left medial femoral circumflex
㉒浅殿動脈	superficial gluteal artery
㉓下腹壁動脈	inferior epigastric artery
㉔上腹壁動脈	superior epigastric artery

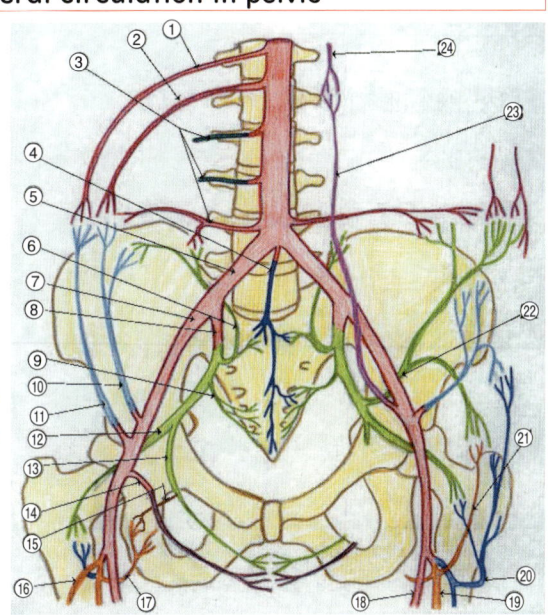

6. 泌尿器系臓器の解剖図

　泌尿器系の臓器（腎臓，腎杯，腎盂，尿管，膀胱）の解剖図です (図ⅡA-8). 骨の位置関係を確認できるようにしています.

図ⅡA-8 ─| 泌尿器系 |

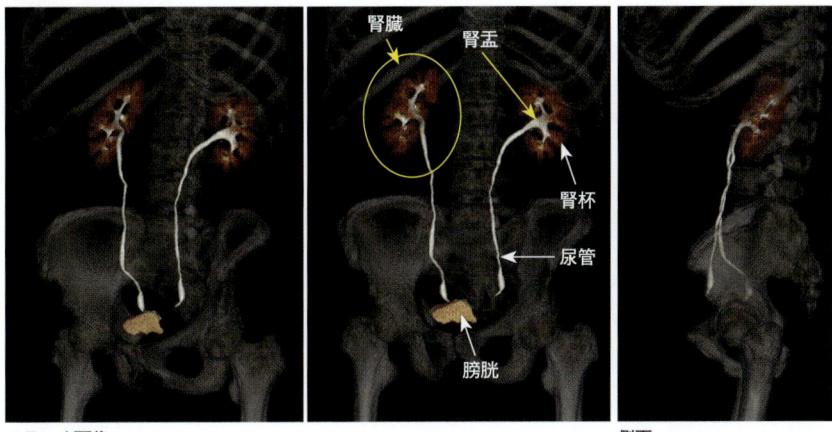

ステレオ画像　　　　　　　　　　　　　　　　　　　　　　　　側面

189

下肢骨
Lower limb

誌面上では縮小されている骨標本があり骨表面が観察できないため
プレゼント PDF「骨標本・X線ステレオ解剖図」を利用して確認してください.

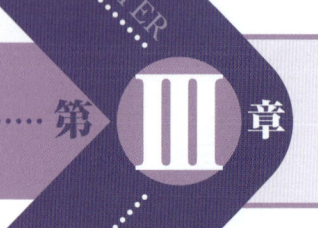

第III章

下肢骨
Lower limb

　下肢骨は，下肢帯 bones of hip and buttock〔寛骨（腸骨，坐骨，恥骨）〕と，自由下肢 bones of free lower limb〔大腿（膝蓋骨は大腿に属する種子骨），下腿，足〕があり，ここでは自由下肢について解説します．

　下肢骨は，股関節，膝関節，足関節を形成し，また歩くために重要な役割を持ちます．骨標本では関節が表現できないため，重要な関節は３ＤＣＴ画像とＸ線画像，カラーイラストで説明し，骨標本の構造を解説していきます．

👉 臨床POINT

①足関節の関節腔を診断するため，足関節でもＸ線撮影法が工夫され，足根骨の距踵関節撮影（アントンセン法）など，手術後の経過観察に利用されています[7]（図III-1）.

図III-1 ｜距踵関節　Ｘ線画像｜

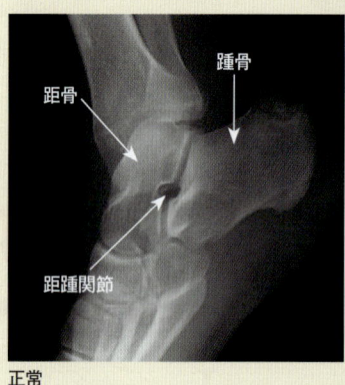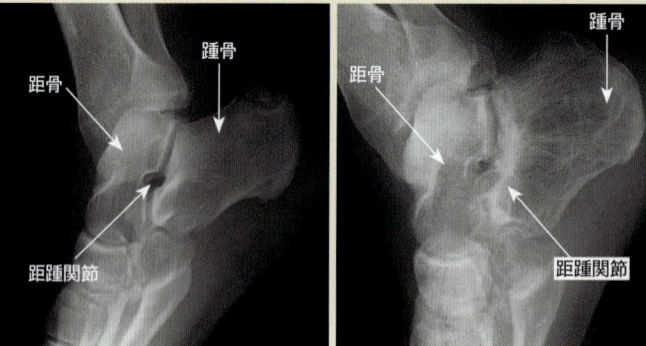

正常　　　　　　　　　　　　骨折

②下肢骨では，膝関節を支える前十字靭帯，後十字靭帯などの靭帯損傷，靭帯断裂，急激な動きなどによる靭帯付着部の剥離骨折などがＸ線検査で診断されています[7]．**靭帯の断裂などは，ストレスをかけ靭帯の損傷を確認しています**（図III-2）.

③膝関節の前面にある膝蓋骨の上部は大腿四頭筋腱でつながれ，膝蓋骨の下部は膝蓋靭帯（大腿四頭筋）で脛骨粗面に停止しています．膝蓋骨は大腿四頭筋の種子骨であり，膝蓋靭帯は大腿四頭筋の停止腱です（図III-3）.

オスグッド・シュラッター病（オスグッドとシュラッターが報告した症例）は骨軟骨炎です．成長期の小・中学生が膝を使った激しい運動を行ったとき，脛骨粗面付近に炎症が生じます．

図Ⅲ-2　靭帯損傷確認　検査画像

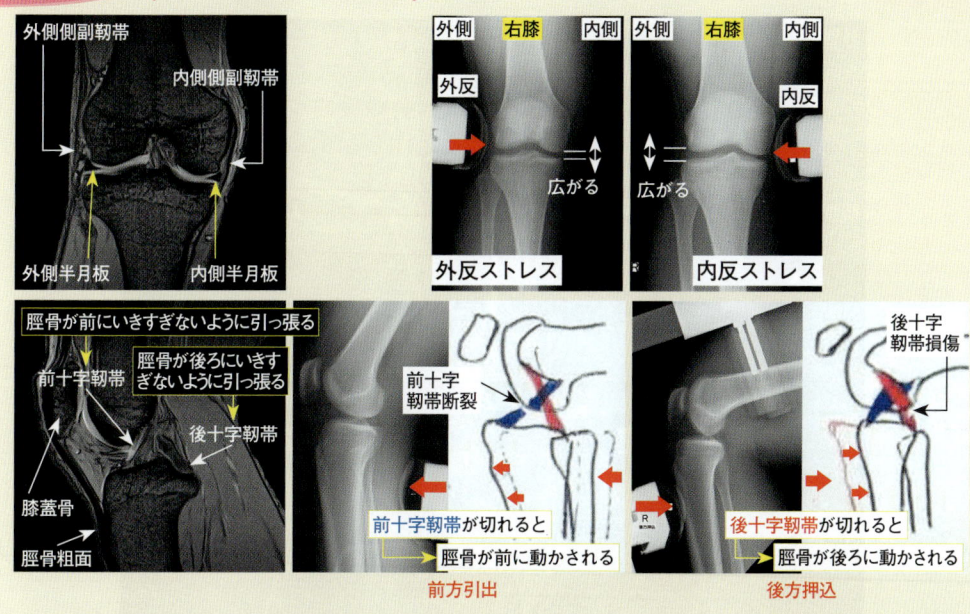

膝蓋骨の上部は大腿四頭筋腱でつながれているため，激しい運動をすると大腿四頭筋の負荷が大腿四頭筋停止部である脛骨粗面に膝蓋靭帯を通してかかり，膝蓋靭帯が脛骨粗面に存在する骨端核を機械的牽引しようとする力がかかることで生じます．一度に大きな負荷で生じる場合や，毎日繰り返し負荷をかけた結果、生じることもあります．激しい運動時は，膝のX線画像上で脛骨粗面が膝蓋靭帯に引っ張られ，剝離状態になっていることもあります．

図Ⅲ-3　脛骨粗面と膝蓋靭帯

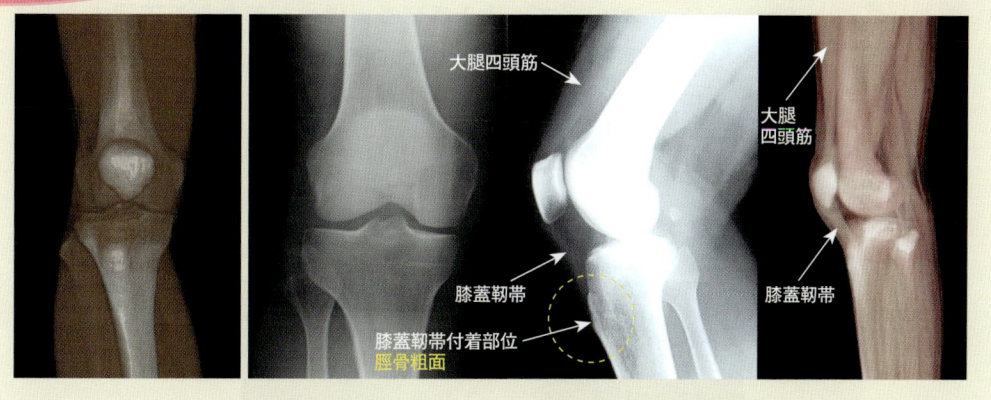

④膝関節を連結する前十字靭帯とは，脛骨の顆間域の前部と大腿骨外側顆の内側面の後部とを結ぶ靭帯です．脛骨が前方にいかないように前十字靭帯で制限しています．後十字靭帯とは，脛骨の顆間域の後部と大腿骨内側顆の外側面の前部とを結ぶ靭帯です．脛骨が後方にいかないように後十字靭帯で制限していると考えると，十字靭帯の役割が理解しやすいでしょう（図Ⅲ-4）．

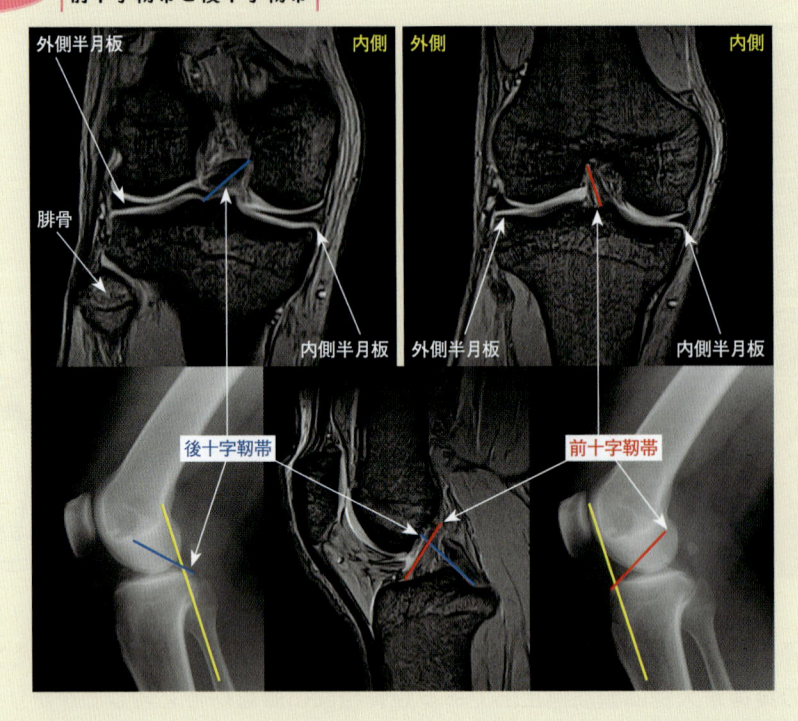

　臨床では，スポーツなどで十字靭帯を損傷した場合，前十字靭帯損傷の場合は前方引き出しテスト，後十字靭帯損傷の場合は後方引き出しテストを左右両膝（患部，健常部）で行い，左右差を確認しています．損傷がある場合は，引き出される距離が大きくなっています（図Ⅲ-2）．

後十字靭帯損傷の場合は，膝関節90°屈曲側面（仰臥位）撮影（Gravity Sagging View 変法）[12]）で，後十字靭帯損傷や一部断裂を確認する方法があります．後十字靭帯損傷や一部断裂があると，画像上，重力により脛骨が下に，下がることを利用して診断する方法です（図Ⅲ-5）．

図Ⅲ-5 ｜膝関節90°屈曲　側面（仰臥位）画像｜

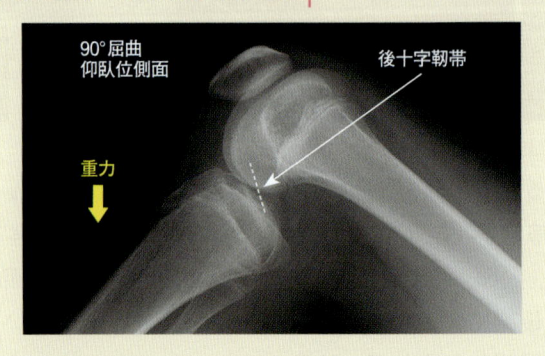

⑤膝関節にはほかに，膝関節を内側から連結する内側側副靱帯，外側から連結する外側側副靱帯があり，内側側副靱帯では下腿骨の外側への動き（外反）を制限し，外側側副靱帯は下腿骨の内側への動き（内反）を制限しています．

臨床では，側副靱帯を損傷した場合，内側側副靱帯損傷の場合は外反ストレステスト，外側側副靱帯損傷の場合は内反ストレステストを左右両膝（患部，健常部）に行い，左右差を確認しています．損傷がある場合は，関節の開く距離が大きくなります（図Ⅲ-2, 図Ⅲ-6）.

歩行時，正中側（内側）に負荷が大きいためか，内側側副靱帯の損傷が臨床的には多いです．ストレステストは，検査者による力の差があると判定できないので，専用装置により10daN（デカニュートン：100N）の負荷で統一して施行されています[7].

<table>
<tr><td>図Ⅲ-6</td><td>側副靱帯損傷を確認するストレス撮影</td></tr>
</table>

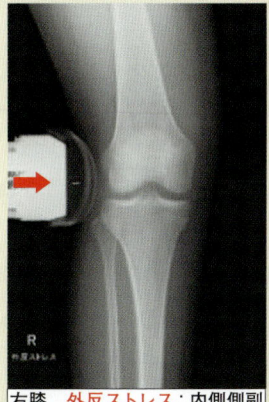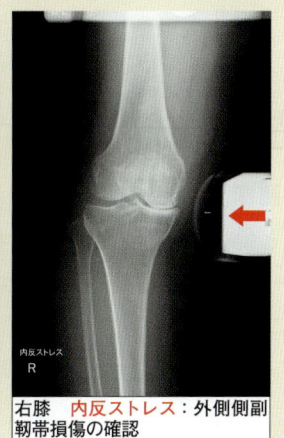

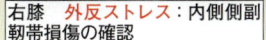
右膝　**外反ストレス**：内側側副靱帯損傷の確認　　右膝　**内反ストレス**：外側側副靱帯損傷の確認

⑥膝の半月板の役割：半月板（半月）は，膝関節にみられる半月形の線維軟骨様組織です．膝関節を作る大腿骨内側顆，外側顆と脛骨の間のクッションとなり，衝撃を吸収して負荷を分散し，軟骨を保護し，膝の円滑な運動をサポートしています．

膝関節では中央部で，前十字靱帯，後十字靱帯によって大腿骨遠位部と下腿骨を連結しているため，腰椎の椎間円板のように円板にならず，十字靱帯によって内側と外側に分けられ，それぞれ内側の半月板，外側の半月板となっています．

両半月板は十字靱帯に近づくほど薄くなり，半月板の冠状断面では細長い三角形状になっています[7]（図Ⅲ-2）.

臨床的には，高齢になると半月板が薄くなり，特に内側の負荷が大きいためか内側の半月板がすり減り，膝を曲げると大腿骨と下腿骨が接触し痛みを生じるため，内側の人工関節手術が施行されるケースがあります[7]（片側人工膝関節置換術；unicompartmental knee arthroplasty：UKA, 図Ⅲ-7a）.

また荷重時の半月板の薄さを調べるX線撮影法（ローゼンバーグ法）[7]（図Ⅲ-7b）が考案され，半月板の厚さの経過観察，膝の人工関節手術前の診断，手術後の定期的経過観察に利用されています．

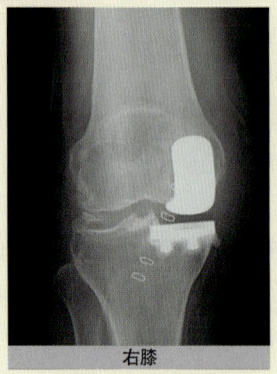

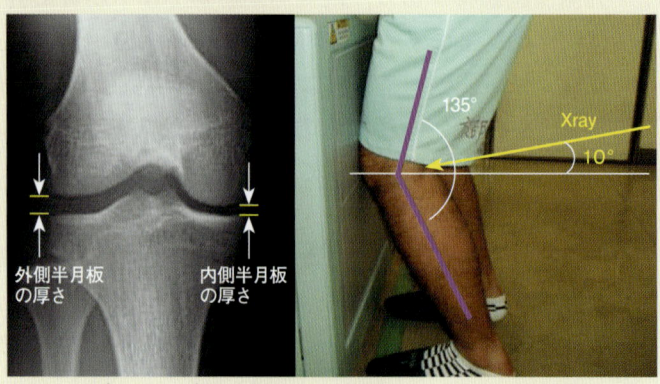

図Ⅲ-7　ローゼンバーグ法（半月板の厚さ確認）

外側半月板
の厚さ

内側半月板
の厚さ

右膝

(a) 片側人工膝関節置換術
（UKA）

(b) ローゼンバーグ法の体位とX線写真

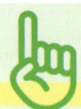 骨構造の**特徴**－下肢骨

①大腿骨骨頭部：臨床画像では関節となり，靭帯と筋肉で連結され隠されている骨の構造を，骨標本と骨標本X線画像であらわしています（図Ⅲ-10e, f；200頁）．X線画像では，重なりあったX線吸収差の画像であるため隠されていますが，骨標本を確認すると，実際には靭帯を付着させるために細い構造になっていることがわかります．

②膝関節を形成する大腿骨の内側顆・外側顆は丸みを帯びた凸面で，脛骨の上面はほぼ平坦です．

　大腿骨と下腿骨の間に半月板（関節半月）という線維軟骨があり，クッションの代わりをしています．そして前十字靭帯，後十字靭帯，内側側副靭帯，外側側副靭帯など，多くの靭帯によって膝関節は補強されています．

③膝関節を作る大腿骨内側顆の近位部には内転筋結節があり，膝関節側面X線画像の内側顆，外側顆の判断に役立ち，内転筋結節があるほうが内側顆と判断します[7]（図Ⅲ-8）．

図Ⅲ-8　内側顆の内転筋結節

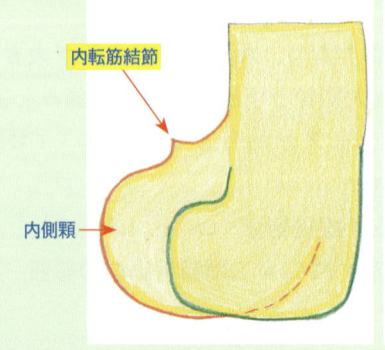

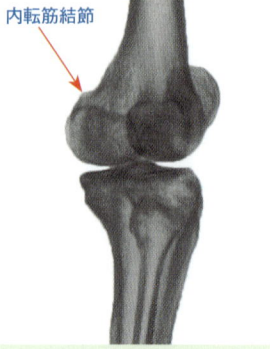

内転筋結節

内転筋結節

内側顆

近位：身体の中心から近くにある．遠位：身体の中心から遠くにある．
大腿骨近位端とは，身体の中心に近い骨盤側の股関節を作る大腿骨頭部
側となり，遠位端とは身体の中心から遠い膝側の内側顆，外側顆となり
ます（図Ⅲ-9）．

図Ⅲ-9　│近位と遠位│

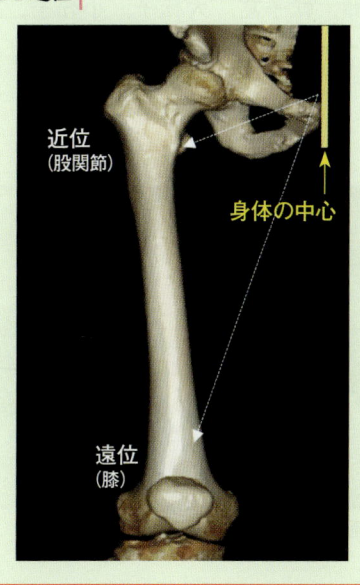

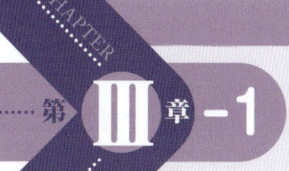

下肢骨 Lower limb

第Ⅲ章-1　大腿骨
Femur

　大腿にある長い骨で，近位端は寛骨と大腿骨頭で股関節を作り，遠位端は大腿骨内側顆，
外側顆と下腿骨側の脛骨，腓骨，および膝蓋骨で膝関節を作ります（図Ⅲ-3；193頁）．

骨標本構造と骨標本X線解剖のステレオ画像の説明

骨標本画像でのみみえる構造の解剖学名は青色，骨標本X線画像でのみみえる構造の解
剖学名は赤色で表示しています．

　大腿骨の骨標本構造と骨標本X線解剖をステレオ画像[8)9)]で示します．
（注）プレゼントPDF「骨標本・X線ステレオ解剖図」参照

1. 大腿骨（右）　正面画像（図Ⅲ-10a）

骨標本ステレオ画像

　大腿骨頭，大腿骨頸，転子窩，大転子，小転子，大腿骨体，膝蓋面，内側顆，内側上顆，外側顆，外側上顆が観察されます．

骨標本ステレオX線画像

　大腿骨頭，大腿骨頸，転子窩，大転子，小転子，大腿骨体，内側顆，内側上顆，外側顆，外側上顆が観察されます．

図Ⅲ-10　｜大腿骨｜

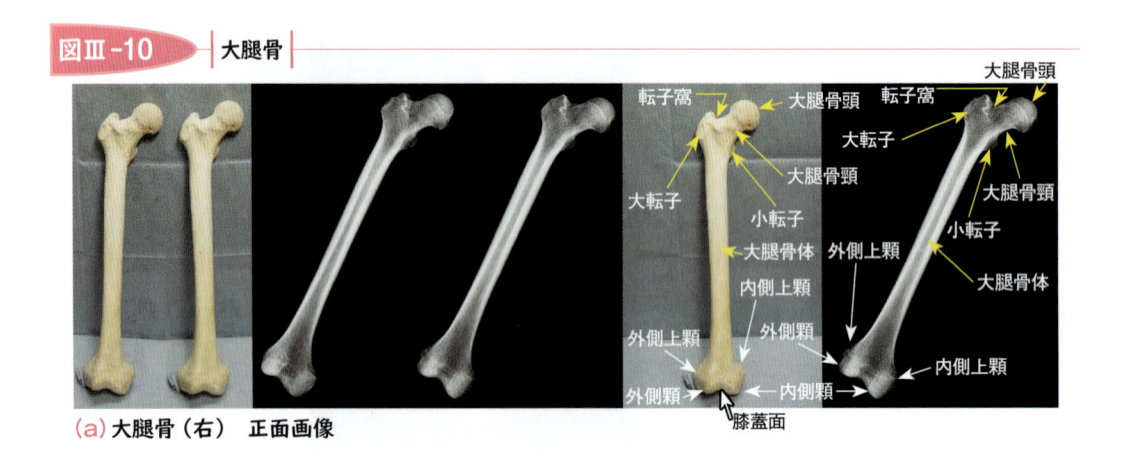

(a) 大腿骨（右）　正面画像

2. 大腿骨（右）　後面画像（図Ⅲ-10b）

骨標本ステレオ画像

　大腿骨頭，大腿骨頸，転子窩，大転子，小転子，大腿骨体，内側顆，内側上顆，外側顆，外側上顆，顆間窩が観察されます．

骨標本ステレオX線画像

　大腿骨頭，大腿骨頸，転子窩，大転子，小転子，大腿骨体，内側顆，内側上顆，外側顆，外側上顆が観察されます．

図Ⅲ-10　｜大腿骨（右）｜

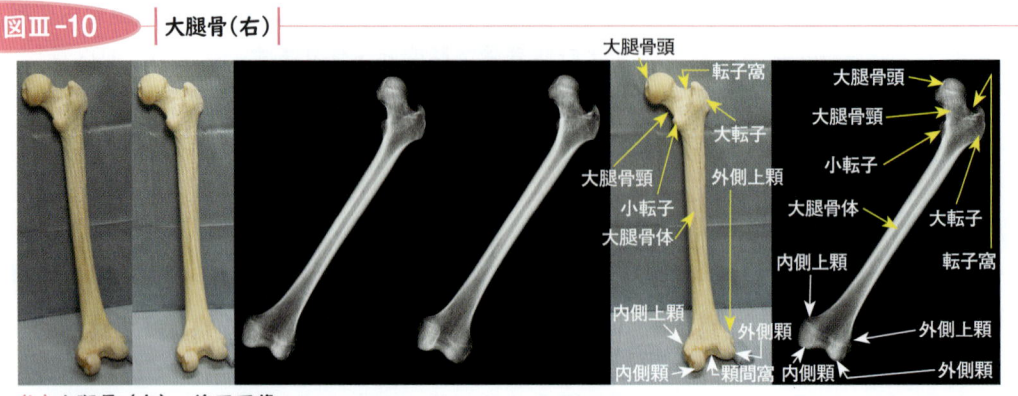

(b) 大腿骨（右）　後面画像

3. 大腿骨（右）　外側面画像（図Ⅲ-10c）

骨標本ステレオ画像

　大腿骨頭，大腿骨体，内側顆，外側顆が観察されます．

骨標本ステレオＸ線画像

　大腿骨頭，大腿骨体が観察されます．

図Ⅲ-10 ┤大腿骨（右）├

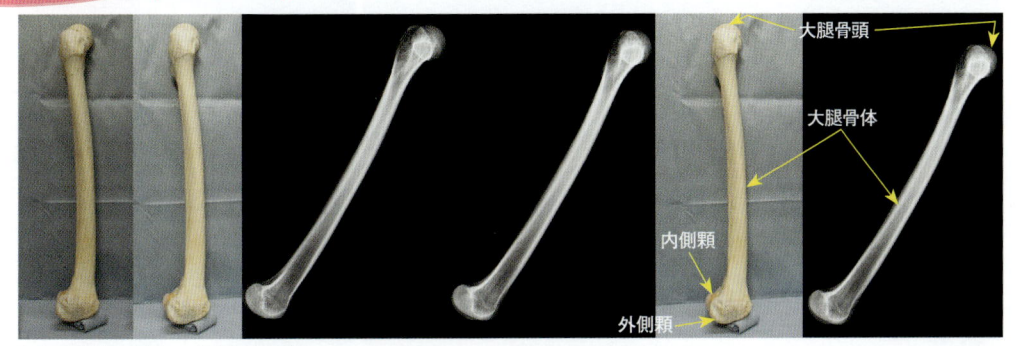

（c）大腿骨（右）　外側面画像

4. 大腿骨（右）　内側面画像（図Ⅲ-10d）

骨標本ステレオ画像

　大腿骨頭，大腿骨頸，大転子，小転子，大腿骨体，内側顆，外側顆が観察されます．

骨標本ステレオＸ線画像

　大腿骨頭，大腿骨体，大転子，内側顆，外側顆が観察されます．

図Ⅲ-10 ┤大腿骨（右）├

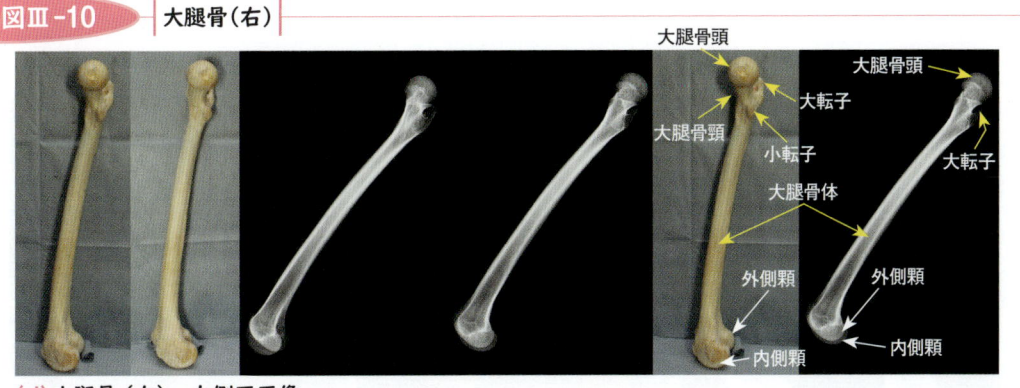

（d）大腿骨（右）　内側面画像

5. 大腿骨（右）　軸位画像（図Ⅲ-10e）

骨標本ステレオ画像

　大腿骨頭，大腿骨頸，転子窩，大転子，小転子，大腿骨体が観察されます．

骨標本ステレオX線画像

　大腿骨頭，大腿骨頸，小転子，大腿骨体が観察されます．

図Ⅲ-10 ｜大腿骨（右）｜

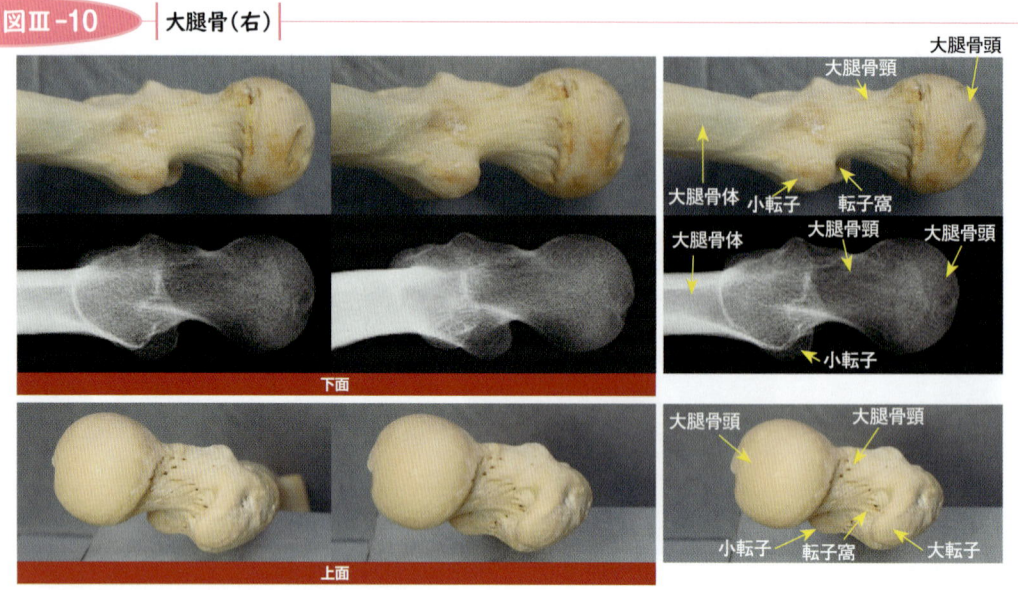

(e) 大腿骨（右）　軸位画像（上面，下面）

6. 大腿骨（右）　骨頭・顆間窩画像（図Ⅲ-10f）

骨標本ステレオ画像

　大腿骨頭，大転子，小転子，内側顆，外側顆，顆間窩が観察されます．

骨標本ステレオX線画像

　大腿骨頭，大転子，小転子，内側顆，外側顆，顆間窩が観察されます．

図Ⅲ-10 ｜大腿骨（右）｜

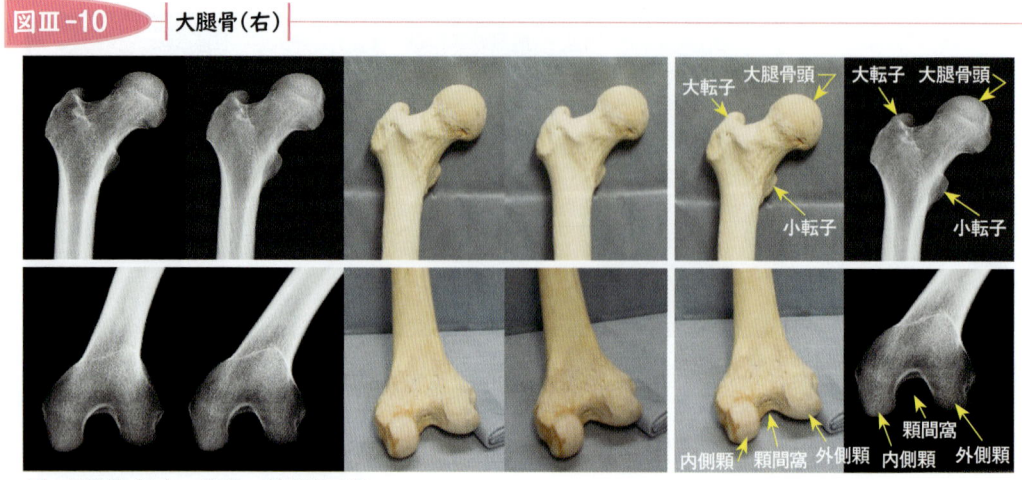

(f) 大腿骨（右）　骨頭，顆間窩画像

骨解剖学名と医療英語名－大腿骨

転子窩 (trochanteric fossa)	膝蓋面 (patellar surface)	大腿骨頚 (neck of femur)
顆間窩 (intercondylar fossa)	内側顆 (medial condyle)	大腿骨体 (shaft of femur)
大転子 (greater trochanter)	外側顆 (lateral condyle)	内側上顆 (medial epicondyle)
小転子 (lesser trochanter)	大腿骨頭 (head of femur)	外側上顆 (lateral epicondyle)

下肢骨 Lower limb

第Ⅲ章 -2 膝蓋骨 Patella

膝蓋骨は最大の種子骨です．栗のような形で先端が下方に向いています．

骨標本構造と骨標本X線解剖のステレオ画像の説明

骨標本画像でのみみえる構造の解剖学名は青色，骨標本X線画像でのみみえる構造の解剖学名は赤色で表示しています．

　膝蓋骨の骨標本構造と骨標本X線解剖をステレオ画像[8)9)]で示します．

1. 膝蓋骨（右）　正面画像（図Ⅲ-11a）

骨標本ステレオ画像

　膝蓋骨底，膝蓋骨尖が観察されます．

骨標本ステレオX線画像

　膝蓋骨底，膝蓋骨尖が観察されます．

図Ⅲ-11　膝蓋骨

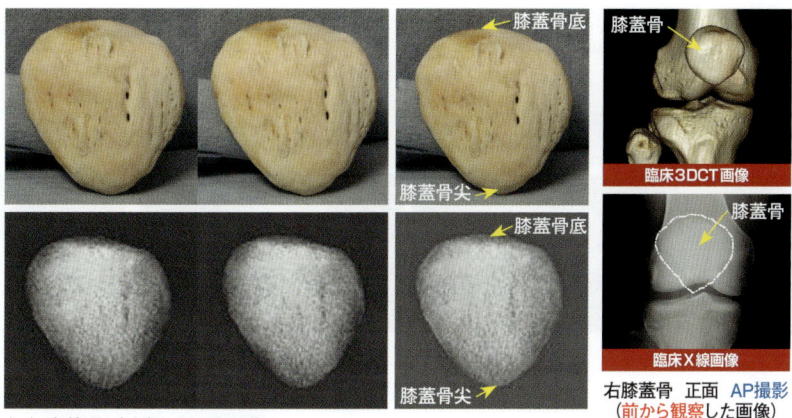

膝蓋骨底
膝蓋骨尖
膝蓋骨
臨床3DCT画像
膝蓋骨底
膝蓋骨尖
膝蓋骨
臨床X線画像
(a) 膝蓋骨（右）　正面画像
右膝蓋骨　正面　AP撮影
（前から観察した画像）
膝蓋骨が拡大して写る．

2. 膝蓋骨（右）　後面画像（図Ⅲ-11b）

骨標本ステレオ画像

　大腿骨の内側に対向する部分，大腿骨の外側に対向する部分，垂直稜，膝蓋骨尖が観察されます．

骨標本ステレオX線画像

　膝蓋骨尖が観察されます．

図Ⅲ-11　│膝蓋骨│

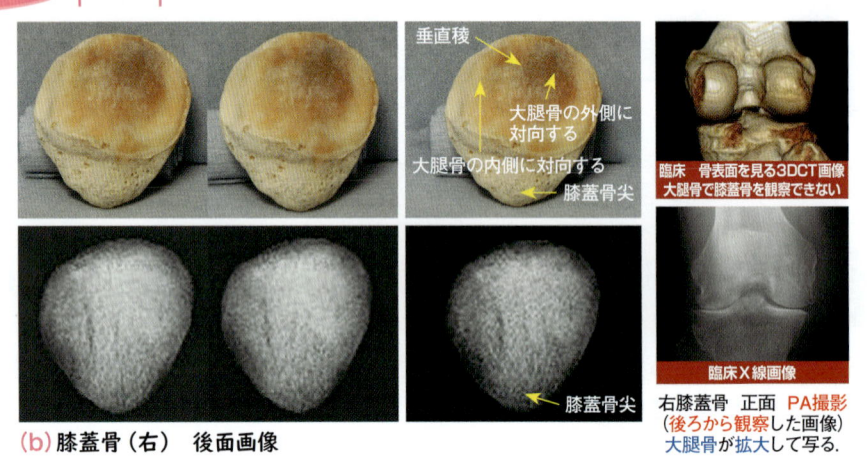

（b）膝蓋骨（右）　後面画像

右膝蓋骨　正面　PA撮影
（後ろから観察した画像）
大腿骨が拡大して写る．

 ## 3. 膝蓋骨（右）　軸位 下面画像（図Ⅲ-11c）

骨標本ステレオ画像

　膝蓋骨尖が観察されます．

骨標本ステレオX線画像

　膝蓋骨の全体像のみが観察されます．

図Ⅲ-11　│膝蓋骨│

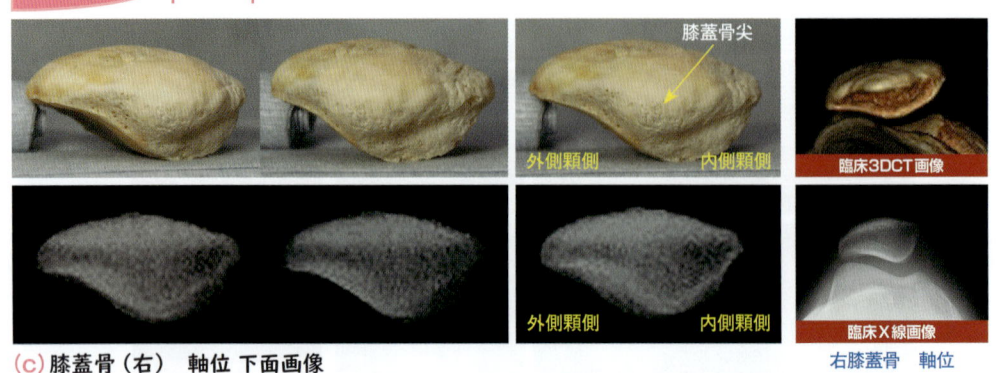

（c）膝蓋骨（右）　軸位 下面画像

右膝蓋骨　軸位

骨解剖学名と医療英語名－膝蓋骨

垂直稜 (vertical ridge)	大腿骨の内側に対向する	大腿骨の外側に対向する
膝蓋骨底 (base of patella)	(facet for medial condyle of femur)	(facet for lateral condyle of femur)
膝蓋骨尖 (apex of patella)		

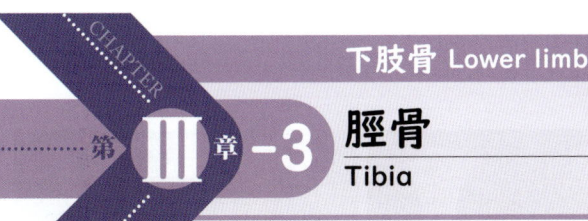

CHAPTER　第Ⅲ章 -3

下肢骨 Lower limb

脛骨
Tibia

脛 骨

① 脛骨は前後に骨が分厚いため，脛骨に沿って走行する動脈は，前脛骨動脈，後脛骨動脈の2本に枝分かれしています．このため下腿の動脈は前脛骨動脈，後脛骨動脈，腓骨動脈の3分枝になります．

　臨床では，静脈の血栓で3分枝が詰まっていないかを確認していますので，**前脛骨動脈，後脛骨動脈，腓骨動脈の3分枝は臨床的に重要**といえます．

② **顆間隆起**は脛骨の棘状の突起です．脛骨の上端，すなわち近位端にある両側関節面間にある骨隆起になります．隆起の前後に，膝の十字靭帯（前十字靭帯，後十字靭帯）がついています[4]．

③ **顆間結節**は**顆間隆起**の両側にある，脛骨内外の関節面の中央唇から発しています（内・外両隆起）．

④ 脛骨粗面には膝蓋靭帯が付いています．この部位は成長期（10〜16歳頃）の，スポーツをする子どもたちに重要な部位で，成長期に走り込みやダッシュなど膝に負担のかかる運動を過度に行うと，この部位（脛骨粗面付近骨端軟骨）に炎症や剝離が生じ，痛みで歩けなくなるオスグッド・シュラッター病になります．大腿四頭筋の力が膝蓋骨を経由し，膝蓋靭帯に働き，脛骨粗面に力が加わることにより，脛骨粗面付着部が牽引されるためです．

　骨端軟骨〔板〕は骨幹と骨端との間にある軟骨の円盤で，未熟長骨の長さの成長を営みます．

⑤ 主要な部位

　前縁（脛骨の最前縁；弁慶の泣き所）．骨間縁（骨同士を連結する線維性の骨間膜が付着している辺縁部）．内果（内くるぶし；腓骨下端内側にあり，足首内側に突出を形成する，図Ⅲ-12参照）．

 **骨標本構造**と**骨標本X線解剖**の**ステレオ画像の説明**

骨標本画像でのみみえる構造の解剖学名は青色，骨標本X線画像でのみみえる構造の解剖学名は赤色で表示しています．

　右脛骨の骨標本構造と骨標本X線解剖をステレオ画像[8)9)]で示します．

1. 脛骨（右）　正面画像（図Ⅲ-12a）

骨標本ステレオ画像

　内側顆，外側顆，**脛骨粗面，前縁，内側面，外側面**，内果，内側・外側顆間結節（顆間隆起）が観察されます．

骨標本ステレオⅩ線画像

　内側顆，外側顆，内果，内側・外側顆間結節（顆間隆起）が観察されます。

図Ⅲ-12　｜脛骨｜

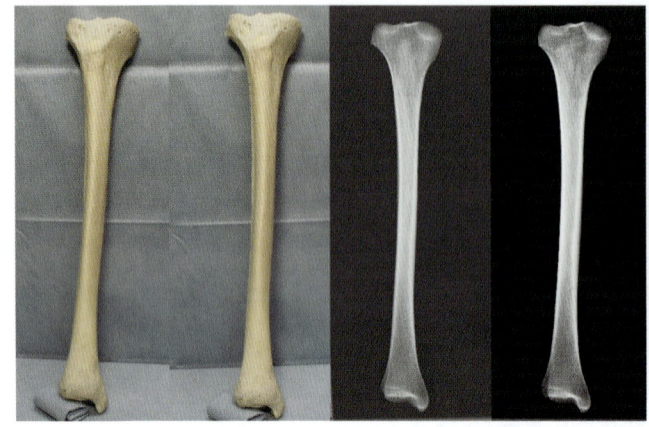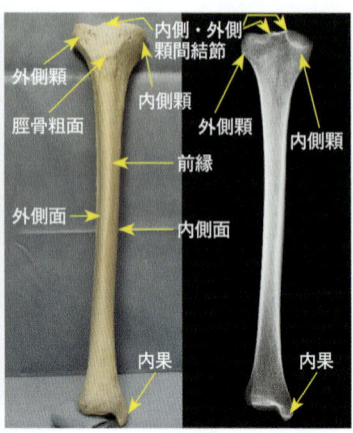

（a）脛骨（右）　正面画像

 ## 2. 脛骨（右）　後面・上面画像（図Ⅲ-12b）

(1) 後面画像

骨標本ステレオ画像

　内側顆，外側顆，内側・外側顆間結節（顆間隆起），後面，内側縁，内果，骨間縁が観察されます．

骨標本ステレオⅩ線画像

　内側顆，外側顆，内側・外側顆間結節（顆間隆起），後面，内側縁，内果，骨間縁が観察されます．

(2) 上面画像

骨標本ステレオ画像

　内側顆，外側顆，前顆間区，後顆間区，脛骨粗面が観察されます．

3. 脛骨（右）　外側面・下面画像（図Ⅲ-12c）

(1) 外側面画像

骨標本ステレオ画像

　内側顆，外側顆，脛骨粗面，前縁，後面，**骨間縁**が観察されます．

骨標本ステレオⅩ線画像

　内側顆，外側顆，脛骨粗面，前縁，後面，**外側面**が観察されます．

（2）下面画像

骨標本ステレオ画像

　内果，脛骨の下関節面が観察されます．

図Ⅲ-12　｜脛骨｜

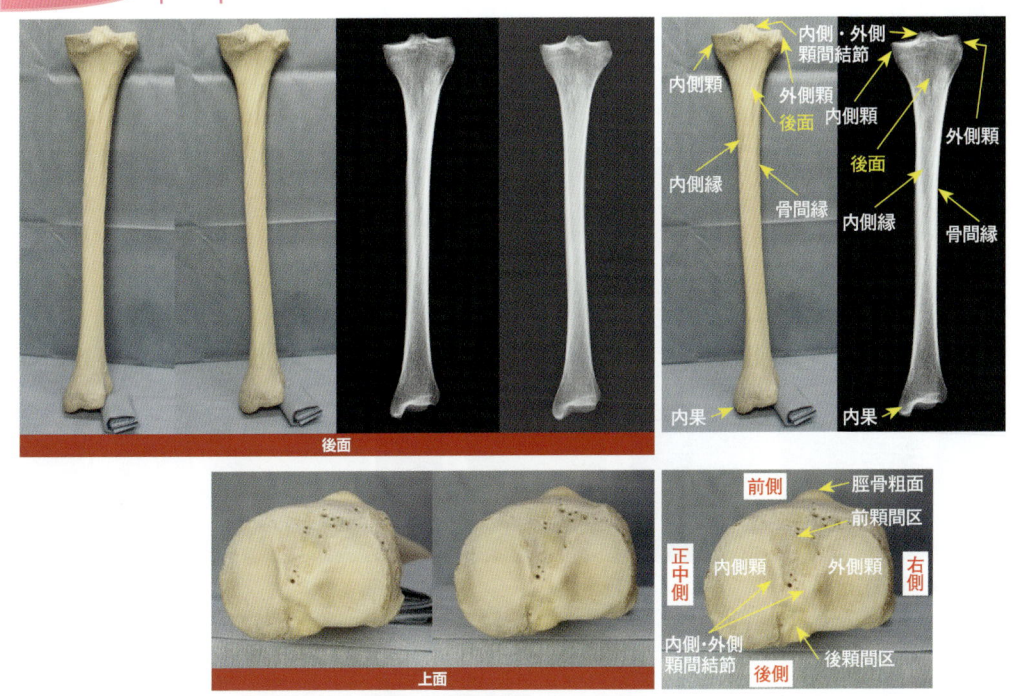

（b）脛骨（右）　後面・上面画像

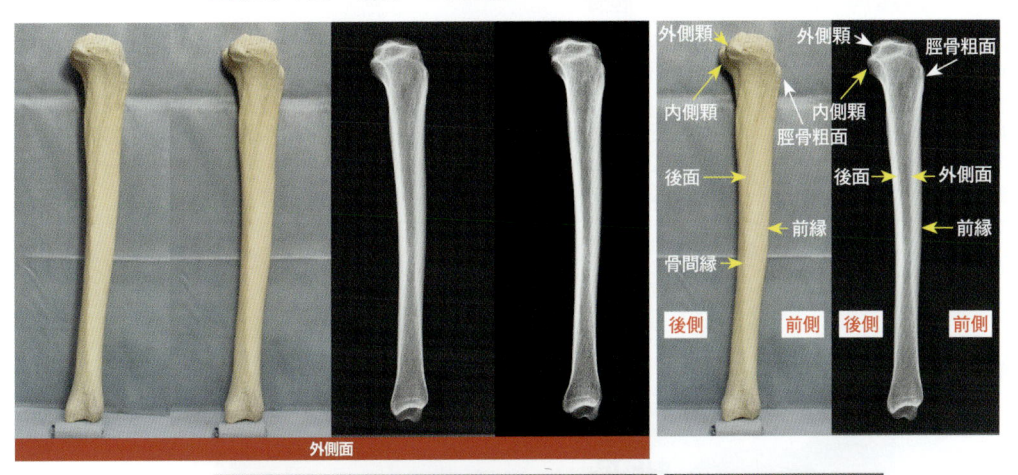

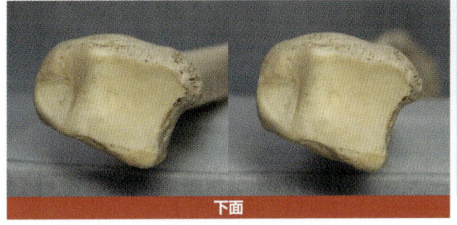
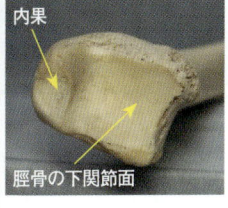

（c）脛骨（右）　外側面・下面画像

🔶 4. 脛骨（右） 内側面画像（図Ⅲ-12d）

骨標本ステレオ画像

　内側顆，脛骨粗面，前縁，後面，内側縁，内側面，内果が観察されます．

骨標本ステレオＸ線画像

　脛骨粗面，前縁，後面，内側面，内果が観察されます．

| 図Ⅲ-12 | 脛骨 |

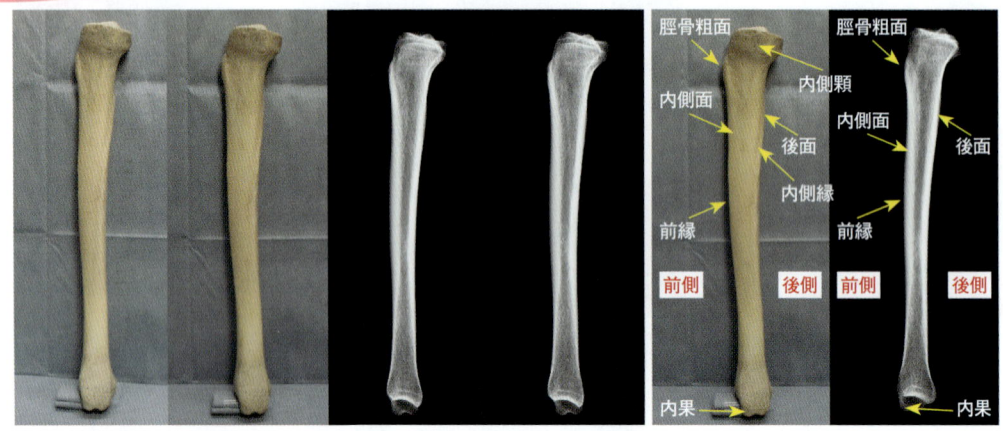

(d)脛骨（右）　内側面画像

骨解剖学名と医療英語名－脛骨

前縁 (anterior border)　　　　外側面 (lateral surface)　　　　脛骨の下関節面
内果 (medial malleolus)　　　内側縁 (medial border)　　　　(inferior articular surface of tibia)
後面 (posterior surface)　　　骨間縁 (interosseous border)　　顆間隆起 (intercondylar eminence)
内側顆 (medial condyle)　　　脛骨粗面 (tuberosity)　　　　　内側・外側顆間結節 (顆間隆起の結節)
外側顆 (lateral condyle)　　　前顆間区 (anterior intercondylar area)　(tubercles of intercondylar eminence)
内側面 (medial surface)　　　後顆間区 (posterior intercondylar area)

下肢骨 Lower limb

第Ⅲ章 -4 腓骨
Fibula

　腓骨は膝関節に関与せず，体重の支持にも直接役立ってはいません．腓骨は外果と筋に付着部を提供しています[13]．

骨標本構造と骨標本X線解剖のステレオ画像の説明

骨標本画像でのみみえる構造の解剖学名は青色，骨標本X線画像でのみみえる構造の解剖学名は赤色で表示しています．

　腓骨の骨標本構造と骨標本X線解剖をステレオ画像[8)9)]で示します．

1. 腓骨（右）　正面画像（図Ⅲ-13a）

骨標本ステレオ画像

　腓骨頭尖（茎状突起），腓骨頭，外果，外側面，骨間縁，腓骨頭関節面，内側面，**前縁**が観察されます．

骨標本ステレオX線画像

　腓骨頭尖（茎状突起），腓骨頭，外果，外側面，骨間縁，腓骨頭関節面，内側面が観察されます．

| 図Ⅲ-13 | 腓骨 |

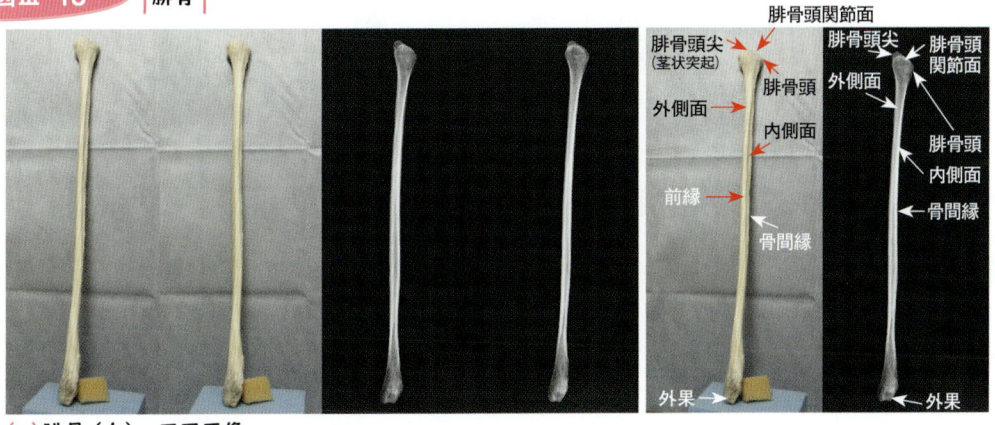

（a）腓骨（右）　正面画像

2. 腓骨（右）　後面・上面画像（図Ⅲ-13b）

(1) 後面画像

骨標本ステレオ画像

　腓骨頭尖（茎状突起），腓骨頭，外果，骨間縁，後面，腓骨頭関節面，後縁，内果稜，外果窩が観察されます．

骨標本ステレオX線画像

　腓骨頭尖（茎状突起），腓骨頭，外果，骨間縁，後面，腓骨頭関節面，後縁，内果稜，外果窩が観察されます．

(2) 上面画像

骨標本ステレオ画像

　腓骨頭尖（茎状突起），腓骨頭，腓骨頭関節面が観察されます．

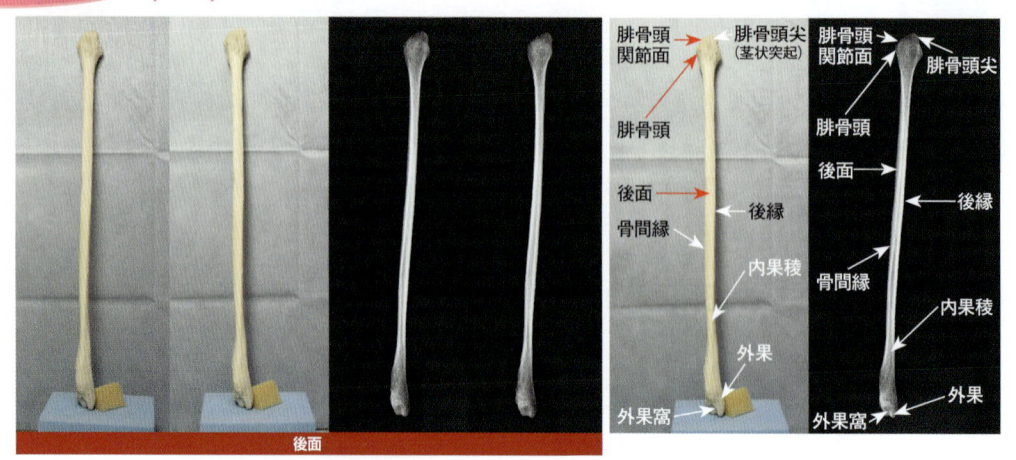

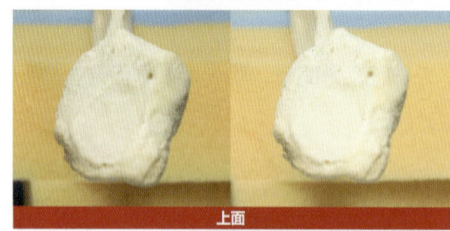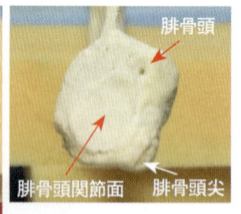

（b）腓骨（右）　後面・上面画像

3. 腓骨（右）　外側面画像（図Ⅲ-13c）

骨標本ステレオ画像

腓骨頭尖（茎状突起），腓骨頭，後面，後縁，前縁，外側面，外果が観察されます．

骨標本ステレオＸ線画像

腓骨頭尖（茎状突起），腓骨頭，後面，後縁，前縁，外側面，外果が観察されます．

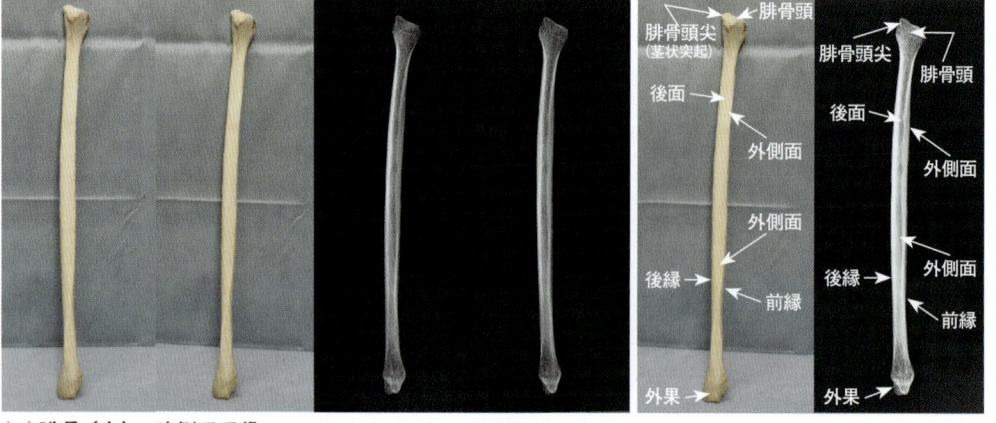

（c）腓骨（右）　外側面画像

4. 腓骨（右）　内側面・下面画像（図Ⅲ-13d）

(1) 内側面画像

骨標本ステレオ画像

　腓骨頭尖（茎状突起），**腓骨頭**，外果関節面，**骨間縁**，内果稜，後面，　腓骨頭関節面，内側面，前縁，外果窩が観察されます．

骨標本ステレオX線画像

　腓骨頭尖（茎状突起），外果関節面，内果稜，後面，　腓骨頭関節面，内側面，前縁，外果窩が観察されます．

(2) 下面画像

骨標本ステレオ画像

　外果，外果窩が観察されます．

図Ⅲ-13　｜腓骨｜

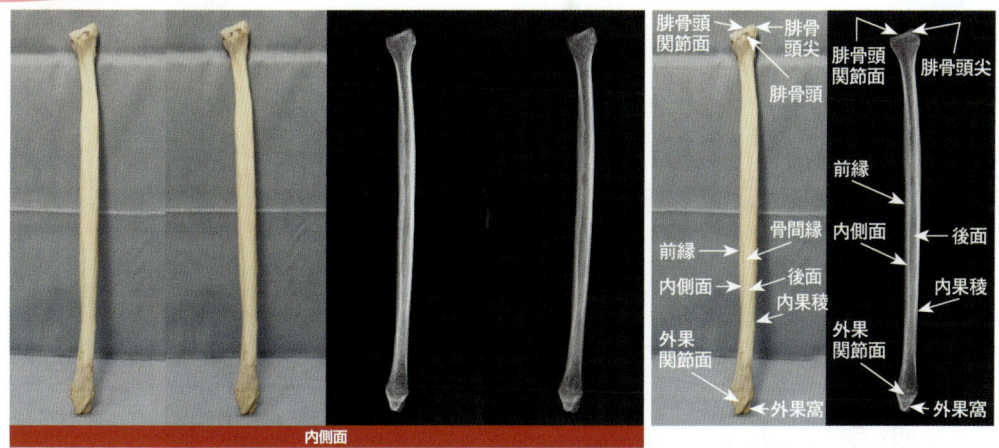

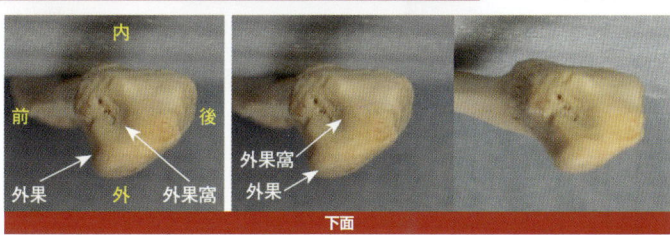

(d)右腓骨　内側面・下面画像

📖 **骨解剖学名と医療英語名－腓骨**

前縁 (anterior border)	内果稜 (medial crest)	外果関節面〔articular facet of lateral malleolus (for ankle joint)〕
後縁 (posterior border)	内側面 (medial surface)	
後面 (posterior surface)	外側面 (lateral surface)	腓骨頭関節面〔articular facet (for superior tibiofibular joint)〕
外果 (lateral malleolus)	外果窩 (lateral malleolar fossa)	
骨間縁 (interosseous border)	腓骨頭尖 (茎状突起)〔apex of head of fibula (styloid process)〕	
腓骨頭 (head of fibula)		
腓骨頸 (neck of fibula)		

① 踵骨隆起にはアキレス腱がつきます.

② 載距突起は距骨をのせる張り出し部にあたります.

③ 足弓：足底はアーチになり，土踏まずを作ります．土踏まずがなくなることを扁平足といいます．扁平足の診断では，立位で体重をかけて足側面を利用して診断をしています[4) 7)].

 骨標本構造と骨標本X線解剖のステレオ画像の説明

骨標本画像でのみみえる構造の解剖学名は青色，骨標本X線画像でのみみえる構造の解剖学名は赤色で表示しています.

　足の骨標本構造と骨標本X線解剖をステレオ画像[8) 9)]で示します.

1. 足（右）　背面画像（図Ⅲ-14a）

骨標本ステレオ画像

　末節骨（母趾），末節骨（第2〜5趾），中節骨（第2〜5趾），基節骨（母趾），基節骨（第2〜5趾），第1中足骨の体，第2〜5中足骨の体，内側楔状骨，中間楔状骨，外側楔状骨，立方骨，舟状骨，距骨，踵骨，距骨滑車が観察されます.

骨標本ステレオX線画像

　末節骨（母趾），末節骨（第2〜5趾），中節骨（第2〜5趾），基節骨（母趾），基節骨（第2〜5趾），第1中足骨の体，第2〜5中足骨の体，内側楔状骨，中間楔状骨，外側楔状骨，立方骨，舟状骨，距骨，踵骨が観察されます.

図Ⅲ-14 ｜足（右）｜

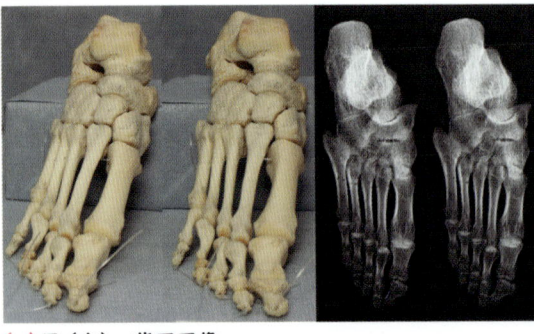
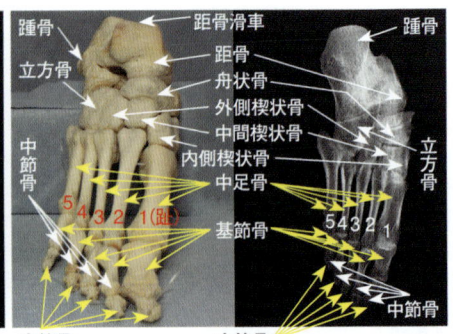

（a）足（右）　背面画像

✛ 2. 足（右）　底面画像（図Ⅲ-14b）

骨標本ステレオ画像

　末節骨（母趾），末節骨（第2～5趾），中節骨（第2～5趾），基節骨（母趾），基節骨（第2～5趾），第1中足骨の体，第2～5中足骨の体，内側楔状骨，中間楔状骨，外側楔状骨，立方骨，舟状骨，距骨，踵骨，舟状骨粗面，踵骨隆起内側突起，**踵骨の載距突起**が観察されます．

骨標本ステレオX線画像

　末節骨（母趾），末節骨（第2～5趾），中節骨（第2～5趾），基節骨（母趾），基節骨（第2～5趾），第1中足骨の体，第2～5中足骨の体，内側楔状骨，中間楔状骨，外側楔状骨，立方骨，舟状骨，距骨，踵骨，舟状骨粗面，踵骨隆起内側突起が観察されます．

図Ⅲ-14	足（右）

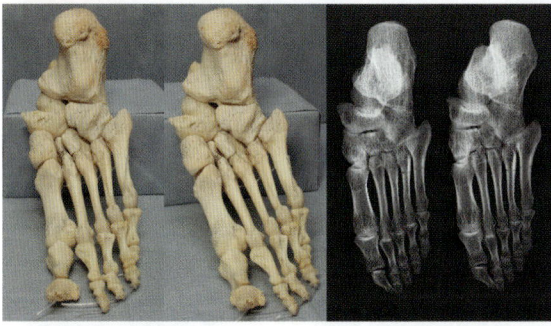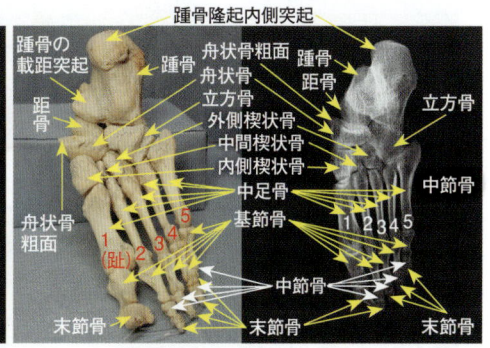

（b）足（右）　底面画像

✛ 3. 足（右）　内側面 3DCT画像（図Ⅲ-14c）

3DCTステレオ画像（カラー表示）

　末節骨，中節骨，基節骨，第1中足骨，内側楔状骨，立方骨，舟状骨，距骨，脛骨，踵骨，距骨内果面が観察されます．

3DCTステレオ画像（レイサム表示※）

　中節骨，基節骨，立方骨，舟状骨，距骨，脛骨，踵骨が観察されます．

> 用｜語｜解｜説
>
> ※ **レイサム表示**
> RaySum（ray summation）画像．CT値を平均化して投影した画像

✛ 4. 足（右）　外側面 3DCT画像（図Ⅲ-14d）

3DCTステレオ画像（カラー表示）

　末節骨，中節骨，基節骨，中足骨，中間楔状骨，外側楔状骨，立方骨，距骨頸，距骨頭，距骨外果面，踵骨，脛骨，腓骨が観察されます．

3DCT ステレオ画像（レイサム表示）

　中足骨，中間楔状骨，外側楔状骨，立方骨，舟状骨，距骨頸，距骨頭，距骨外果面，踵骨，脛骨，腓骨が観察されます．

図Ⅲ-14 ┨足（右）┠

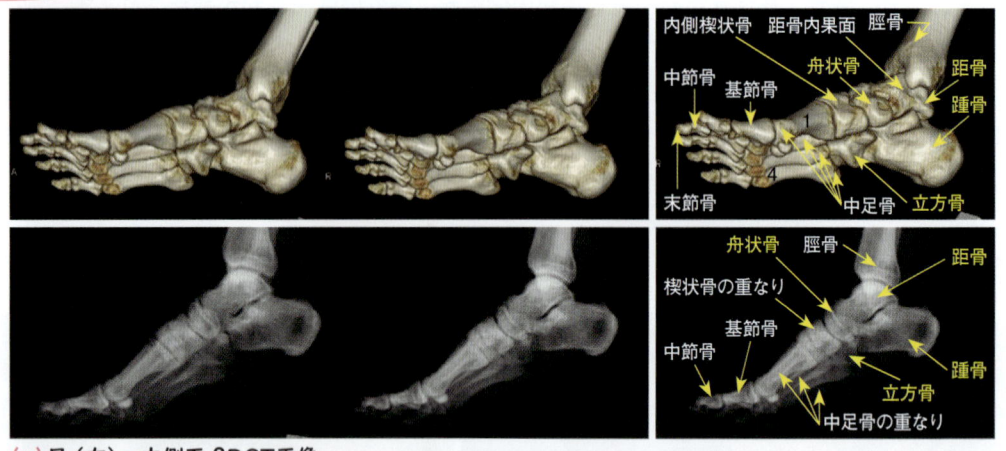

(c) 足（右）　内側面 3DCT画像

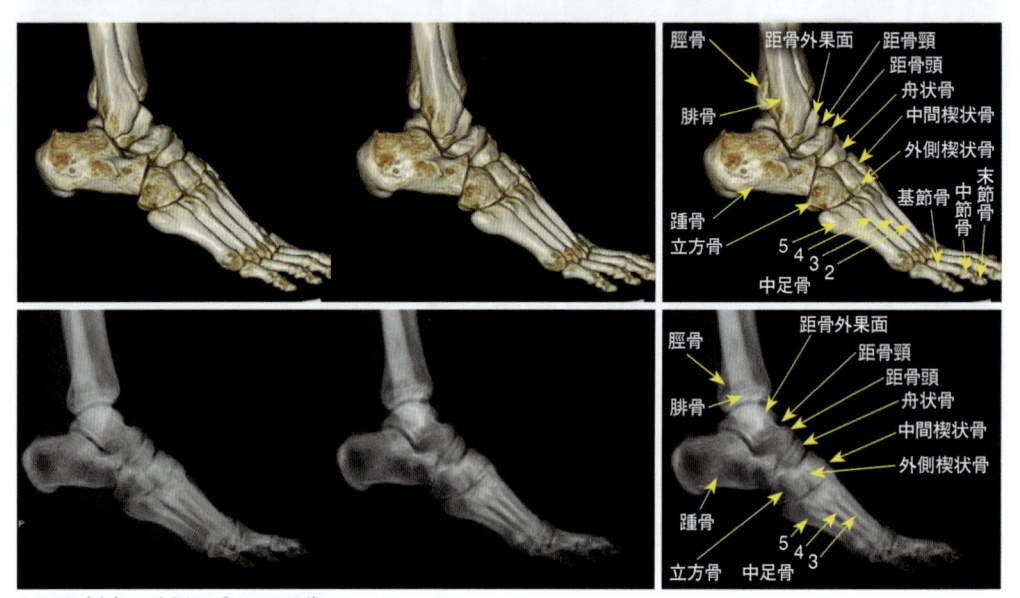

(d) 足（右）　外側面 3DCT画像

📙 骨解剖学名と医療英語名－足

距骨 (talus)	距骨滑車 (trochlear surface of body of talus)
踵骨 (calcaneus)	内側楔状骨 (medial cuneiform)
末節骨（母趾）(distal phalanx of great toe)	中間楔状骨 (intermediate cuneiform)
末節骨（第2～5趾）〔distal phalanx (2～5)〕	外側楔状骨 (lateral cuneiform)
中節骨（第2～5趾）〔middle phalanx (2～5)〕	舟状骨粗面 (tuberosity of navicular)
基節骨（母趾）(proximal phalanx of great toe)	第1中足骨の体 (shaft of first metatarsal)
基節骨（第2～5趾）〔proximal phalanx of toe (2～5)〕	踵骨の載距突起 (sustentaculum tali of calcaneus)
立方骨 (cuboid)	踵骨隆起内側突起 (medial process of calcaneus)
舟状骨 (navicular)	第2～5中足骨の体〔metatasal (2～5)〕

下肢周辺部の血管解剖

1. 骨と下肢血管　ステレオ解剖図（図ⅢA-1）

骨盤動脈から大腿動脈の3DCT画像を利用したステレオ画像です．

立体視すると，図ⅢA-2の緑色の大腿深動脈が後方に走行しているのが確認できます．

図ⅢA-1　｜骨と下肢血管　ステレオ解剖図｜

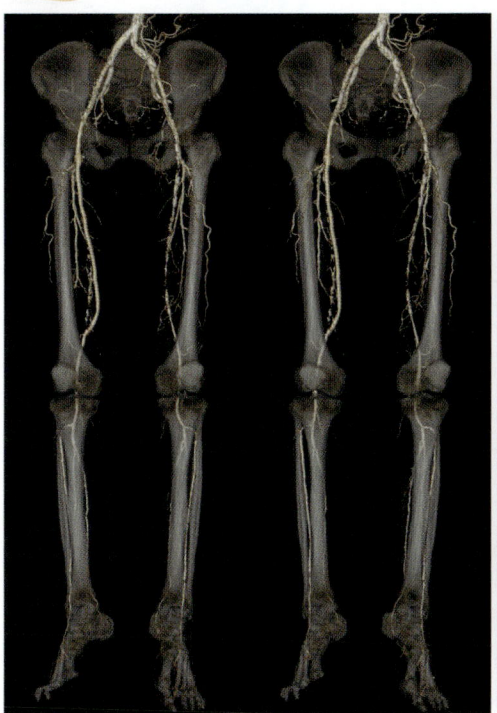
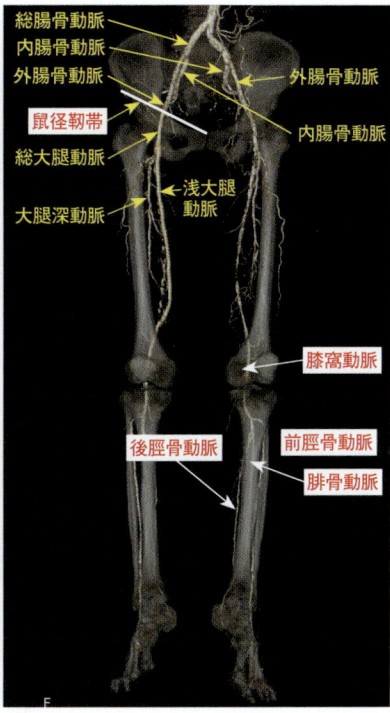

2. 大腿動脈　血管解剖図（図ⅢA-2）

血管造影では，造影剤が薄いために描出できない血管は，イラストカラー解剖図で血管の色を変え，前後関係が確認できるようにしています．

前方を走行する血管を赤色，後方を走行する血管を緑色にしています．

大腿動脈は，臨床の場では「浅大腿動脈」とも呼ばれ大腿深動脈との違いをわかりやすくしています．図ⅢA-2の⑰には両方記載しています．

大腿動脈　Femoral artery

① 外腸骨動脈　　　　　external iliac artery
② 深腸骨回旋動脈　　　deep circumflex iliac artery
③ 浅腸骨回旋動脈　　　superficial circumflex iliac artery
④ 総大腿動脈　　　　　common femoral artery
⑤ 外側大腿回旋動脈　　lateral circumflex femoral artery
⑥ 上行枝　外側大腿回旋動脈
　ascending branch of lateral circumflex femoral artery
⑦ 下行枝　外側大腿回旋動脈
　descending branch of lateral circumflex femoral artery
⑧ 大腿深動脈　　　　　deep femoral artery
　　　　　　　　　　　　　（profunda femoris artery）
　総大腿動脈が浅大腿動脈と深大腿動脈に分かれる.
⑨ 内側大腿回旋動脈　　medial circumflex femoral artery
⑩ 貫通動脈　　　　　　1st perforating artery
⑪ 貫通動脈　　　　　　2nd perforating artery
　水色：大腿骨の裏側へ走行
⑫ 下行枝　外側大腿回旋動脈
　descending branch of lateral circumflex femoral artery
⑬ 貫通動脈　　　　　　3rd perforating artery
⑭ 下腹壁動脈　　　　　inferior epigastric artery
⑮ 内側大腿回旋動脈　　medial circumflex femoral artery
⑯ 深外陰部動脈　　　　deep external pudendal artery
⑰ 浅大腿動脈　　　　　superficial femoral artery
　（大腿動脈　famoral artery）
　総大腿動脈が浅大腿動脈と深大腿動脈に分かれる.
⑱ 下行膝動脈　　　　　descending genicular artery
⑲ 鼠径靭帯　　　　　　inguinal ligament
　（外腸骨動脈が鼠径靭帯から総大腿動脈になる）

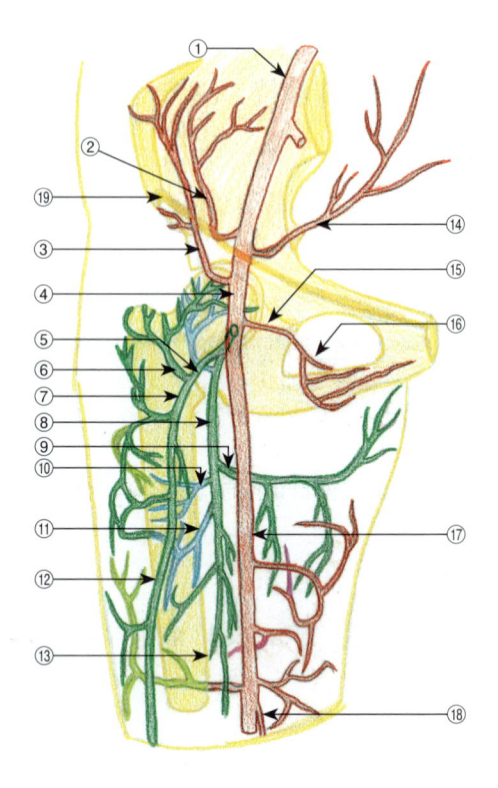

3. 膝窩動脈　血管解剖図（図ⅢA-3）

　血管造影では，末梢になるほど造影剤が薄まり，血管の描出が難しくなるため，イラストカラー解剖図で血管の色を変え，前後関係が確認できるようにしています. 膝窩動脈では，下腿に枝分かれしている**前脛骨動脈，後脛骨動脈，腓骨動脈の3分枝が臨床的に重要**です.

　静脈血栓で3分枝が塞栓になっていないか，CT造影検査で確認が行われることがあります.

4. 足部　血管解剖図（図ⅢA-4）

　血管造影で，造影剤が最も薄くなり描出が難しい部位のため，イラストカラー解剖図で解説しています. 血管造影では，足背動脈（足の甲側）も足底動脈（足の裏側）も重なって画像に描出されるため，イラスト解剖図では，足の甲側（足背動脈側）を赤色，足の裏側（足底動脈側）を緑と青にしています. 足底動脈弓の下に底側中足動脈があるため，緑と青で前後を示しています.

図ⅢA-3 ─ 膝窩動脈　血管解剖図

膝窩動脈　popliteal artery

① 下行枝　外側大腿回旋動脈
　　descending branch of lateral circumflex femoral artery
② 膝吻合の表在性網（膝蓋靭帯の上を走行）
　　superficial network of genicular anastomosis
③ 外側上膝動脈　lateral superior genicular artery
④ 膝窩動脈　popliteal artery
⑤ 外側下膝動脈　lateral inferior genicular artery
⑥ 前脛骨反回動脈　anterior tibial recurrent artery
⑦ 筋枝　muscular branches
⑧ 下行膝動脈　descending genicular artery
⑨ 内側上膝動脈　medial superior genicular artery
⑩ 膝吻合の深在性網（膝蓋靭帯の下を走行）
　　deep network of genicular anastomosis
⑪ 内側下膝動脈　medial inferior genicular artery
⑫ 腓骨動脈　sural artery（膝窩動脈から出る分枝）
⑬ 腓骨動脈　sural artery（膝窩動脈から出る分枝）
⑭ 後脛骨動脈　tibio-peroneal trunk（posterior tibial artery）
⑮ 腓骨動脈　fibular artery（peroneal artery）
⑯ 後脛骨動脈　posterior tibial artery
　　ピンク色：膝蓋靭帯の下を走行
⑰ 前脛骨動脈　anterior tibial artery

◯印：下腿動脈の3分枝
　　前脛骨動脈⑰，後脛骨動脈⑭⑯，腓骨動脈⑮

【緑色・黄緑色：骨の後ろ側を走行】

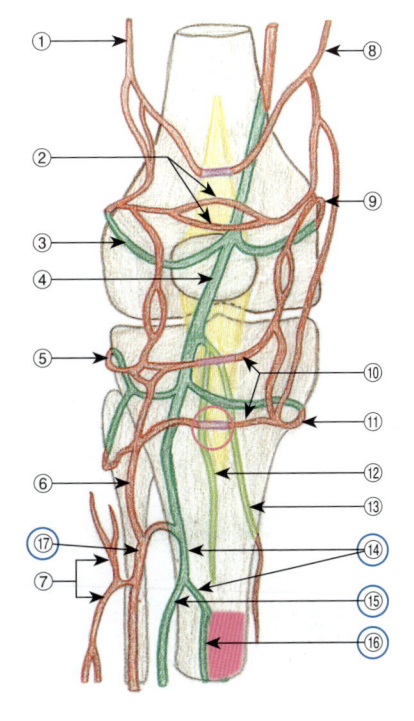

図ⅢA-4 ─ 足部　血管解剖図

足部の血管　arterial circuration of the foot

① 前脛骨動脈　　　　anterior tibial artery
② 前外果枝　　　　　anterior lateral malleolar branches
③ 踵骨枝（腓骨動脈）calcaneal branches of peroneal artery
④ 外側足根動脈　　　lateral tarsal artery
⑤ 外側足底動脈　　　lateral plantar artery
⑥ 弓状動脈　　　　　arcuate artery
⑦ 足底動脈弓　　　　plantar arch
　　（中足骨底と交差し足背動脈と吻合する外側足底動脈により作られる）
⑧ 足底中足動脈　　　plantar metatarsal arteries
　　（足指に血液を送る足底動脈へと分かれる足底動脈弓の枝）
⑨ 足底趾動脈　　　　plantar digital arteries
⑩ 腓骨動脈　　　　　peroneal artery
⑪ 後脛骨動脈　　　　posterior tibial artery
⑫ 内果枝　　　　　　medial malleolar branches
⑬ 内側足根動脈　　　medial tarsal artery
⑭ 踵骨枝（後脛骨動脈）
　　　　　　　　　　calcaneal branches of posterior tibial artery
⑮ 内側足底動脈　　　medial plantar artery
⑯ 足背動脈　　　　　arteria dorsalis pedis
⑰ 背側中足動脈　　　1st dorsal metatarsal artery
⑱ 底側中足動脈　　　1st plantar metatarsal artery
⑲ 背側中足動脈　　　dorsal metatarsal artery
　　（母趾足背動脈と弓状動脈から起こり，足の骨間筋の背面を走る動脈）

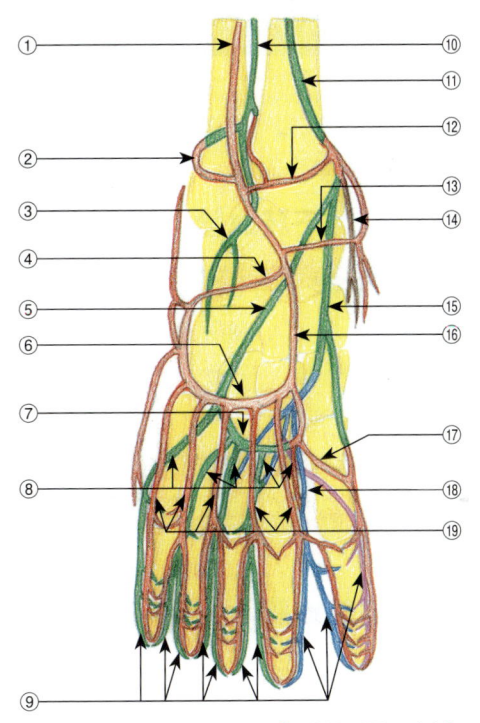

【足底側：緑色／青色】

5. 下肢血管（大腿動脈） ステレオ解剖図（図ⅢA-5）

　3DCT画像を利用したステレオ画像です．右大腿動脈を拡大した解剖図で，立体視で立体画像が大きく観察できるように作成しています．

図ⅢA-5　下肢血管（大腿動脈）　ステレオ解剖図

下肢血管　ステレオ視

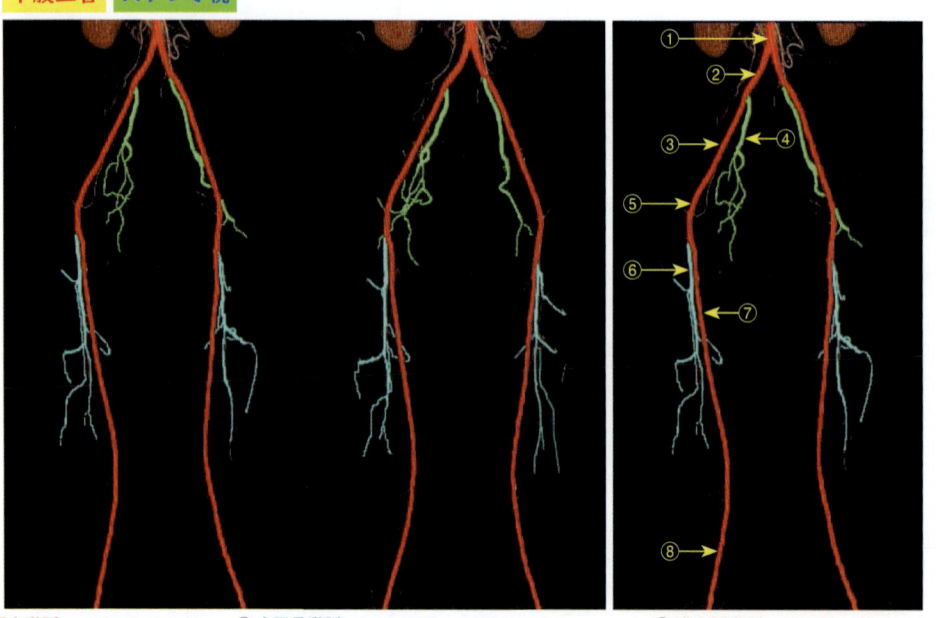

① 腹部大動脈	abdominal aorta	④ 内腸骨動脈	internal iliac artery	⑦ 浅大腿動脈	superficial femoral artery
② 総腸骨動脈	common iliac artery	⑤ 総大腿動脈	common femoral artery	⑧ 膝窩動脈	popliteal artery
③ 外腸骨動脈	external iliac artery	⑥ 大腿深動脈	deep femoral artery (profunda femoris artery)		

6. 大腿部下肢血管（右）　ステレオ解剖図（図ⅢA-6）

　3DCT画像を利用したステレオ画像です．下腿部の動脈の3分枝，前脛骨動脈（黄緑色），後脛骨動脈（赤色），腓骨動脈（水色）を立体視で観察できます．前脛骨動脈（黄緑色）が前側へ，後脛骨動脈（赤色）が後ろ側へ走行しているのが理解できます．

　脛骨動脈が前後に分かれて分布するのは図Ⅲ-12c, dの脛骨側面画像（205頁，206頁）のように，脛骨が筋肉などに支えられて，身体を支え歩くために前後に太くなっていると考えるとわかりやすいです．

7. 下腿部血管　ステレオ解剖図（図ⅢA-7）

　3DCT画像を利用して，下肢血管と下肢骨の位置関係を確認できるようにステレオ解剖図を作成しています．骨盤内の外腸骨動脈が鼠径靭帯を通過後，大腿動脈となり，大腿骨遠位部の顆間窩（膝の裏側）を通り，下腿の3分枝（前脛骨動脈，後脛骨動脈，腓骨動脈）に分岐していることが確認できます．

図ⅢA-6 ── 大腿部下肢血管（右）　ステレオ解剖図 ──

大腿部下肢血管　ステレオ解剖図

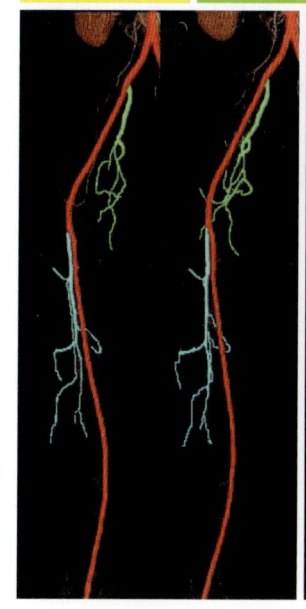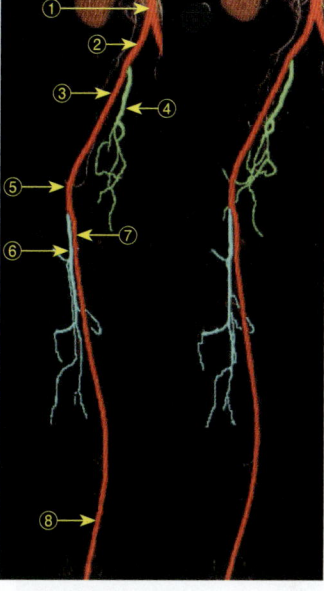

① 腹部大動脈　　abdominal aorta
② 総腸骨動脈　　common iliac artery
③ 外腸骨動脈　　external iliac artery
④ 内腸骨動脈　　internal iliac artery
⑤ 総大腿動脈　　common femoral artery
⑥ 大腿深動脈　　deep femoral artery
　　　　　　　　（profunda femoris artery）
⑦ 浅大腿動脈　　superficial femoral artery
⑧ 膝窩動脈　　　popliteal artery

鼠径靭帯　inguinal ligament
（外腸骨動脈が鼠径靭帯から総大腿動脈になる）

図ⅢA-7 ── 下腿部血管　ステレオ解剖図 ──

下腿部下肢血管　ステレオ解剖図

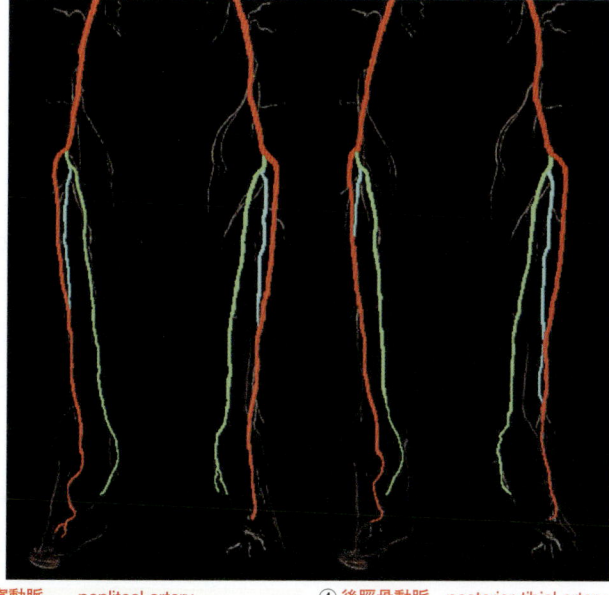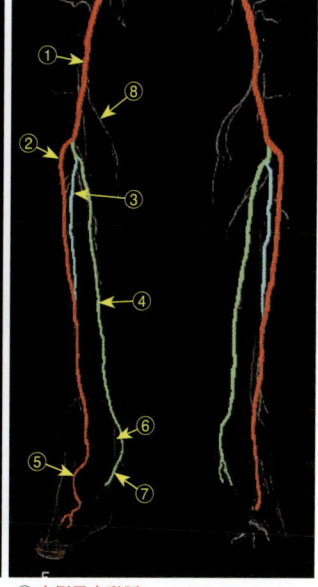

① 膝窩動脈　　popliteal artery
② 前脛骨動脈　anterior tibial artery
③ 腓骨動脈　　peroneal artery（fibular artery）
④ 後脛骨動脈　posterior tibial artery
⑤ 足背動脈　　arteria dorsalis pedis
⑥ 後脛骨動脈　posterior tibial artery
⑦ 内側足底動脈　medial plantar artery
⑧ 下行膝動脈　　descending genicular artery

注：後脛骨動脈は下腿後面下方の破裂靭帯のところで内側足底動脈と外側足底動脈に分かれる.

8. 大腿四頭筋と膝蓋骨　ステレオ解剖図（図ⅢA-8）

　大腿四頭筋は大腿直筋，外側広筋，中間広筋，内側広筋の4個の筋肉からなり，4つの筋肉が大腿四頭筋の4つの腱となり，膝蓋骨を覆い，膝蓋骨から膝蓋靭帯で脛骨粗面に付着しています．大腿骨部の筋肉の解剖図から，さまざまな筋肉，腱および靭帯が膝関節の動きに関わっていることがわかります．

靭帯と腱：骨と骨をつなぎ関節を補強します．腱は筋肉を骨に結合します．いずれもコラーゲン線維の束で構成されています．

図ⅢA-8　大腿四頭筋と膝蓋骨　ステレオ解剖図

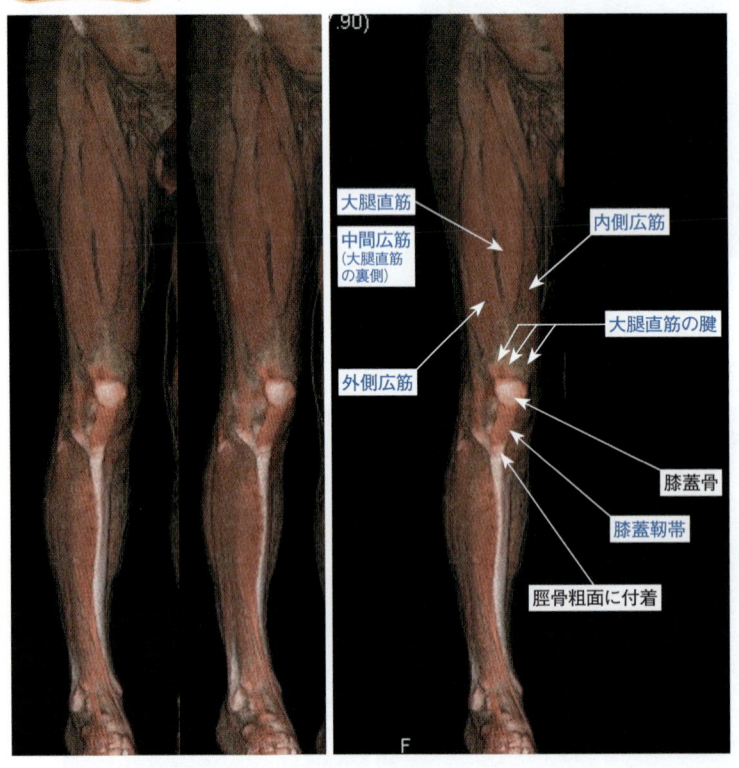

大腿直筋
中間広筋（大腿直筋の裏側）
外側広筋
内側広筋
大腿直筋の腱
膝蓋骨
膝蓋靭帯
脛骨粗面に付着

大腿四頭筋：大腿直筋・外側広筋・中間広筋・内側広筋

胸郭
Thorax

上肢
Upper limb

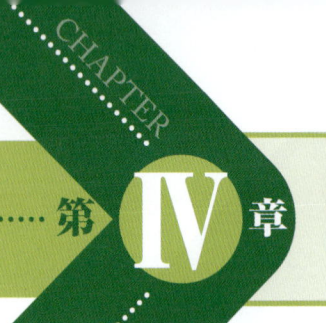
胸郭・上肢
Thorax・Upper limb

胸郭の外側部が**臨床的に上肢帯と重要な関係性があるため**，本章で解説します．

胸郭は頸部と腹部の間にある体幹部の上部で，**胸椎と肋骨，胸骨で形成**されています．

胸郭の内部には，循環器系，呼吸器系の主な器官が収容され，呼吸器系の肺循環で身体の細胞で作られた二酸化炭素（CO_2）を体外に出し，身体の細胞に必要な酸素（O_2）を取り入れるガス交換が行われています．

そして循環器系の体循環で心臓がポンプとなり，身体の全臓器にガス交換で得た酸素を供給しています（図IV-1）．

図IV-1 ┃ 肋骨胸郭内の循環器系－体循環（O_2供給）と肺循環（O_2とCO_2のガス交換）┃

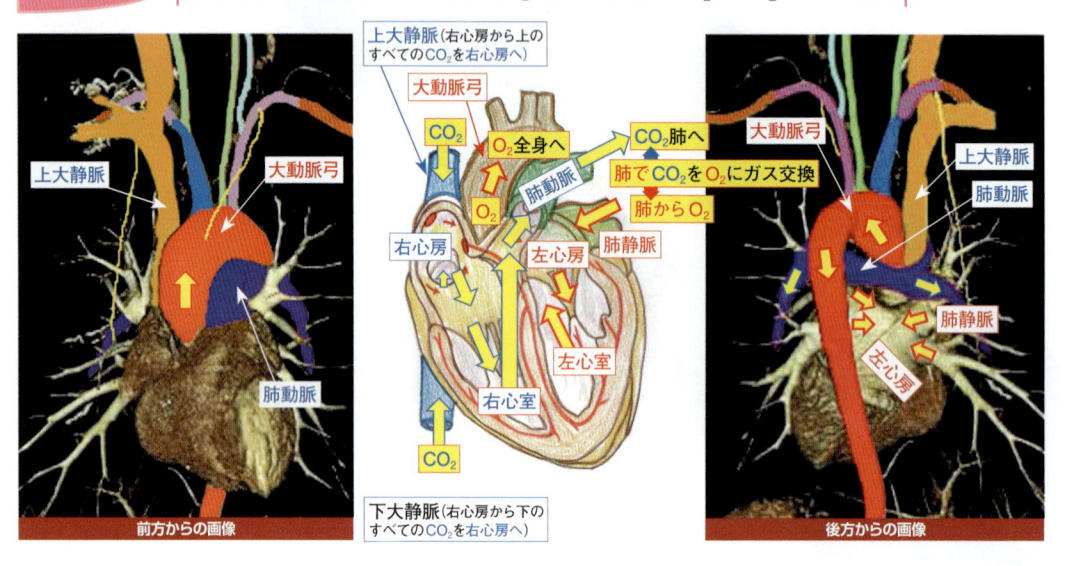

この章では，胸郭（肋骨，胸椎，胸骨）のうち，上肢骨を動かすときに支点となる胸鎖関節を形成する胸骨について上肢とともに解説します．肋骨は最後の章で解説します（第VI章；317頁）．

胸郭の外部は胸骨，鎖骨，肩関節，肩甲骨，上肢骨が関連しあって，腕や手の複雑な動きを可能としています．スポーツ，特にベースボールでは投げる・打つ動作に肩甲骨の柔軟性がとても大切で，けがの防止にもつながっています（図IV-6；230頁）．

上肢骨は，肩関節，肘関節，手関節を形成し，複雑な手作業，手の動きを可能としています（図IV-6）．

上肢（骨）とは，**上肢帯**（肩甲骨，鎖骨）と**自由上肢骨**（上腕骨，橈骨，尺骨，手根骨，中手骨，手の指骨）の総称です（日本解剖学会の解剖学用語）．骨の解剖を説明するとき，肩は肩甲骨と上腕骨で形成され

るため，この章では，上肢の解剖として，上肢（骨）の肩甲骨，鎖骨を含めた骨解剖を説明します．

　肩関節は鎖骨，肩甲骨，上腕骨で関節を作り，肩の動きを円滑にしたり動きの制限を行っています．スポーツなどで動きの制限を超える負荷がかかったとき，損傷や剥離骨折，骨折，脱臼が生じます（図IV-6a, b；229頁）．

　骨標本では関節が表現できないため，肩関節など重要な関節は3DCT画像とX線画像，カラーイラストで説明し，骨標本の構造を解説します．

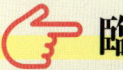 **臨床POINT**

肩関節

　X線吸収差を利用するX線検査では，骨がずれるような脱臼，骨折などの診断はできますが，微細なヒビ，骨軟骨の損傷，靭帯の損傷などは，CT検査，MR検査のMPR画像診断でなければ発見できない場合が多く存在します．CT検査，MR検査がない時代には，肩関節脱臼の損傷である反復性肩関節脱臼や亜脱臼にみられる上腕骨骨頭の上後外側部の骨折によるHill-Sachs lesion（骨頭上部の習慣性肩関節脱臼による骨頭後外側部の損傷）と対になるBankart lesion（関節窩前下縁部）を確認するための，X線撮影法が確立されていました[12]が，現在はCT検査，MR検査で診断，経過観察が行われています．

反復性脱臼：外傷によって生じた脱臼を繰り返す

習慣性脱臼：外傷によるものでなく，先天的・病的に脱臼を繰り返す

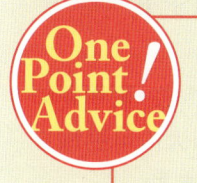 Hill-Sachs lesionはhill（丘）なので，上腕骨頭の球形をイメージするとHill-Sachs lesionが上腕骨頭側の傷，Bankart lesionはゴルフのバンカーがくぼんでいるのをイメージして，肩甲骨の関節窩の傷と考えるとイメージしやすいです．

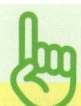 **骨構造の特徴－胸郭**

①胸鎖関節
（きょうさ）

　体幹と上肢を結ぶ唯一の関節です[3]．胸鎖関節（鎖骨の内側端）を中心として，鎖骨の肩峰端（鎖骨の外側端）は楕円運動が可能となります．楕円運動時に，鎖骨が回旋することで肩甲骨の可動域を広げています．胸鎖靭帯が鎖骨胸骨端の上方移動を制限しています[3]（図IV-2）．

・胸鎖関節，肩鎖関節画像（図IV-2）
（けんさ）

　3DCT画像では関節の表面が確認できます．X線画像ではX線吸収差の重なりのため，胸椎，肋骨が重なっています．

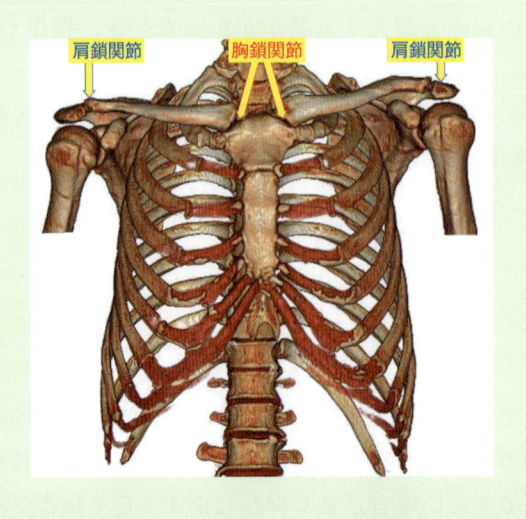

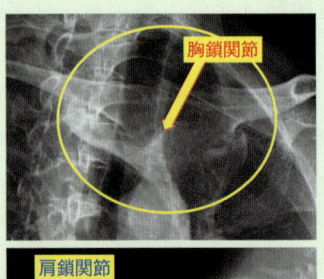

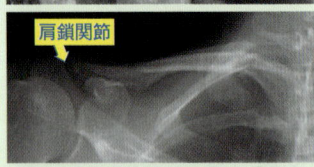

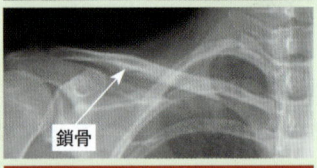

3DCT 画像

X 線画像

②肩鎖関節

鎖骨肩峰端（鎖骨の外側端）と肩峰で肩鎖関節を作ります．肩鎖関節は回旋に働き，約40°の可動性を持っています．

③肩甲骨

肩甲骨は胸鎖関節を中心に，胸郭の上を上下・前後方向に滑動することができます．さらに肩鎖関節で回旋して，関節窩の向きを変えることもできます．

④肩関節

(1) 肩関節は，肩甲骨の関節窩と上腕骨頭が作る多軸性の球関節です．肩甲骨の関節窩は浅く小さいため，可動性が非常に大きく，人体で最大の可動域を持っています[3]．関節窩周囲に関節唇があり可動域を広げています．

(2) 肩関節は，肩甲骨が胸郭の上で位置を変えることにより，上腕骨の可動域が広がります．肩甲骨の上方回旋が加わると，上腕骨の外転が，肩関節だけでは90°の制限が140°まで可能になります．

(3) 関節の動き（図IV-3）

臨床の場では関節の動きに対してルールを作っています．各関節には中間位があり，X線撮影は各関節の中間位で行われ，診断に必要な場合には中間位以外の前屈，後屈，外旋，内旋などの撮影が追加されています．

図Ⅳ-3　関節の動きと表現方法

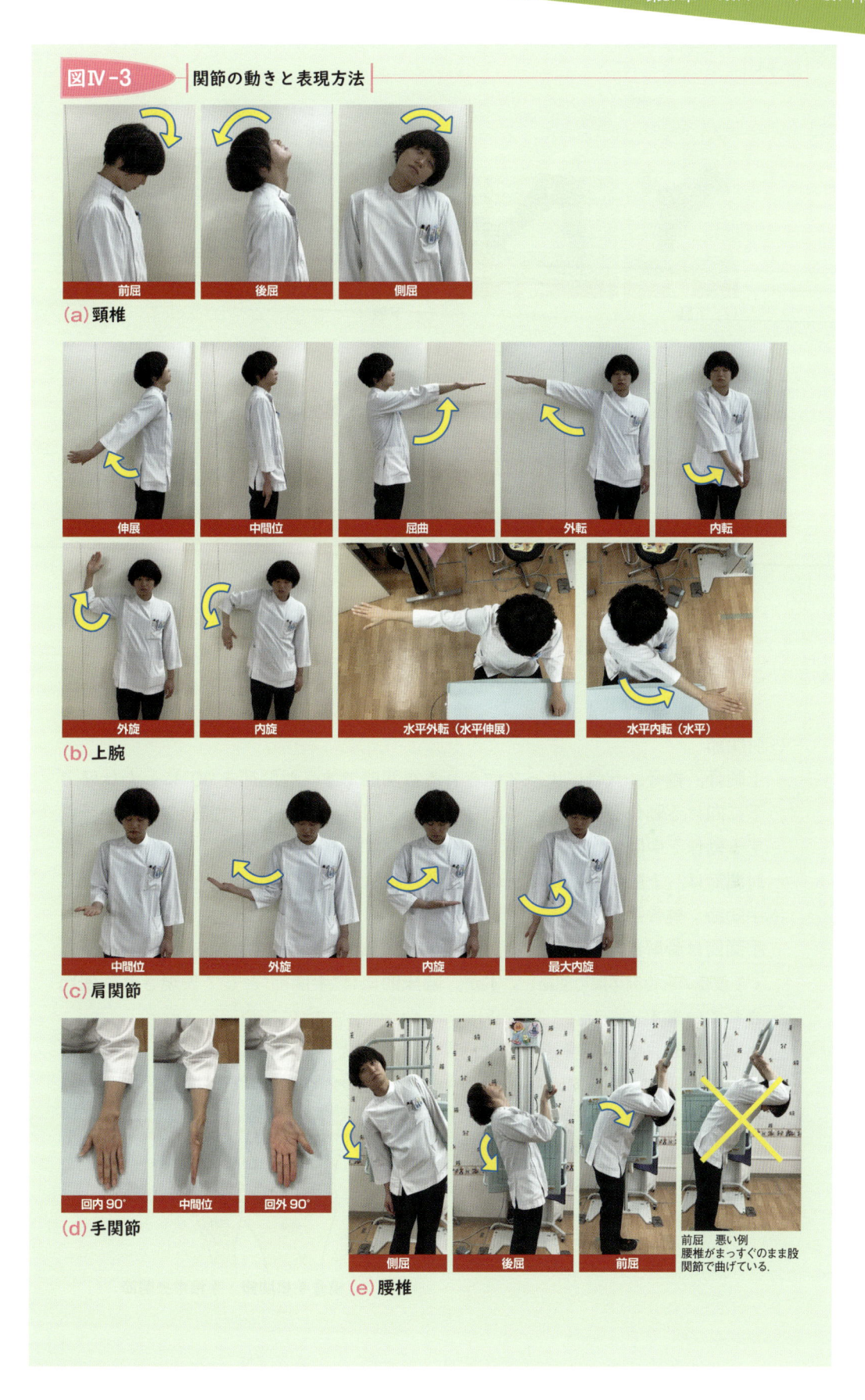

(a) 頸椎
前屈　後屈　側屈

(b) 上腕
伸展　中間位　屈曲　外転　内転
外旋　内旋　水平外転（水平伸展）　水平内転（水平）

(c) 肩関節
中間位　外旋　内旋　最大内旋

(d) 手関節
回内 90°　中間位　回外 90°

(e) 腰椎
側屈　後屈　前屈　前屈　悪い例　腰椎がまっすぐのまま股関節で曲げている.

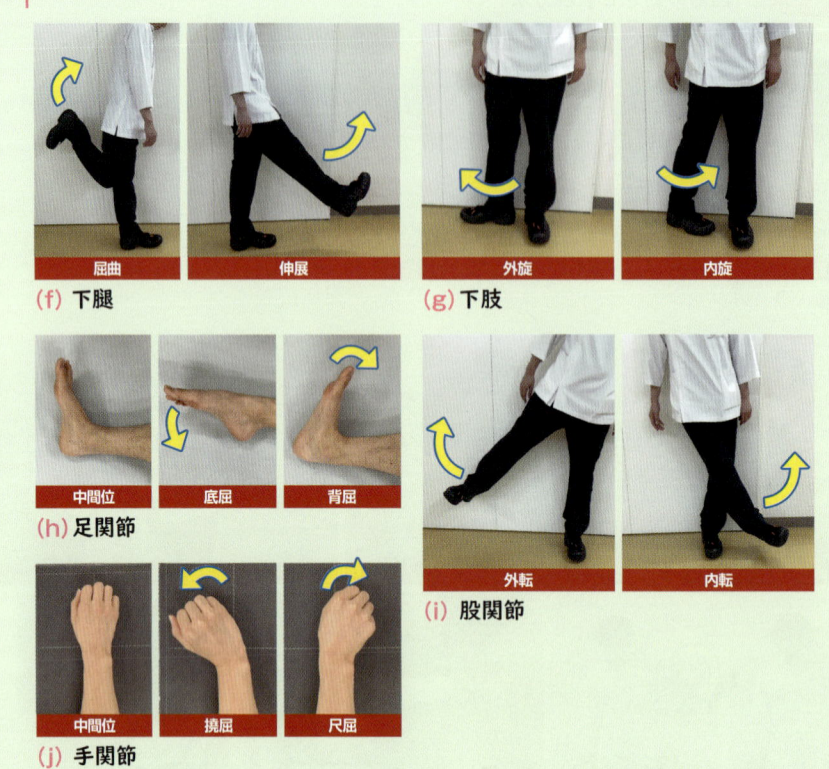

(f) 下腿　屈曲／伸展

(g) 下肢　外旋／内旋

(h) 足関節　中間位／底屈／背屈

(i) 股関節　外転／内転

(j) 手関節　中間位／撓屈／尺屈

⑤肘関節

　上腕骨，橈骨，尺骨によって作られる複関節です．肘関節を90°にした状態で下に向ける動作を回内，上に向ける動作を回外，掌を上腕と前腕の面に平行にする動作を中間位といいます．

　肘関節は，上腕骨の上腕骨滑車と尺骨の肘頭が関節を作っています．

⑥手関節；橈骨手根関節

　手関節は骨解剖学的には，"橈骨手根関節"（関節円板と橈骨末端を含めた豆状骨を除く手根骨の近位列の間の関節）ですが，臨床的には"手関節"として表現され，使用されています．

　手関節は橈骨と手根骨が作る楕円関節（橈骨手根関節）です．手根骨の中央にも手根骨が作る手根中央関節があり，この2つの関節で屈曲（掌屈）85°，伸展（背屈）85°，外転（撓屈）25°，内転（尺屈）55°の可動域を持ちます[3]．

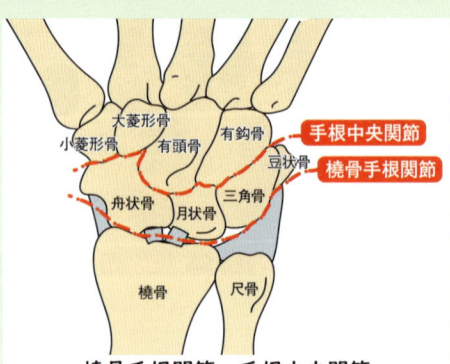

橈骨手根関節・手根中央関節

胸郭・上肢 Thorax・Upper limb

CHAPTER 第Ⅳ章-1
きょうこつ
胸骨
Sternum

きょうこつへい
　胸骨は胸骨柄，胸骨体，剣状突起からなります（図Ⅳ-4a）．胸骨柄と胸骨体は，若齢では軟骨結合ですが次第に線維軟骨結合となります．老年では骨結合となる場合もあります[2]．

　剣状突起は胸骨下端の軟骨で，腹腔神経叢の軟骨が剣状突起に結合しています．周囲の筋肉の付着に関わっています．

　骨標本では，胸骨柄と胸骨体は分離した解剖図となります．剣状突起は軟骨であり，骨標本はないため，3DCT画像で解剖図を補っています．

①胸骨は胸郭の前面に位置し，扁平で，鎖骨と胸鎖関節，肋骨と胸肋関節（第1～第7肋軟骨と胸骨の間にある関節）を形成しています．胸骨の位置は胸骨上端が第3胸椎，下端が第9胸椎の高さになります．

　図Ⅳ-4bでは胸骨の位置を3DCT画像（ステレオ解剖図）とX線画像で示しています．X線画像では胸椎と重なり，真正面の方向では一部しか確認できないことがわかります．

②胸骨のX線撮影方法は，正面では椎体（X線吸収が大きい）と重なり描出が難しいため，斜位撮影で行います．右前斜位ではX線吸収の少ない心臓と肋骨に重ねて描出され，左前斜位ではX線吸収の少ない肺野と肋骨に重ねて描出されます（図Ⅳ-4b）．

③剣状突起は胸骨下端の軟骨であり骨標本にはないため，3DCTで解剖図を示します（図Ⅳ-4a）．

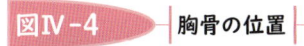

図Ⅳ-4　胸骨の位置

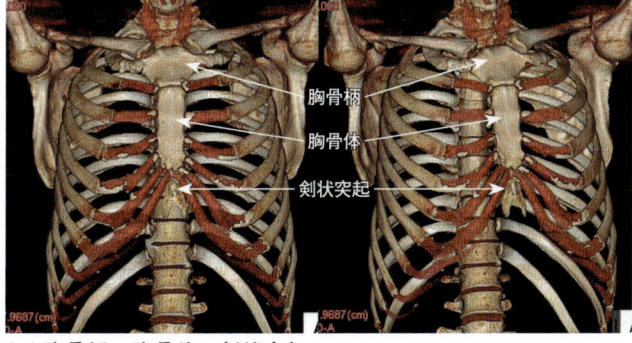

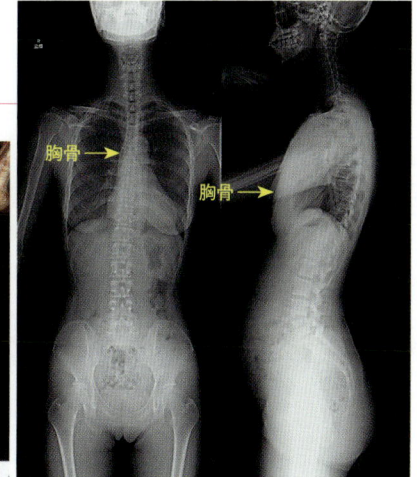

胸骨柄
胸骨体
剣状突起

胸骨
胸骨

（a）胸骨柄，胸骨体，剣状突起

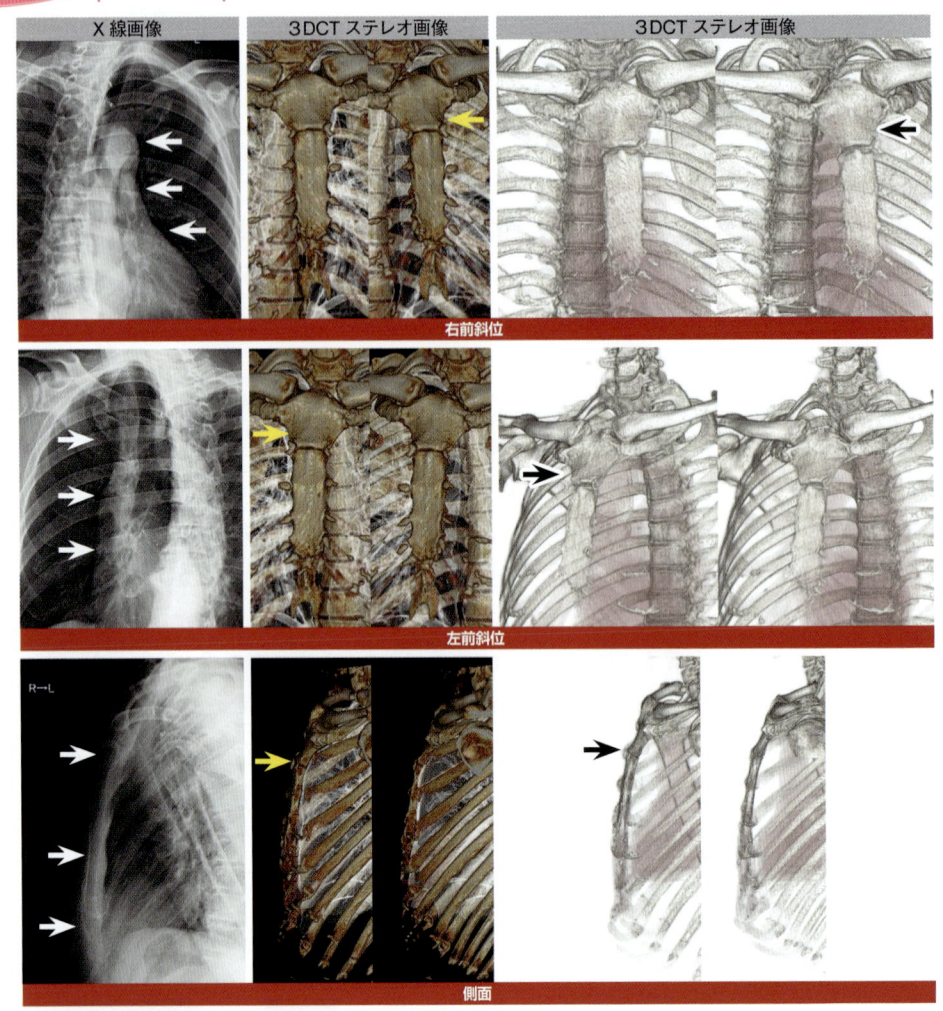

X線画像	3DCT ステレオ画像	3DCT ステレオ画像

右前斜位

左前斜位

側面

（b）胸骨のX線と3DCT画像

骨標本構造と骨標本X線解剖のステレオ画像の説明

骨標本画像でのみみえる構造の解剖学名は青色，骨標本X線画像でのみみえる構造の解剖学名は赤色で表示しています．

　胸骨の骨標本構造と骨標本X線解剖をステレオ画像[8) 9)]で示します．

1. 胸骨　正面画像（図IV-5a）

骨標本ステレオ画像

　胸骨柄，頸切痕，鎖骨切痕，胸骨角，胸骨体，第1肋骨切痕，第2肋骨切痕，第3肋骨切痕，第4肋骨切痕，第5肋骨切痕，第6肋骨切痕，第7肋骨切痕が観察されます．

骨標本ステレオX線画像

　胸骨柄，胸骨体，第1肋骨切痕，第2肋骨切痕，第3肋骨切痕，第4肋骨切痕，第5肋骨切痕，第6肋骨切痕，第7肋骨切痕が観察されます．

図IV-5 ▶ 胸骨

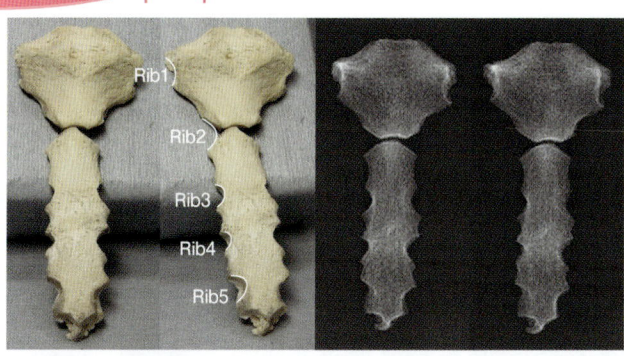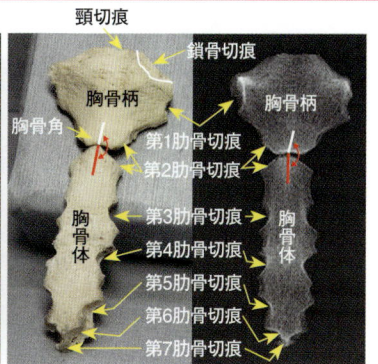

（a）胸骨　正面画像

🔷 2. 胸骨　後面画像（図IV-5b）

骨標本ステレオ画像

　胸骨柄，頸切痕，鎖骨切痕，胸骨体，第1肋骨切痕，第2肋骨切痕，第3肋骨切痕，第4肋骨切痕，第5肋骨切痕，第6肋骨切痕，第7肋骨切痕が観察されます．

骨標本ステレオX線画像

　胸骨柄，胸骨体，第1肋骨切痕，第2肋骨切痕，第3肋骨切痕，第4肋骨切痕，第5肋骨切痕，第6肋骨切痕，第7肋骨切痕が観察されます．

図IV-5 ▶ 胸骨

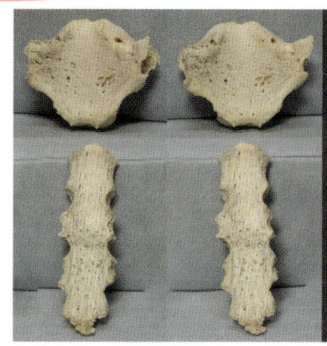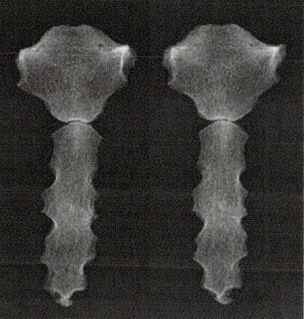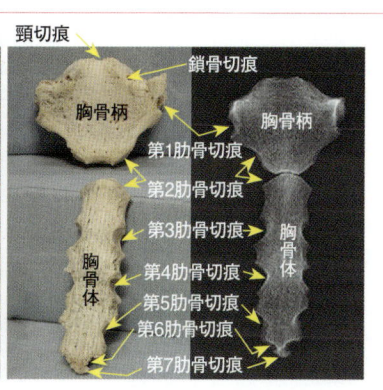

（b）胸骨　後面画像

🔷 3. 胸骨　側面画像（図IV-5c）

骨標本ステレオ画像

　胸骨柄，胸骨体，第1肋骨切痕，第2肋骨切痕，第3肋骨切痕，第4肋骨切痕，第5

肋骨切痕，第6肋骨切痕，第7肋骨切痕が観察されます．

骨標本ステレオX線画像

胸骨柄，胸骨角，胸骨体，第1肋骨切痕，第2肋骨切痕，第3肋骨切痕，第4肋骨切痕，第5肋骨切痕，第6肋骨切痕，第7肋骨切痕が観察されます．

図IV-5 ┃胸骨┃

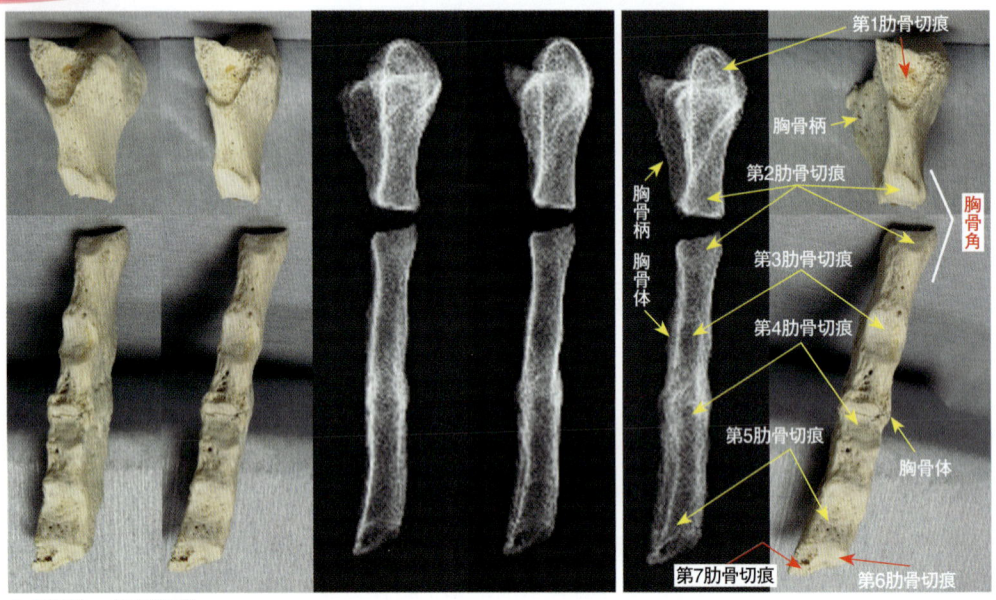

(c)胸骨　側面画像

 骨解剖学名と医療英語名−胸骨

胸骨 (manubrium)	第2肋骨切痕	第6肋骨切痕
胸骨柄 (manubrium of sternum)	(notches for second costal cartilage)	(notch for sixth costal cartilage)
胸骨角 (sternal angle)	第3肋骨切痕	第7肋骨切痕
頸切痕 (jagular notch)	(notch for third costal cartilage)	(notch for seventh costal cartilage)
胸骨体 (gladiolus)	第4肋骨切痕	
鎖骨切痕 (clavicular notch)	(notch for fourth costal cartilage)	
第1肋骨切痕	第5肋骨切痕	
(notch for first costal cartilage)	(notch for fifth costal cartilage)	

CHAPTER

第 **IV**章 **-2**

胸郭・上肢 Thorax・Upper limb

けんこうこつ
肩甲骨
Scapula

肩甲骨は，上肢（骨）の上肢帯（肩甲骨，鎖骨）に属します．

　上肢（骨）とは，上肢帯（肩甲骨，鎖骨）と自由上肢骨（上腕骨，橈骨，尺骨，手根骨，中手骨，手の指骨）の総称です．

①肩甲骨は三角状の扁平な骨体で，肋骨側に烏口突起（うこうとっき），外側に肩峰（けんぽう）という突起を持ちます．外側角は，扁平状態から大きくふくらんで関節窩となり，上腕骨頭と肩関節を作ります．肋骨側に向く面（肋骨面）は軽度にくぼみ肩甲下窩となります．

背面の上1/3に肩甲棘が隆起し，肩甲の上側を棘上窩，下側を棘下窩といいます．肩甲棘を基部として，外側上方に伸びる突起が肩峰で，鎖骨と肩鎖関節を作ります[5]（図Ⅳ-6a, b）．

②関節窩の上下に結節があり，関節上結節は上腕二頭筋長頭の起始部，関節下結節は上腕三頭筋長頭の起始部となり，上腕と肩甲骨をつなぎ，肩関節を形成する一部を担います．外側角に内側上部には，烏口突起が前方外側に突出しています．烏口突起と肩峰が肩甲骨関節窩の上方で烏口肩峰靭帯としてつながれており，この烏口肩峰靭帯が上腕骨の上方移動を制限してくれています．

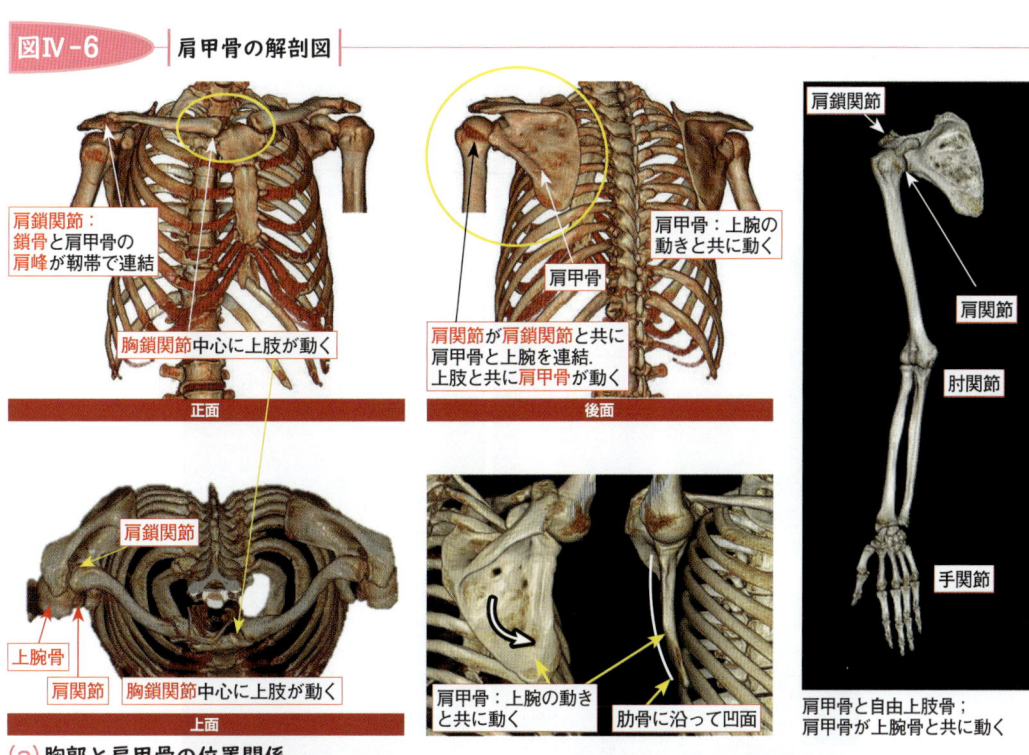

図Ⅳ-6　肩甲骨の解剖図

(a) 胸郭と肩甲骨の位置関係

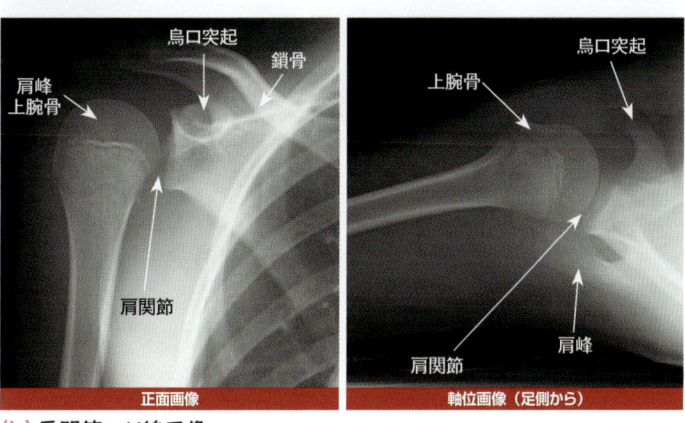

(b) 肩関節　X線画像

③肩甲骨X線画像（図Ⅳ-6c）

肩甲骨の正面X線画像は肋骨，肺野，鎖骨，上腕骨との重ねあわせ画像となっています．肩甲骨の側面（軸位）X線画像は外側縁，内側縁を一致させるため線状となり，烏口突起と肩峰の陰影が"Y"字になることからY-viewとよばれています．背筋を伸ばして撮影しないと，肋骨が肩甲骨と重なって，肩甲骨がYにならないため，工夫の要る撮影といえます[7]（図Ⅳ-6c）．

肩甲骨は肋骨の外側になるため，肩甲骨正面は，肩甲骨が正面に向くように体を少し回転させ撮影します．Y-viewは背筋を伸ばすと肩甲骨が分離しやすく，上腕を内転し，手を反対側の肩にのせ，肩甲骨を引っ張るように動かすと，肩甲骨が前方に移動して，烏口突起，肩峰，内側縁と外側縁の重なりの3つが"Yの字"になりやすくなります[7]．

| 図Ⅳ-6 | 肩甲骨の解剖図 |

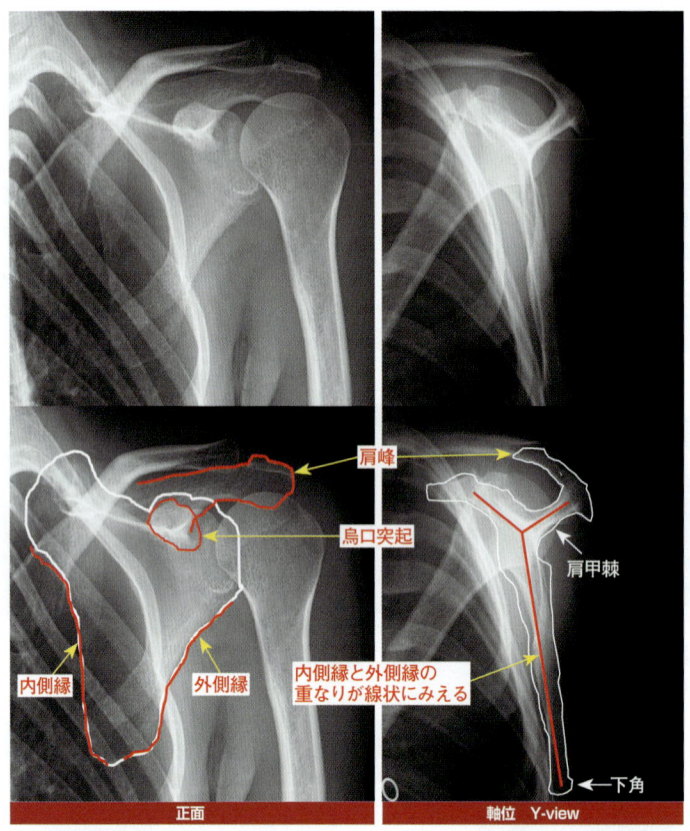

(c) X線画像（Y-view）　　内側縁と外側縁の重なりが線状になる．

以上のように，人体の骨は骨標本のように単体でなく，骨，筋肉，関節の制限などさまざまな要素のため，1つの部位を撮るには骨の解剖，関節の動きの知識が必要となります．

骨標本構造と骨標本X線解剖のステレオ画像の説明

骨標本画像でのみみえる構造の解剖学名は青色，骨標本X線画像でのみみえる構造の解剖学名は赤色で表示しています．

肩甲骨の骨標本構造と骨標本X線解剖をステレオ画像[8)9)]で示します．

1. 肩甲骨（右）　内側面画像（図IV-7a）

骨標本ステレオ画像

烏口突起，肩甲頸[※]，上角，上縁，関節窩の縁，肩甲下窩，外側縁，内側縁，下角，肩峰が観察されます．

骨標本ステレオX線画像

烏口突起，肩甲頸，上角，上縁，関節窩の縁，肩甲下窩，外側縁，内側縁，下角，肩峰，肩甲棘が観察されます．

用｜語｜解｜説

[※] 肩甲頸
関節窩と烏口突起からなる部分を，肩甲骨のほかの部分から分けるわずかなくびれのこと．肩甲骨は厚さがうすいため，X線画像では裏側の肩甲棘がみえる．

図IV-7　｜肩甲骨（右）｜

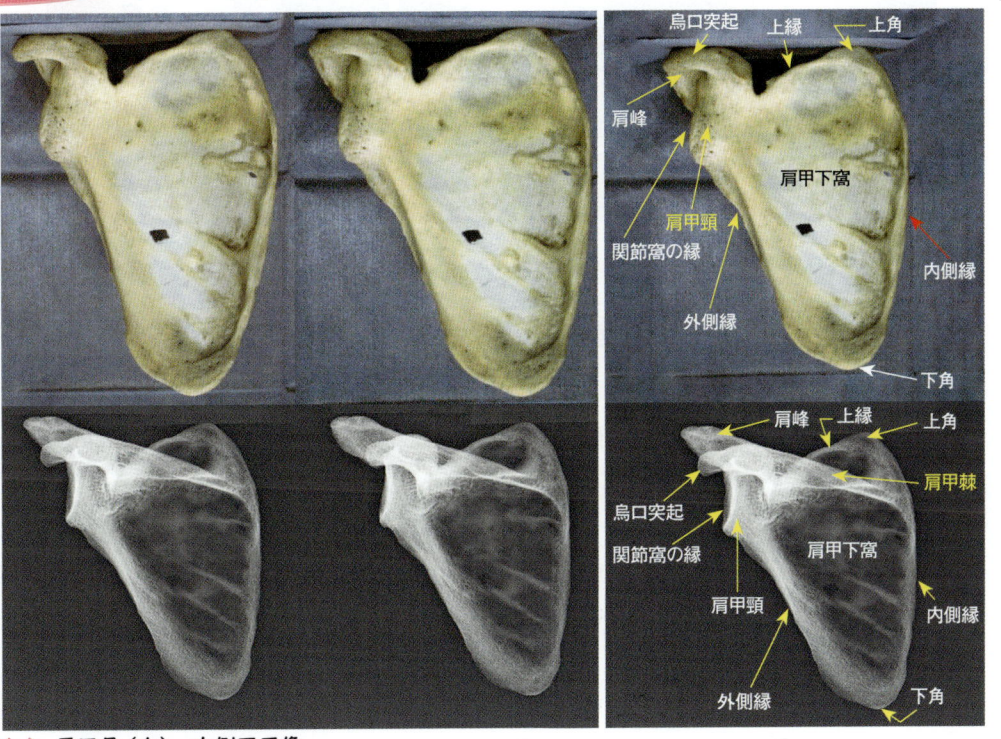

(a)　肩甲骨（右）　内側面画像

2. 肩甲骨（右）　外側面画像（図Ⅳ-7b）

骨標本ステレオ画像

　鳥口突起, 上角, 上縁, 関節窩の縁, 外側縁, 内側縁, 下角, 肩峰, 肩甲棘, 棘上窩, 棘下窩, 肩甲切痕が観察されます.

骨標本ステレオX線画像

　鳥口突起, 上角, 上縁, 関節窩の縁, 外側縁, 内側縁, 下角, 肩峰, 肩甲棘が観察されます.

図Ⅳ-7　｜肩甲骨（右）｜

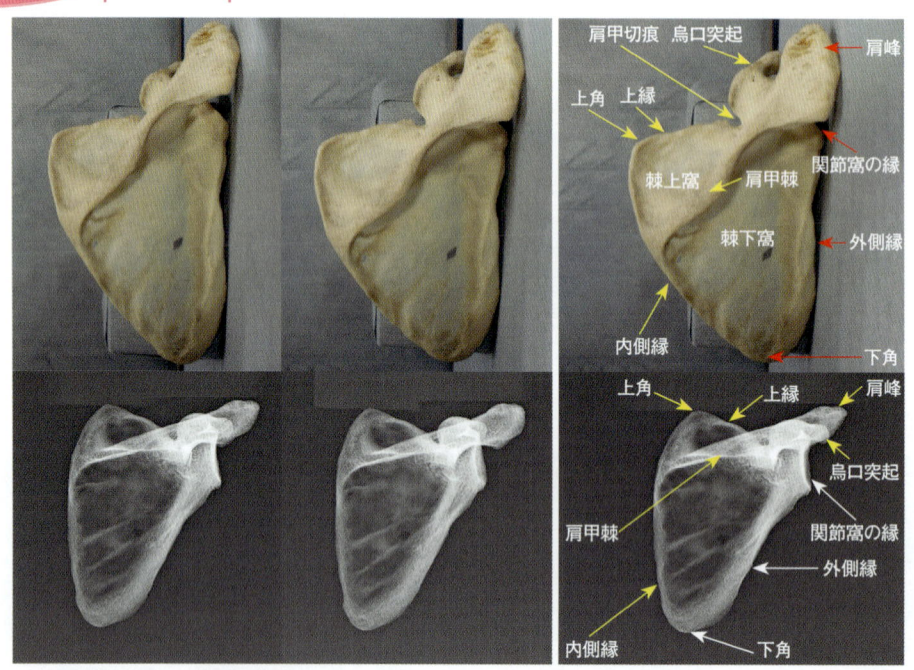

(b) 肩甲骨（右）　外側面画像

3. 肩甲骨（右）　軸位画像（図Ⅳ-7c）

骨標本ステレオ画像

　鳥口突起, 関節窩, 外側縁, 下角, 肩峰, 肩甲棘, 棘上窩の位置, 棘下窩の位置が観察されます.

骨標本ステレオX線画像

　鳥口突起, 関節窩, 外側縁, 下角, 肩峰, 肩甲棘, 棘上窩の位置, 棘下窩の位置が観察されます.

4. 肩甲棘　画像（図Ⅳ-7d）

骨標本ステレオX線画像

　肩甲棘が観察されます.

図Ⅳ-7 ｜肩甲骨（右）｜

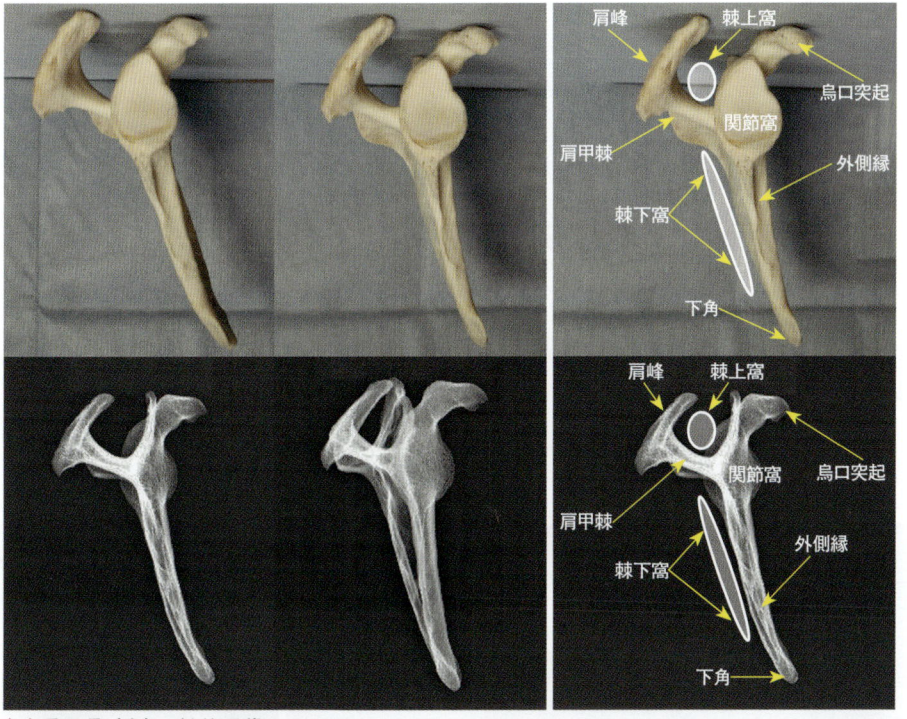

(c) 肩甲骨（右）　軸位画像

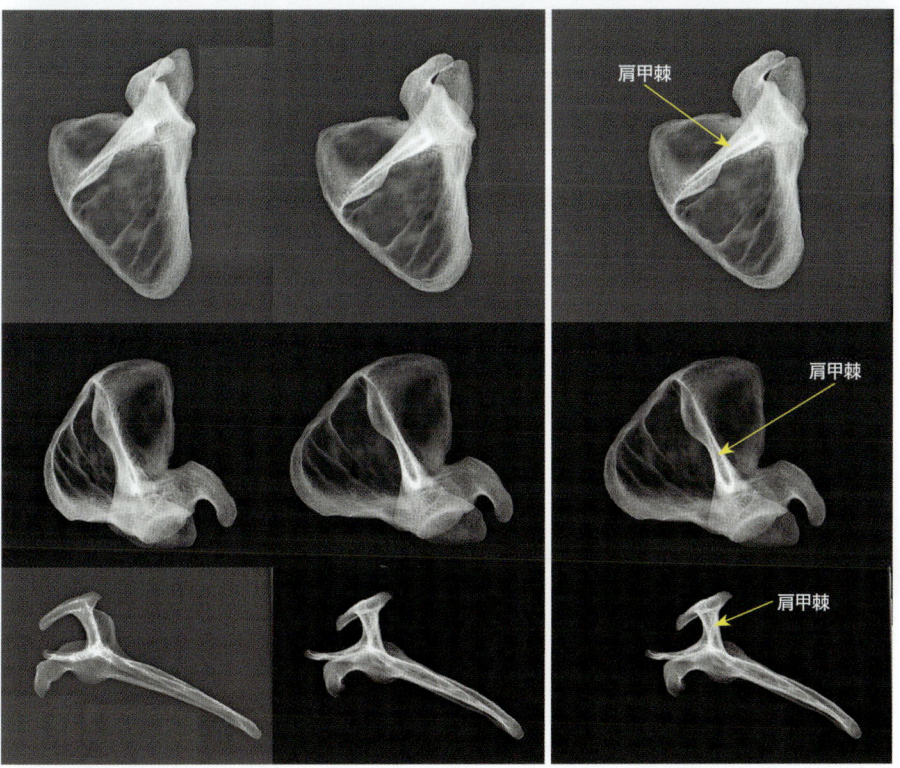

(d) 肩甲棘 画像

5. 肩関節（右） 軸位画像（図Ⅳ-7e）

骨標本ステレオ画像

　烏口突起，肩峰，上腕骨頭が観察されます．

骨標本ステレオX線画像

　烏口突起，肩峰，上腕骨頭が観察されます．

6. 肩関節（右） 軸位3DCT画像（図Ⅳ-7f）

3DCT画像

　烏口突起，肩峰，肩甲棘，関節窩，上腕骨頭，鎖骨，大結節，小結節，肩関節，結_{けっ}節間溝_{せつかんこう}が観察されます．

図Ⅳ-7 ┤ 肩関節（右） ├

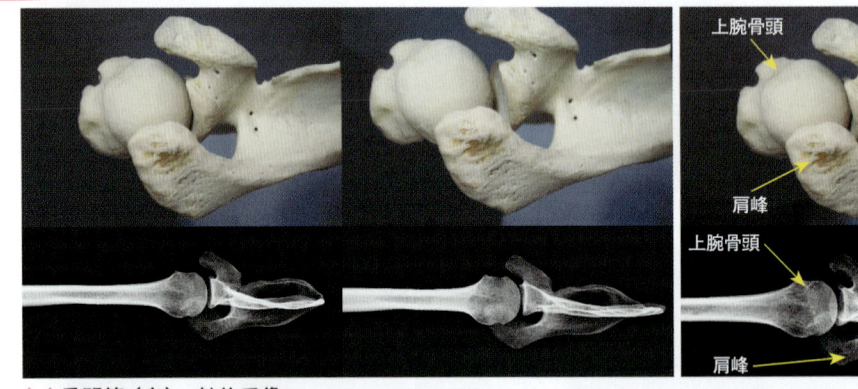

（e）肩関節（右） 軸位画像

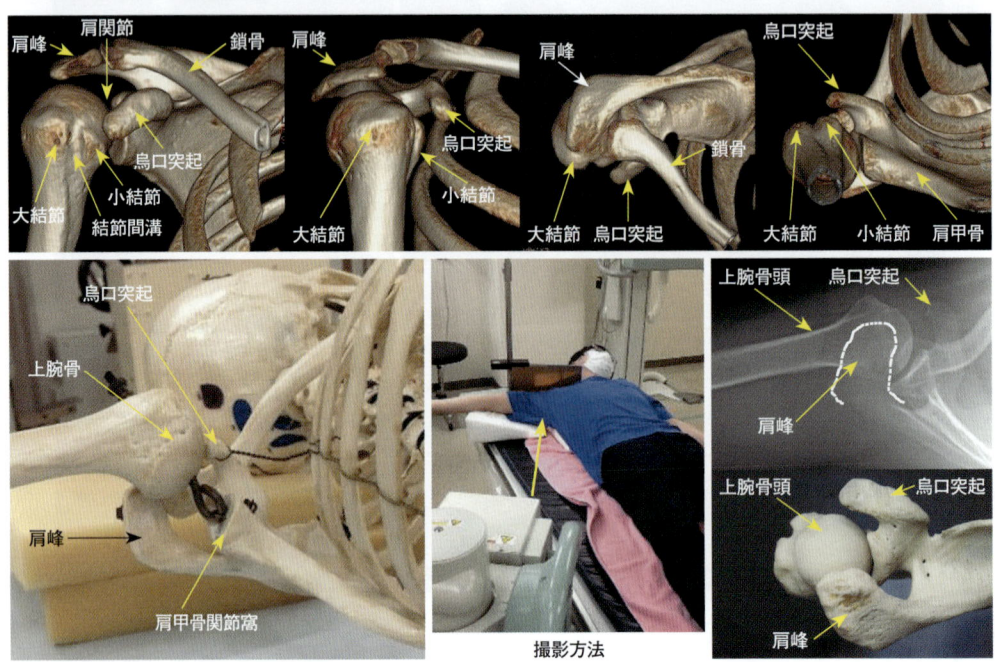

（f）肩関節（右） 軸位3DCT画像

撮影方法

IV・2　肩甲骨　IV・3　鎖骨

骨解剖学名と医療英語名－肩甲骨

上縁（superior border）	外側縁（lateral border）	肩甲切痕（suprascapular notch）
上角（superior angle）	内側縁（medial border）	烏口突起（coracoid process）
下角（inferior angle）	棘上窩（supraspinous fossa）	上腕骨頭（head of humerus）
肩峰（acromion）	棘下窩（infraspinous fossa）	結節間溝（intertubercular groove）
肩甲棘（spine of scapula）	関節窩（glenoid cavity）	関節窩の縁
肩甲頸（neck of scapula）	肩甲下窩（subscapular fossa）	（margin of glenoid cavity）

CHAPTER
第 IV 章 -3

胸郭・上肢 Thorax・Upper limb

さ こ つ 鎖骨
Clavicle

鎖骨は上肢（骨）の上肢帯（肩甲骨，鎖骨）に属します．

上肢（骨）とは，上肢帯（肩甲骨，鎖骨）と自由上肢骨（上腕骨，橈骨，尺骨，手根骨，中手骨，手の指骨）の総称です．

①鎖骨は内側半分から前方に凸，外側半分から後方に凸となって，ゆるやかな"S字形"になっています．胸骨端は円錐状にふくらみ，胸鎖関節を作ります．肩峰端は上下に扁平になり，肩甲骨の肩峰と肩鎖関節を作ります（図IV-8）．

②鎖骨の両端は，胸骨と胸鎖関節，肩甲骨と肩鎖関節を作るため，側面撮影ができません．そのため正面撮影と30°足側からの斜入で撮影を行い，骨折の経過観察をしています（図IV-8）．

図IV-8 ｜鎖骨｜

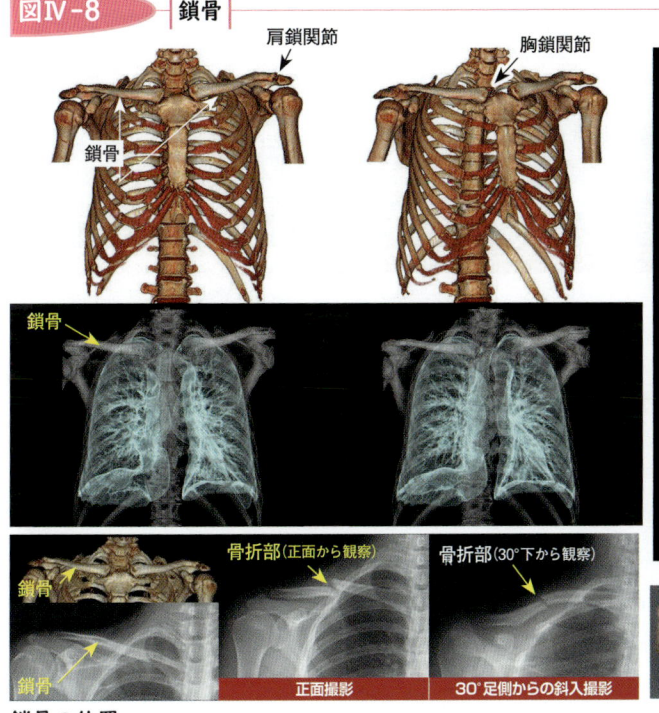

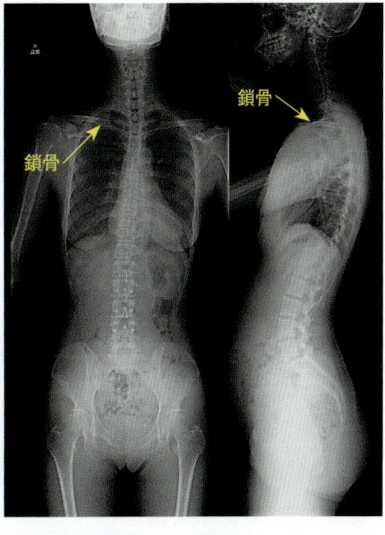

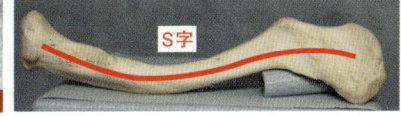

鎖骨の位置

 # 骨標本構造と骨標本X線解剖のステレオ画像の説明

骨標本画像でのみみえる構造の解剖学名は青色，骨標本X線画像でのみみえる構造の解剖学名は赤色で表示しています．

　鎖骨の骨標本構造と骨標本X線解剖をステレオ画像[8) 9)]で示します．

1. 鎖骨（右）　上面・下面画像（図Ⅳ-9a）

骨標本ステレオ画像

　肩峰端（肩峰関節面），胸骨端（胸骨関節面），肋鎖靭帯圧痕が観察されます．

骨標本ステレオX線画像

　肩峰端（肩峰関節面），胸骨端（胸骨関節面），肋鎖靭帯圧痕が観察されます．

 図Ⅳ-9　｜鎖骨（右）｜

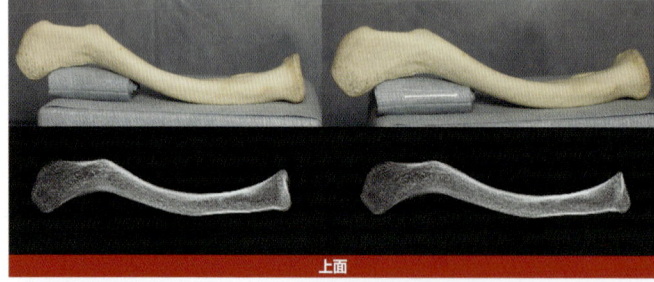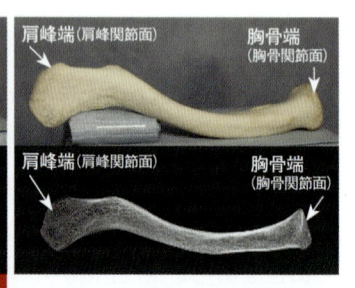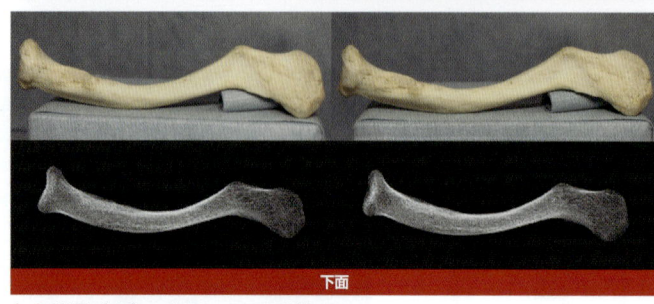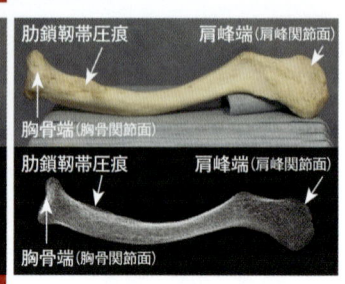

(a)鎖骨（右）　上面・下面画像

2. 鎖骨（右）　正面・後面画像（図Ⅳ-9b）

骨標本ステレオ画像

　肩峰端（肩峰関節面），胸骨端（胸骨関節面），肋鎖靭帯圧痕が観察されます．

骨標本ステレオX線画像

　肩峰端（肩峰関節面），胸骨端（胸骨関節面），肋鎖靭帯圧痕が観察されます．

図Ⅳ-9 鎖骨（右）

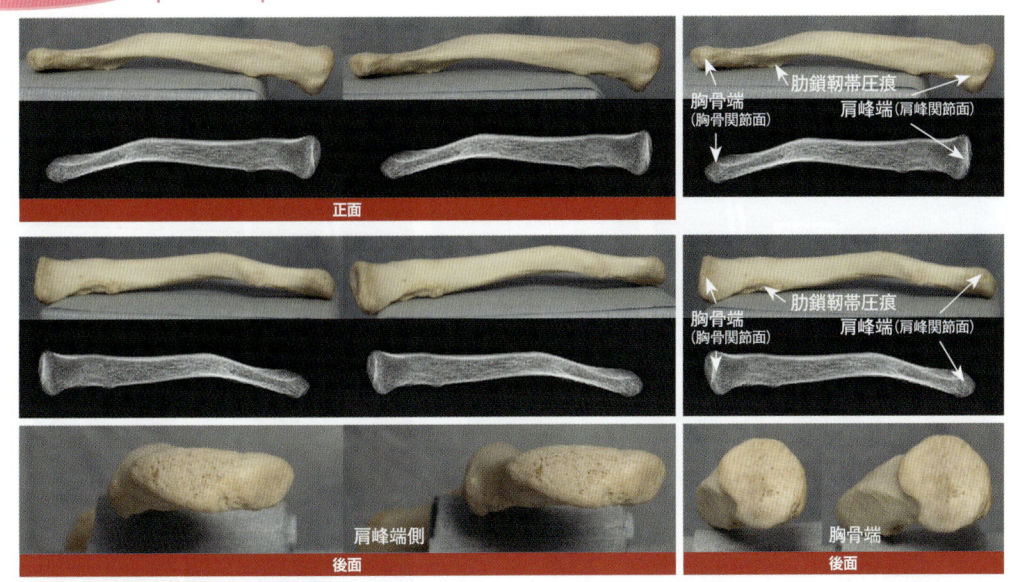

(b) 鎖骨（右）　正面・後面画像

 骨解剖学名と医療英語名－鎖骨

肩峰端（肩峰関節面）〔acromial end with articular surface〕

胸骨端（胸骨関節面）〔sternal end with articular surface〕
肋鎖靭帯圧痕（impression for costoclavicular ligament）

CHAPTER

第Ⅳ章-4

胸郭・上肢 Thorax・Upper limb

じょうわんこつ
上腕骨
Humerus

上腕骨は，上肢（骨）の自由上肢（上腕，前腕，手）に属します．

　上肢骨とは，上肢帯（肩甲骨，鎖骨）と自由上肢骨（上腕骨，橈骨，尺骨，手根骨，中手骨，手の指骨）の総称です．

①上腕骨は近位部で肩甲骨と肩関節を作り，遠位部で橈骨，尺骨と肘関節を作ります（図Ⅳ-10）．上腕骨が作る関節について，上肢全体での位置関係が理解できる解剖図と，肩関節，肘関節に分けた解剖図で図Ⅳ-10に示しています．

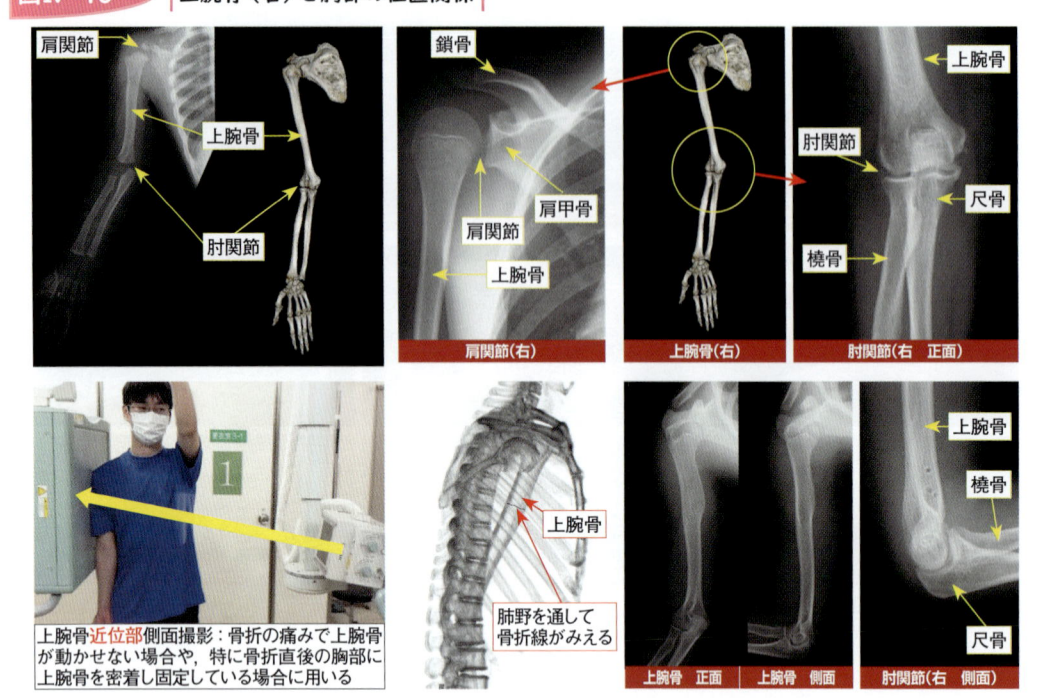

肩関節 上腕骨 肘関節

鎖骨 肩関節 肩甲骨 上腕骨

上腕骨 肘関節 尺骨 橈骨

肩関節（右） | **上腕骨（右）** | **肘関節（右　正面）**

上腕骨近位部側面撮影：骨折の痛みで上腕骨が動かせない場合や，特に骨折直後の胸部に上腕骨を密着し固定している場合に用いる

上腕骨 肺野を通して骨折線がみえる

上腕骨 橈骨 尺骨

上腕骨　正面 | **上腕骨　側面** | **肘関節（右　側面）**

②上腕骨頭は，肩甲骨関節窩と連結し肩関節を形成します．上腕骨頭を一周するくびれを解剖頸（かいぼうけい）とよびます．内側の小結節と外側の大結節の２つの隆起の間が結節間溝となり，上腕二頭筋長頭腱を通します．近位端と骨幹の移行部は骨折の好発部位で，外科頸（げかけい）とよばれています（図IV-11a）.

③三角筋粗面：上腕骨幹外側の中央にある粗な隆起です．三角筋が付着します（図IV-11a）.

④肘関節を作る遠位端側では，肘の内側にしびれ，痛みが生じたときに検査する尺骨神経溝（しゃっこつしんけいこう）があります．尺骨神経溝※は，上腕骨滑車と内側上顆との間にできている溝で，この部分と尺骨の肘頭が関節を作るため，X線撮影で尺骨神経溝を描出するには工夫を要します[7].

⑤上腕骨近位部骨折での側面撮影：骨折の痛みで上腕骨が動かせない場合や，特に骨折直後で胸部に上腕骨を密着し固定している場合は，上腕骨を外旋または内旋（図IV-3b；223頁）して側面にすることができません．胸部に密着させたまま，上腕骨を反対側の胸部側面から撮影し，骨折の経過観察を行っています（図IV-11e）.

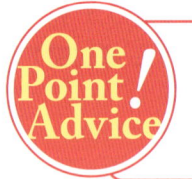

One Point Advice！
尺骨神経溝（しゃっこつしんけいこう）：上腕骨内側上顆の後面にある溝で，尺骨神経が通っています（図IV-11e；241頁）．尺骨神経溝のX線撮影は，上腕骨と尺骨が関節を作っているため工夫を要します[7]（図IV-12；243頁）.

骨標本構造と骨標本X線解剖のステレオ画像の説明

骨標本画像でのみみえる構造の解剖学名は青色，骨標本X線画像でのみみえる構造の解剖学名は赤色で表示しています．

　上腕骨の骨標本構造と骨標本X線解剖をステレオ画像[8)9)]で示します．

1.　上腕骨（右）　正面画像（図Ⅳ-11a）

骨標本ステレオ画像

　上腕骨頭，大結節，小結節，解剖頸，外科頸，前面，鉤突窩，外側上顆，上腕骨小頭，上腕骨滑車，内側上顆，尺骨神経溝，結節間溝（上腕二頭筋溝），三角筋粗面が観察されます．

骨標本ステレオX線画像

　上腕骨頭，大結節，小結節，解剖頸，外科頸，前面，鉤突窩，外側上顆，上腕骨小頭，上腕骨滑車，内側上顆，尺骨神経溝，結節間溝（上腕二頭筋溝），三角筋粗面が観察されます．

図Ⅳ-11　┤上腕骨（右）├

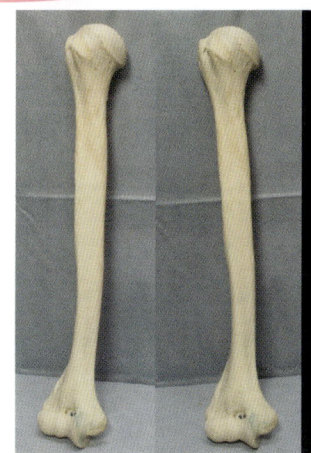
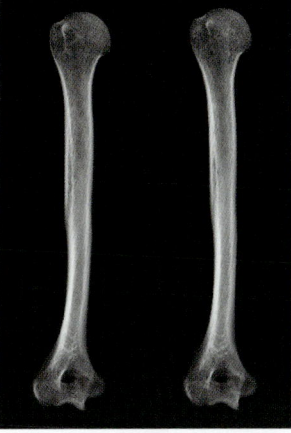
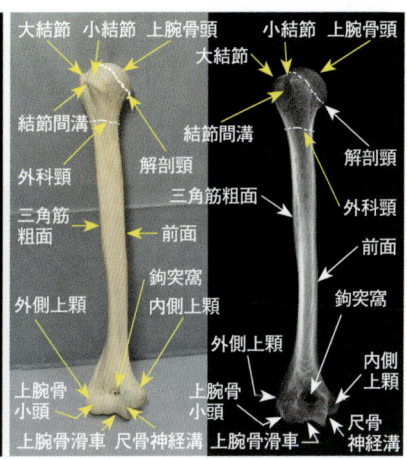

（a）上腕骨（右）　正面画像

2.　上腕骨（右）　後面画像（図Ⅳ-11b）

骨標本ステレオ画像

　上腕骨頭，大結節，解剖頸，外科頸，肘頭窩，外側上顆，上腕骨滑車，内側上顆，後面，尺骨神経溝，三角筋粗面が観察されます．

骨標本ステレオX線画像

　上腕骨頭，大結節，解剖頸，外科頸，肘頭窩，外側上顆，上腕骨滑車，内側上顆，後面，尺骨神経溝，三角筋粗面が観察されます．

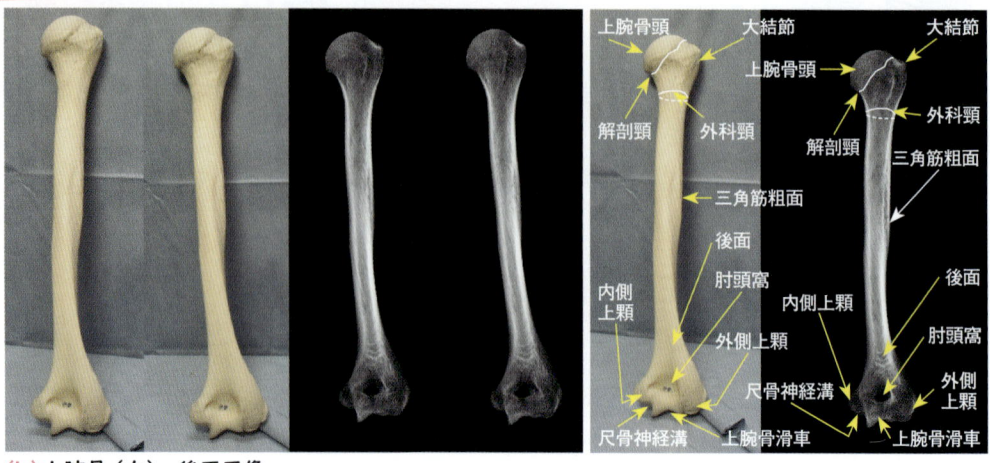

（b）上腕骨（右）　後面画像

🔶 3.　上腕骨（右）　内側面画像（図IV-11c）

骨標本ステレオ画像

　上腕骨頭，大結節，解剖頸，上腕骨滑車，内側上顆が観察されます．

骨標本ステレオX線画像

　上腕骨頭，大結節，解剖頸，上腕骨滑車，内側上顆が観察されます．

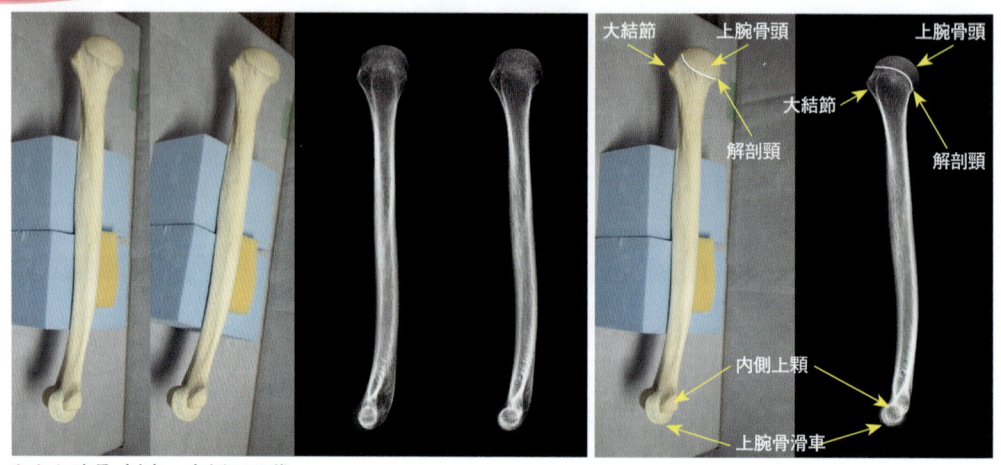

（c）上腕骨（右）　内側面画像

🔶 4.　上腕骨　結節間溝（二頭筋溝）　画像（右）（図IV-11d）

骨標本ステレオ画像

　結節間溝（上腕二頭筋溝）が観察されます．

骨標本ステレオX線画像

結節間溝（上腕二頭筋溝）が観察されます．

| 図Ⅳ-11 | 結節間溝（上腕二頭筋溝） |

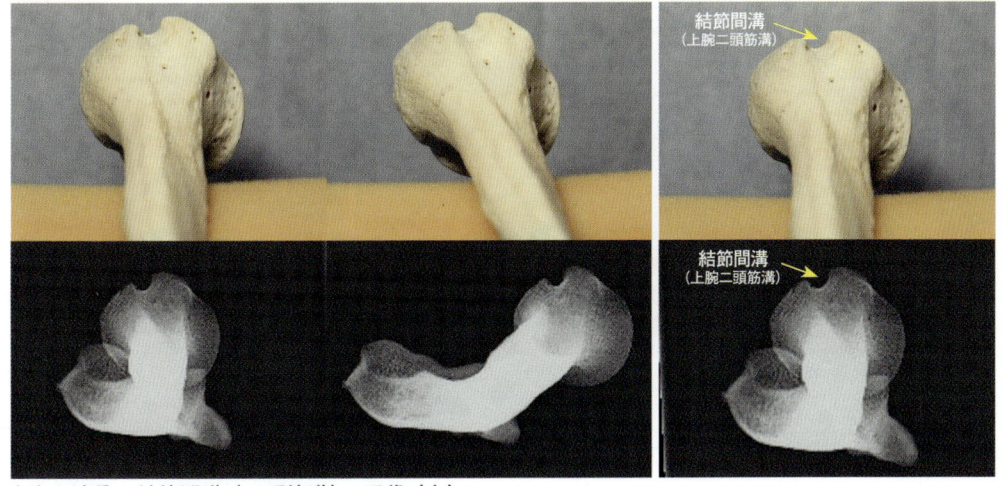

（d）上腕骨　結節間溝（二頭筋溝）　画像（右）

5. 上腕骨　尺骨神経溝　画像（右）（図Ⅳ-11e）

骨標本ステレオ画像

尺骨神経溝が観察されます．

骨標本ステレオX線画像

尺骨神経溝が観察されます．

| 図Ⅳ-11 | 尺骨神経溝（右） |

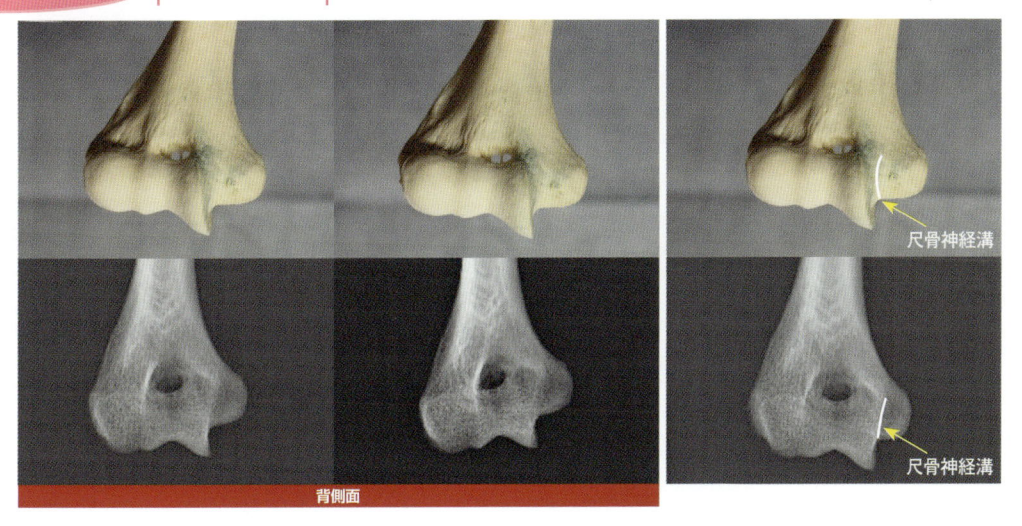

（つづき）

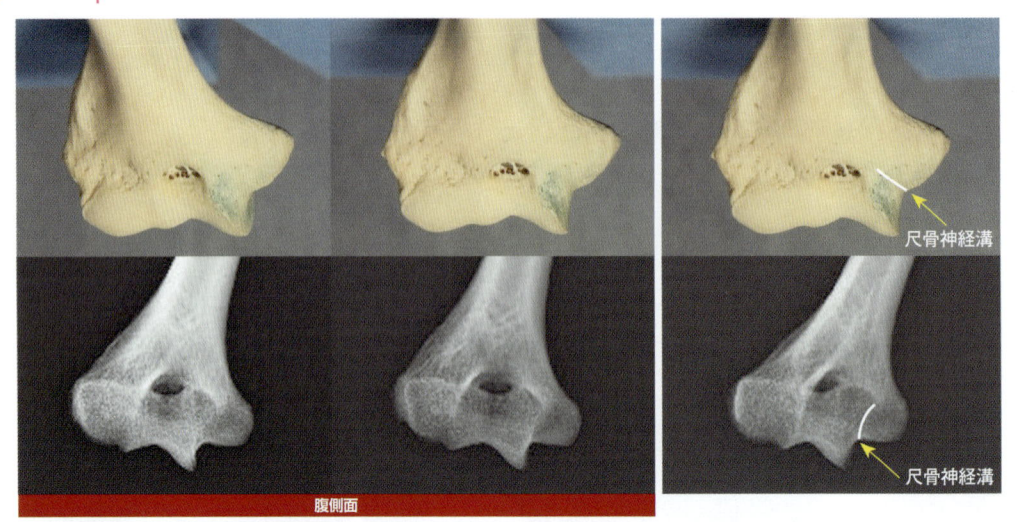

尺骨神経溝

腹側面

尺骨神経溝

（e）上腕骨　尺骨神経溝 画像（右）

図Ⅳ-12　尺骨神経溝－X線撮影とその考え方，臨床撮影ポイント

尺骨神経溝 正面

方　　向：正面
体　　位：座位
方　　法：肘関節を十分に屈曲させ身体の前方に突き出し，上腕を
　　　　　やや回外させフィルムにつける．Ⅰ，Ⅱ，Ⅲ，Ⅳ法の患者
　　　　　のできる方法で行う．
中 心 線：前腕の内側中央に入射
サ イ ズ：大四切
距　　離：120
臨床ポイント：球面となっているため，背側，腹側の撮影が可能．

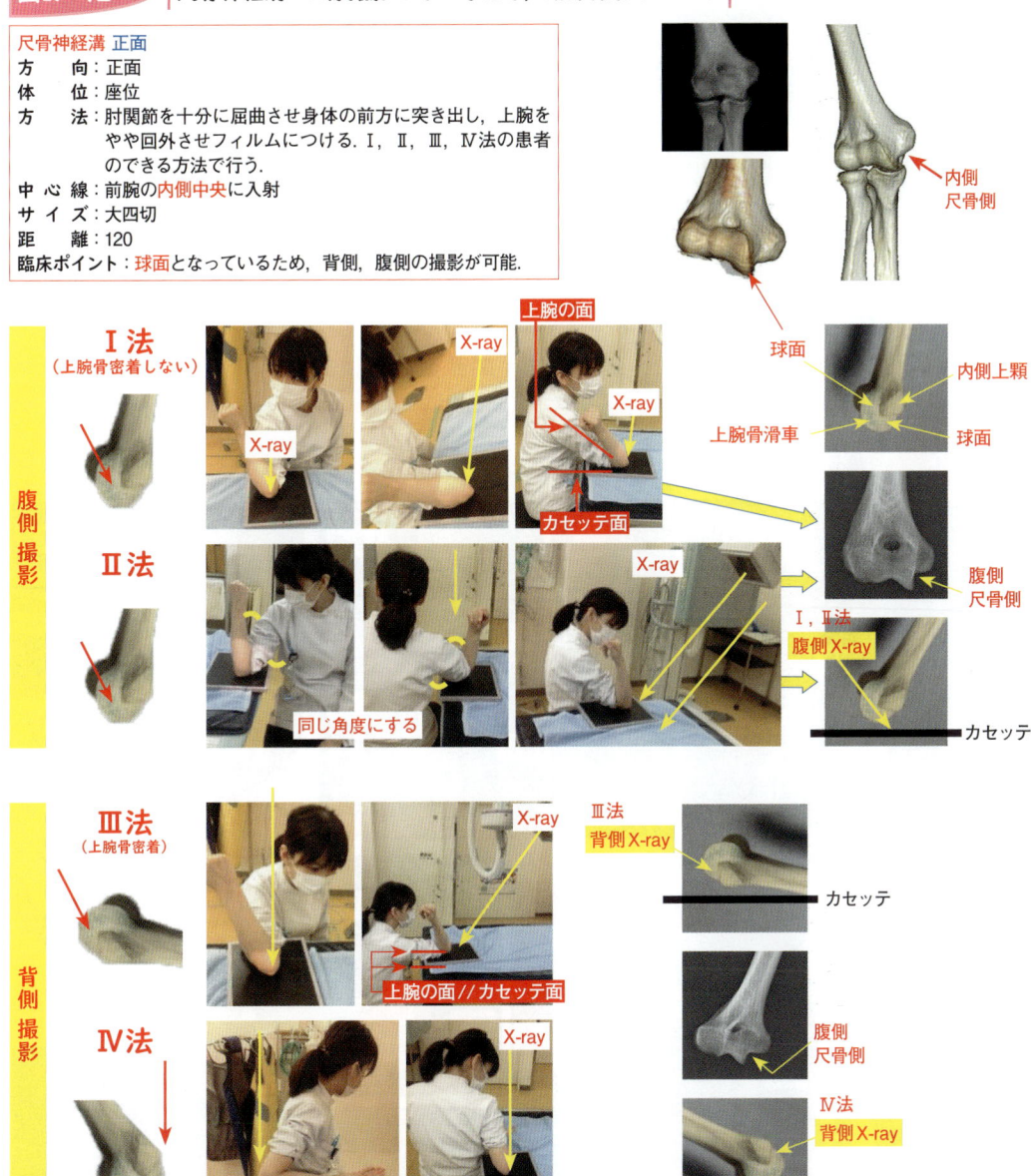

腹側撮影

Ⅰ法（上腕骨密着しない）

Ⅱ法

背側撮影

Ⅲ法（上腕骨密着）

Ⅳ法

 ## 骨解剖学名と医療英語名－上腕骨

前面 (anterior surface)	鉤突窩 (coronoid fossa)	上腕骨小頭 (capitulum)
後面 (posterior surface)	上腕骨頭 (head of humerus)	上腕骨滑車 (torochlea of humerus)
大結節 (greater tubercle)	外側上顆 (lateral epicodyle)	尺骨神経溝 (groove for ulnar nerve)
小結節 (lesser tubercle)	内側上顆 (medial epicondyle)	三角筋粗面 (deltoid tuberosity)
解剖頸 (anatomical neck)	結節間溝 (intertuberuclar groove)	結節間溝 (上腕二頭筋溝) (groove of
外科頸 (surgical neck)	外側顆上縁 (lateral supracodylar ridge)	biceps brachii muscle)
肘頭窩 (olecranon fossa)	内側顆上縁 (medial supracodylar ridge)	

第IV章 -5 橈骨
とうこつ
Radius

橈骨は，上肢（骨）の自由上肢骨（上腕，前腕，手）に属します．

　上肢（骨）とは，上肢帯（肩甲骨，鎖骨）と自由上肢骨（上腕骨，橈骨，尺骨，手根骨，中手骨，手の指骨）の総称です．

①橈骨は近位部で肘関節を形成し，遠位部で手関節を形成します．

②橈骨粗面には上腕二頭筋が停止します（図IV-13）．

図IV-13 ┤橈骨，尺骨（右）の作る関節├

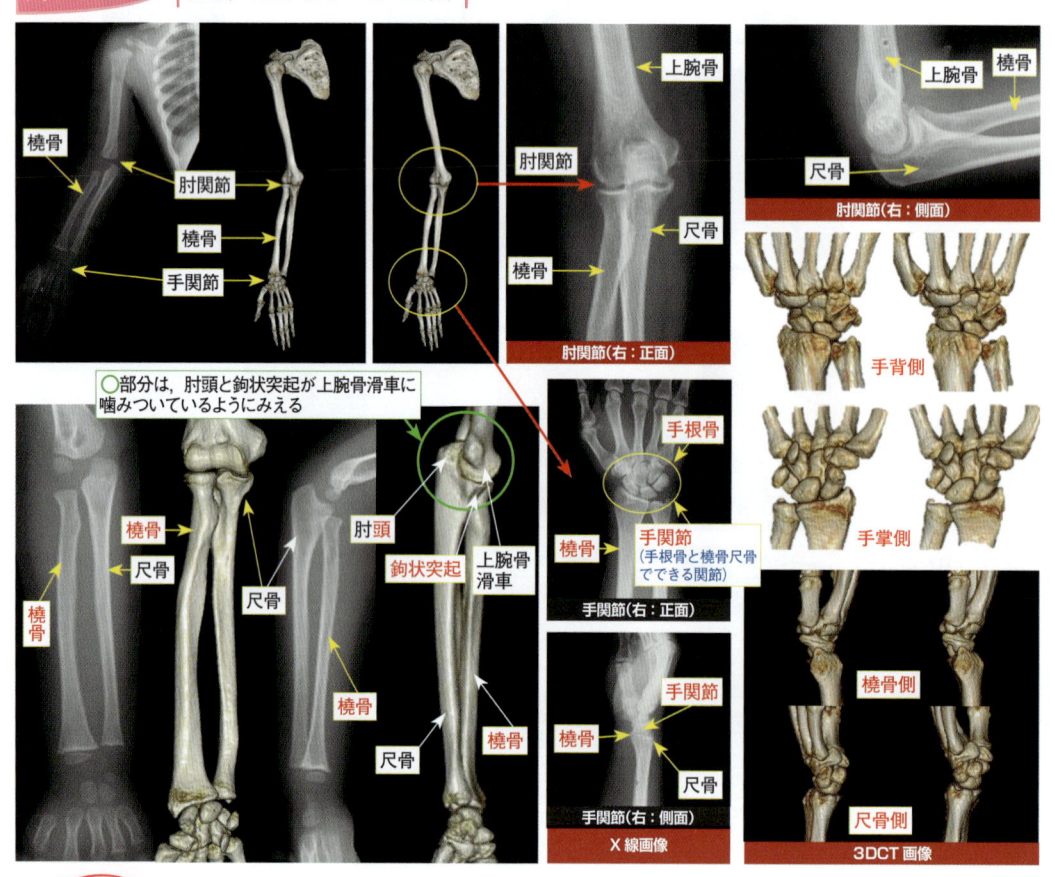

○部分は，肘頭と鉤状突起が上腕骨滑車に噛みついているようにみえる

肘関節（右：正面）

肘関節（右：側面）

手背側

手掌側

手関節（右：正面）
（手根骨と橈骨尺骨でできる関節）

手関節（右：側面）
X線画像

3DCT画像

One Point Advice!

X線画像と3DCT画像のみえ方の違い

・3DCTでは，骨表面を表現しているため，手掌側，手背側，橈骨側，尺骨側のみえ方が異なります．

・X線画像では，X線吸収差として画像を作るため，側面画像では重なっている骨の「重なり画像」として同じようにみえます（図IV-13）．骨の拡大率が変化しており，X線管球側の骨が少し拡大しています．

 **骨標本構造と骨標本X線解剖のステレオ画像の説明**

骨標本画像でのみみえる構造の解剖学名は青色，骨標本X線画像でのみみえる構造の解剖学名は赤色で表示しています.

　橈骨の骨標本構造と骨標本X線解剖をステレオ画像[8) 9)]で示します.

1. 橈骨（右）　手掌側の画像（図Ⅳ-14a）

骨標本ステレオ画像

　橈骨頭，橈骨頸，橈骨粗面[※]，骨間縁，外側面，茎状突起，前斜線，前面，前縁，尺骨切痕が観察されます.

骨標本ステレオX線画像

　橈骨頭，橈骨頸，橈骨粗面，骨間縁，外側面，茎状突起，前面，尺骨切痕が観察されます.

用│語│解│説

[※] 橈骨粗面
橈骨頸部から遠位の，橈骨内側面から出た卵形の隆起．その後半部に二頭筋腱が付着している.

図Ⅳ-14 │橈骨│

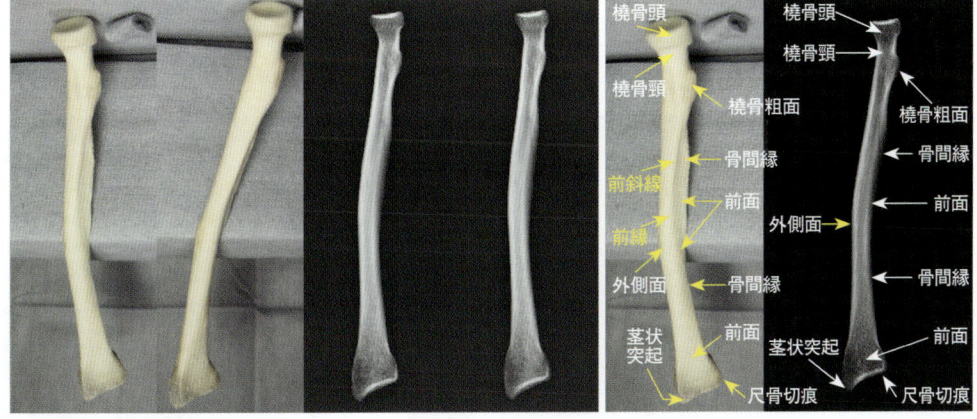

（a）橈骨（右）　手掌側の画像

2. 橈骨（右）　手背側の画像（図Ⅳ-14b）

骨標本ステレオ画像

　橈骨頭，橈骨頸，橈骨粗面，骨間縁，外側面，後縁，後面，背側結節，茎状突起が観察されます.

骨標本ステレオX線画像

　橈骨頭，橈骨頸，橈骨粗面，骨間縁，外側面，後縁，後面，背側結節，茎状突起が観察されます.

Ⅳ・5 橈骨

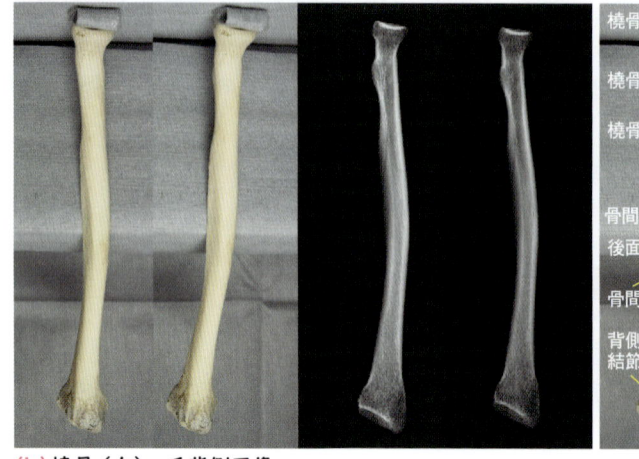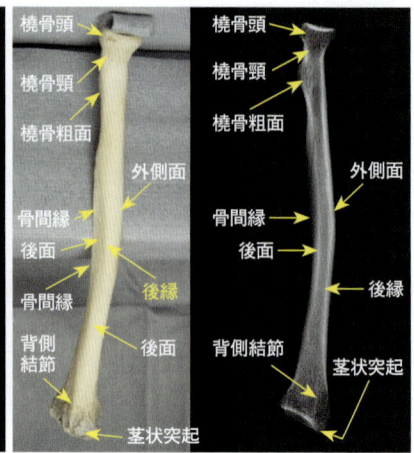

(b)橈骨（右）　手背側画像

🔷 3. 橈骨（右）　側面画像（図Ⅳ-14c）

骨標本ステレオ画像

　橈骨頭，橈骨頸，橈骨粗面，茎状突起，尺骨切痕が観察されます．

骨標本ステレオＸ線画像

　橈骨頭，橈骨頸，橈骨粗面，茎状突起，尺骨切痕が観察されます．

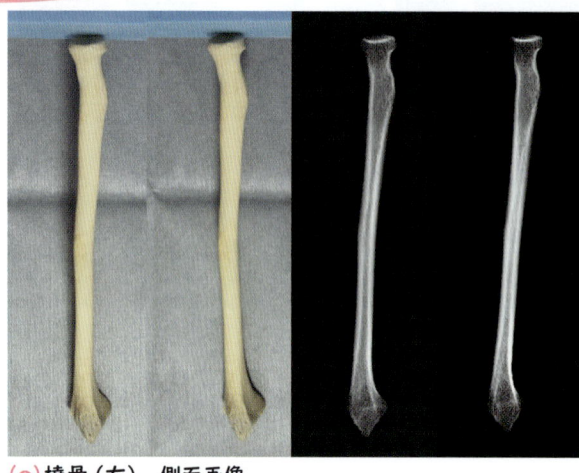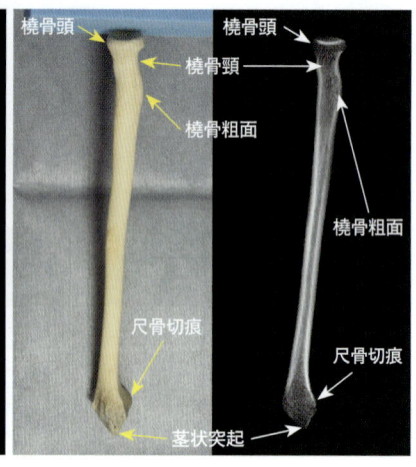

(c)橈骨（右）　側面画像

🔷 4. 橈骨（右）　茎状突起側　軸面画像（図Ⅳ-14d）

骨標本ステレオ画像

　茎状突起，尺骨切痕が観察されます．

骨標本ステレオX線画像

茎状突起，尺骨切痕が観察されます．

図IV-14　｜橈骨｜

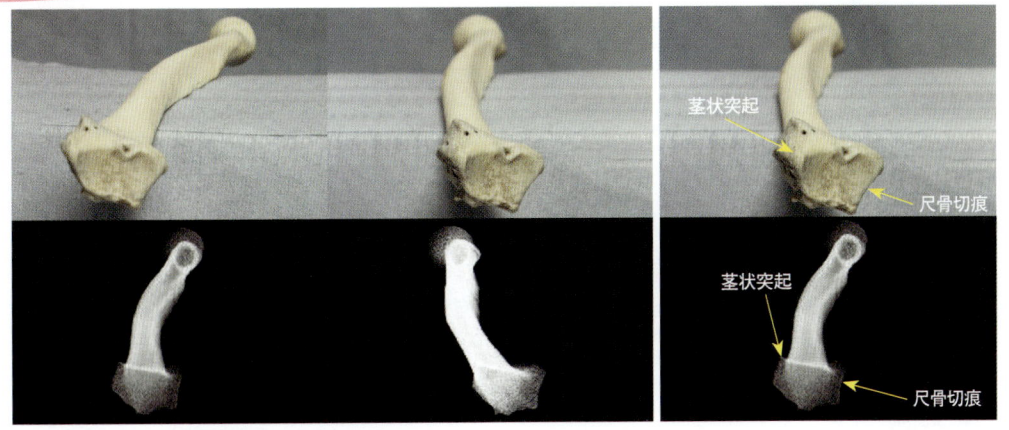

(d) 橈骨（右）　茎状突起側 軸面画像

5. 橈骨（右）　橈骨頭側　軸面画像（図IV-14e）

骨標本ステレオ画像

橈骨頭が観察されます．

骨標本ステレオX線画像

橈骨頭が観察されます．

図IV-14　｜橈骨｜

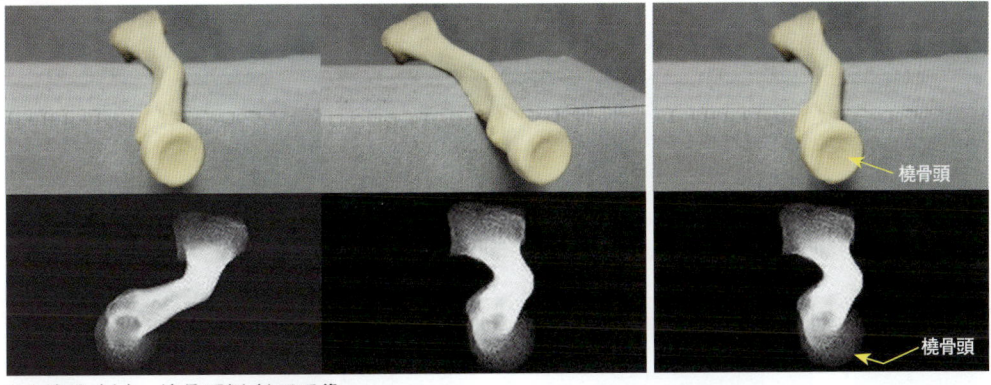

(e) 橈骨（右）　橈骨頭側 軸面画像

 骨解剖学名と医療英語名－橈骨

前面（anterior surface）	橈骨頭（neck of radius）	尺骨切痕（ulner notch）
後面（posterior surface）	骨間縁（interosseous border）	背側結節（dorsal tubercle）
前縁（anterior border）	前斜線（anterior oblique line）	茎状突起（styloid process）
後縁（posterior border）	外側面（lateral surface）	
橈骨頭（head of radius）	橈骨粗面（tuberosity of radius）	

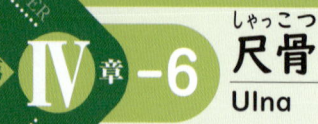

尺骨は，上肢（骨）の自由上肢骨（上腕，前腕，手）に属します．

　上肢（骨）とは，上肢帯（肩甲骨，鎖骨）と自由上肢骨（上腕骨，橈骨，尺骨，手根骨，中手骨，手の指骨）の総称です．

①尺骨は，近位部では肘頭で上腕骨と肘関節を形成し，遠位部で手関節を形成します（図Ⅳ-13；244頁）．

②尺骨は，側面からみると肘頭と鉤状突起で上腕骨滑車を噛みついているようにみえます（図Ⅳ-13緑色の円内）．

肘頭をヘビの頭，鉤状突起をヘビの下顎と考えると，肘にヘビの頭があるので肘頭とイメージしやすいです．

③尺骨の遠位端にある茎状突起は，手関節正面のX線撮影のときに中間位の指標として，とても重要な突起で[12]，手関節正面時に茎状突起が外側になければ，中間位でなく回外か，回内していることを意味しています．

　整形外科専門医は，損傷の診断，術後の経過観察にあたり，中間位のときの橈骨，尺骨の位置をミリ単位で診断しているため，正常時の中間位の位置を把握することは重要です（図Ⅳ-15）．

図Ⅳ-15　│ **手関節中間位の茎状突起の位置（右）** │

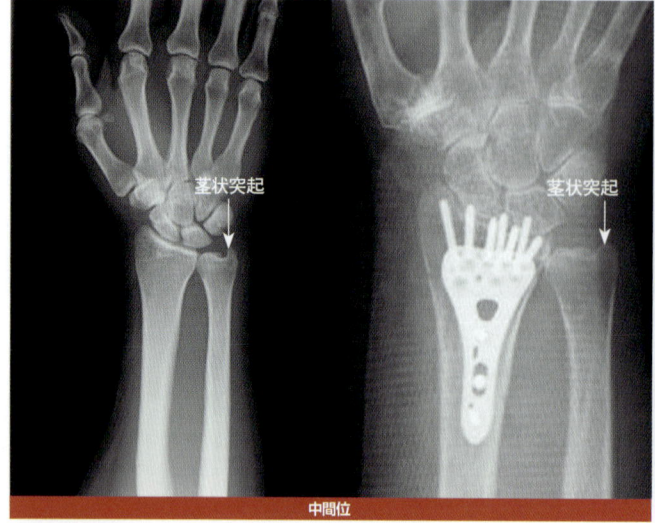

尺骨茎状突起が外側にある．

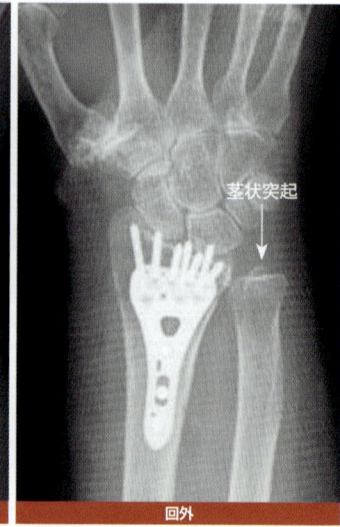

90°になっている．

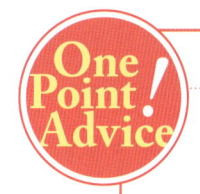 **手関節正面画像での中間位の判断は，尺骨茎状突起の位置で確認**

前頁の図Ⅳ-15は，手関節正面中間位のX線画像と回外時のX線画像の比較です．専門医はX線画像の茎状突起の位置で中間位の画像かどうかを確認し，診断しています．

 **骨標本構造と骨標本X線解剖のステレオ画像の説明**

骨標本画像でのみみえる構造の解剖学名は青色，骨標本X線画像でのみみえる構造の解剖学名は赤色で表示しています．

尺骨の骨標本構造と骨標本X線解剖をステレオ画像[8)9)]で示します．

1. 尺骨（右）　正面画像（図Ⅳ-16a）

骨標本ステレオ画像

肘頭，滑車切痕，鉤状突起，回外筋稜，尺骨粗面[※]，前縁，前面，骨間縁，茎状突起，尺骨頭が観察できます．

骨標本ステレオX線画像

肘頭，滑車切痕，鉤状突起，前縁，前面，回外筋稜，茎状突起，尺骨頭が観察できます．

用│語│解│説

※ **尺骨粗面**
上腕筋が停止する．

図Ⅳ-16 │尺骨│

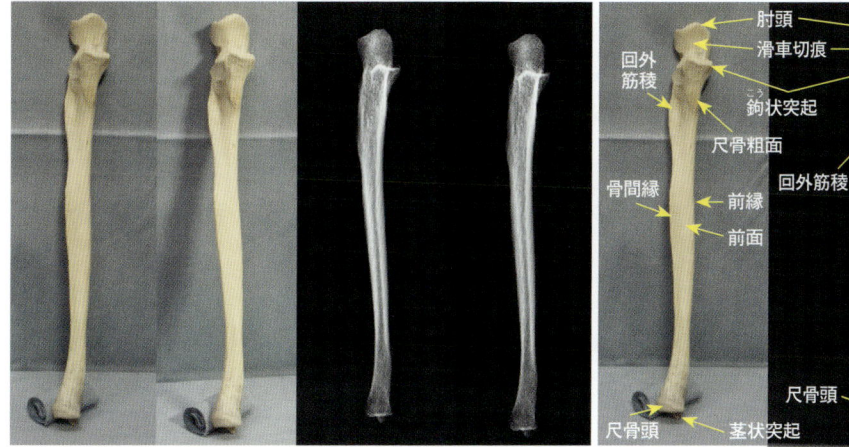

（a）尺骨（右）　正面画像

Ⅳ・6　尺骨

2. 尺骨（右） 後面画像 （図Ⅳ-16b）

骨標本ステレオ画像

　肘頭，回外筋稜，骨間縁，茎状突起，尺骨頭，内側面，後縁，後面が観察できます．

骨標本ステレオX線画像

　肘頭，回外筋稜，茎状突起，尺骨頭，内側面，後縁，後面が観察できます．

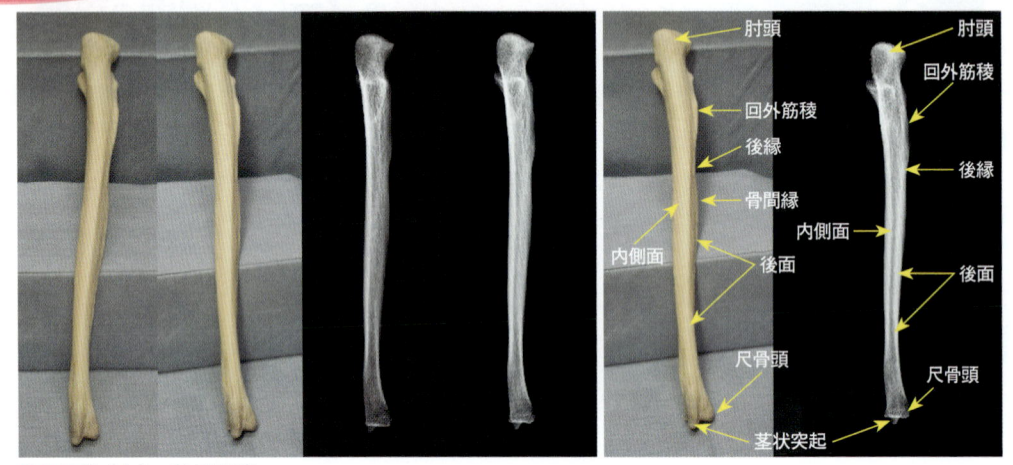

図Ⅳ-16　尺骨

(b) 尺骨（右）　後面画像

 ## 3. 尺骨（右）　内側面画像 （図Ⅳ-16c）

骨標本ステレオ画像

　肘頭，滑車切痕，鉤状突起，尺骨粗面，前縁，前面，骨間縁，茎状突起，尺骨頭，内側面が観察できます．

骨標本ステレオX線画像

　肘頭，滑車切痕，鉤状突起，尺骨粗面，前縁，前面，茎状突起，尺骨頭，内側面が観察できます．

 ## 4. 尺骨（右）　外側面画像 （図Ⅳ-16d）

骨標本ステレオ画像

　肘頭，滑車切痕，鉤状突起，回外筋稜，橈骨切痕，尺骨粗面，骨間縁，茎状突起，尺骨頭，後縁，後面が観察できます．

骨標本ステレオX線画像

　肘頭，滑車切痕，鉤状突起，尺骨粗面，茎状突起，尺骨頭，後縁，後面が観察できます．

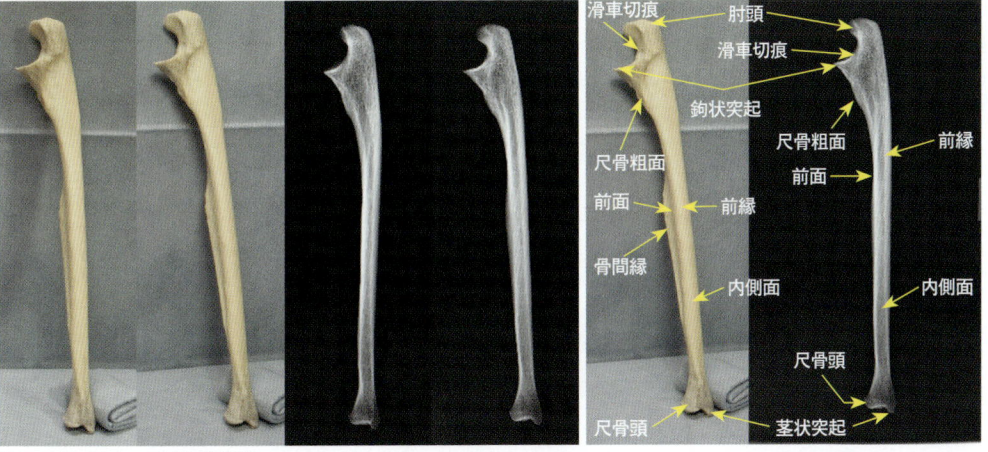

滑車切痕　肘頭　滑車切痕　鉤状突起　尺骨粗面　前縁　前面　内側面　尺骨頭　茎状突起　尺骨粗面　前面　前縁　骨間縁　内側面　尺骨頭

(c)尺骨（右）　内側面画像

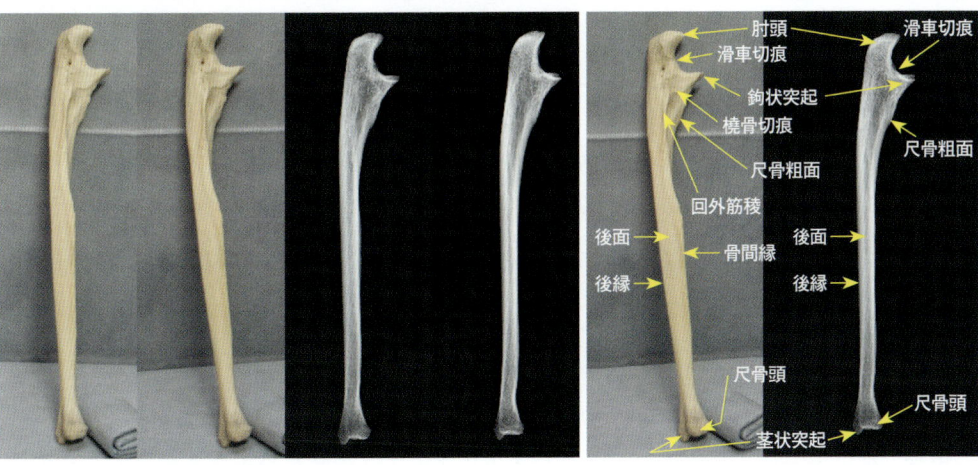

肘頭　滑車切痕　滑車切痕　鉤状突起　橈骨切痕　尺骨粗面　回外筋稜　後面　骨間縁　後面　後縁　尺骨頭　尺骨粗面　後縁　尺骨頭　茎状突起

(d)尺骨（右）　外側面画像

 骨解剖学名と医療英語名－尺骨

肘頭 (olecranon)	内側面 (medial surface)	回外筋稜 (supinator crest)
前面 (anterior surface)	骨間縁 (interosseous border)	尺骨粗面 (tuberosity of ulna)
後面 (posterior surface)	尺骨頭 (head of ulna)	外側上顆 (lateral epicody)
前縁 (anterior border)	鉤状突起 (coronoid process)	橈骨切痕 (radial notch)
後縁 (posterior border)	茎状突起 (styloid process)	滑車切痕 (trochlear notch)

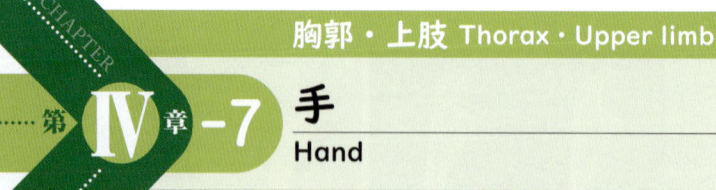

胸郭・上肢 Thorax・Upper limb

CHAPTER

第 **Ⅳ** 章 **-7**

手
Hand

手は，上肢（骨）の自由上肢骨（上腕，前腕，手）に属します．

　上肢（骨）とは，上肢帯（肩甲骨，鎖骨）と自由上肢骨（上腕骨，橈骨，尺骨，手根骨，中手骨，手の指骨）の総称です．

①手の骨は小さい骨が関節を作り形成されているため，骨標本ではナイロン糸でつないだ手の骨標本で解剖図を作成しています．3DCT画像，X線画像で臨床的に必要な画像を補っています．

②手根骨には月状骨，舟状骨，大菱形骨，小菱形骨，有頭骨，有鉤骨，三角骨，豆状骨があります．

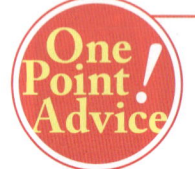

（手根骨）月，舟，大，小，頭，鉤，三，豆："月収の大小でおとうさん，降参図"，臨床実習生には学費が高くてお父さんが降参するイメージとして，覚えてもらっています．

③手根骨は小さな骨の重なりのため，X線撮影では確認が難しい場合があります．スポーツなどで転倒し，手をつくことで圧がかかり骨折する手根骨は，手関節の関節面となっている橈骨と関節面を作る舟状骨で，手のつき方によっては橈骨が骨折する場合もあります．

④舟状骨は手関節の親指側内側に回旋するように位置するため（回内斜位），舟状骨骨折の確認の撮影は工夫され，確立されています[7]（図Ⅳ-17a）．

⑤舟状骨は，手関節が正面の状態では回内斜位になっていますので，舟状骨の経過観察は，舟状骨を真正面から観察できるRusseⅡ法（尺屈して手根骨間の関節を広げ，回内70度撮影）の1枚で行っている症例もあります[7]（図Ⅳ-17b）．

⑥手根骨は8個の骨が重なりあっているため，正面画像では個々の骨の確認ができますが，側面画像では骨が重なりあうため，手根骨としてではなく，手関節の診断に利用されています[7]（図Ⅳ-17c）．また，手根骨の手根管画像で前に出ている骨は有鉤骨で，鉤はカギと読まれ"引っかける，かける"という意味があることを理解すれば，前に引っかけができるような骨があるのが有鉤骨であるとイメージしやすいでしょう[7]（図Ⅳ-17c）．

⑦手のX線撮影（図Ⅳ-17d）も側面撮影では，手根骨，指骨が重なりあうため，リウマチの検査などで関節の骨破壊を確認する検査では，手の正面と斜位画像で経過観察をしています．手の側面は，専門医によって，手関節と指骨のアライメント（整列状態）をみる場合のみ撮影しています．

図Ⅳ-17　Russeの舟状骨撮影法(Russe法)

① Russe Ⅰ法：90°回内位，指屈曲位，尺屈位

（方法）手関節軽度尺屈位にて，手掌面をカセッテに密着し，手指を軽く曲げて握る．
（解剖）それにより，手関節は背屈され，掌側におじぎしている舟状骨が起き，骨折線が明瞭に描出される．

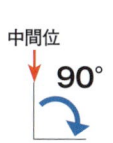
中間位　**90°**

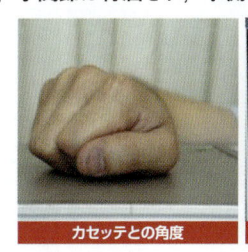
カセッテとの角度

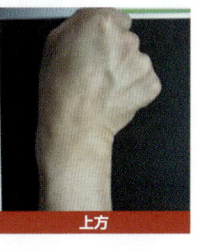
上方

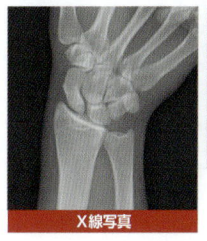
X線写真

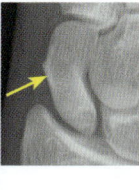

② Russe Ⅱ法：70°回内位

（方法）Ⅰ法の肢位より軽度回外位をとらせ，橈側部をカセッテから遠ざけ，15〜20°の傾斜を保たせる（舟状骨がほぼ正面になる）．

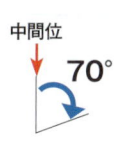
中間位　**70°**

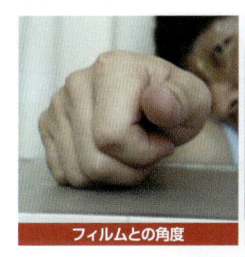
フィルムとの角度

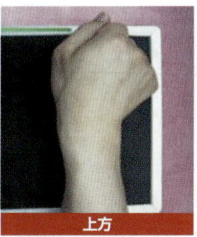
上方

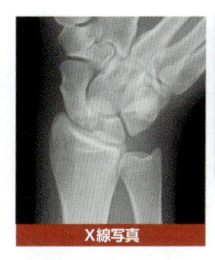
X線写真

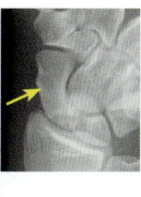

③ Russe Ⅲ法：側位

（方法）Ⅱ法の肢位よりもさらに回外させ，手掌面がカセッテに垂直になるようにする．

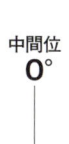
中間位　**0°**

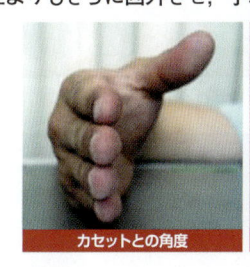
カセットとの角度

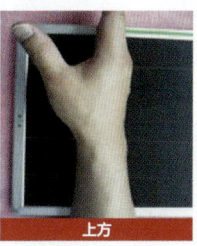
上方

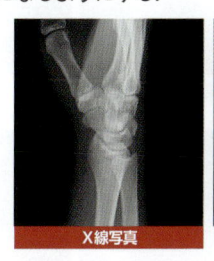
X線写真

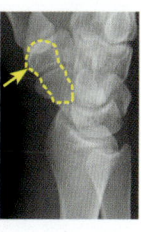

④ Russe Ⅳ法：過回内位背掌方

（方法）Ⅰ法の肢位よりさらに回内を強くし，尺側部をカセッテから離し，手掌面とカセッテが15〜20°の傾斜を保つようにする．（回内90+20＝110）

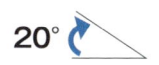
20°

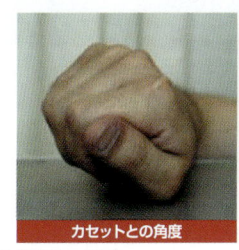
カセットとの角度

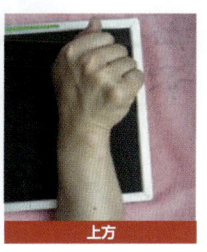
上方

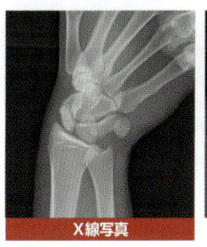
X線写真

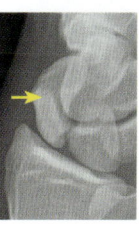

(a) Russeの舟状骨の撮影の仕方

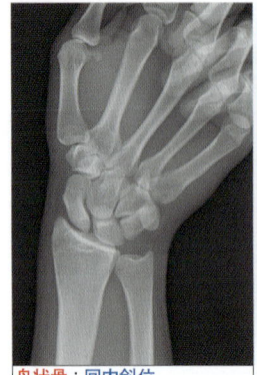
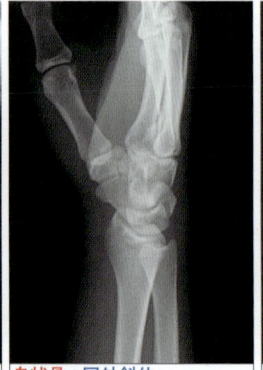
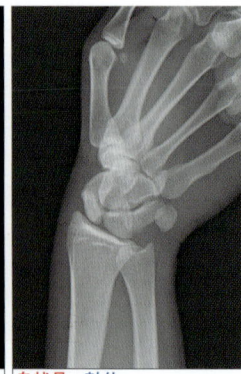

舟状骨：回内斜位
手根骨：正面
手関節：回内90°，尺屈位
Russe I 法

舟状骨：正面
手根骨：回外斜位
手関節：回内70°，尺屈位
Russe II 法

舟状骨：回外斜位
手根骨：側面
手関節：中間位，親指前方に.
Russe III 法

舟状骨：軸位
手根骨：回内斜位
手関節：過回内（回内110°），尺屈位
Russe IV 法

(b)Russe法における手関節と舟状骨の位置関係

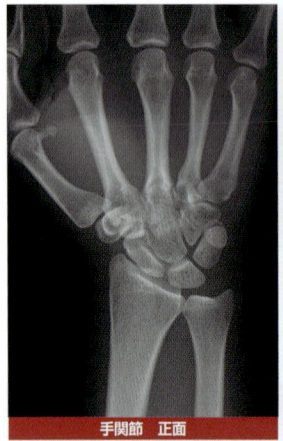

手関節　正面

手関節　側面

手根管

有鉤骨

(c)手根骨の撮影

有鉤骨が前に出て手根管を形成している.

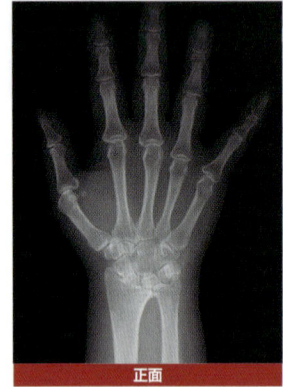
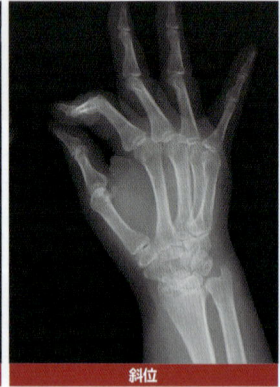
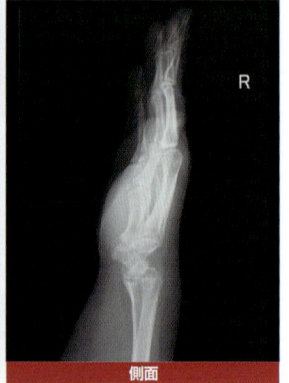

正面

斜位

R

側面

(d)手のX線画像

⑧手の関節は，受傷部位を示すため略号利用されています．手根骨，中手骨，基節骨，中節骨，末節骨の関節をCM，MP，PIP，DIP，IPとよび，使用されています（図Ⅳ-18）．親指はIP関節が1つなのでIPと表現し，それ以外の指はIP関節が2つあるので正中に近い方をPIP，遠い方をDIPと表現しています．

手根手関節：CM (carpometacarpal joint)
中手指節関節：MP (metacarpophalangeal joint)
指節関節：IP (interpharyngeal joint)
近位指関節：PIP (proximal interpharyngeal joint)
正中から近いIP関節
遠位指関節：DIP (distal interpharangeal joint)
正中から遠いIP関節

----

⑨5本の指は手を置いた状態で，それぞれ少し回旋しているため，X線撮影時，"右中指DIP中心に"と依頼があれば，右の中指DIP関節が真正面になるように補助具などで工夫し，関節腔がきれいにみえるように撮影します（図Ⅳ-18）．

図Ⅳ-18 | Russeの舟状骨撮影法（Russe法）

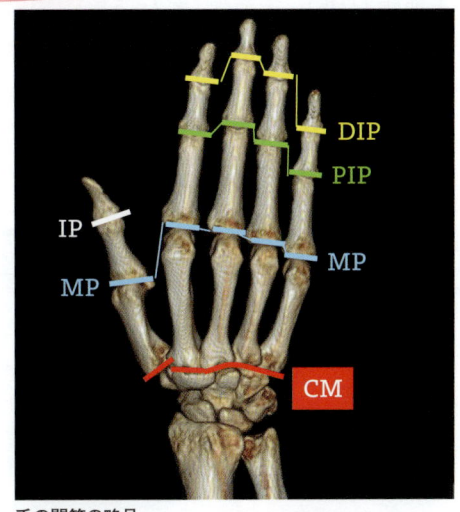

手の関節の略号

遠位指節関節	DIP	distal interpharangeal joint
近位指節関節	PIP	proximal interpharyngeal joint
指節関節	IP	interpharyngeal joint
中手指節関節	MP	metacarpophalangeal joint
手根手関節	CM	carpometacarpal joint

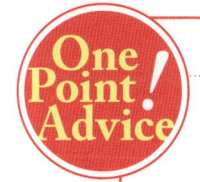

覚え方

手根骨側から

CM→MP→PIP→DIP

（アルファベットのしりとりとして臨床実習生には覚えてもらっています）

骨標本構造と骨標本X線解剖のステレオ画像の説明

骨標本画像でのみみえる構造の解剖学名は青色，骨標本X線画像でのみみえる構造の解剖学名は赤色で表示しています．

　手の骨標本構造と骨標本X線解剖をステレオ画像[8)9)]で示します．

1. 手（右）　手背側[※]の画像（図Ⅳ-19a）

骨標本ステレオ画像

　末節骨（母指），末節骨（第2～5指），中節骨（第2～5指），基節骨（母指），基節骨（第2～5指），第1中手骨の体，第2～5中手骨の体，月状骨，舟状骨，大菱形骨，小菱形骨，有頭骨，有鉤骨，三角骨，豆状骨が観察されます．

末節骨（母指），末節骨（第2〜5指），中節骨（第2〜5指），基節骨（母指），基節骨（第2〜5指），第1中手骨の体，第2〜5中手骨の体，月状骨，舟状骨，大菱形骨，小菱形骨，有頭骨，有鉤骨，三角骨，豆状骨が観察されます．

図Ⅵ-19 | 手 |

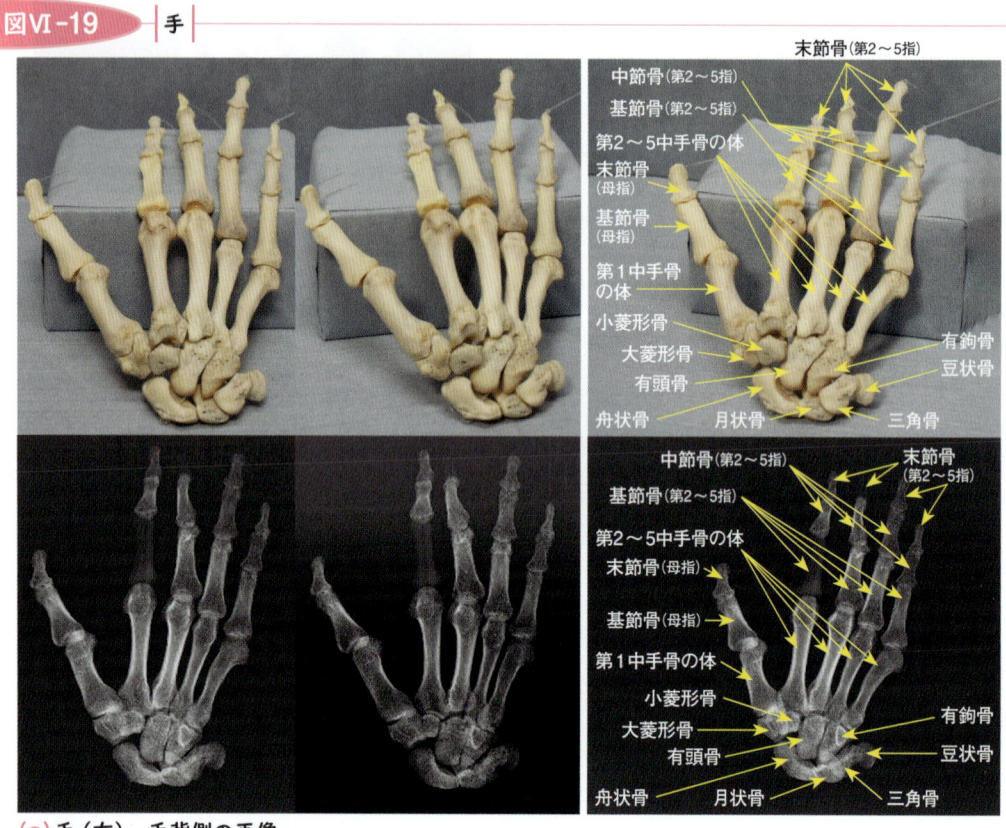

（a）手（右）　手背側の画像

2. 手　手掌側※の画像（図Ⅳ-19b）

骨標本ステレオ画像

末節骨（母指），末節骨（第2〜5指），中節骨（第2〜5指），基節骨（母指），基節骨（第2〜5指），第1中手骨の体，第2〜5中手骨の体，月状骨，舟状骨，大菱形骨，小菱形骨，有頭骨，有鉤骨，三角骨，豆状骨が観察されます．

骨標本ステレオX線画像

末節骨（母指），末節骨（第2〜5指），中節骨（第2〜5指），基節骨（母指），基節骨（第2〜5指），第1中手骨の体，第2〜5中手骨の体，月状骨，舟状骨，大菱形骨，小菱形骨，有頭骨，有鉤骨，三角骨，豆状骨が観察されます．

用｜語｜解｜説

※ **手背側，手掌側**
手背側とは手の甲側，手掌側とは手のひら側．

図Ⅵ-19　手

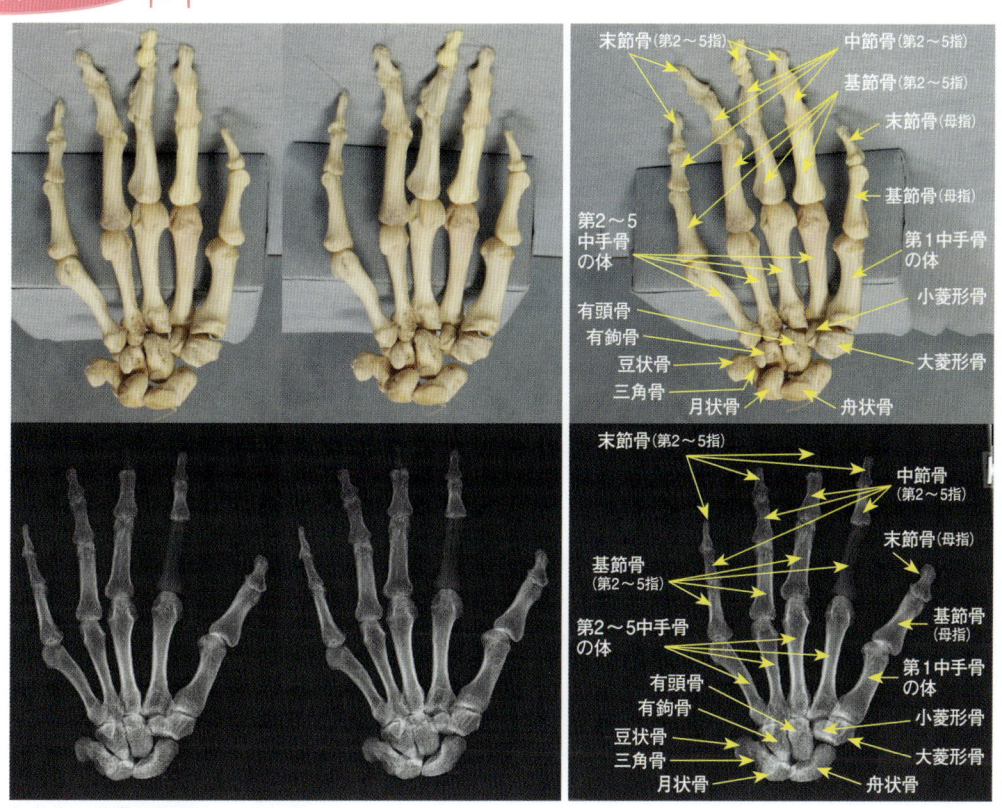

（b）手　手掌側画像

骨解剖学名と医療英語名－手

末節骨（母指）〔distal phalanx of thumb〕
末節骨（第2～5指）〔distal phalanx（2～5）〕
中節骨（第2～5指）〔middle phalanx（2～5）〕
基節骨（母指）〔proximal phalanx of thumb〕
基節骨（第2～5指）〔proximal phalanx of finger（2：index，3：middle，4：ring，5：little）〕
月状骨（lunate）
舟状骨（scaphoid）
豆状骨（pisiform）

有頭骨（capitate）
有鉤骨（hamate）
三角骨（triquetral）
大菱形骨（trapezium）
小菱形骨（trapezoid）
第1中手骨の体（shaft of first metacarpal）
第2～5中手骨の体（shaft of second metacarpal～shaft of fifth metacarpal）

上肢周辺部の血管解剖

　手掌の血管はCT検査，血管造影検査では末梢血管のため，造影剤で描出できない血管もあり，カラーイラスト解剖図で作成しています．

1.　上肢血管のカラーステレオ解剖図（図IVA-1）

　上腕から手に至る動脈を色を変え，イラストで作成した解剖図です．上腕動脈から掌側中手動脈が確認できます．

図IVA-1 ─ 上腕動脈　血管解剖 ─

上腕動脈　brachial artery

① 大動脈弓　　　　　　　aortic of aorta
② 腕頭動脈　　　　　　　brachiocephalic artery
③ 腋窩動脈　　　　　　　axillary artery
④ 胸肩峰動脈　　　　　　thoracoacromial artery
⑤ 前回旋上腕動脈　　　　anterior circumflex humeral artery
⑥ 後回旋上腕動脈　　　　posterior circumflex humeral artery
⑦ 上腕深動脈　　　　　　arteria profunda brachii
⑧ 上腕動脈　　　　　　　brachial artery
⑨ 橈骨側副動脈　　　　　radial collateral artery
⑩ 橈骨反回動脈　　　　　radial recurrent artery
⑪ 反回骨間動脈　　　　　recurrent interosseous artery
⑫ 橈骨動脈　　　　　　　radial artery
⑬ 前骨間動脈　　　　　　anterior interosseous artery
⑭ 橈骨動脈　浅掌枝　　　superficial palmar branch of radial artery
⑮ 橈骨動脈　深掌枝　　　deep palmar branch of radial artery
⑯ 母指主動脈　　　　　　arteria princeps pollicis
⑰ 固有掌側動脈　　　　　proper palmar artery of the thumb
⑱ 示指橈側動脈　　　　　arteria padialis indicis
⑲ 固有掌側指動脈　　　　proper palmar digital artery
⑳ 掌側中手動脈　　　　　palmar metacarpal artery
㉑ 背側中手動脈　　　　　dorsal metacarpal artery
㉒ 浅掌動脈弓　　　　　　superficial palmar arch
㉓ 深掌枝　尺骨動脈　　　deep palmar branch of ulnar artery
㉔ 深掌動脈弓　　　　　　deep palmar arch
㉕ 後骨間動脈　　　　　　posterior interosseous artery
㉖ 尺骨動脈　　　　　　　ulnar artery
㉗ 総骨間動脈　　　　　　common interosseous artery
㉘ 尺側反回動脈　後枝　posterior ulnar recurrent artery
㉙ 尺側反回動脈　前枝　anterior ulnar recurrent artery
㉚ 上尺骨側副動脈　　　　superior ulnar collateral artery
㉛ 内胸動脈　　　　　　　internal thoracic artery
㉜ （腋窩動脈）　　　　　alar artery（alar ＝ axillary）
㉝ 肩甲下動脈　　　　　　subscapular artery

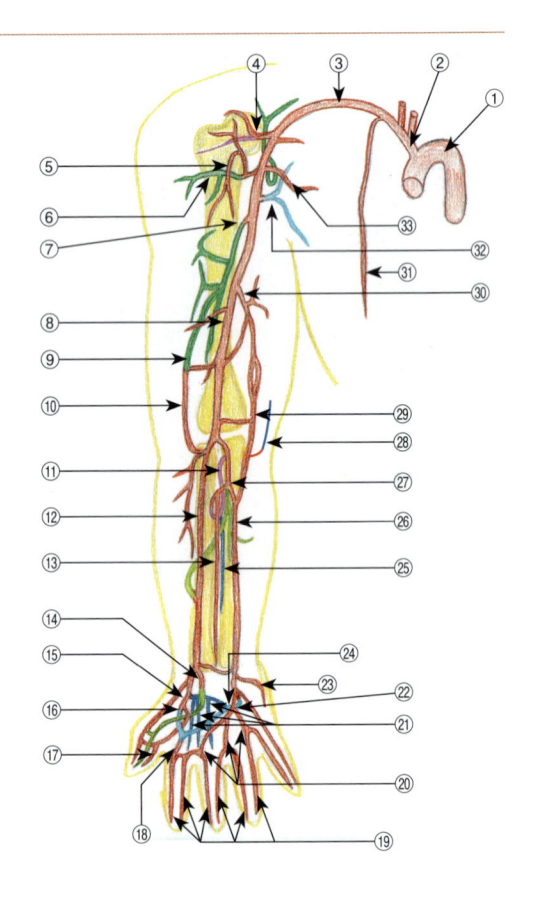

2.　手（右）　血管解剖（図IVA-2）

　手の動脈のイラストカラー解剖図です．色を変えることで，後方に走行する血管との前後の区別ができるように描いています．手掌側を赤色，手背側を青色にして，重なる血管の前後が確認できるようにしています．

3.　上肢　血管解剖（骨付き）（図IVA-3）

　上肢骨と血管の走行が確認でき，立体視で観察できるように3DCT画像で作成したステレオ解剖図です．

図ⅣA-2　手（右）　血管解剖

① 前骨間動脈　　　　　anterior interosseous artery
② 橈骨動脈　　　　　　radial artery
③ 橈骨動脈　深掌枝　　deep palmar branch of radial artery
④ 橈骨動脈　浅掌枝　　superficial palmar branch of radial artery
⑤ 橈骨動脈　背側手根枝　dorsal carpal branch of radial artery
⑥⑮ 深掌動脈弓　　　　deep palmar arch
⑦ 母指主動脈　　　　　princeps pollicis artery
⑧ 固有掌側動脈　　　　proper palmar artery of the thumb
⑨ 掌側中手動脈　　　　palmar metacarpal artery
⑩ 示指橈側動脈　　　　arteria padialis indicis
⑪ 固有掌側指動脈　　　proper palmar digital artery
⑫ 総掌側指動脈　　　　common palmar digital artery
⑬ 背側中手動脈　　　　dorsal metacarpal artery
⑭ 尺骨動脈深枝　　　　deep branch of ulnar artery
　　［赤：手掌側, 赤紫：手掌側　深部］
⑯ 背側手根動脈弓　　　dorsal carpal arch
　　［青：手背側］
⑰ 尺骨動脈　　　　　　ulnar artery

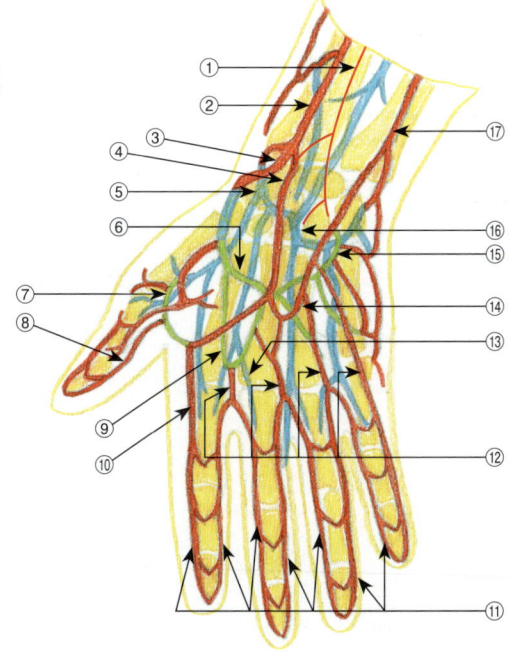

図ⅣA-3　上肢　血管解剖（骨付き）

上肢血管　**ステレオ視**

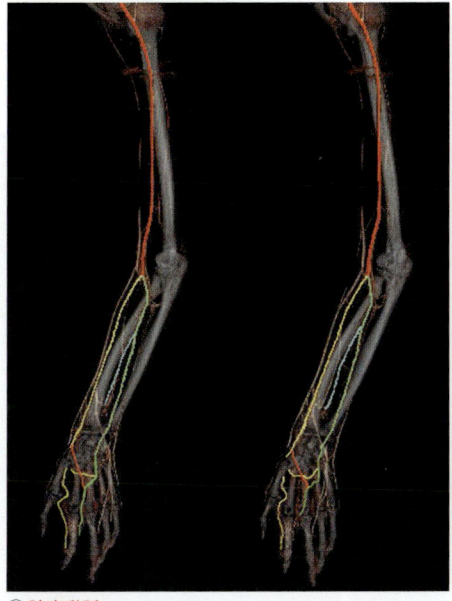

① 腋窩動脈（第一肋骨外側縁より）　axillary artery
② 上腕動脈（大円筋下縁より）　　　brachial artery
③ 橈骨動脈　radial artery
④ 尺骨動脈　ulnar artery
⑤ 前骨間動脈　anterior interosseous artery
⑥ 橈骨動脈　浅掌枝　superficial palmar branch of radial artery
⑦ 深掌動脈弓　deep palmar arch

⑧ 浅掌動脈弓　　　　superficial palmar arch
⑨ 母指主動脈　　　　princeps pollicis artery
⑩ 示指橈側動脈　　　arteria padialis indicis
⑪ 固有掌側指動脈　　proper palmar digital artery
⑫ 橈骨静脈　　　　　radial veins
⑬ 尺骨静脈　　　　　ulnar veins
⑭ 固有掌側指静脈　　proper palmar digital veins

4. 肘部　血管解剖（骨付き）（図IVA-4）

　肘関節と血管の走行が確認でき，立体視で観察できるように3DCT画像で作成したステレオ解剖図です．

図IVA-4　　肘部　血管解剖（骨付き）

肘部　血管　ステレオ視

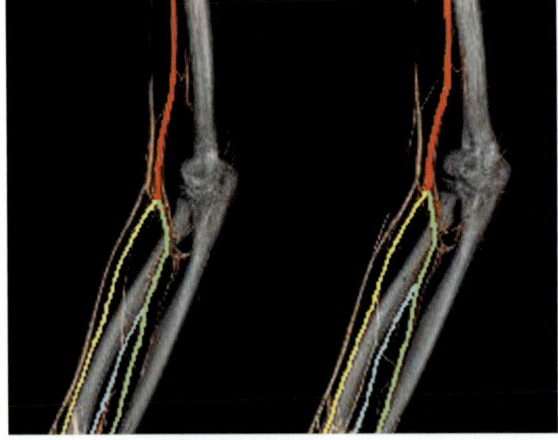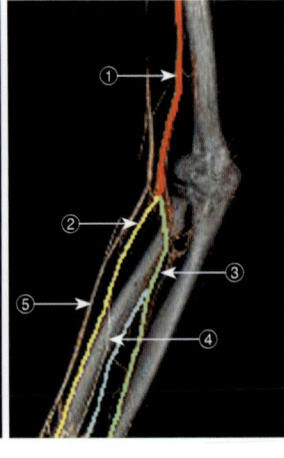

① 上腕動脈
　（大円筋下縁より）
　brachial artery
② 橈骨動脈
　radial artery
③ 尺骨動脈
　ulnar artery
④ 前骨間動脈
　anterior
　interosseous
　artery
⑤ 橈骨静脈
　radial veins

5. 手　血管解剖（骨付き）（図IVA-5）

　手の骨と血管の走行が確認でき，立体視で観察できるように3DCT画像で作成したステレオ解剖図です．

図IVA-5　　手　血管解剖（骨付き）

手　血管　ステレオ視

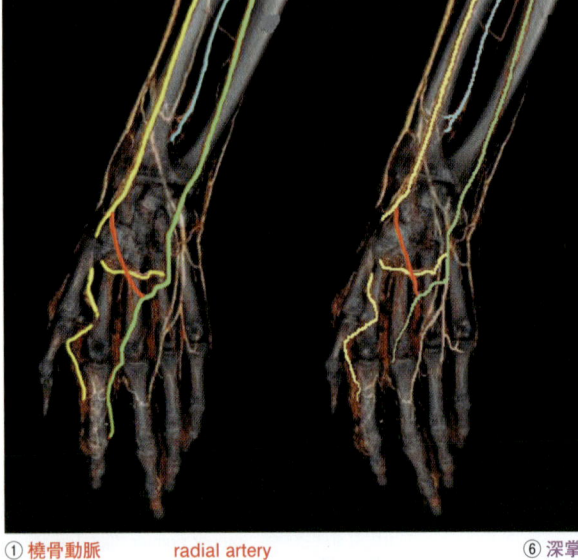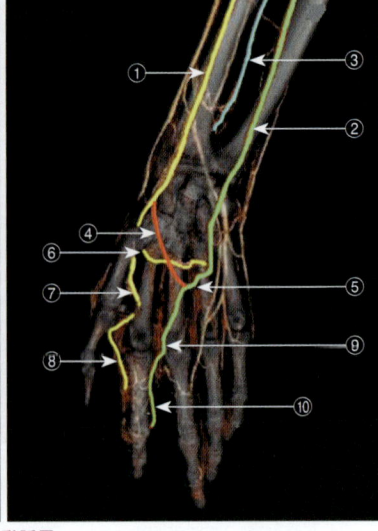

① 橈骨動脈　　　　　radial artery
② 尺骨動脈　　　　　ulnar artery
③ 前骨間動脈　　　　anterior interosseous artery
④ 橈骨動脈　浅掌枝　superficial palmar branch of radial artery
⑤ 浅掌動脈弓　　　　superficial palmar arch
⑥ 深掌動脈弓　　　　deep palmar arch
⑦ 母指主動脈　　　　princeps pollicis artery
⑧ 示指橈側動脈　　　arteria padialis indicis（Radialis indicis）
⑨ 総掌側指動脈　　　common palmar digital artery
⑩ 固有掌側指動脈　　proper palmar digital artery

6. 手　血管解剖（血管のみ）（図ⅣA-6）

　手の骨との重なりをなくし，血管の走行のみが確認でき，立体視で観察できるように3DCT画像で作成したステレオ解剖図です.

図ⅣA-6　手　血管解剖（血管のみ）

`手`　`血管`　`ステレオ視`

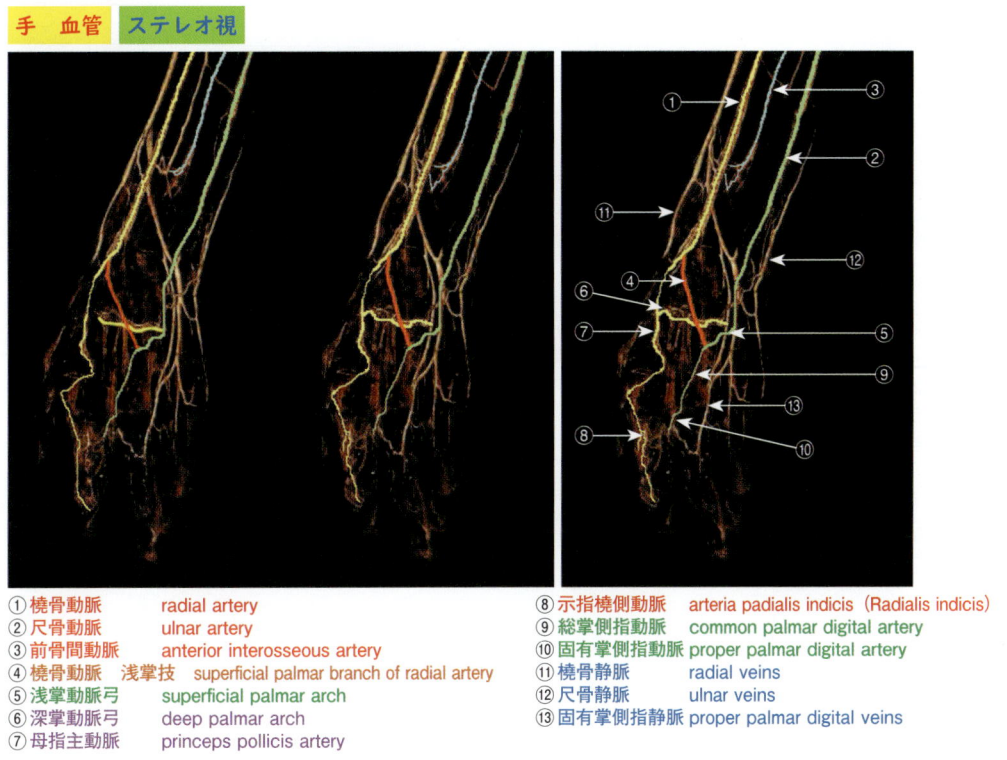

① 橈骨動脈　　　　　radial artery
② 尺骨動脈　　　　　ulnar artery
③ 前骨間動脈　　　　anterior interosseous artery
④ 橈骨動脈　浅掌枝　superficial palmar branch of radial artery
⑤ 浅掌動脈弓　　　　superficial palmar arch
⑥ 深掌動脈弓　　　　deep palmar arch
⑦ 母指主動脈　　　　princeps pollicis artery

⑧ 示指橈側動脈　　　arteria padialis indicis（Radialis indicis）
⑨ 総掌側指動脈　　　common palmar digital artery
⑩ 固有掌側指動脈　　proper palmar digital artery
⑪ 橈骨静脈　　　　　radial veins
⑫ 尺骨静脈　　　　　ulnar veins
⑬ 固有掌側指静脈　　proper palmar digital veins

頭蓋骨
Cranial bones

誌面上では縮小されている骨標本があり骨表面が観察できないため
プレゼント PDF「骨標本・X線ステレオ解剖図」を利用して確認してください.

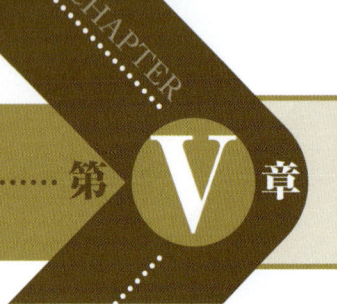

第Ⅴ章 頭蓋骨
Cranial bones

脳〔大脳Cerebrum, 小脳Cerebellum, 脳幹Brainstem（中脳Midbrain, 橋Pons, 延髄Medulla oblongata）〕は頭蓋腔にあり, 脊髄は脊柱管を通ります.

末梢神経は, 中枢神経系以外に分布する神経線維の束で, 脳神経, 脊髄神経, 自律神経からなります. 脳神経は, 脳から出る12対の神経線維（Ⅰ：嗅神経, Ⅱ：視神経, Ⅲ：動眼神経, Ⅳ：滑車神経, Ⅴ：三叉神経, Ⅵ：外転神経, Ⅶ：顔面神経, Ⅷ：内耳神経, Ⅸ：舌咽神経, Ⅹ：迷走神経, Ⅺ：副神経, Ⅻ：舌下神経）で, 頭蓋骨の孔を通り, 頭部, 顔面に分布します（表1；276頁参照）.

脊髄神経は脊髄から出る31対の神経で椎骨の椎間孔を通り, 体幹や上肢, 下肢に分布しています.

臨床POINT

①X線画像では, 頭蓋骨は顔面骨, 頭頂骨, 側頭骨, 後頭骨, 頭蓋底が重なりあい, 複雑なX線画像になるので, 診断目的に応じて撮影法が考えられています[7].

②CT画像の普及により, 視神経管撮影（レーゼ法）など3DCT画像で正確に診断できる部位は, 頭部X線撮影が行われなくなっています（CTがある施設）.

③CTが普及していない時代に, 乳突蜂巣の含気の確認のため撮影されていたシュラー（Schuller）法撮影は, 現在は顎関節炎を診断するための顎関節開口閉口の撮影に代わっています[7].

④無名線（Innominate line）：頭部X線の画像に写る, 解剖学的には存在しない頭部正面X線画像上の蝶形骨翼のX線吸収の線です. 左右の蝶形骨翼が接線となり, 頭蓋骨外板の内側に写る線状の陰影です（図Ⅴ-1a；266頁）[7].

無名線は, 頭部正面X線画像で正面性を確認する重要なX線解剖の線となります. 解剖学用語にはないため無名線といわれています.

特に頭部血管撮影では, X線透視を確認しながら, 左右の頭蓋骨外板と無名線との距離を等しくするように調整（右が広ければ顔を左向き, 左が広ければ顔を右向き）し, 頭部正面の脳血管撮影が行われています（図Ⅴ-1a；266頁）.

⑤骨解剖の特徴

頭蓋骨は顔面骨, 前頭骨, 頭頂骨, 側頭骨, 後頭骨など, 多くの骨が組みあわさった骨で分離がないため, 特徴のある骨は3DCT画像などを利用します.

用│語│解│説－頭部で利用されている解剖学用語

ナジオン
鼻根点のこと．前頭鼻骨縫合および鼻骨間縫合の結合点（前頭骨縫合の中央にあたる頭蓋骨上の点）．

ラムダ〔状〕縫合
後頭骨と左右の頭頂骨との間の連結（人字縫合）

矢状縫合
左右の頭頂骨間の連結

冠状縫合
前頭骨と左右の頭頂骨との間の連結

鱗状縫合
頭頂骨と側頭骨鱗部の間の連結

側頭骨鱗部
鱗（骨の薄い板）

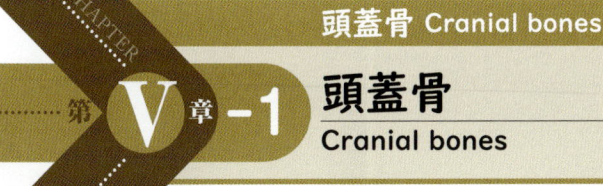

CHAPTER 第 **Ⅴ** 章 **-1**

頭蓋骨 Cranial bones

頭蓋骨
Cranial bones

骨標本構造と骨標本X線解剖のステレオ画像の説明

骨標本画像でのみみえる構造の解剖学名は青色，骨標本X線画像でのみみえる構造の解剖学名は赤色で表示しています．

　頭蓋骨の骨標本構造と骨標本のX線解剖をステレオ画像[8) 9)]で示します．

1. 頭蓋骨　正面画像（図Ⅴ-1a）

　頭蓋骨の正面X線画像は，OMラインにX線入射角度をあわせ撮影されています．

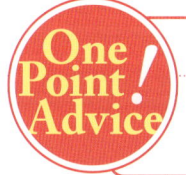

OMライン

Orbitomeatal line（眼窩耳孔線）．眼窩の真ん中と外耳道の真ん中を結んだ線です．頭部正面撮影，CTaxial画像の基準になっています．

骨標本ステレオ画像

　前頭骨，眉間，ナジオン，眼窩上孔，眼窩下孔，眼窩上縁，眼窩下縁，涙骨，鼻骨，上顎骨前頭突起，蝶形骨の小翼，蝶形骨の大翼，上眼窩裂，下眼窩裂，視神経管，中鼻甲介，下鼻甲介，前鼻棘，上顎骨，オトガイ隆起，オトガイ孔，下顎枝，下顎体，

頬骨，眼窩，鼻中隔が観察されます．

骨標本ステレオＸ線画像

　冠状縫合，矢状縫合，ラムダ縫合，外板，内耳道，上顎洞，無名線が観察されます．

　骨標本では骨表面の骨解剖が確認でき，骨標本Ｘ線解剖ではＸ線吸収差による骨解剖が確認できます．頭蓋骨は多数の骨が複雑に組みあわさり構成されているため，骨表面の構造は，Ｘ線撮影ではほかの骨の構造に重なり，確認できなくなります．

　このため頭蓋骨では，必要な骨に対する撮影法が工夫され，確立しています[7]．

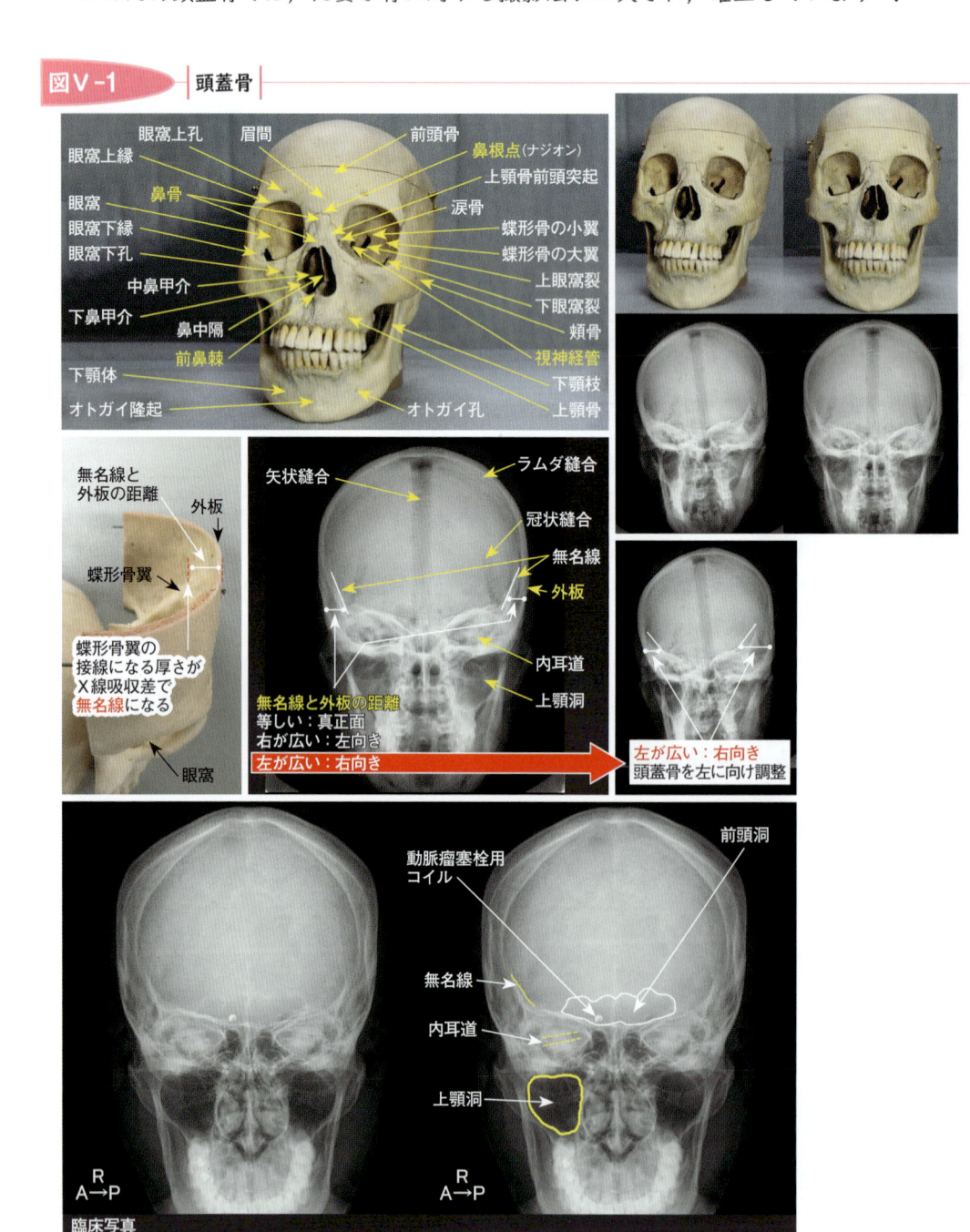

図Ⅴ-1　頭蓋骨

（a）頭蓋骨　正面画像

骨解剖学名と医療英語名－頭蓋骨正面

眉間 (glabella)
眼窩 (orbit)
涙骨 (lacrimal bone)
鼻骨 (nasal bone)
頬骨 (zygomatic bone)
前頭骨 (frontal bone)
上顎骨 (maxilla)
前鼻棘 (anterior nasal spine)
鼻中隔 (nasal septum)
下顎枝 (ramus of mandible)
下顎体 (body of mandible)

眼窩上孔 (supra-orbital foramen)
眼窩下孔 (infra-orbital foramen)
眼窩下縁 (infra-orbital margin)
眼窩上縁 (supra-orbital margin)
上眼窩裂 (superior orbital fissure)
下眼窩裂 (inferior orbital fissure)
中鼻甲介 (middle nasal concha)
下鼻甲介 (inferior nasal concha)
視神経管 (optic canal)
ナジオン (nasion)
オトガイ孔 (mental foramen)

オトガイ隆起 (mental protuberance)
蝶形骨の大翼
(greater wing of sphenoid bone)
蝶形骨の小翼
(lesser wing of sphenoid bone)
上顎骨前頭突起
(frontal process of maxilla)

※X線画像のみに無名線 innominate line を解剖学名として画像に挿入しています.

2. 頭蓋骨　側面画像 (図Ⅴ-1b)

　頭蓋骨側面画像は，X線をR（右）→L（左）方向に入射して撮影するのが基準となっています．例外として右側に骨腫瘍，骨折がある場合のみL→R方向で撮影します.

　これは，X線が線束（離れていくほど広がっていく；懐中電灯の光のイメージ）なので，X線管球側に見たいものがあると画像がボケる（ぼやける）ためです.

骨標本ステレオ画像

　前頭骨，蝶形骨の大翼，眼窩，頬骨弓，頬骨，鼻骨，前鼻棘，上顎骨，乳様突起，下顎窩，下顎骨，下顎頭，筋突起，下顎枝，下顎角，下顎体，外耳道，側頭骨，後頭骨，ラムダ縫合（人字縫合），鱗状縫合，冠状縫合が観察されます.

骨標本ステレオX線画像

　トルコ鞍，蝶形骨洞，鼻骨，前鼻棘，硬口蓋，下顎管が観察されます.

図Ⅴ-1　頭蓋骨

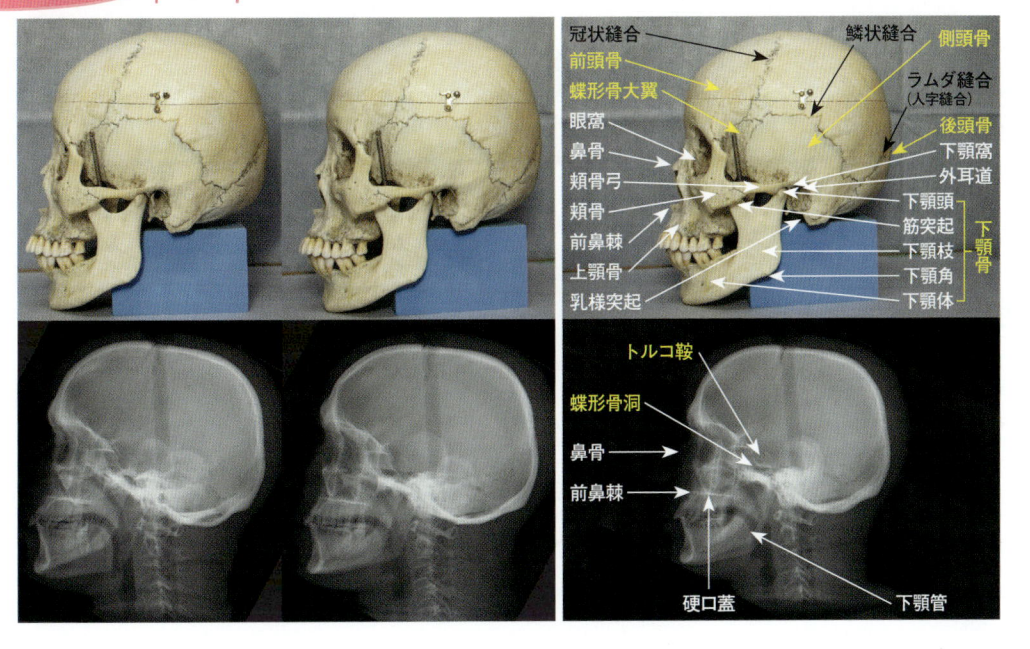

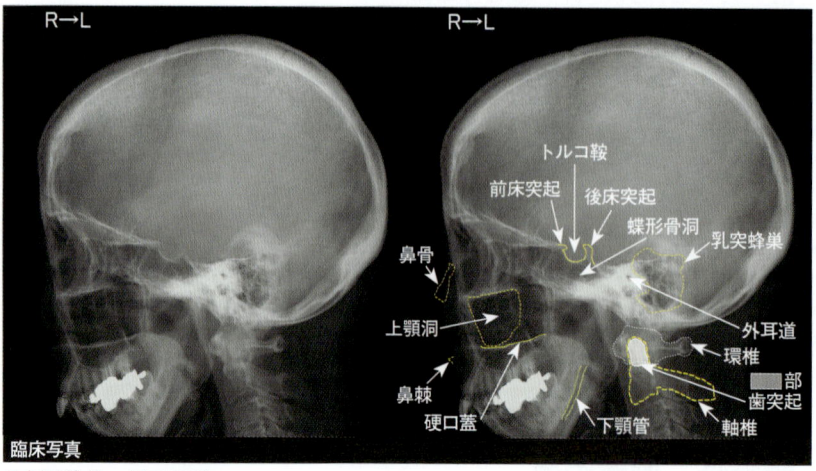

（b）頭蓋骨　側面画像

 骨解剖学名と医療英語名－頭蓋骨側面

眼窩 (orbit)
鼻骨 (nasal bone)
頬骨 (zygomatic bone)
前頭骨 (frontal bone)
後頭骨 (occipital bone)
上顎骨 (maxilla)
下顎骨 (mandible)
側頭骨 (temporal bone)
前鼻棘 (anterior nasal spine)

下顎枝 (ramus of mandible)
下顎体 (body of mandible)
下顎頭 (head of mandible)
下顎角 (angle of mandible)
下顎管 (mandibular canal)
筋突起 (coronoid process)
頬骨弓 (zygomatic arch)
外耳道 (external acoustic meatus)
硬口蓋 (hard palate)

乳様突起 (mastoid process)
蝶形骨洞 (sphenoidal sinus)
トルコ鞍 (sella turcica)
冠状縫合 (coronal suture)
鱗状縫合 (squamoparietal suture)
ラムダ縫合
(lambdoid suture；人字縫合)
蝶形骨の大翼
(greater wing of sphenoid bone)

CHAPTER

頭蓋骨 Cranial bones

第 V 章 -2 顎関節
Temporomandibular joint

　顎関節は下顎頭と側頭骨の下顎窩および関節結節の間にある関節です．線維軟骨性関節円板が関節腔を二分しています．

✚ 顎関節シュラー法撮影[7]画像（図V-2）

　左右の顎関節を観察する方法[7]で，頭蓋骨側面で撮影すると左右の顎関節の側面画像が重なるため，Schuller（シュラー）氏が側面から25°X線の角度をつけ，顎関節を重ならないように考えた方法です．

　CT，MRがない時代は耳が悪くなると，側頭骨の乳突蜂巣の含気側が悪くなるので，乳突蜂巣の含気をみる検査として利用されていましたが，いまはCT，MRで詳細に診断できるため，顎関節側面の観察のみに利用されています．顎関節開口閉口撮影し，下顎頭の動きを観察します．

骨標本ステレオX線画像

　下顎窩，顎関節，下顎頭が観察されます．

図Ⅴ-2　┃顎関節┃

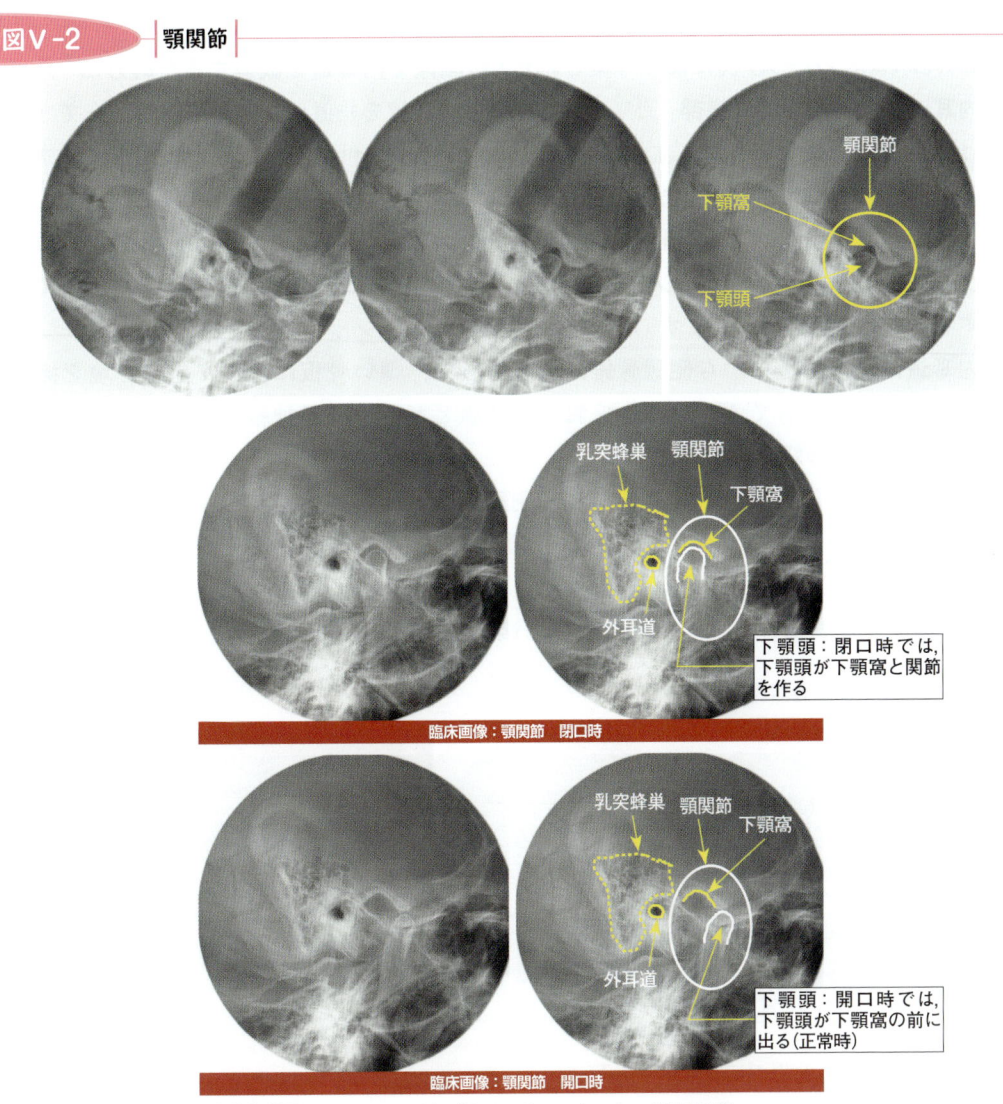

臨床画像：顎関節　閉口時

下顎頭：閉口時では，下顎頭が下顎窩と関節を作る

臨床画像：顎関節　開口時

下顎頭：開口時では，下顎頭が下顎窩の前に出る（正常時）

顎関節撮影：シュラー法（Schuller view）　側面画像

　骨解剖学名と医療英語名－顎関節側面

顎関節（temporomandibular joint）　　　　　下顎頭（head of mandible）

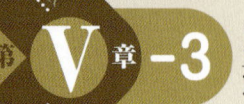

頭蓋骨 Cranial bones

第Ⅴ章-3 内耳道
Internal auditory canal(Internal acoustic meatus)

 1. 内耳道ステンバース法撮影[7]**画像**（図Ⅴ-3）

Stenver（ステンバース）氏により考案されたX線画像で内耳道を観察するため方法[7].

内耳道にある側頭骨岩様部（図Ⅴ-7；275頁）に**X線を垂直に入射し，内耳道をできる**だけ正面から観察する方法です．CT，MRがない時代は利用されていましたが，いまはCT，MRで詳細に診断できるため，人工内耳の手術後の経過観察にのみ利用されています．手術室での撮影では，**蝶形骨岩様部が頭蓋中心部にあるトルコ鞍から45°後方に角度がついていることをイメージし，必要な部位（内耳）のほうを45°前方に持ち上げて撮影すると，ほぼ正面になります**（図Ⅴ-7の画像をイメージ）.

内耳道は，内耳道口から側頭骨錐体部を通って，薄い骨板によって前庭と境を接する内耳道底に至る管です．迷路動脈および静脈とともに顔面神経，前庭神経と蝸牛神経からなる**内耳神経**が通ります．

錐体部とは，鱗部，鼓室部，岩様部よりなる側頭骨の岩様部を指し，この錐体部（岩様部）は前庭蝸牛器官を含んで，蝶形骨，頭頂骨，後頭骨，頬骨と連結して，下顎骨と顎関節を形成しています．

骨標本ステレオX線画像

内耳道，前半規管，外側半規管，前庭，蝸牛が観察されます．

図Ⅴ-3 │ 側頭骨岩様部の内耳道 │

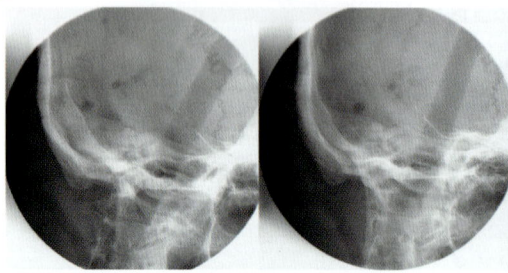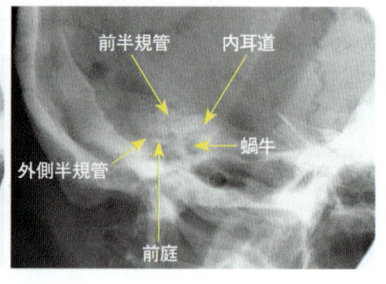

顎関節撮影：シュラー法（Schuller view）

 骨解剖学名と医療英語名－内耳道

前庭（vestibule）
蝸牛（cochlea）

内耳道〔Internal auditory canal (internal acoustic meatus)〕

前半規管（anterior semicircular canal）
外側半規管（lateral semicircular canal）

---

 2. 内耳道の役割と周囲解剖

①内耳道の役割：内耳神経を通している

内耳は，三半規管，前庭，蝸牛からなります．三半規管と前庭が平衡覚の受容器，蝸牛が聴

覚の受容器となり，前庭神経と蝸牛神経が合流して内耳神経となり，脳の中枢に向かいます．
X線画像では，この内耳神経が通る内耳道がX線の吸収差で描出されます．

耳には，外耳，中耳，内耳があります．外耳は耳介で音を反射して外耳道に導いています．外耳道は共鳴腔として音の通路となり，鼓膜へ音を伝えています．

中耳には粘膜に覆われた鼓室があり，鼓膜によって外耳と隔てられています．中耳には耳小骨（鼓膜側から，ツチ骨，キヌタ骨，アブミ骨）があり，鼓膜と耳小骨により音が増幅され，内耳の外部リンパに伝えられています．

内耳の三半規管と前庭により，平衡覚は前庭神経から，聴覚は蝸牛神経から脳の中枢へ送られ，この2本の神経が内耳神経として，内耳道を通っています．

②耳小骨（ツチ骨，キヌタ骨，アブミ骨）の骨標本画像

キヌタ骨とアブミ骨の連結部で断面を切られた骨標本です（図Ⅴ-4）．蝶形骨の岩様部を図のように切り外し，切り外した岩様部をキヌタ骨とアブミ骨の連結部で断面で割って，耳小骨が確認できるようにしています．耳小骨（ツチ骨，キヌタ骨，アブミ骨）の位置関係をイメージしやすいように3DCTで作成しています．

骨標本画像

耳小骨（ツチ骨，キヌタ骨，アブミ骨），鼓膜が観察されます．

| 図Ⅴ-4 | 側頭骨錐体部に含まれる耳小骨 |

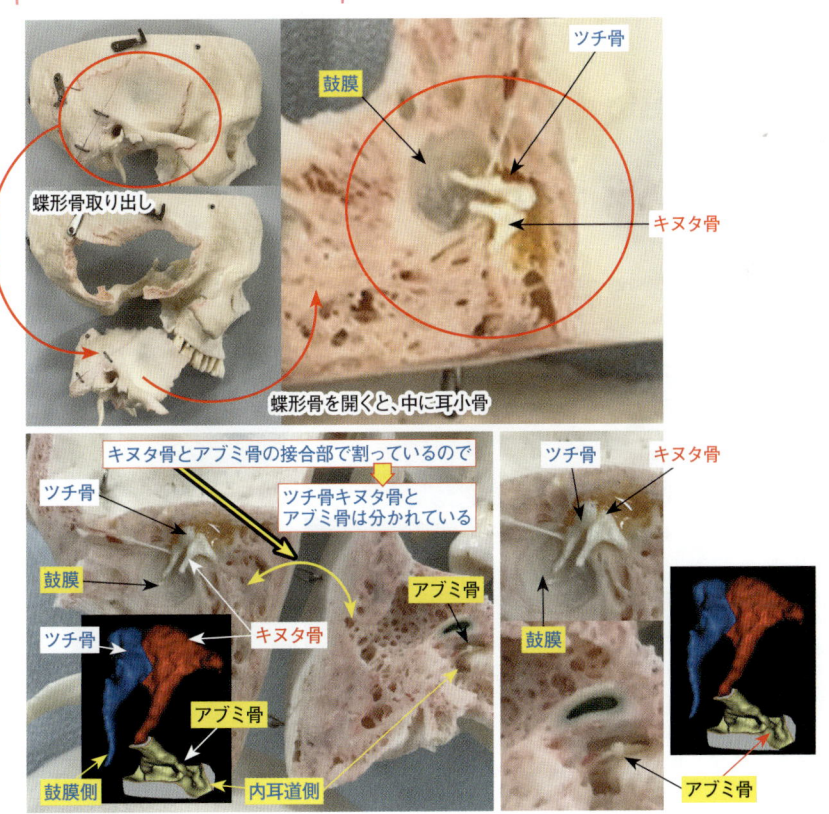

耳小骨　骨標本画像．

（注）図ⅤA-22；303，304頁参照

CHAPTER
第 **V** 章 -4

頭蓋骨 Cranial bones

鼻骨
Nasal bone

✚ 鼻骨撮影[7]　画像（図 V -5）

　鼻骨は薄い骨で，薄い羽根をハの字にして鼻の根元に連結されているイメージです．

　このためX線吸収が少なく，X線画像では鼻骨が接線として重なったときに観察可能となっています．図 V -5aの側面X線画像では，あたかも細い鋭角三角形の棒のように観察されますが，実際は骨標本にあるように，鼻骨は薄い板状になっています．

　骨折があれば3DCTで詳細に確認できますので，鼻骨X線写真は経過観察に利用されています．

骨標本画像

　鼻骨，鼻骨上顎縫合，前鼻棘，鼻中隔が観察されます．

骨標本X線画像

　鼻骨，鼻骨上顎縫合，前鼻棘，鼻中隔が観察されます．

図 V -5 ｜ 鼻骨 ｜

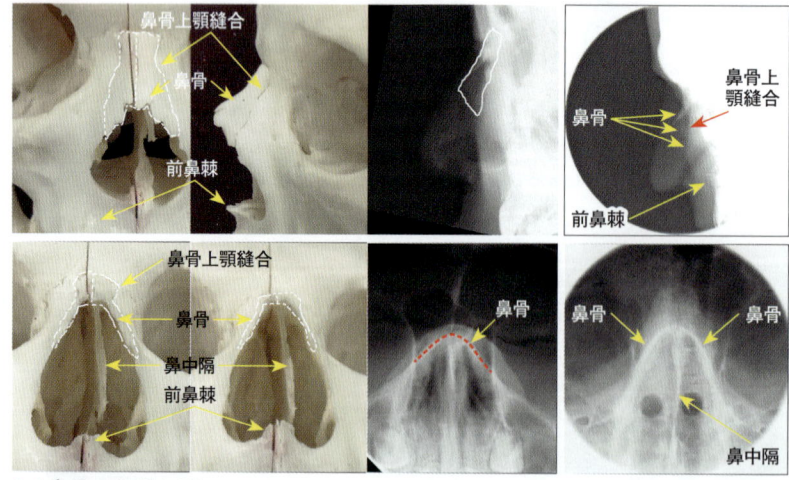

(a) 鼻骨の位置と形

図Ⅴ-5 ┃鼻骨┃

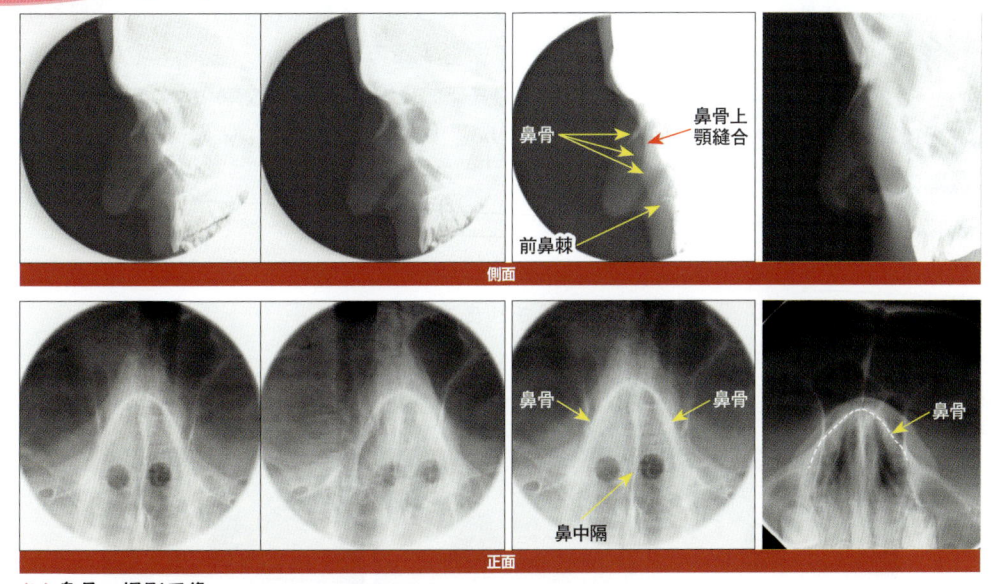

側面

正面

(b) 鼻骨　撮影画像

鼻骨上顎縫合

鼻骨

前鼻棘

鼻骨

鼻骨

鼻中隔

鼻骨

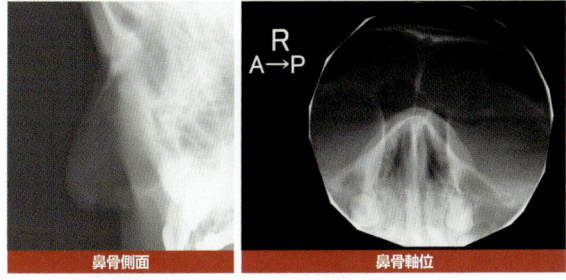

鼻骨側面

鼻骨軸位

R A→P

(c) 鼻骨　臨床画像

 骨解剖学名と医療英語名－鼻骨

鼻骨(nasal bone)　　前鼻棘(anterior nasal spine)　　鼻中隔(nasal septum)　　鼻骨上顎縫合(nasomaxillary suture)

頭蓋骨 Cranial bones

CHAPTER

第 **Ⅴ** 章 **-5** 副鼻腔
Paranasal sinuses

🔶 副鼻腔(Water's法)　撮影画像(図Ⅴ-6)

　副鼻腔(前頭洞，上顎洞，蝶形骨洞，篩骨洞)を観察するX線画像です．主に上顎洞に膿が溜まっていると，座位撮影で上顎洞に溜まる膿の液面が観察されます．

Water's氏が考案した方法[7]で，頭蓋骨正面撮影では上顎洞が後頭蓋窩と重なるため[7]，上顎洞が後頭蓋窩でなく頭頂骨後頭骨と重なるように，X線をDHライン（眼窩下縁と外耳孔上縁を結んだ線）から45°足側に角度をつけて撮影する方法です．

図Ⅴ-6（Water's 法X線画像）と図Ⅴ-1a（頭蓋骨正面X線画像；266頁）のX線画像を比較すると違いが確認できます．

骨標本ステレオ画像

鼻骨，鼻中隔が観察されます．

骨標本ステレオX線画像

鼻骨，鼻中隔，前頭洞，上顎洞が観察されます．

図Ⅴ-6 ┃副鼻腔┃

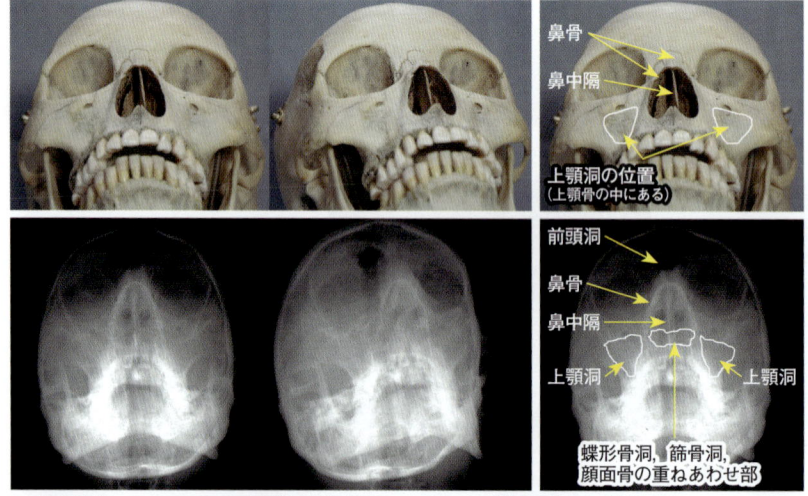

(a)副鼻腔　Water's 法撮影（前頭洞，上顎洞，蝶形骨洞，篩骨洞）

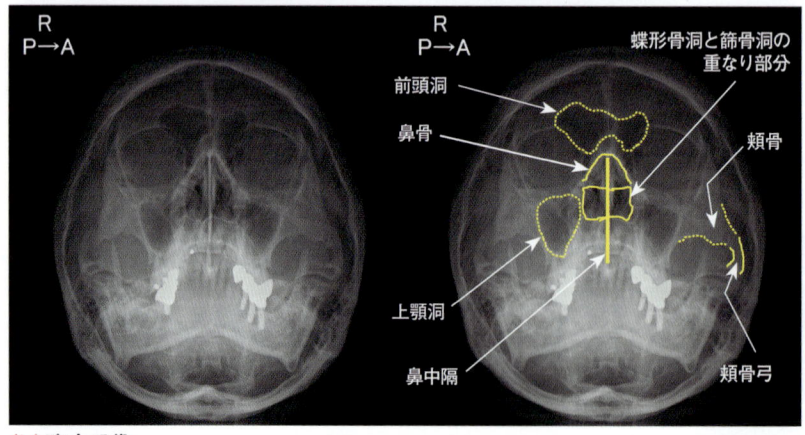

(b)臨床画像

 骨解剖学名と医療英語名－副鼻腔（Water's view）

鼻骨（nasal bone）　　　　上顎洞（maxillary sinus）　　　　鼻骨上顎縫合（nasomaxillary suture）
前鼻棘（anterior nasal spine）　前頭洞（frontal sinus）
鼻中隔（nasal septum）　　　蝶形骨洞（sphenoid sinus）

頭蓋骨 Cranial bones

頭蓋底（内側）
Internal base of skull

🔷 頭蓋底（内側）　画像（図Ⅴ-7）

　3DCT画像が観察できるようになり，臨床Ｘ線画像で頭蓋骨内の構造が確認できるようになりました．この骨標本で頭蓋底の孔の確認をして，検査目的にあわせて必要な3DCTを作ってほしいと思います．

　主な頭蓋底の孔の役割は**表1**に作成していますので，確認して3DCT画像の重要性を確認してください．**表1**の赤色枠は暗記しやすいように特徴をまとめています．臨床実習生には，この赤色枠を10回暗唱し，フィードバックして暗唱する「10回のフィードバック暗唱法」でマスターしてもらっています（「One Point Advice」，293頁参照）．

骨標本ステレオ画像

　前頭洞，板間層，蝶形骨隆起，トルコ鞍，鞍背，蝶形骨小翼，正円孔，卵円孔，頸動脈孔，後床突起，斜台，側頭骨岩様部，棘孔，側頭骨鱗部，前床突起，視神経管が観察されます．

骨標本ステレオＸ線画像

　下顎骨，頬骨弓，下顎頭，蝶形骨小翼，大後頭孔，軸椎歯突起，環椎，蝶形骨洞が観察されます．

図Ⅴ-7　｜頭蓋底｜

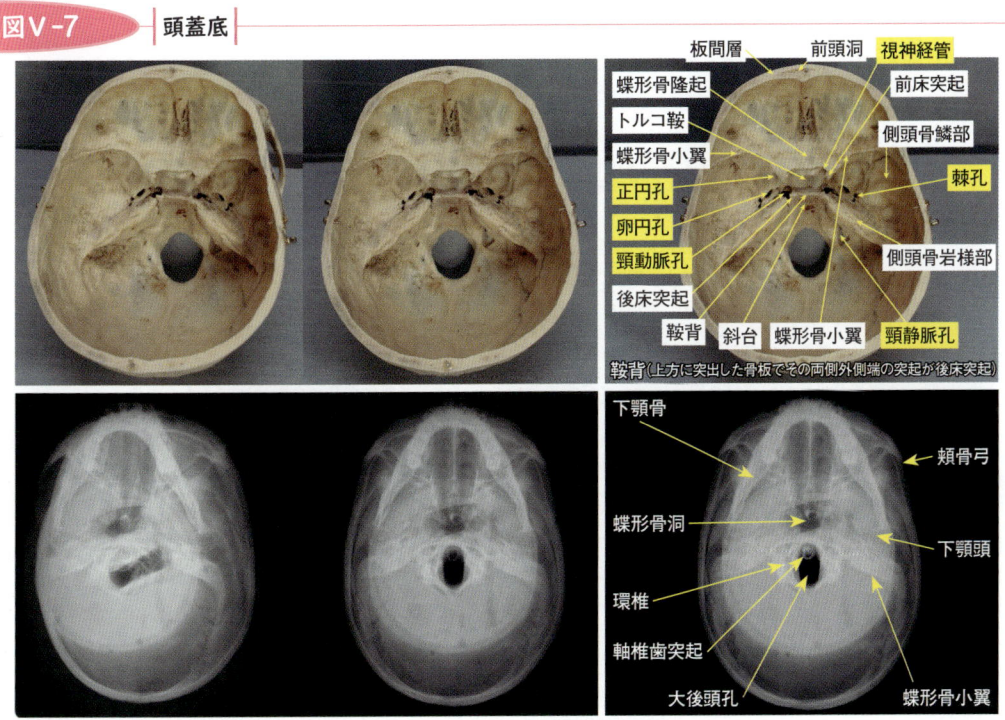

板間層　前頭洞　視神経管
蝶形骨隆起　前床突起
トルコ鞍　側頭骨鱗部
蝶形骨小翼
正円孔　棘孔
卵円孔
頸動脈孔　側頭骨岩様部
後床突起
鞍背　斜台　蝶形骨小翼　頸静脈孔
鞍背（上方に突出した骨板でその両側外側端の突起が後床突起）

下顎骨
頬骨弓
蝶形骨洞　下顎頭
環椎
軸椎歯突起
大後頭孔　蝶形骨小翼

頭蓋底（内側）　画像

（注）**図ⅠA-1h**；52頁，**図ⅤA-18α**；300頁参照

表1 頭蓋骨の孔と脳神経

解剖名	特徴	解説
大後頭孔	延髄が脊髄と連続している	大後頭孔　foramen magnum 後頭骨底部にある大孔で，ここを通って延髄が脊髄と連続している．
視神経管	視神経および眼動脈の通路	眼窩の奥にある蝶形骨の小翼を貫く短管．視神経と眼動脈の通過．
頸静脈孔	内頸静脈，下錐体静脈洞，舌咽，迷走，副神経（脳神経），上行咽頭動脈，後頭動脈	側頭骨の錐体部と後頭骨の頸静脈突起との間にある通路で，しばしば頸静脈孔内突起により2つに分けられる．ここを内頸静脈，下錐体静脈洞，脳神経の一部（舌咽神経，迷走神経，副神経），上行咽頭動脈および後頭動脈の硬膜枝が通る．
脳神経	12対の脳神経は，嗅，視，動眼，滑車，三叉，外転，顔面，内耳，舌咽，迷走，副，舌下	※脳神経（脊髄もしくは脊柱を出入りする脊髄神経に対して頭蓋骨を出入りする神経をいう．12対の脳神経には，嗅，視，動眼，滑車，三叉，外転，顔面，内耳，舌咽，迷走，副，舌下の各神経がある） （覚え方：のっけから，嗅いでみる眼科さん，外面なぜ迷走服にしたか？）
頸動脈孔	頸動脈管の両端の開口部	（参考）棘孔は，蝶形骨棘前方の大翼基部にある孔で，中硬膜動脈を通している．
頸動脈管	内頸動脈，静脈叢，自律神経の通路	頸動脈管　carotid canal 側頭骨錐体部の下面から上方内側前方に向かい，錐体尖で破裂孔に開口する通路．内頸動脈，静脈叢，自律神経の通路となる．
破裂孔	軟骨（頭蓋底軟骨）で満たされた不規則な形をした孔	破裂孔　foramen lacerum [NA] 側頭骨錐体部先端，蝶形骨体部および後頭骨底部の間にある．生体では軟骨（頭蓋底軟骨）で満たされた不規則な形をした孔．いくつかの構造が破裂孔の縁に沿ってほぼ水平に通っているが，垂直に通るものはない．
正円孔	上顎神経を通す	正円孔　foramen rotundum 蝶形骨大翼基部にある孔で，上顎神経を通す．
卵円孔（頭蓋底）	下顎神経と細い硬膜動脈を通している	卵円孔※　foramen ovale 蝶形骨大翼基部にある大きい卵形の孔で，下顎神経と細い硬膜動脈を通している．

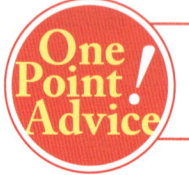

One Point Advice! 注意を要するのは，頸動脈管を通るのは内頸動脈と交感神経叢（自律神経※）という点です．

用｜語｜解｜説

※ 卵円孔（心臓）

①胎児心臓（心房）において二次中隔にある卵形の孔．一次中隔残存部は，胎生期中，この心房間交通の弁として働くが，出生後正常ならば二次中隔と融合してこの孔を塞ぐ．
②蝶形骨大翼基部にある大きい卵形の孔で下顎神経と細い硬膜動脈を通している．

※ ボタロー管（動脈管）

左肺動脈と下行大動脈を連結する胎児の血管．正常では生後2カ月以内に線維性の索（動脈管索）に変化する．生後に閉鎖しない場合には血流の障害を生じ，手術を必要とする．

※ 自律神経

自律神経は身体の内外の刺激に対し，必要に応じて意思とは関係なく，自動的にさまざまな器官に作用する神経．自律神経には「交感神経」と「副交感神経」とがある．交感神経は「活動する神経」ともいわれるもので，エネルギー消費的な働きがあり，仕事やスポーツなどをするときに心臓の鼓動や血圧を高め，精神活動を活発にする（例えば驚きや怒り，恐怖などを感じると，体が震えたりするのは交感神経が興奮するため）．これに対して「休む神経」ともいわれる副交感神経は，肝臓や消化器官の働きを活発にしてエネルギーを蓄えさせたり，睡眠や休息をとるときに優位に作用する．また，自律神経は感情の変化にも呼応して作動する（副交感神経は，緊張から解き放たれたときやエネルギーを回復させるときに働く）．このように2つの神経は，それぞれの器官や感情の変化に対して反対の作用を及ぼす．必要に応じて自動的にどちらかの働きに切り替わるようにセットされている．

骨解剖学名と医療英語名－頭蓋底（内側）

棘孔（foramen spinosum）
斜台（clivus）
鞍背（dorsum sellae）
正円孔（foramen rotundum）
卵円孔（foramen ovale）
板間層（diploe）
前頭洞（frontal sinus）

大後頭孔（foramen magnum）
頸動脈孔（carotid foramen）
視神経管（optic canal）
前床突起（anterior clinoid process）
後床突起（posterior clinoid process）
トルコ鞍（sella turcica）
蝶形骨隆起（jugum of sphenoid）

蝶形骨小翼（lesser wing of sphenoid）
側頭骨岩様部
（petrous part of temporal）
側頭骨鱗部
（squamous part of temporal）

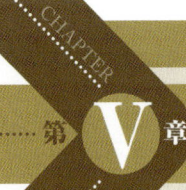

頭蓋骨 Cranial bones

第Ⅴ章-7 頭蓋底（外側）
External base of skull

頭蓋底（外側）　画像（図Ⅴ-8）

　頭蓋底の外側の解剖図です．孔は血管の頭蓋骨への入り口，脳神経，自律神経を通しています（表1；276頁）．また，後頭顆は環椎と関節を作り，頭蓋骨の回旋を行っています．

　3DCT画像で詳細に確認できるため，頭蓋底のX線撮影は不要になりました．

骨標本ステレオ画像

　卵円孔，頸動脈孔，棘孔，後頭顆，大後頭孔，後頭骨，乳様突起，頬骨弓，下顎骨が観察されます．

骨標本ステレオX線画像

　頬骨弓，下顎骨，下顎頭，蝶形骨小翼，大後頭孔，軸椎歯突起，環椎，蝶形骨洞が観察されます．

| 図Ⅴ-8 | 頭蓋底（外側面） |

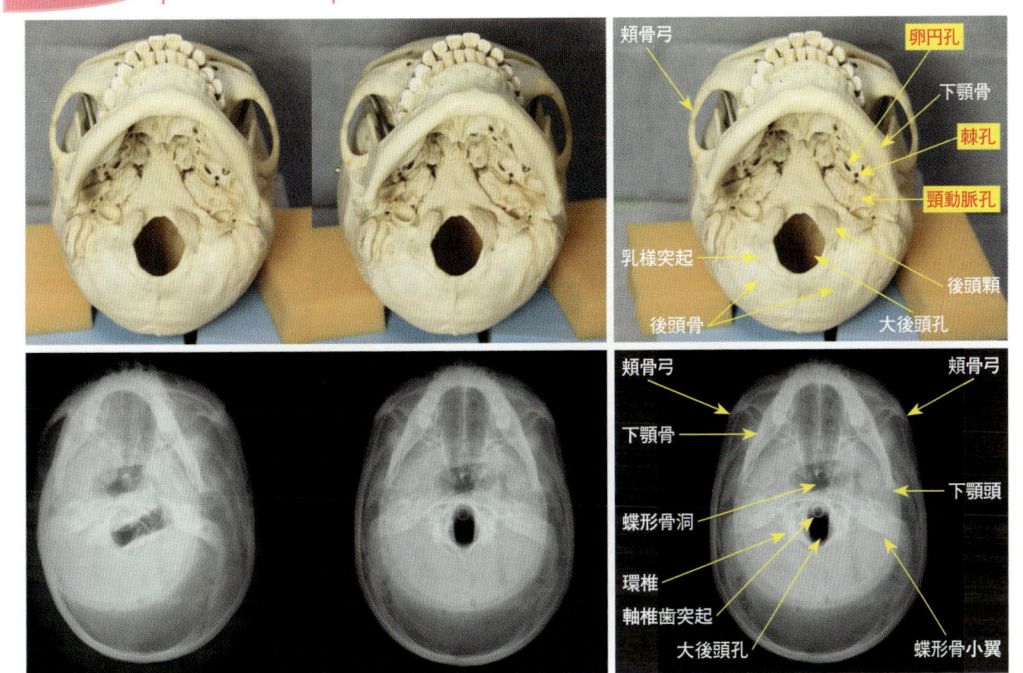

頭蓋底（外側）　画像

（注）図ⅠA-1h；52頁，図ⅤA-18a；300頁参照

 骨解剖学名と医療英語名－頭蓋底（外側）

棘孔 (foramen spinosum)　　頬骨弓 (zygomatic arch)　　大後頭孔 (foramen magnum)　　乳様突起 (mastoid process)
後頭顆 (occipital condyle)　　卵円孔 (foramen ovale)　　頸動脈孔 (carotid foramen)　　環椎 (atlas)

頭蓋骨 Cranial bones

頬骨弓
Zygomatic arch

頬骨弓　画像（図V-9）

　CT，MRがない時代は，頬骨弓骨折の確認に必須の検査でしたが，3DCT画像で詳細が診断できるため検査数は少なくなりました．骨折後の経過観察は，X線検査のほうが放射線の被ばくが少ないため，X線画像で行われています．

　骨折が完治したと診断されたとき，3DCT画像を撮影し，治療前後の評価が専門医により行われています．

骨標本ステレオ画像
　頬骨弓が観察されます．

骨標本ステレオX線画像
　頬骨弓が観察されます．

図V-9　頭蓋底（頬骨弓）

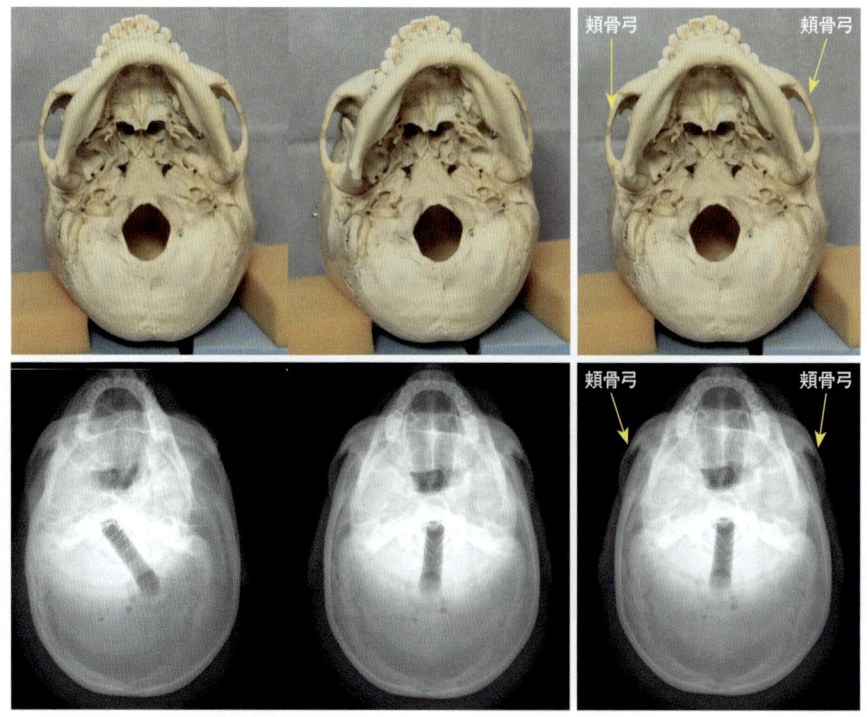

（a）骨標本による頬骨弓ステレオ画像

（つづき）

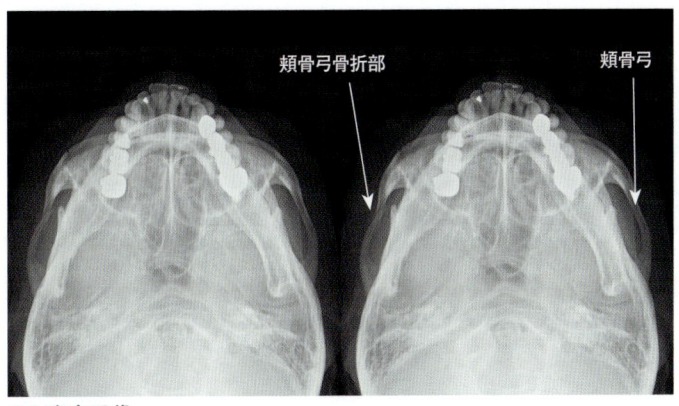

頬骨弓骨折部　　　　　　　　　　　　頬骨弓

(b) 臨床画像

 骨解剖学名と医療英語名－頬骨弓

頬骨弓（zygomatic arch）

頭蓋骨 Cranial bones

第Ⅴ章-9　トルコ鞍
Sella turcica

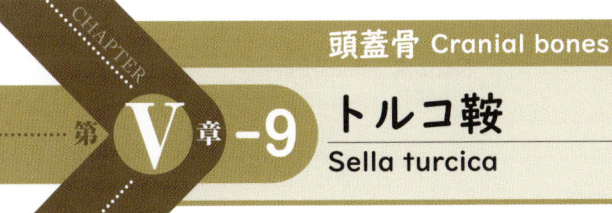

1.　トルコ鞍　X線画像[7]（図Ⅴ-10）

　トルコ鞍は３DCT，CT・MPR画像が唯一，X線画像に及ばない部位だと考えられます．

　トルコ鞍の上に下垂体があるため，下垂体腫瘍が大きくなるとトルコ鞍の前床突起，後床突起周辺が腫瘍により骨破壊されてしまいます．

　３DCTでは画像がスムージング（微細部分がカット）され，MPRでは断面画像しか確認できず全体像が確認できません．

　X線画像では，骨の微細部分も忠実にX線吸収画像として反映されているため，トルコ鞍の側面画像として前床突起，下垂体窩，後床突起，鞍背の状態が観察可能となります．また**X線小焦点（0.3mm）モード（詳細撮影モード）**で1.5倍拡大撮影が可能で，骨破壊の状態を経過観察しています．

骨標本ステレオX線画像

　トルコ鞍，前床突起，後床突起，下垂体窩，大後頭孔が観察されます．トルコ鞍の後方には鞍背という上方に突出した骨板があり，その両側外側端の突起が後床突起です．

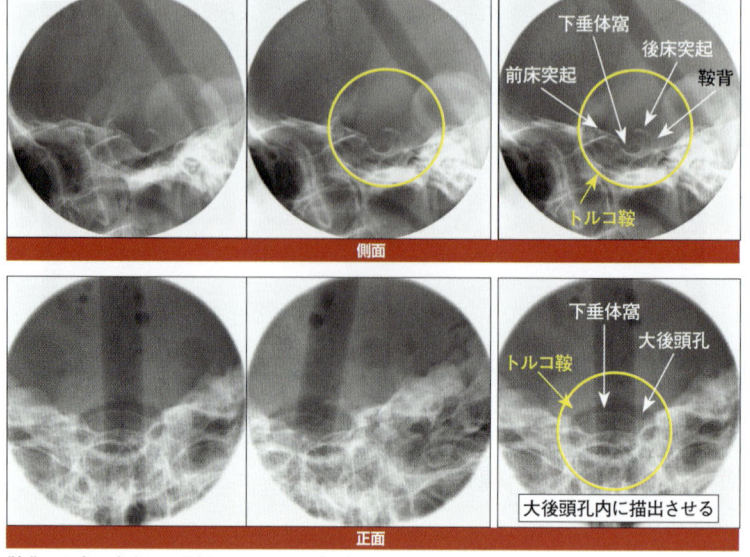

鞍背：上方に突出した骨板でその両側外側端の突起が後床突起.

（注）図Ⅴ-12a, b 参照

 骨解剖学名と医療英語名－トルコ鞍

トルコ鞍（sella turcica）
前床突起（anterior clinoid process）
後床突起（posterior clinoid process）

下垂体窩（pituitary fossa）
大後頭孔（foramen magunum）

---

2. トルコ鞍の骨標本構造（図Ⅴ-11）

①下垂体，トルコ鞍，蝶形骨洞の位置関係（図Ⅴ-11）

　下垂体，トルコ鞍，蝶形骨洞の位置関係は，CTのMPR画像を読影するときに重要です．「**トルコ鞍の上"下垂体"，下"蝶形骨洞"**」と覚え，蝶形骨洞はCT，MR画像では空気が溜っているため，黒く写ると覚えましょう．図Ⅴ-11 ではトルコ鞍を確認し，上に下垂体があり，下の黒い空気を含有する部位が蝶形骨洞と判断します．

図Ⅴ-11 下垂体，トルコ鞍，蝶形骨洞の位置関係

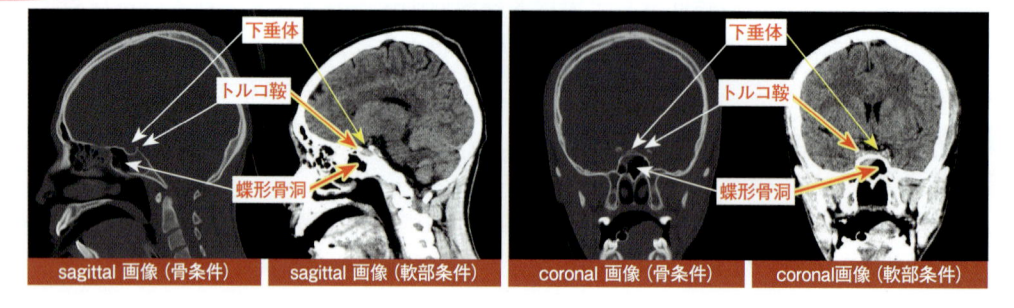

②トルコ鞍の解剖（図Ⅴ-12a）

トルコ鞍は，前方に鞍結節，後方に鞍背があります．内部を覆う硬膜とともに下垂体窩を形成して下垂体を収容します[2]．鞍結節の左右に前床突起，下垂体窩，鞍背，鞍背左右上方に後床突起があり，これらで形成されています．

前床突起，後床突起の大きさには個人差があり，臨床画像では確認できないことがあります．

図Ⅴ-12　トルコ鞍の解剖とWillis動脈輪

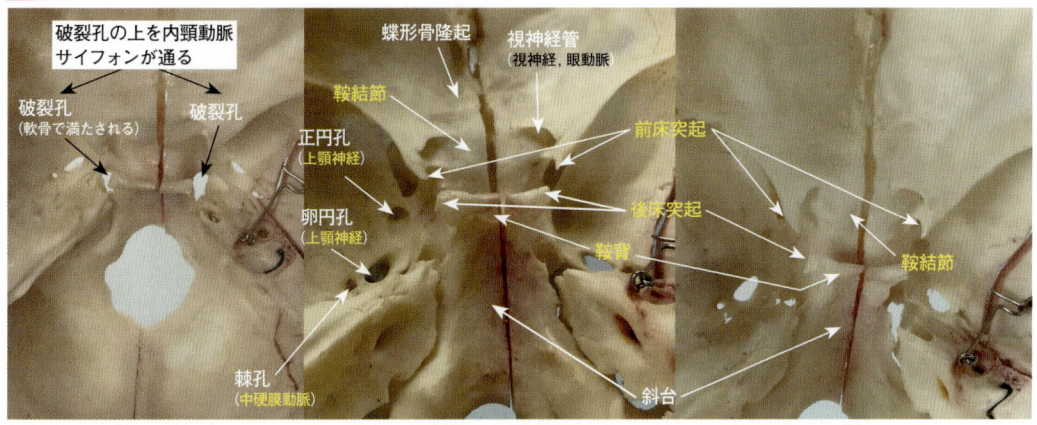

(a) 正面画像

（注）この頭蓋骨の骨標本は正中で開くことができるため正中に切れ目があります．

骨解剖学名と医療英語名－トルコ鞍周辺解剖

鞍背 (dorsum sellae)	卵円孔 (foramen ovale)	後床突起 (posterior clinoid process)
棘孔 (foramen spinosum)	トルコ鞍 (sella turcica)	下垂体窩 (pituitary fossa)
正円孔 (foramen rotundum)	鞍結節 (tuberculum sellae)	視神経管 (optic canal)
破裂孔 (foramen lacerum)	前床突起 (anterior clinoid process)	蝶形骨隆起 (jugum of sphenoid)

③トルコ鞍の位置とWillis動脈輪（図Ⅴ-12b）

頭蓋骨の正中矢状断で切られた頭蓋骨骨標本で，トルコ鞍周囲の解剖とトルコ鞍を取り巻くWillis動脈輪の位置関係を示しました．Willis動脈輪は片側の内頸動脈の血流が弱くならないと，前交通動脈，後交通動脈に血流が流れないため，臨床画像では動脈輪として観察することが難しいです．そこで，トルコ鞍の骨標本画像にフリーハンドで血管別に色を変えてWillis動脈輪を描き，トルコ鞍の位置に対するWillis動脈輪の走行がイメージできるようにしました．

図Ⅴ-12　トルコ鞍の解剖とWillis動脈輪

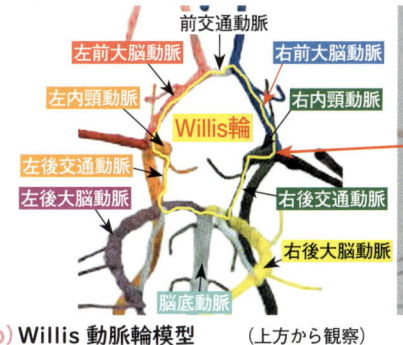

(b) Willis 動脈輪模型　　　（上方から観察）　　　　　　　　　　　（右側方から観察）

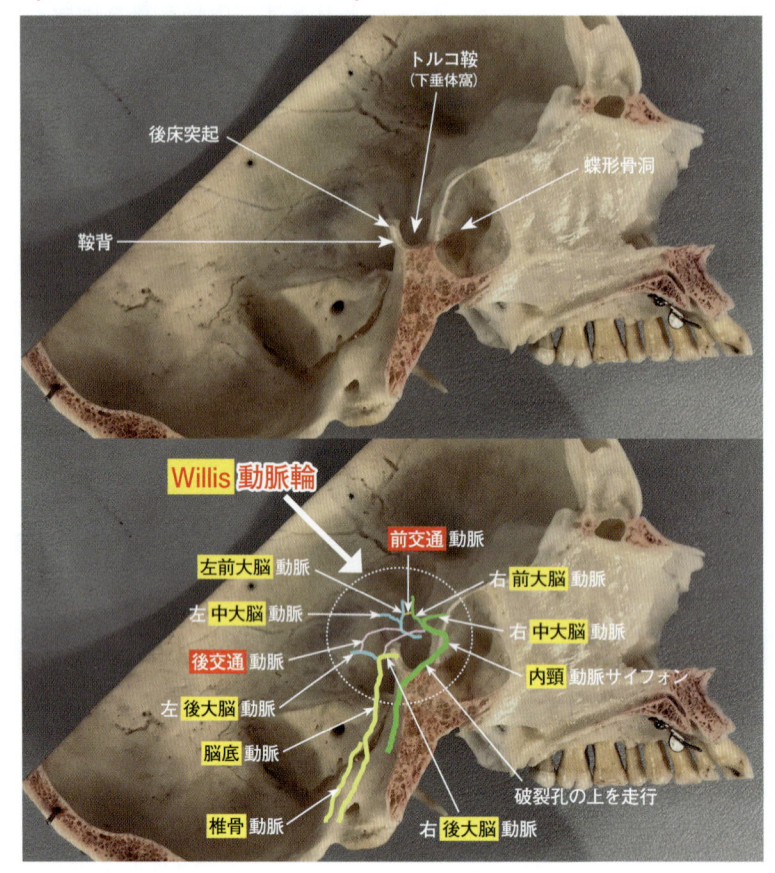

(c) 頭蓋骨　正中矢状断

　内頸動脈は頭蓋底の錐体部頸動脈管を通り，トルコ鞍周囲の海綿静脈洞部を通り，トルコ鞍の左右から脳に分布してきます（**図ⅤA-6**；293頁）．

　椎骨動脈はC6～C1の横突孔を通り，大後頭孔から頭蓋内に入り，延髄の左右を走行して，橋（脳神経）の位置で脳底動脈に合流し，脳底動脈から左右の後大脳動脈を分岐します（**図ⅠA-1h**；52頁，**図ⅤA-18a**；300頁）．後大脳動脈を分岐後，約10mmあたりから後交通動脈が分岐し，前脈絡叢動脈の下の左右の内頸動脈とつながり，Willis動脈輪を作ります（**図ⅤA-2**；288頁）．

　以上の解説を**図Ⅴ-12b**で血管の走行とトルコ鞍の位置がイメージできるように描いています．

（注）**図ⅤA-2**；288頁参照

骨解剖学名と医療英語名－頭蓋内の骨と動脈

骨解剖
鞍背 (dorsum sellae)
斜台 (clivus)
鞍結節 (tuberculum sellae)
正円孔 (foramen rotundum)
トルコ鞍 (sella turcica)
前床突起 ((anterior clinoid process)
後床突起 (posterior clinoid process)

下垂体窩 (pituitary fossa)
蝶形骨隆起 (jugum of sphenoid)
動脈
内頸動脈 (internal carotid artery)
脳底動脈 (basilar artery)
椎骨動脈 (vertebral artery)
前大脳動脈 (anterior cerebral artery)
中大脳動脈 (middle cerebral artery)

後大脳動脈 (posterior cerebral artery)
前交通動脈
(anterior communicating artery)
後交通動脈
(posterior communicating artery)
Willis動脈輪 (circle of Willis)

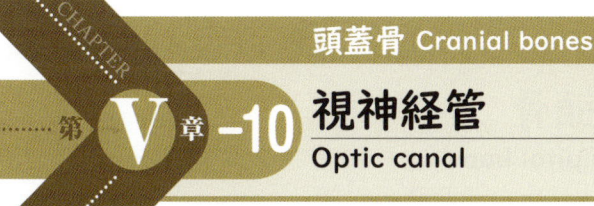

頭蓋骨 Cranial bones

第Ⅴ章 -10　視神経管
Optic canal

視神経管[7]　画像（図Ⅴ-13）

　３ＤＣＴ画像で形を，ＣＴ・ＭＰＲ画像で断面を詳細に確認できるため，Ｘ線撮影は不要になっています．ＣＴ装置がない施設では行われています．ＣＴがない時代にRhese（レーゼ）氏によって考案された方法で，レーゼ法とよばれる撮影法です[7]．視神経管の角度にＸ線入射角度をあわせ撮影します．眼窩の外側に描出されます．

骨標本ステレオ画像

　視神経管の形と眼窩内の表面が観察できます．

骨標本ステレオＸ線画像

　視神経管の形が観察されます．

 図Ⅴ-13　｜視神経管｜

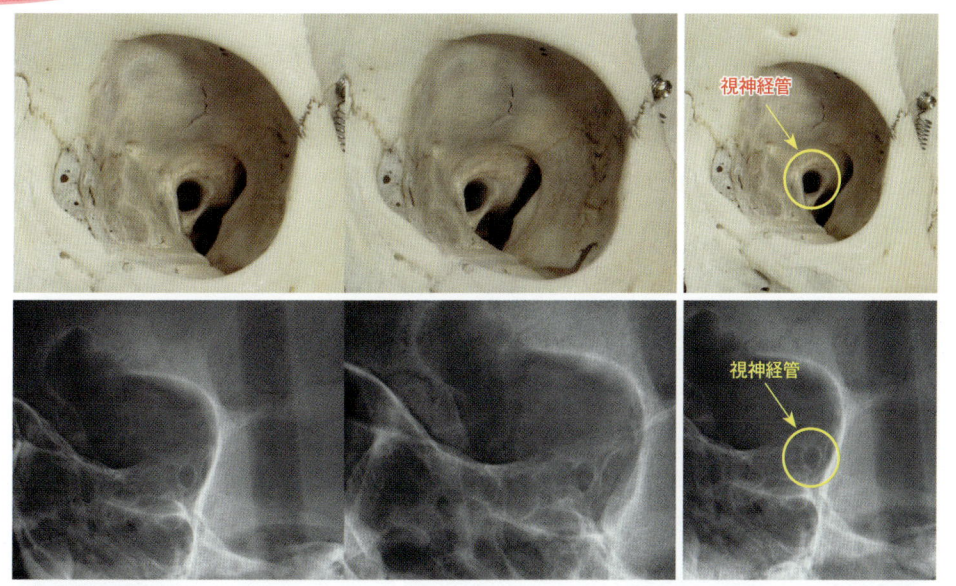

視神経管

視神経管

骨標本画像は骨表面も観察できる．

✏️ **骨解剖学名と医療英語名－視神経管**

視神経管（optic canal）

頭蓋骨 Cranial bones

第 V 章 -11 後頭骨
Occipital bone

✚ 後頭骨　Towne法[7]画像（図V-14）

　幼児などが，後ろに倒れ後頭骨を打撲し骨折することがあり，後頭骨を観察する必要がある場合に撮影します．また，トルコ鞍正面を大後頭孔内に描出できる撮影法です．

　後頭骨は，頭部正面X線画像では顔面骨と重なり観察できません．頭部側面X線画像では側面は観察できますが，後頭骨正面が接線になります（図V-1a, b；266, 267頁，図V-16；286頁）．

　このため，Towne（タウン）氏によって考案された方法で，顔面骨が重ならないように，DHライン（眼窩下縁と外耳孔上縁を結んだ線）から40°頭側にX線角度を傾け，撮影する方法です[7]．後頭骨が正面に観察され，トルコ鞍も大後頭孔内に正面で観察されます．

　3DCTによる確認が可能で，骨折の詳細もCT・MPR画像で確認できますが，X線撮影は放射線被ばくが少ないため，経過観察はTowne法で行われます．専門医により完治されたと診断されたときは，治療前後の比較のため，CT検査が施行されることが多いです．

骨標本ステレオ画像

　後頭骨，大後頭孔，トルコ鞍，下垂体窩，前床突起，後床突起，鞍背，蝶形骨小翼が観察されます．

骨標本ステレオX線画像

　後頭骨，大後頭孔，トルコ鞍が観察されます．

図V-14　骨標本でみるTowne法の観察範囲－後頭骨

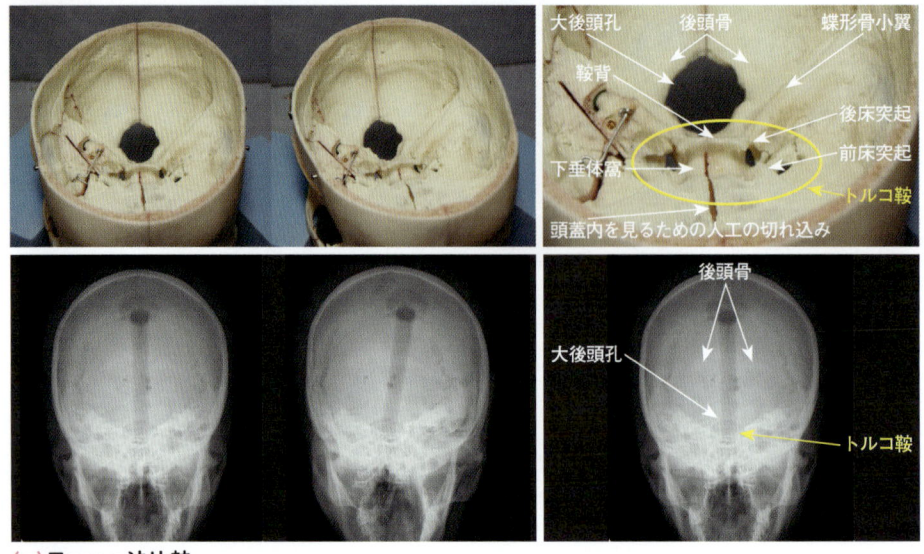

（a）Towne 法比較

(つづき)

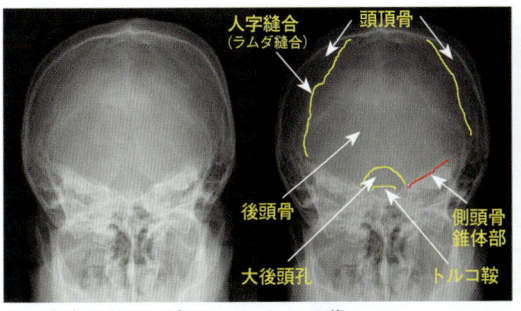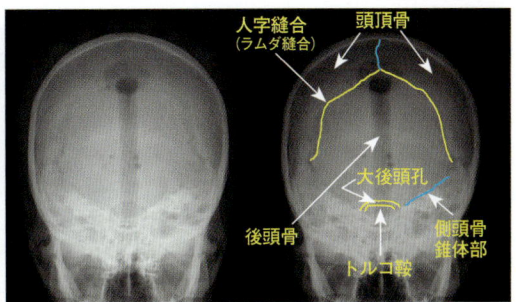

(b)臨床画像と頭部ファントム画像

 骨解剖学名と医療英語名－Towne view

鞍背 (dorsum sellae)　　下垂体窩 (pituitary fossa)　　大後頭孔 (foramen magunum)
トルコ鞍 (sella turcica)　前床突起 (anterior clinoid process)
後頭骨 (occipital bone)　　後床突起 (posterior clinoid process)

頭蓋骨 Cranial bones

第Ⅴ章-12 下顎骨
mandible

下顎骨—パノラマ写真（図Ⅴ-15）

　パノラマ写真は，歯科の治療時初診では必ず撮影される写真です．専門医はパノラマ写真で全体の歯の並び，過剰歯，歯根部の状態，歯根部の黒い影，歯の黒い影を確認します．パノラマで発見した異常な歯をデンタル写真で詳細に診断しています．

　また，親知らず(智歯：第三大臼歯) を抜歯するときは，ＣＢＣＴ (Cone Beam Computed Tomography) でCT・MPR画像を撮り，親知らずの歯根部と下顎管を通る血管，神経との位置関係を確認しています (図Ⅴ-15)．

骨標本画像
　硬口蓋※ (硬口蓋のライン)，前鼻棘，後鼻棘，下顎頭，筋突起，下顎管※

下顎骨パノラマ写真
　硬口蓋，下顎頭，筋突起，下顎管，下顎角，上顎洞

Ⅴ・11 後頭骨

Ⅴ・12 下顎骨

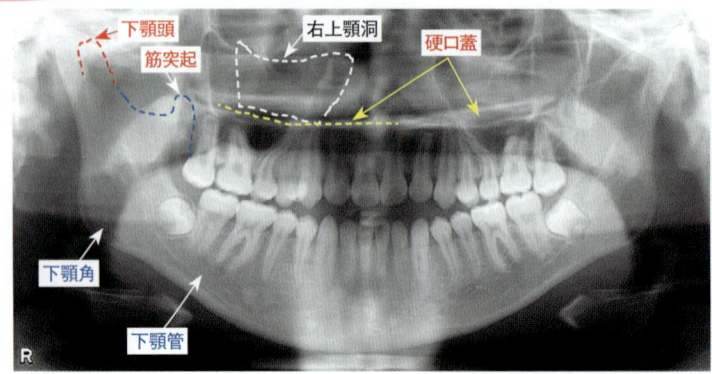

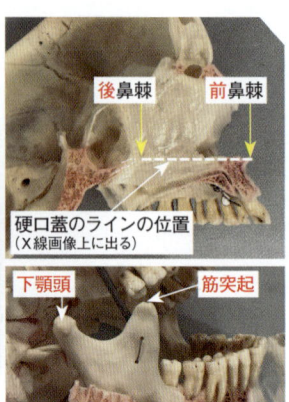

骨解剖学名と医療英語名－下顎骨とパノラマ写真

骨標本画像
硬口蓋（hard palate）
前鼻棘（anterior nasal spine）
後鼻棘（posterior nasal spine）
下顎頭（head of mandible）
下顎骨（mandible）

筋突起（coronoid process）
下顎管（mandibular canal）
パノラマ写真
硬口蓋（hard palate）
下顎頭（head of mandible）
筋突起（coronoid process）

下顎管（mandibular canal）
下顎角（angle of mandible）
上顎洞（maxillary sinus）

下顎管：下歯槽神経および下歯槽血管の通路となる下顎骨内の管.

用｜語｜解｜説

※ 下顎管
下歯槽神経および下歯槽血管の通路となる下顎骨内の管

※ 硬口蓋
鼻の粘膜により上部を，口腔の天井にあたる部分の粘膜により下部を覆われた骨口蓋からなり，口蓋血管，神経，粘液腺を有する口蓋の前方部分．頭部X線規格写真分析法において，骨口蓋の位置をあらわす前鼻棘と後鼻棘を結ぶ線

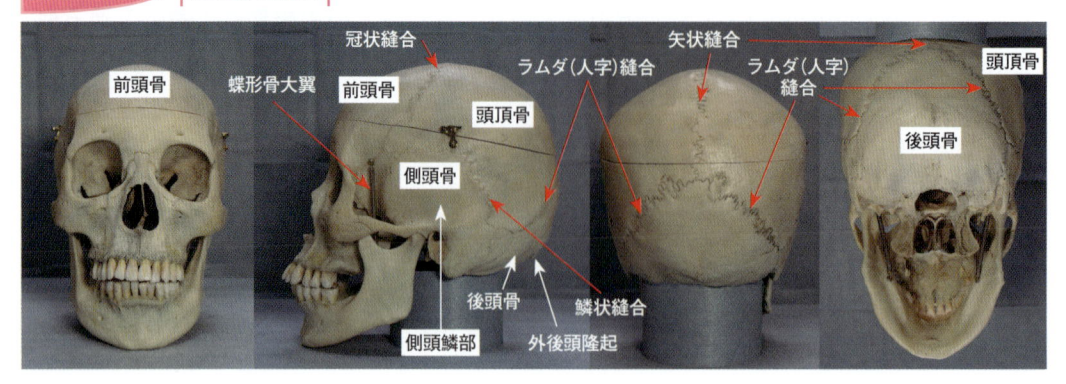

頭部周辺部の血管解剖

頭部領域の解剖

①頭蓋内の脳に酸素を供給する脳血管は，左右総頸動脈と椎骨動脈から酸素を供給されています（図ⅠA-1❺, ❻；49, 50頁）．

②脳細胞は酸素供給が止まっても，4.5時間以内に酸素を供給できれば細胞は壊死しないと脳外科専門医の学会でルールとして考えられており，脳血管が詰まり脳梗塞になった場合，脳血管内手術の血栓回収療法では，4.5時間以内に再開通できるかどうかが重要になっています（図ⅤA-1）．

図ⅤA-1 | 脳血管内手術 血栓回収療法後の内頸動脈 |

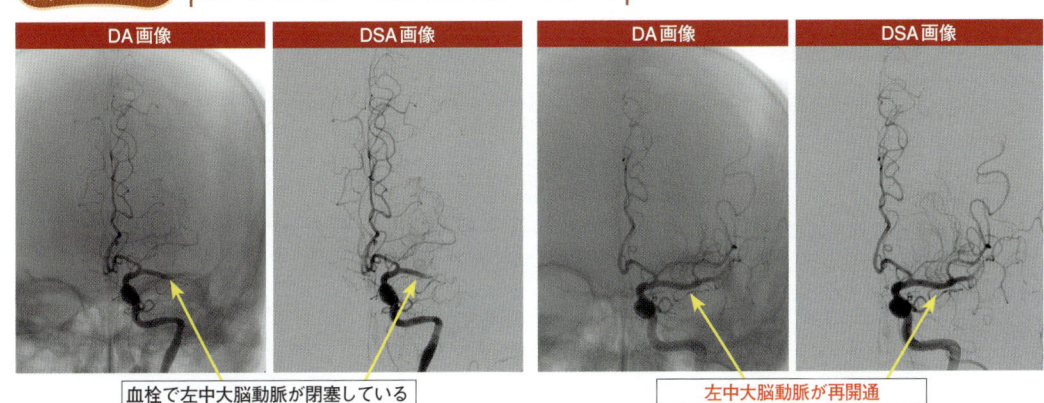

血栓で左中大脳動脈が閉塞している

左中大脳動脈が再開通

血栓回収療法 前　　**血栓回収療法 後**

4.5時間以内に中大脳動脈の血栓回収治療が行われたDSA画像. 血栓回収は,ペナンブラシステムでカテーテルを直前までアプローチし, バキューム装置で吸引して回収された症例（血流量が低下し虚血状態にありながら, 細胞の壊死まで至っていない脳領域）.
DSA : Digital Subtraction Angiography　　DA : Digital Angiography

③Willis動脈輪：**左右の内頸動脈と椎骨動脈は脳底で吻合し輪状**の動脈輪（Willis輪）を形成しています．例えば脳に酸素を供給する片側の内頸動脈が，コレステロールで狭くなり酸素供給が少なくなると，左右の前大脳動脈の分岐部あたりに前交通動脈があり，反対側の前大脳動脈から前交通動脈を通して，酸素供給の少ない前大脳動脈側へ酸素が送られる構造になっています．

　　また，脳底動脈から左右に分岐する後大脳動脈と内頸動脈にも後交通動脈があり，同様の役割をしています．

　　臨床的には，脳外科専門医が脳腫瘍の手術前，反対側の前交通動脈が正常に機能するかどうか確認するため，片側の総頸動脈を頸部から指で押さえ，血流を少なくして脳血管撮影し，前交通動脈により左右の前大脳動脈が画像に写るかどうか，確認する検査を行っています．

1. 脳血管模型によるWillis動脈輪（図ⅤA-2）

　　前交通動脈，後交通動脈は，片側の内頸動脈の血流が少なくならないかぎり描出されないため，通常の脳血管撮影では描出されません．そこで，脳血管模型でWillis動脈輪の血管解剖を確認できるようにしています．

Willis動脈輪は，解剖図では亀の甲羅のような八角形のイラストで解説され，初心者にはイメージがつかめないことが多いです．香川大学医学部附属病院では，アートフラワーの材料を利用して脳血管模型を作成し，患者説明，臨床実習生の説明に利用しています．また脳外科専門医より，Willis動脈輪の脳血管模型が説明しやすい場合があると依頼があり，Willis動脈輪の血管のみの脳血管模型も作成して活用されています（図VA-2）．脳血管模型学習マニュアルと作成マニュアルのPDFをご希望の方は筆者までご連絡ください（hiroo423@yahoo.co.jp）．

図VA-2 | 脳血管模型 |

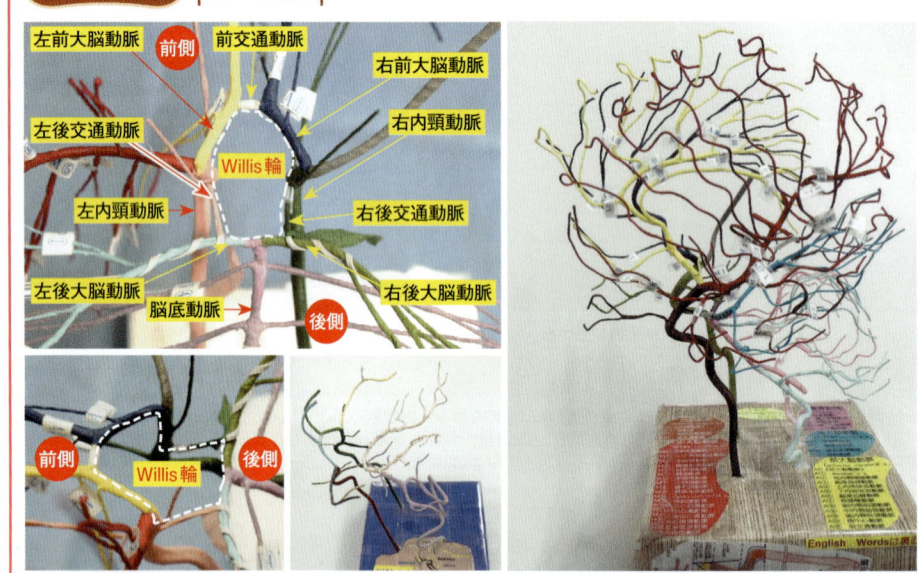

Willis輪は立体的につながっている　Willis輪用　脳血管模型　患者説明用の脳血管模型

(a) 脳血管模型によるWillis動脈輪

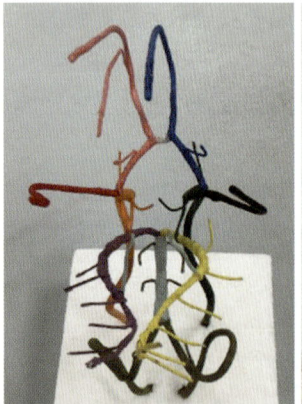 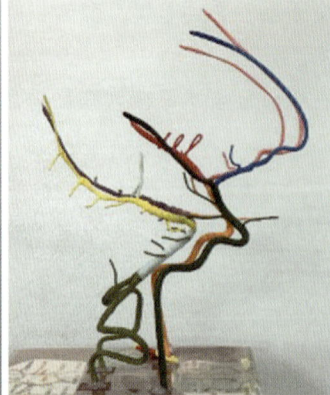

（上方から観察）　　　　　（右側方から観察）

(b) Willis動脈輪のみの血管模型

2. 脳幹部のイラスト解剖図

　脳幹部の解剖は，周囲の臓器のCTでのX線吸収差，MRIでの脳実質の水素原子核（プロトン）の戻る速さがあまり変わらないため，CT画像，MR画像での描出が難しいのが現状です．そこで，脳幹部の臨床に必要な解剖をイラストカラーで作成しています**（図ⅤA-3）**.

大脳辺縁系の解剖 — 扁桃体と海馬

　脳の中心部になる大脳辺縁系に扁桃体と海馬があり，この2つはわれわれ専門技術を学ぶ者たち（この本を利用している皆さん）にとっては，とても重要な部位です．

　扁桃体は感情（情動）の源で，海馬で視覚・聴覚からの情報を受け，大切な記憶かどうかなどの処理がなされ，記憶されています．強い感情と結びついた記憶を忘れない仕組みになっています．すなわち，扁桃体で感じて海馬に記憶しているのです[16)～18)].

　例えば筆者が30年前，瀬戸大橋線茶屋町駅改札で雪の降る中，8時間大切な人を待ち続けた記憶を普段忘れていても，茶屋町駅という名を何かで聞くと，いまでも雪の降る風景が脳裏に浮かぶことなどは，扁桃体と海馬の記憶に対する役割の一例です．

図ⅤA-3　大脳辺縁系の解剖　扁桃体と海馬

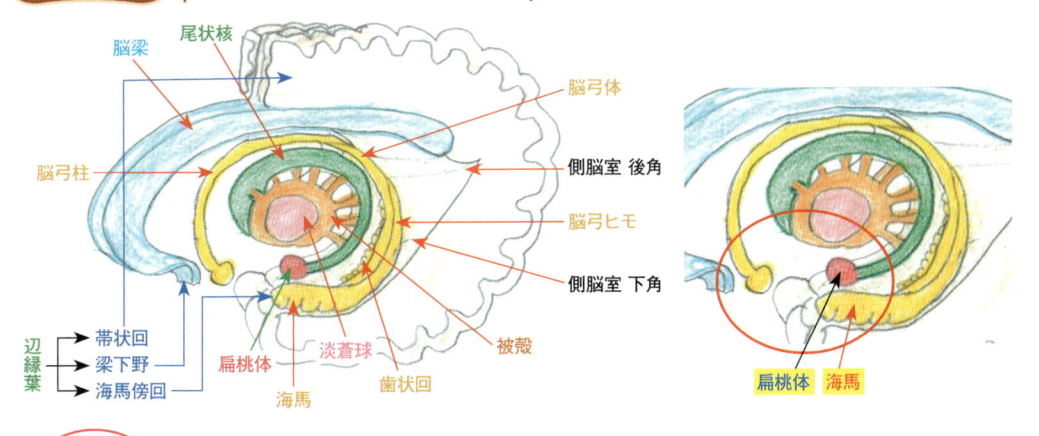

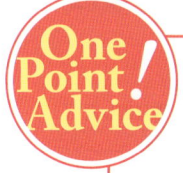

人体の解剖や専門技術を学ぶうえで，この扁桃体と海馬の関係を利用して学びとるよう，いつも臨床実習生に伝えています．扁桃体を刺激（声を出す，繰り返す，学びとる対象に好感を持ち，時には動きながら）して，海馬に記憶することが，知識を学ぶ者にとって役に立つと考えています．

3. 脳幹と脳室　（図ⅤA-4）

　脳幹は脳神経の神経線維の中継である脳神経核が集中し，すべての求心性神経線維と遠心性神経線維が集合した通路です[16)～18)].

　脳脊髄液は脳室にある脈絡叢から分泌され，脳室は脳脊髄液に満ちています．イラスト図は脳室だけイラストにして位置関係を示しています．

脳幹の構造：中脳，橋，延髄

中脳： 前面；大脳脚　錐体路をなす神経線維が入っている
　　　 後面；四丘体　2対の隆起
　　　　　 上丘：視覚反射の中継所 ‥‥対光反射，レンズのピント調節と同時に視線を内側に寄せる輻輳反射に関わる
　　　　　 下丘：聴覚の重要な中継所 ‥‥耳からの信号が下丘に入り，下丘から内側膝状体を経由し大脳皮質へ送られる
橋：大脳皮質と脊髄を連絡する神経線維と小脳とを連結する求心性神経線維と遠心性神経線維の束
　　　 外側面に脳神経で最も太い三叉神経
　　　 背側に第4脳室
　　　 マジャンディ孔：橋と延髄との正中の境界にある（脳表のクモ膜下腔への連絡口）
　　　 ル シ ュ カ 孔：外側面の小脳との境界部にも両側にルシュカ孔
　　　 小 脳 橋 角 部：ルシュカ孔の少し前方で，小脳と橋が少し折り重なっている部分

脳幹：脳神経の神経線維の中継である脳神経核が集中．すべての求心性神経線維と遠心性神経線維が集合した通路

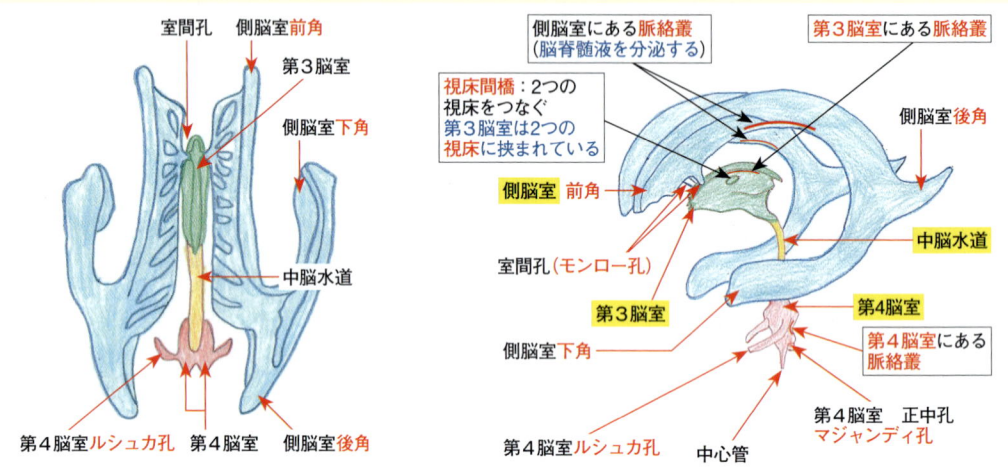

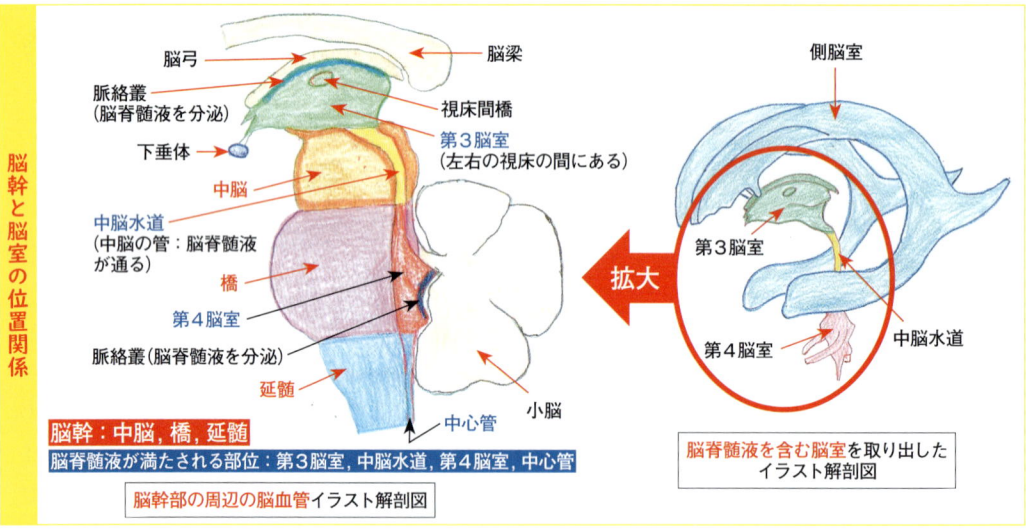

One Point Advice!

脳室の側面のイラスト（イラスト下側）の形を"鳥"とイメージすると，両手を挙げて，手を曲げ，顔の前に持ってきた状態で，両腕（側脳室），顔（第3脳室），首（中脳水道），腹（第4脳室）と考えればイメージしやすいです．また，背中に小脳，口先に下垂体を加えた鳥と考えます．中脳水道は，中脳に細い水道管が通っているとイメージするとよいです．

4. 間脳とその役割

間脳：視床，視床上部，視床下部の総称です．大脳半球の中心に位置する灰白質のかたまり．

視床（図ⅤA-5）：すべての知覚の情報センターといえます．全身の知覚受容器から集められた知覚情報を分析し，大脳皮質のさまざまな部位へ配送する働きを担っています．

視床上部：視床の後背側，第3脳室の後壁を指します．手綱核（たづなかく）※と松果体（しょうかたい）※があります．

視床下部：自律神経（交感神経，副交感神経）の中枢です．体液量や体温，食欲，性機能などを調節する働きを担っています．

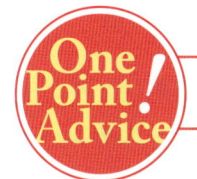 視床は脳幹に一対の双子の卵があると考えるとイメージしやすいでしょう．

用｜語｜解｜説

※ 手綱核
視覚情報の中枢核
※ 松果体
松果体細胞が下垂体前葉からの性腺刺激ホルモン分泌を抑制

図ⅤA-5 ｜視床｜

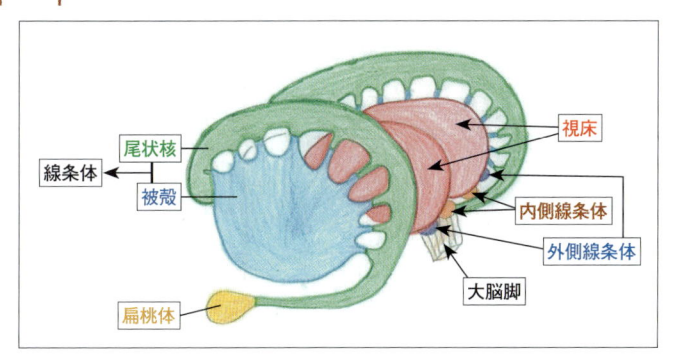

5. 大脳基底核

大脳半球の中央部（白質内）にあり，神経細胞の集合体である灰白質の核群の総称です．3つの核群で構成されています．

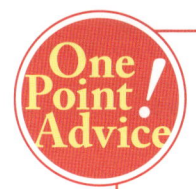

尾状核 ⎫
被　殻 ⎬ 線条体
淡蒼球 ⎭ レンズ核（形がレンズのようにみえる）

錐体外路としての働きをするこの3つが重要

広義では，大脳基底核は尾状核，被殻，淡蒼球，扁桃体，前障となります．

働きの面から間脳の視床下核（ルイス体），黒質，赤核も錐体外路系[※]に密接な関係があります．大脳基底核の働きは全体として，錐体外路系の働きで総称されます．大脳基底核は錐体外路の一中継点としての機能を担い，姿勢の保持や筋緊張の調節，おおまかな運動の調節，運動機能との関係が深いです．

用|語|解|説

[※] **錐体外路系**
大脳皮質から出た運動の指令が末梢方向に伝わって筋肉を動かすときに，大脳基底核や視床，小脳，視覚，聴覚の感覚器からの情報を取り入れて，目的の運動が円滑に誤りなく実行されるように働く．手足や体幹のスムースな運動を行うための重要な役割を果たしている．

6. カタカナ撮影法と目的部位（表2）

視神経管のX線撮影法のレーゼ法など，主にカタカナで表現されている撮影法とその撮影目的を**表2**にまとめています．この**表2**の利用法は，"**レーゼは視神経管**"，**ステンバースは耳，内耳道**"と，カタカナ名から撮影目的を連想できるよう作成しています．

表2 カタカナ撮影法と部位，目的などについて

この名前の部位は	どこの部位，何の撮影？	参考
カタカナ名		
レーゼ	視神経管	
アデノイド	咽頭，高圧撮影	咽頭扁桃の増殖をみる 高圧撮影（骨を画像上，見えにくくする）
Water's法 （ウォーターズ）	副鼻腔	副鼻腔（上顎洞，前頭洞，篩骨洞，蝶形骨洞） 蝶形骨洞は側面でトルコ鞍の下にある
シューラー	耳，顎関節	耳（耳鼻科），顎関節（歯科，開閉口）
ステンバース	耳（内耳道）	耳（内耳道，蝸牛，三半規管）
オルビトラムス	下顎頭，顎関節	開口で撮影．下顎頭を眼窩を通して正面からみる
デクビタス	側臥位正面撮影（胸水，フリーエアー，ニボー確認）	立位，座位ができない患者に適用 フリーエアー（肝臓側上に，胃ガスと重ならないように）
スイマーズ法	上位胸椎（クロール形）	両肩を上位胸椎からはずすため
ラウエンシュタイン	股関節，大腿骨頸部側面	大腿骨頸部が側面になる
フロッグレッグ	股関節，大腿骨頸部側面	足の裏を合わせてカエルの足のようにすると，ラウエンシュタインのように大腿骨頸部が側面になる
インレット	小骨盤腔の骨折を接線でみる	30°頭側からマルチウスのような同じ見え方
アウトレット	恥骨坐骨の骨折をほぼ正面からみる	30°尾側から
グースマン法	骨盤計測側面，産科学的結合線を計測	産科学的結合線（仙骨の岬角と岬角から最短距離の恥骨内縁までの距離）
マルチウス	骨盤計測正面，小骨盤腔の形が丸型か確認	胎児の頭が母体の小骨盤腔を通れるかどうか確認
フラクスマン	肺尖撮影 胸部正面で鎖骨と重なる肺野をみるためX線を尾側から撮る	鎖骨は肺野の外に投射される
ストライカー	肩関節 習慣性肩関節脱臼時のヒルサックリージョンを観察	ヒルサックリージョン（上腕骨側）を観察 脱臼により関節に傷がつく，その傷がヒルサックリージョン（上腕），バンカートリージョン（肩甲骨）とよばれている Hill-Sachs lesion（骨頭後外側部） Bankart Lesion（肩甲骨関節窩前下縁部）
ウエストポイント	肩関節 軸位方向をみる　バンカートリージョンをみる	軸位方向をみる　バンカートリージョン（肩甲骨側）をみる
アピカルオブリーク	肩関節 ヒルサックリージョン（上腕）をみる	ヒルサックリージョン（上腕）をみる
Yビュー	肩甲骨 軸位　Y字になる	Yの内側：烏口突起　外側：肩峰
ルッセ	舟状骨	松村マニュアル　ルッセ4方向
ローゼンバーグ	膝 内側半月板の厚さを確認	
トンネル撮影	顆間窩撮影　十字靭帯による剥離骨折の確認	
スカイライン	膝蓋骨 軸写撮影	1　地平線．2　空を背景とした輪郭，建物の輪郭，地平線（スカイライン原語の意味）

ヒールパッド	足底部 軟部組織の厚さの測定	
コールドウェル	眼窩内異物	眼窩が後頭骨に投射され，眼科内異物が確認されやすい ウォーターズの緩い角度撮影
アントンセン	距踵関節	
アキレス腱	踵骨と筋肉をつなぐ靭帯	腱：筋肉と骨をつなぐ　靭帯：骨と骨をつなぐ
Towne法 （タウン）	後頭骨	後頭骨骨折の経過観察．正面撮影は顔面骨が後頭骨 と重なるため，DHから40°頭頂側に角度をつけ撮影

One Point Advice !

覚え方は表の赤枠内を10回のフィードバック暗唱法で声を出しながら，扁桃体と海馬を刺激して覚えましょう．

10回のフィードバック暗唱法

1行ずつ10回暗唱後，次の行に行くときは，必ず，最初の行から1回ずつ暗唱して，次の行の暗唱に移る暗唱法です．1行目から最後の行まで暗唱後，次は最後行から1行目に同様のフィードバックして暗唱します．暗唱直後はマスターできています．必要に応じて，この方法を繰り返せば，扁桃体が海馬を刺激して記憶に残ります（図ⅤA-3；289頁）．上手に利用してください．

7. 頭蓋骨の孔の役割

　頭蓋骨の孔の役割をまとめています（表1；276頁）．表2と同様に，赤枠内を10回のフィードバック法で覚えましょう．

8. 内頸動脈 Fischerの分類　血管解剖（図ⅤA-6）

　臨床で，脳外科専門医が動脈瘤の場所をFischerの分類で表現しているので，理解しやすいように分類を色分けし，正面のイラスト，側面のイラストで解説しています．

図ⅤA-6　内頸動脈　Fischerの分類　血管解剖

総頸動脈 carotid artery，椎骨動脈 vertebral artery

内頸動脈の分類

ACA：前大脳動脈	anterior cerebral artery
MCA：中大脳動脈	middle cerebral artery
AchA：前脈絡叢動脈	anterior choroidal artery
PcomA：後交通動脈	posterior communicating artery
OphA：眼動脈	ophthalmic artery

Fischerの分類　C1〜C5　　P.：portion

C1：後膝（posterior knee）	ACA，MCA 分岐部に近い部
C2：槽内（cisternal p.）	C1〜C3 の間
C3：前膝（anterior knee）	前床突起下で前方凸の，硬膜を貫く屈曲を示す部
C4：海綿洞部（cavenous p.）	海綿静脈洞を走る部
C5：神経節部（ganglionic p.）	三叉神経に沿って走り頸動脈管内の部

床上部（supraclinoid portion）
海面静脈洞部（infraclinoid portion：C3, cavernous portion：C4）
海面静脈洞前部（ganglial portion）
海面静脈洞前部（三叉神経節部 ganglial portion）
錐体部（petrous portion）
頸部（cervical portion）
総頸動脈（common carotid artery）

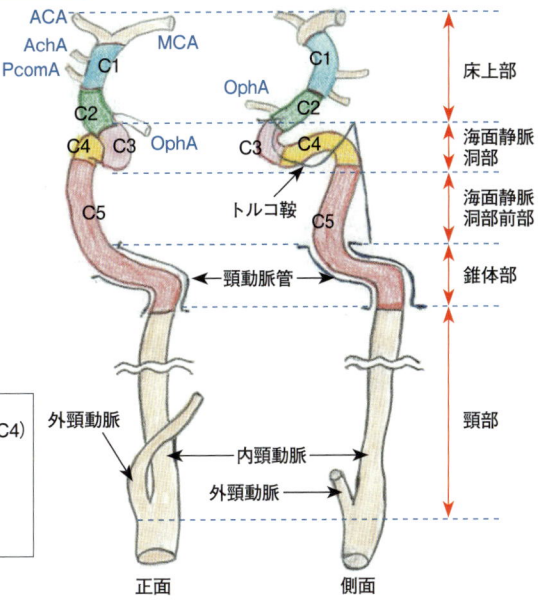

9. 左中大脳動脈（正面） ステレオ解剖図（図VA-7）

　脳血管は走行が複雑で，内頸動脈は頭蓋内に入ると外側から後方へ向かう中大脳動脈と内側正中から後方へ向かう前大脳動脈に分かれ，脳血管撮影の側面では，この2つの血管が重なりあって描出されます．

　この解剖図では，中大脳動脈と前大脳動脈を別々に描出し，複雑な走行による血管の重なりを色を変え，かつ，立体視で確認できるようにし，脳血管のそれぞれの走行が理解できるようにしています．図VA-7は左中大脳動脈を正面から観察しています．

図VA-7 ─左中大脳動脈（正面） ステレオ解剖図─

`左中大脳動脈 正面` `ステレオ視`

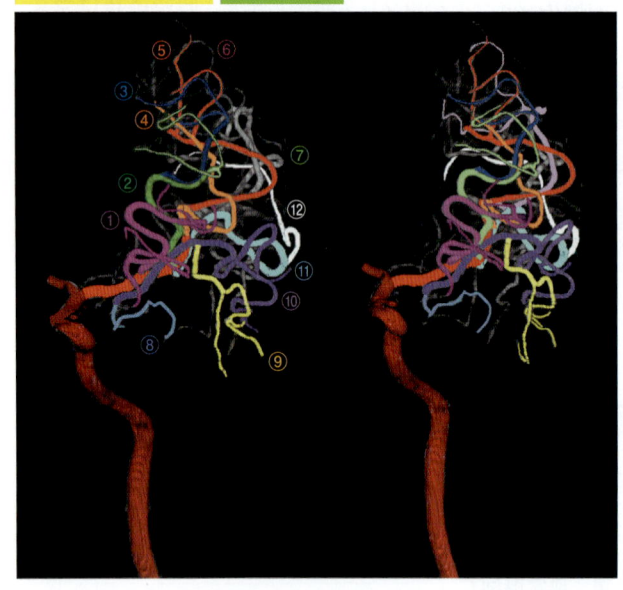

① 前頭眼窩動脈　frontorbital artery
② 前前頭動脈　prefrontal artery
③ 中心前溝動脈　precentral sulcal artery
④ 中心溝動脈　central sulcal artery
⑤ 前頭頂動脈　anterior parietal artery
⑥ 後頭頂動脈　posterior parietal artery
⑦ 角回動脈　angular artery
⑧ 側頭極動脈　temporal polar artery
⑨ 前側頭動脈　anterior temporal artery
⑩ 中側頭動脈　middle temporal artery
⑪ 後側頭動脈　posterior temporal artery
⑫ 側頭後頭動脈　temporo-occipital artery

10. 左中大脳動脈（後面） ステレオ解剖図（図VA-8）

　正面からの観察では，後方を走行する側頭後頭動脈がみえないため，後面から観察できる解剖図を作成しています．

11. 左中大脳動脈（外側面） ステレオ解剖図（図VA-9）

　中大脳動脈の側面は，中心溝動脈など，脳回，脳溝，弁蓋部の内側頭部などを複雑に走行し，その血管が重なっているため，個々の血管を色分けし，かつ立体視できるようにしています．立体視により，脳血管がシルビウス裂に走行するイメージも可能となっています．

図VA-8 ├ 左中大脳動脈（後面）　ステレオ解剖図 ┤

左中大脳動脈 後面　　ステレオ視

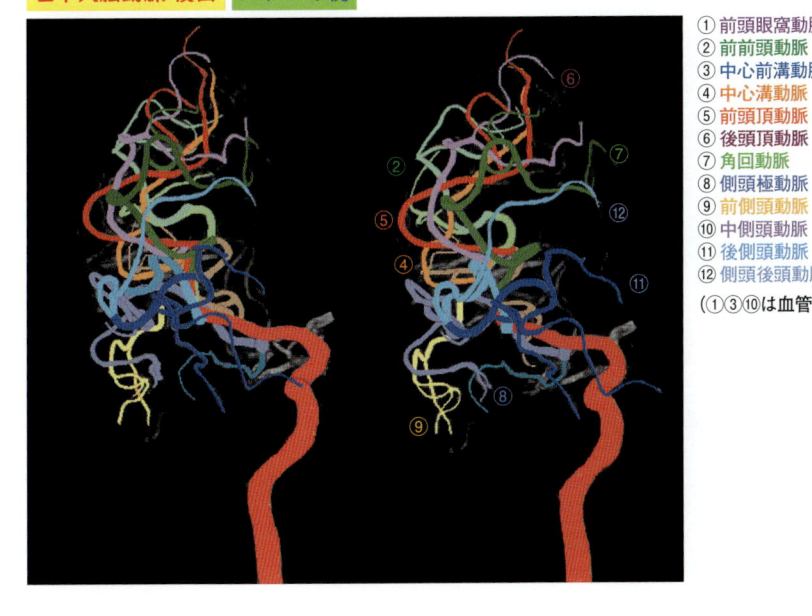

① 前頭眼窩動脈　　frontorbital artery
② 前前頭動脈　　　prefrontal artery
③ 中心前溝動脈　　precentral sulcal artery
④ 中心溝動脈　　　central sulcal artery
⑤ 前頭頂動脈　　　anterior parietal artery
⑥ 後頭頂動脈　　　posterior parietal artery
⑦ 角回動脈　　　　angular artery
⑧ 側頭極動脈　　　temporal polar artery
⑨ 前側頭動脈　　　anterior temporal artery
⑩ 中側頭動脈　　　middle temporal artery
⑪ 後側頭動脈　　　posterior temporal artery
⑫ 側頭後頭動脈　　temporo-occipital artery

（①③⑩は血管の重なりのため観察できない）

図VA-9 ├ 左中大脳動脈（外側面）　ステレオ解剖図 ┤

左中大脳動脈 外側面　　ステレオ視

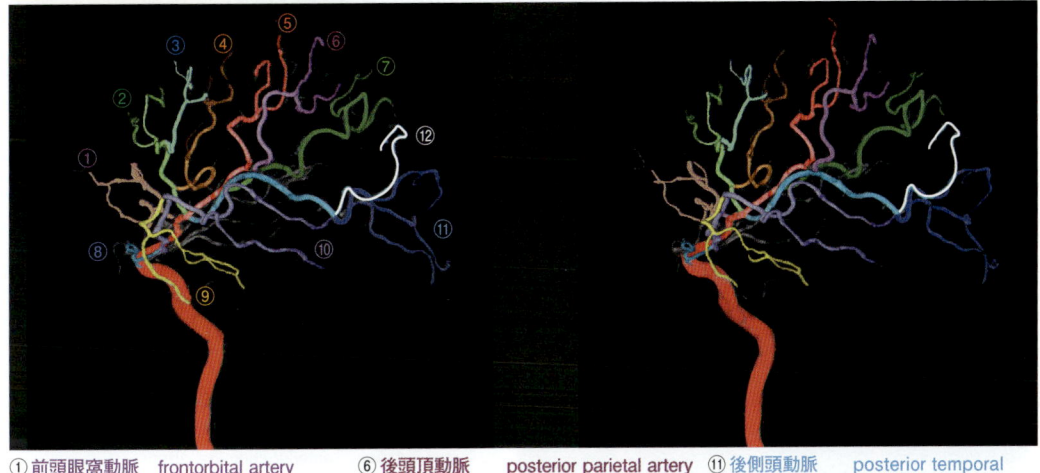

① 前頭眼窩動脈　frontorbital artery
② 前前頭動脈　　prefrontal artery
③ 中心前溝動脈　precentral sulcal artery
④ 中心溝動脈　　central sulcal artery
⑤ 前頭頂動脈　　anterior parietal artery

⑥ 後頭頂動脈　　posterior parietal artery
⑦ 角回動脈　　　angular artery
⑧ 側頭極動脈　　temporal polar artery
⑨ 前側頭動脈　　anterior temporal artery
⑩ 中側頭動脈　　middle temporal artery

⑪ 後側頭動脈　　posterior temporal artery
⑫ 側頭後頭動脈　temporo-occipital artery

12. 左前大脳動脈（正面）　ステレオ解剖図（図VA-10）

　前大脳動脈を正面から観察したステレオ血管解剖図です．正面からは，前頭葉から頭頂葉に走行が進むにつれ，血管同士が重なり観察できないため，血管ごとに色を変え，立体視で確認できるようにしています．

頭部 正面　ステレオ視

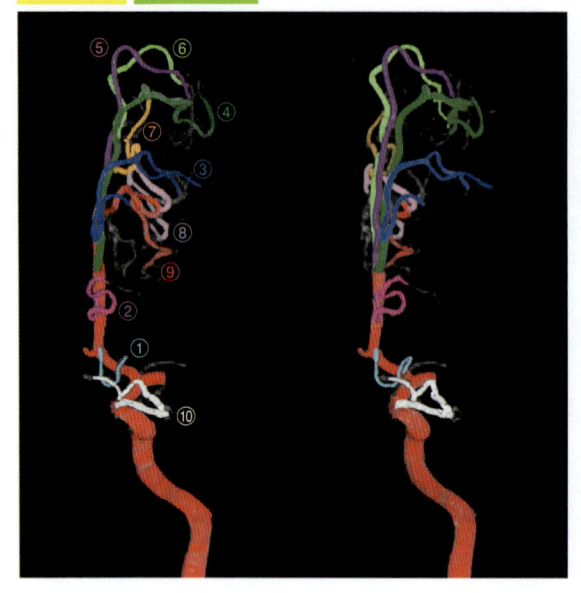

① 内側前頭底動脈　anterior internal frontal artery
② 前頭極動脈　frontopolar artery
③ 前内前頭動脈　anterior internal frontal artery
④ 中内前頭動脈　middle internal frontal artery
⑤ 後内前頭動脈　posterior internal frontal artery
⑥ 中心傍動脈　paracentral artery
⑦ 上内頭頂動脈　superior internal parietal artery
⑧ 下内頭頂動脈　inferior internal parietal artery
⑨ 脳梁周囲動脈　pericallosal artery
⑩ 眼動脈　ophthalmic artery

13. 左前大脳動脈（後面）　ステレオ解剖図（図VA–11）

　正面からの観察では，後方を走行する下内頭頂動脈が見えないため，左前大脳動脈を後面から観察できる解剖図を作成しています．

図VA–11 ┤左前大脳動脈（後面）　ステレオ解剖図├

頭部 後面　ステレオ視

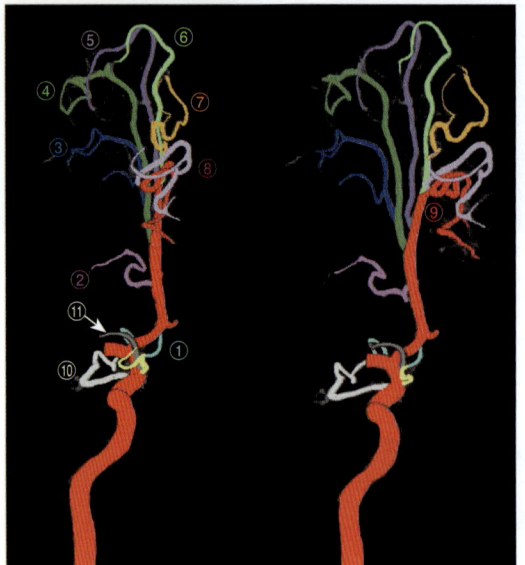

① 内側前頭底動脈　anterior internal frontal artery
② 前頭極動脈　frontopolar artery
③ 前内前頭動脈　anterior internal frontal artery
④ 中内前頭動脈　middle internal frontal artery
⑤ 後内前頭動脈　posterior internal frontal artery
⑥ 中心傍動脈　paracentral artery
⑦ 上内頭頂動脈　superior internal parietal artery
⑧ 下内頭頂動脈　inferior internal parietal artery
⑨ 脳梁周囲動脈　pericallosal artery
⑩ 眼動脈　ophthalmic artery
⑪ 前脈絡叢動脈　anterior choroidal artery

14. 左前大脳動脈（内側面）　ステレオ解剖図（図ⅤA-12）

血管ごとに色分けし，立体視で走行の前後感が確認できます．

図ⅤA-12　├左前大脳動脈（内側面）　ステレオ解剖図│

頭部 内側面　ステレオ視

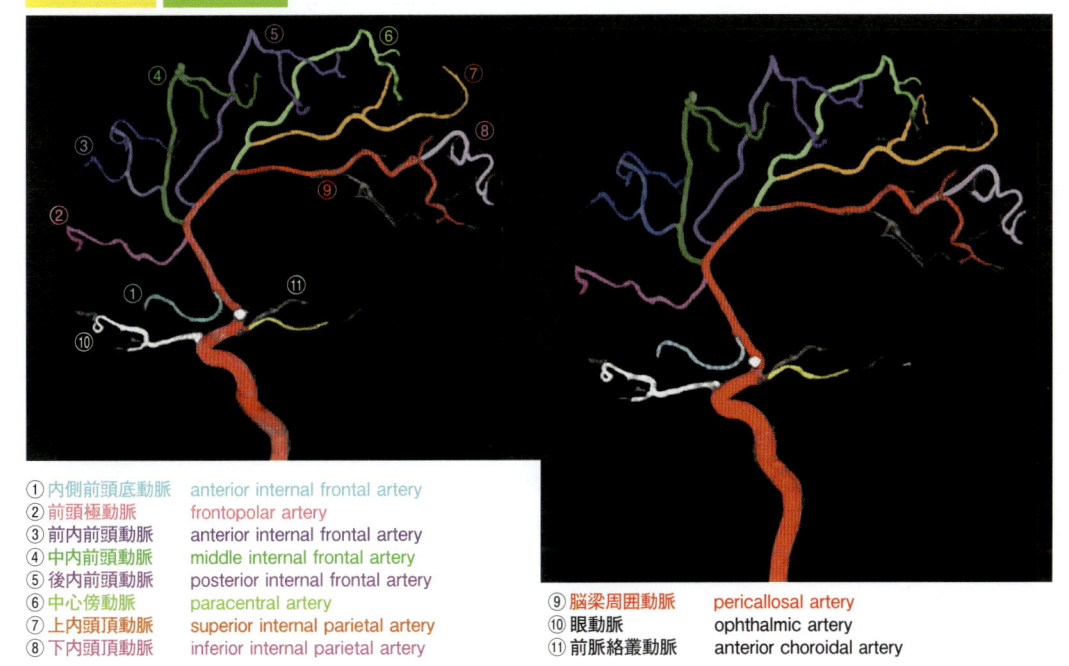

① 内側前頭底動脈　anterior internal frontal artery
② 前頭極動脈　frontopolar artery
③ 前内前頭動脈　anterior internal frontal artery
④ 中内前頭動脈　middle internal frontal artery
⑤ 後内前頭動脈　posterior internal frontal artery
⑥ 中心傍動脈　paracentral artery
⑦ 上内頭頂動脈　superior internal parietal artery
⑧ 下内頭頂動脈　inferior internal parietal artery
⑨ 脳梁周囲動脈　pericallosal artery
⑩ 眼動脈　ophthalmic artery
⑪ 前脈絡叢動脈　anterior choroidal artery

15. 左内頸動脈（正面）　イラストカラー血管解剖図（図ⅤA-13）

内頸動脈，中大脳動脈，前大脳動脈のイラストカラー解剖図です．色分けして血管の重なりが確認できるようにしています．

16. 左内頸動脈（側面）　イラストカラー血管解剖図（図ⅤA-14）

内頸動脈，中大脳動脈，前大脳動脈のイラストカラー解剖です．色分けして血管の重なりが確認できるようにしています．臨床のDSA画像は，この解剖図の血管を黒一色にした画像になります．

17. 前大脳動脈　皮質枝パターン（図ⅤA-15）

前大脳動脈の皮質枝パターンをイラストで解説しています[19]．脳梁辺縁動脈から皮質枝が分岐するパターンが40%，脳梁周囲動脈から皮質枝が分岐するパターンが60%となっています．

内頸動脈　正面

① 内頸動脈　internal carotid artery
② 眼動脈　ophthalmic artery
③ 側頭極動脈　temporal polar artery
④ 前側頭動脈　anterior temporal artery
⑤ 中側頭動脈　middle temporal artery
⑥ 前前頭動脈　prefrontal artery
⑦ 後側頭動脈　posterior temporal artery
⑧ 側頭後頭動脈　temporo-occipital artery
⑨ 後頭頂動脈　posterior parietal artery
⑩ 前頭頂動脈　anterior parietal artery
⑪ 中心前溝動脈　precentral sulcal artery
⑫ 前脈絡叢動脈　anterior choroidal artery
⑬ 後大脳動脈　posterior cerebral artery
⑭ 上内頭頂動脈　superior internal parietal artery
⑮ 中内前頭動脈　middle internal frontal artery
⑯ 後内前頭動脈　posterior internal frontal artery
⑰ 脳梁周囲動脈　pericallosal artery
⑱ 前内前頭動脈　anterior internal frontal artery
⑲ 前頭極動脈　frontopolar artery
⑳ 脳梁周囲動脈　pericallosal artery
㉑ 前交通動脈　anterior communicating artery
㉒ 前頭眼窩動脈　fronto-orbital artery
㉓ 後交通動脈　posterior communicating artery
㉔ レンズ核線条体動脈　lenticulostriatal artery
㉕ 前大脳動脈　anterior cerebral artery
㉖ 中大脳動脈　middle cerebral artery

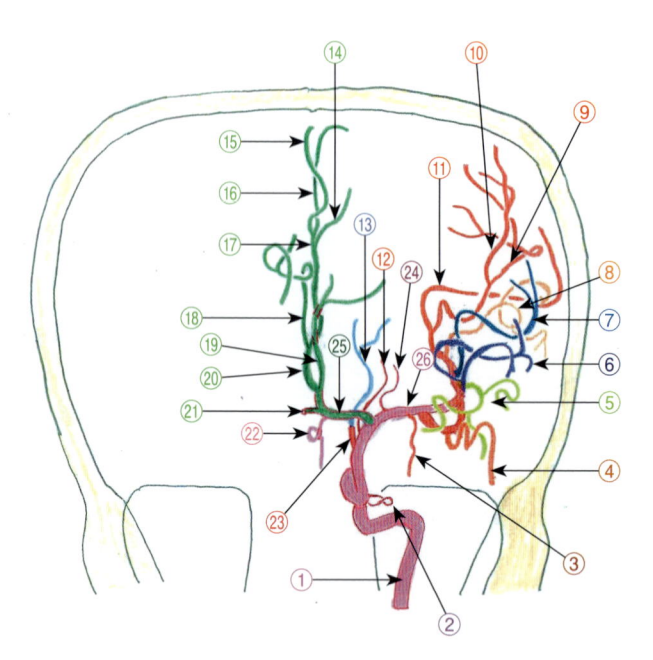

内頸動脈からの分岐
① 内頸動脈　② 眼動脈　㉓ 後交通動脈　⑬ 後大脳動脈　⑫ 前脈絡叢動脈
前大脳動脈からの分岐
⑳ 脳梁周囲動脈　⑲ 前頭極動脈　⑱ 前内前頭動脈　⑮ 中内前頭動脈　⑯ 後内前頭動脈　⑭ 上内頭頂動脈
中大脳動脈からの分岐
⑥ 前前頭動脈　⑪ 中心前溝動脈　⑩ 前頭頂動脈　⑨ 後頭頂動脈　⑤ 中側頭動脈　⑦ 後側頭動脈　⑧ 側頭後頭動脈

内頸動脈　側面

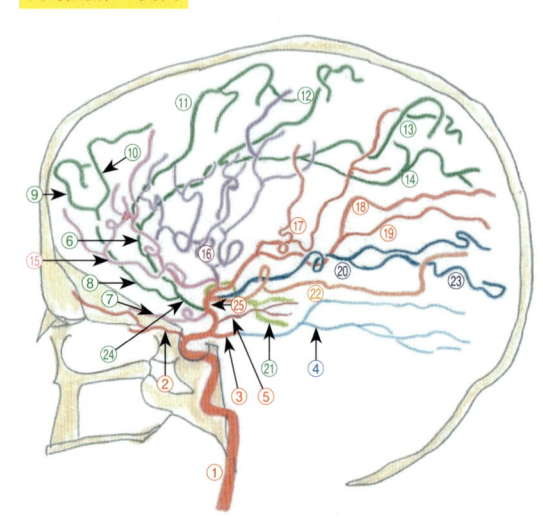

前大脳動脈
㉔ 前大脳動脈　anterior cerebral artery
⑥ 脳梁周囲動脈　pericallosal artery
⑦ 前頭眼窩動脈　fronto-orbital artery
⑧ 共通幹（前頭極動脈，前内前頭動脈）
　　　Commom trunk of frontpolar artery
　　　And anterior internal frontal artery
⑨ 前頭極動脈　frontopolar artery
⑩ 前内前頭動脈　anterior internal frontal artery
⑪ 中内前頭動脈　middle internal frontal artery
⑫ 後内前頭動脈　posterior internal frontal artery
⑬ 上内頭頂動脈　superior internal parietal artery
⑭ 下内頭頂動脈　inferior internal parietal artery

中大脳動脈
㉕ 中大脳動脈　middle cerebral artery
⑮ 眼窩前頭動脈　orbitofrontal artery
⑯ 前前頭動脈　prefrontal artery
⑰ 中心前溝動脈　precetral sulcal artery
⑰ 中心溝動脈　central sulcal artery
⑱ 前頭頂動脈　anterior parietal artery
⑲ 後頭頂動脈　posterior parietal artery
⑳ 角回動脈　artrey of angular artery
㉑ 中側頭動脈　middle temporal artery
㉒ 後側頭動脈　posterior temporal artery
㉓ 側頭後頭動脈　temporo-occipital artery

内頸動脈
① 内頸動脈　internal carotid artery
② 眼動脈　ophthalmic artery
③ 後交通動脈　posterior communicating artery
④ 後大脳動脈　posterior cerebral artery
⑤ 前脈絡叢動脈　anterior choroidal artery

図VA-15 ─ 前大脳動脈　皮質枝パターン ─

前大脳動脈　皮質枝

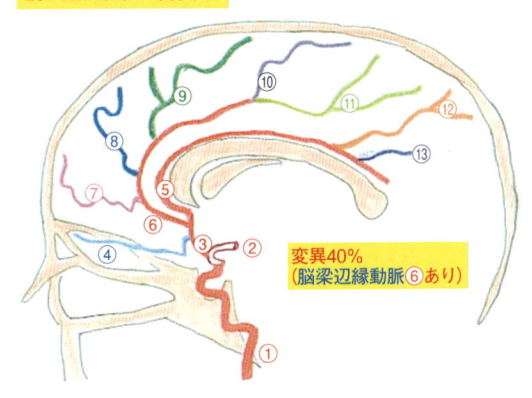

変異40%
（脳梁辺縁動脈⑥あり）

変異60%
（脳梁辺縁動脈⑥なし）

① 内頸動脈	internal carotid artery
② 中大脳動脈	middle cerebral artery
③ 前大脳動脈	anterior cerebral artery
④ 内側前頭底動脈	frontorbital medial artery
⑤ 脳梁周囲動脈	pericallosal artery
⑥ 脳梁辺縁動脈	callosomarginal artery（変異40%）
⑦ 前頭極動脈	frontopolar artery

⑧ 前内前頭動脈	anterior internal frontal artery
⑨ 中内前頭動脈	middle internal frontal artery
⑩ 後内前頭動脈	posterior internal frontal artery
⑪ 中心傍動脈	paracentral artery
⑫ 上内頭頂動脈	superior internal parietal artery
⑬ 下内頭頂動脈	inferior internal parietal artery

18. 左外頸動脈　イラストカラー血管解剖図（図VA-16）

　外頸動脈の血管別に色分けしたイラストカラー解剖図です．血管の走行の色と血管名の色を同色にして確認しやすくしています．

図VA-16 ─ 左外頸動脈　イラストカラー血管解剖図 ─

外頸動脈

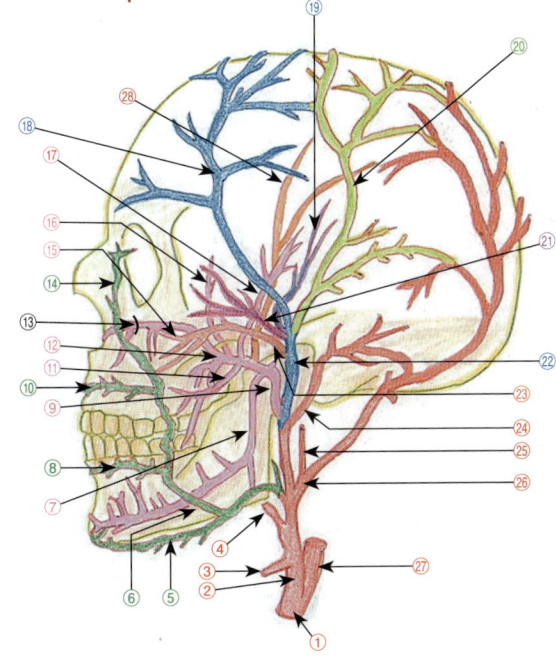

① 総頸動脈	common carotid artery
② 外頸動脈	external carotid artery
③ 上甲状腺動脈	superior thyroid artery
④ 舌動脈	lingual artery
⑤ オトガイ下動脈	submental artery
⑥ 顔面動脈	facial artery
⑦ 下歯槽動脈	inferior alveolar artery
⑧ 下唇動脈	inferior labial artery
⑨ 顎動脈	maxillary artery
⑩ 上唇動脈	superior labial artery
⑪ 咬筋動脈	masseteric artery
⑫ 深咬筋動脈	deep masseteric artery
⑬ 眼窩下管	infraorbital canal
⑭ 眼角動脈	angular artery
⑮ 眼窩下動脈	infraorbital artery
⑯ 前深側頭動脈	anterior deep temporal artery
⑰ 後深側頭動脈	posterior deep temporal artery
⑱ 前頭枝（浅側頭動脈）	frontal（anterior）branch
⑲ 中側頭動脈	middle temporal artery
⑳ 頭頂枝（浅側頭動脈）	parietal（posterior）branch
㉑ 顔面横動脈	transverse facial artery
㉒ 浅側頭動脈	superficial temporal artery
㉓ 頬骨眼窩動脈	zygomatico-orbital artery
㉔ 後耳介動脈	posterior auricular artery
㉕ 上行咽頭動脈	ascending pharyngeal artery
㉖ 後頭動脈	occipital artery
㉗ 内頸動脈	internal carotid artery
㉘ 中硬膜動脈	middle meningeal artery

19. 左外頸動脈（骨との関係）　血管解剖図（図VA-17）

　外頸動脈の頭蓋骨への走行で，頭蓋外を走行する血管を赤色に，頭蓋内を走行する血管を赤色以外にして，血管名も色をあわせて作成しています．

図VA-17　左外頸動脈（骨との関係）　イラストカラー血管解剖図

外頸動脈

骨との関係　【骨の内側：緑色　水色　青色　ピンク色　紫色】

① 総頸動脈　　　　　common carotid artery
② 外頸動脈　　　　　external carotid artery
③ 上甲状腺動脈　　　superior thyroid artery
④ 舌動脈　　　　　　lingual artery
⑤ オトガイ下動脈　　submental artery
⑥ 顔面動脈　　　　　facial artery
⑦ 下歯槽動脈　　　　inferior alveolar artery
⑧ 下唇動脈　　　　　inferior labial artery
⑨ 顎動脈　　　　　　maxillary artery
⑩ 上唇動脈　　　　　superior labial artery
⑪ 咬筋動脈　　　　　masseteric artery
⑫ 深咬筋動脈　　　　deep masseteric artery
⑬ 眼窩下管　　　　　infraorbital canal
⑭ 眼角動脈　　　　　angular artery
⑮ 眼窩下動脈　　　　infraorbital artery
⑯ 前深側頭動脈　　　anterior deep temporal artery
⑰ 後深側頭動脈　　　posterior deep temporal artery
⑱ 前頭枝（浅側頭動脈）frontal（anterior）branch
⑲ 中側頭動脈　　　　middle temporal artery
⑳ 頭頂枝（浅側頭動脈）parietal（posterior）branch
㉑ 顔面横動脈　　　　transverse facial artery
㉒ 浅側頭動脈　　　　superficial temporal artery
㉓ 頬骨眼窩動脈　　　zygomatico-orbital artery
㉔ 後耳介動脈　　　　posterior auricular artery
㉕ 上行咽頭動脈　　　ascending pharyngeal artery
㉖ 後頭動脈　　　　　occipital artery
㉗ 内頸動脈　　　　　internal carotid artery
㉘ 中硬膜動脈　　　　middle　meningeal artery

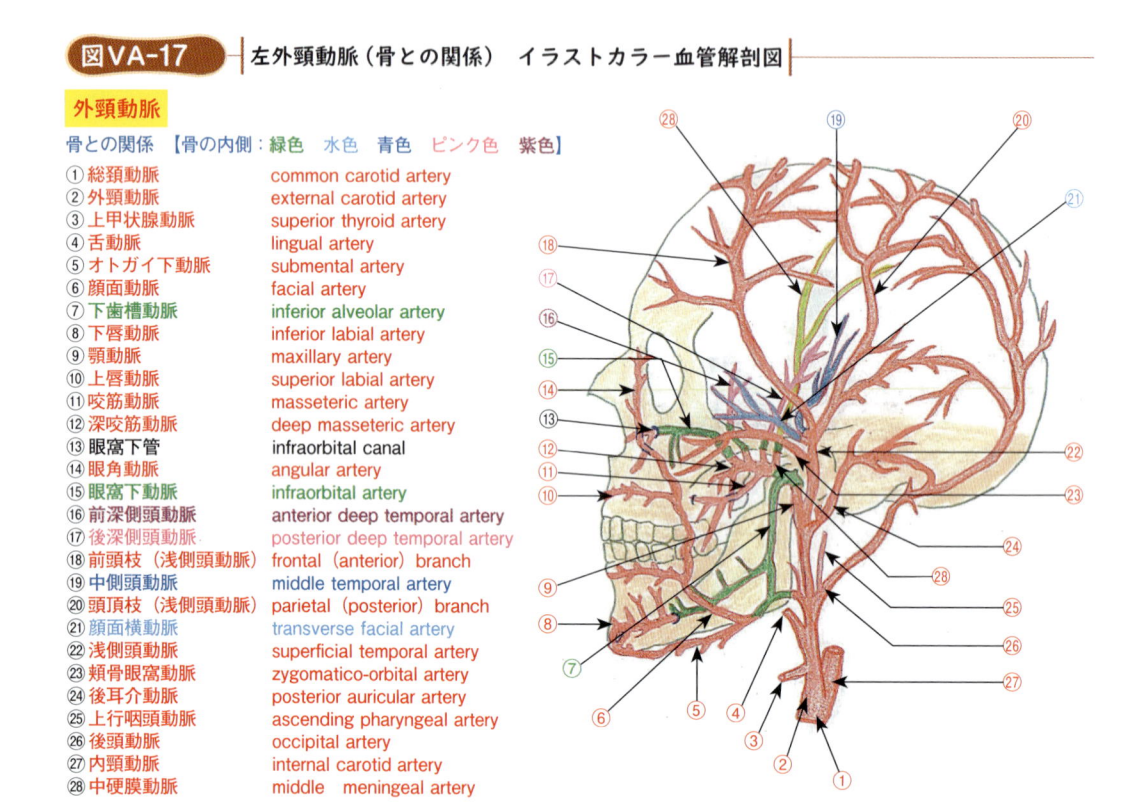

20. 脳底動脈　3Dステレオ解剖図とイラストカラー血管解剖図（図VA-18）

　脳底動脈の枝と，臨床で利用される略号名を記載しています．

図VA-18　脳底動脈

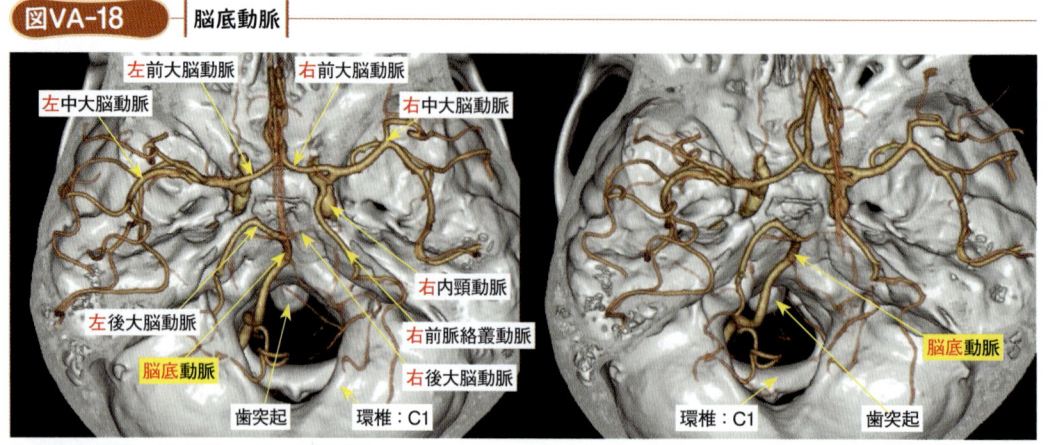

(a) 脳底動脈　3DCTステレオ解剖図

図VA-18 ┤脳底動脈├

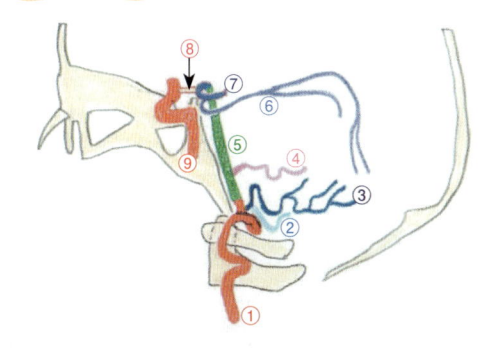

① 椎骨動脈　　vertebral artery
② 後下小脳動脈のバリエーション
　　variation of the posterior inferior cerebellar artery
③ 後下小脳動脈（PICA）posterior inferior cerebellar artery
④ 前下小脳動脈（AICA）anterior inferior cerebellar artery
⑤ 脳底動脈　　basilar artery
⑥ 上小脳動脈　superior cerebellar artery
⑦ 後大脳動脈　posterior cerebral artery
⑧ 後交通動脈　posterior communicating artery
⑨ 内頸動脈　　internal carotid artery

① 椎骨動脈　　vertebral artery
② 後下小脳動脈のバリエーション
　　variation of posterior inferior cerebellar artery
③ 後下小脳動脈（PICA）posterior inferior cerebellar artery
④ 前下小脳動脈（AICA）anterior inferior cerebellar artery
⑤ 脳底動脈　　basilar artery
⑥ 上小脳動脈　superior cerebellar artery
⑦ 後大脳動脈　posterior cerebral artery
⑧ 後交通動脈　posterior communicating artery
⑨ 内頸動脈　　internal carotid artery
⑩ 頭頂後頭動脈　　parieto-occipital artery
⑪ 鳥距動脈　　calcarine artery
⑫ 側頭動脈　　temporal artery
⑬ 後頭側頭動脈　temporo-occipital artery
⑭ 外側および内側後脈絡叢動脈
　　medial and lateral posterior choroidal arteries
⑮ 前後視床穿通動脈群
　　anterior and posterior thalamoperforate arteries

(b) 椎骨動脈（内側面）イラストカラー血管解剖図

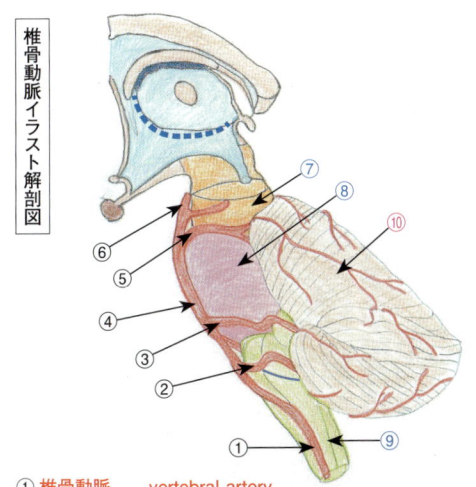

椎骨動脈イラスト解剖図

① 椎骨動脈　　vertebral artery
② 後下小脳動脈(PICA)　posterior inferior cerebellar artery
③ 前下小脳動脈(AICA)　anterior inferior cerebellar artery
④ 脳底動脈　　basilar artery
⑤ 上小脳動脈　superior cerebellar artery(SCA)
⑥ 後大脳動脈　posterior cerebral aretry
脳幹⑦⑧⑨
⑦ 中脳　midbrain
⑧ 橋　　pons
⑨ 延髄　medulla oblongata
⑩ 小脳　cerebellum

(c) 脳底動脈

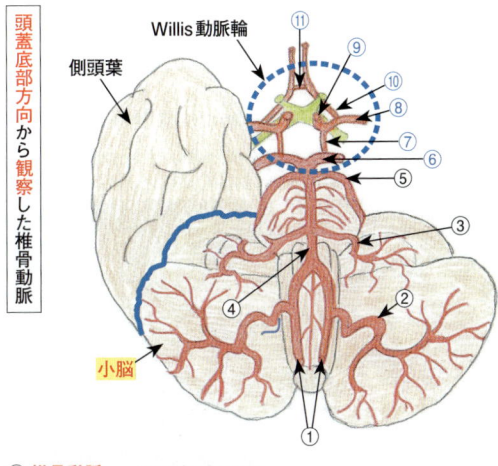

頭蓋底部方向から観察した椎骨動脈

Willis動脈輪
側頭葉
小脳

① 椎骨動脈　　vertebral artery
② 後下小脳動脈(PICA)　posterior inferior cerebellar artery
③ 前下小脳動脈(AICA)　anterior inferior cerebellar artery
④ 脳底動脈　　basilar artery
⑤ 上小脳動脈　superior cerebellar artery(SCA)
⑥ 後大脳動脈　posterior cerebral aretry
⑦ 後交通動脈　posterior communicating aretry
⑧ 中大脳動脈　middle cerebral artery
⑨ 内頸動脈　　internal carotid artery
⑩ 前大脳動脈　anterior cerebral artery
⑪ 前交通動脈　anterior communicating artery

（注）図ⅤA-33；313頁参照

21. 椎骨動脈（後面） ステレオ解剖図（図VA-19）

椎骨動脈の走行を立体視で確認できるようにしています．後面からの解剖図になります．

図VA-19 ─ 椎骨動脈（後面） ステレオ解剖図 ─

椎骨動脈 後面 　ステレオ視

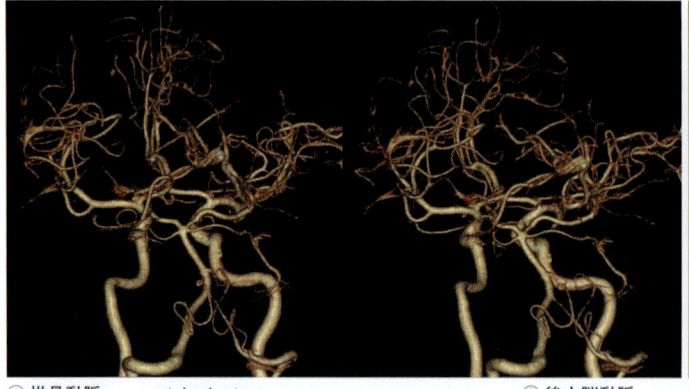
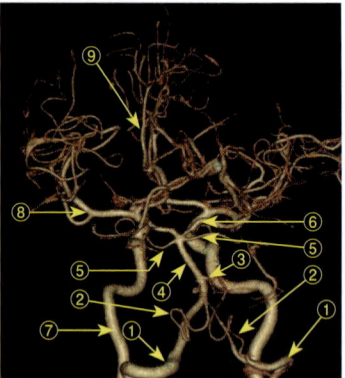

① 椎骨動脈 vertebral artery
② 後下小脳動脈（PICA） posterior inferior cerebellar artery
③ 前下小脳動脈（AICA） anterior inferior cerebellar artery
④ 脳底動脈 basilar artery
⑤ 上小脳動脈 superior cerebellar artery
⑥ 後大脳動脈 posterior cerebral artery
⑦ 内頸動脈 internal carotid artery
⑧ 中大脳動脈 middle cerebral artery
⑨ 前大脳動脈 anterior cerebral artery

22. 動脈と静脈の位置関係（側面） ステレオ解剖図（図VA-20）

脳血管の動脈と静脈の位置関係と静脈血管の解剖学名を記載しています．

図VA-20 ─ 動脈と静脈の位置関係（側面） ステレオ解剖図 ─

頭部 側面 　ステレオ視 　動脈と静脈の位置関係 側面

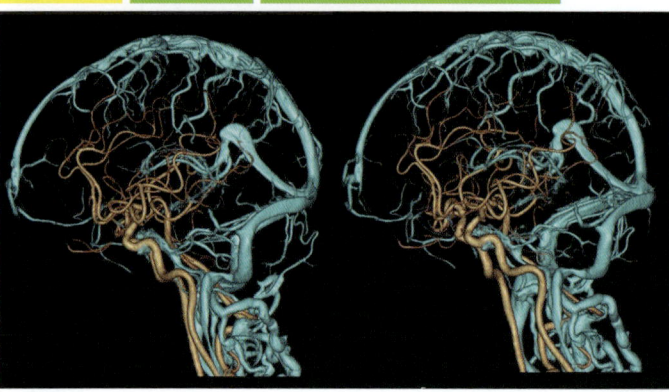
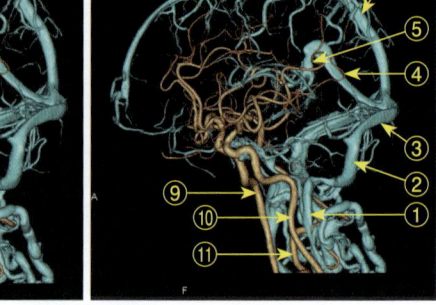

① 頸静脈 jugular vein
② S状静脈洞 sigmoid sinus
③ 横静脈洞 transverse sinus
④ 直静脈洞 straight sinus
⑤ ガレン大静脈 great vein of Galen
⑥ 上矢状静脈洞 superior sagittal sinus
⑦ ローランド静脈（中心静脈） vein of Rolando
⑧ トロラード静脈 vein of Trolard
⑨ 右内頸動脈 right internal carotid artery
⑩ 左内頸動脈 left internal carotid artery
⑪ 右椎骨動脈 right vertebral artery

23. 脳静脈　ステレオ解剖図（図ⅤA-21）

脳静脈だけの走行のステレオ解剖図です．立体視で走行の前後感が確認できます．

図ⅤA-21　脳静脈　ステレオ解剖図

頭部　ステレオ視　脳静脈　側面

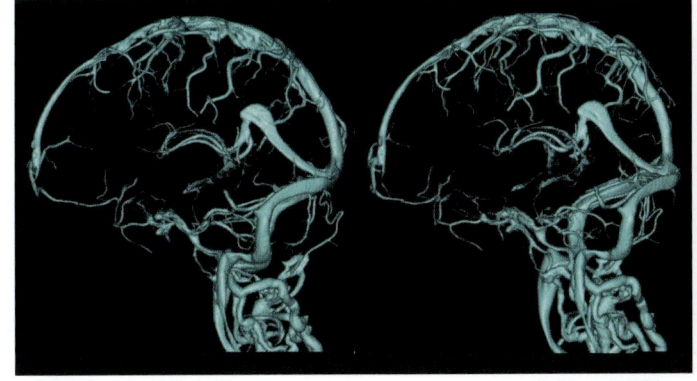 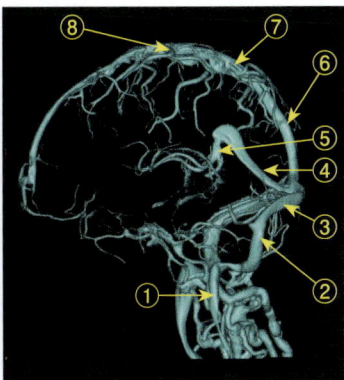

① 頸静脈	jugular vein	⑤ ガレン大静脈	great vein of Galen
② S状静脈洞	sigmoid sinus	⑥ 上矢状静脈洞	superior sagittal sinus
③ 横静脈洞	transverse sinus	⑦ ローランド静脈（中心静脈）	vein of Rolando
④ 直静脈洞	straight sinus	⑧ トロラード静脈	vein of Trolard

24. 耳小骨※　3DCT画像（図ⅤA-22）

外耳道から鼓膜に届いた音を前庭窓へ伝達し，内耳道に伝える耳小骨の3DCT画像です．

図ⅤA-22　耳小骨（右）

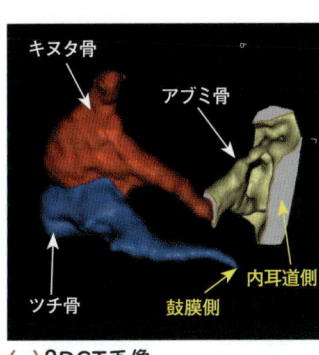

キヌタ骨
アブミ骨
ツチ骨
鼓膜側
内耳道側

(a)3DCT画像

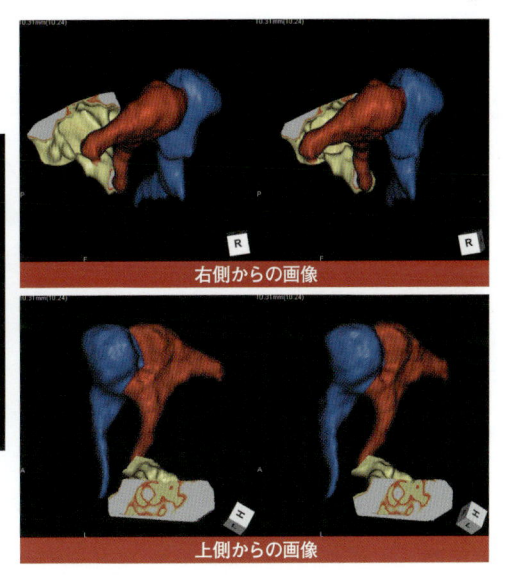

右側からの画像

上側からの画像

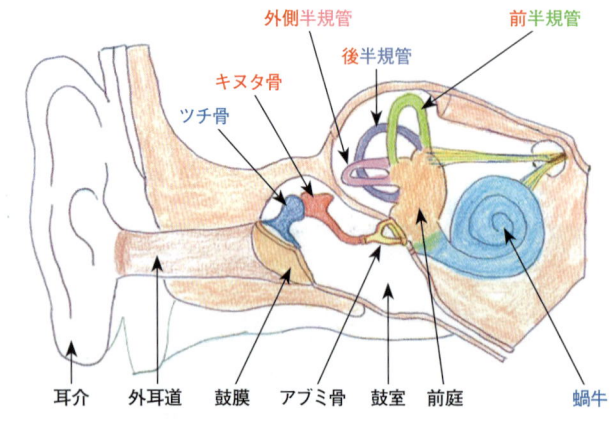

図VA-22 ｜耳小骨（右）｜

外側半規管　後半規管　前半規管

キヌタ骨

ツチ骨

耳介　外耳道　鼓膜　アブミ骨　鼓室　前庭　蝸牛

(b) 右耳小骨と内耳の関係

外　耳：耳介，外耳道，鼓膜からなる．
中　耳：外耳とは鼓膜によって隔てられ，薄い骨組織の卵円窓（前庭側），正円窓（蝸牛側）で内耳と隔てられている．中耳の前壁にある開口部で耳管につながる．
内　耳：外側の骨迷路と内側の膜迷路からなる．骨迷路は，半規管，平衡感覚の受容器を含む前庭，聴覚の受容器を含む蝸牛からなる．膜迷路は，複雑に連絡している一連の膜性の細管と嚢．骨迷路の空洞の中にあり，内部は内リンパで満たされ，周囲は外リンパで囲まれる．主に蝸牛迷路，前庭迷路からなる．
内耳道：内耳道口から側頭骨錐体部を通り，薄い骨板によって前庭と境を接する内耳道底に至る管．迷路動脈および静脈とともに顔面神経，内耳神経が通る．

用｜語｜解｜説

※ **耳小骨**

中耳の小骨．これらの小骨は鼓膜から前庭窓へ音を伝達するために，互いに関節により結びついている[1]．

臨床の場で必要な脳の解剖

1. 脳血管と脳葉の関係　イラスト解剖図（図VA-23）

　プロメテウス解剖学[11]から，臨床で必要な脳血管と脳葉を重ねあわせたイラストカラー解剖図です．色分けすることで確認しやすくしています．

図VA-23 ｜脳血管と脳葉の関係　イラスト解剖図｜

血管と脳葉　（外側面）

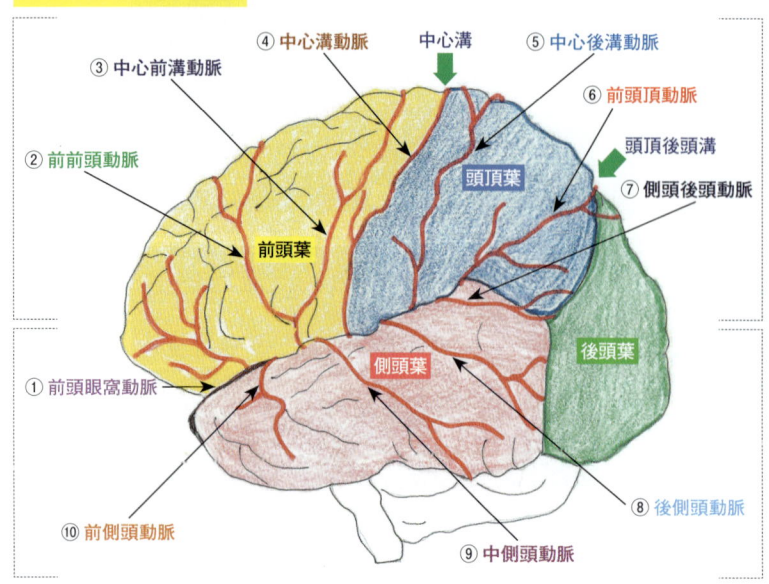

③ 中心前溝動脈　　④ 中心溝動脈　　中心溝　　⑤ 中心後溝動脈

② 前前頭動脈　　　　　　　　　　　　　　　⑥ 前頭頂動脈

頭頂後頭溝

頭頂葉　　⑦ 側頭後頭動脈

前頭葉

① 前頭眼窩動脈

側頭葉　　後頭葉

⑩ 前側頭動脈　　⑨ 中側頭動脈　　⑧ 後側頭動脈

① 前頭眼窩動脈
　（fronto-orbital artery）
② 前前頭動脈
　（prefrontal artery）
③ 中心前溝動脈
　〔prerolandic artery
　（pecentral sulcal artery）〕
④ 中心溝動脈
　〔rolandic artery（central
　sulcal artery）〕
⑤ 中心後溝動脈
　〔postrolandic artery
　（postcentral sulcal artery）〕
⑥ 前頭頂動脈
　anterior parietal artery
⑦ 側頭後頭動脈
　temporo-occipital artery
⑧ 後側頭動脈
　posterior temporal artery
⑨ 中側頭動脈
　middle temporal artery
⑩ 前側頭動脈
　anterior temporal artery

2. 脳神経線維－交連線維と連合線維（図ⅤA-24）

　参考本では脳神経線維の流れはイラストで記入され説明されていました．MRI装置の発展で，脳神経線維が画像として観察できるようになっていますので，香川大学医学部倫理委員会の許可（平成26-044：毎年更新）を得て，臨床画像で解剖図を作成しています．イラストと実際の臨床画像ではイメージがまったく異なるため，脳神経線維の解剖図[19]を作成しPDFにしていますのでご希望の方は筆者までご連絡ください．

図ⅤA-24 ─ 脳神経線維　交連線維と連合線維 ─

脳梁

交連線維
左右の大脳皮質の対応する
領域間を結ぶ神経線維

後交連

交連線維

正面画像

上前頭後頭束　　帯状束（内側面）

下前頭後頭束

上縦束

弓状線維
（内側面）

連合線維
大脳皮質の同側の異なる
領域間を結ぶ神経線維

鉤状束　　下縦束（内側面）

連合線維

側面画像

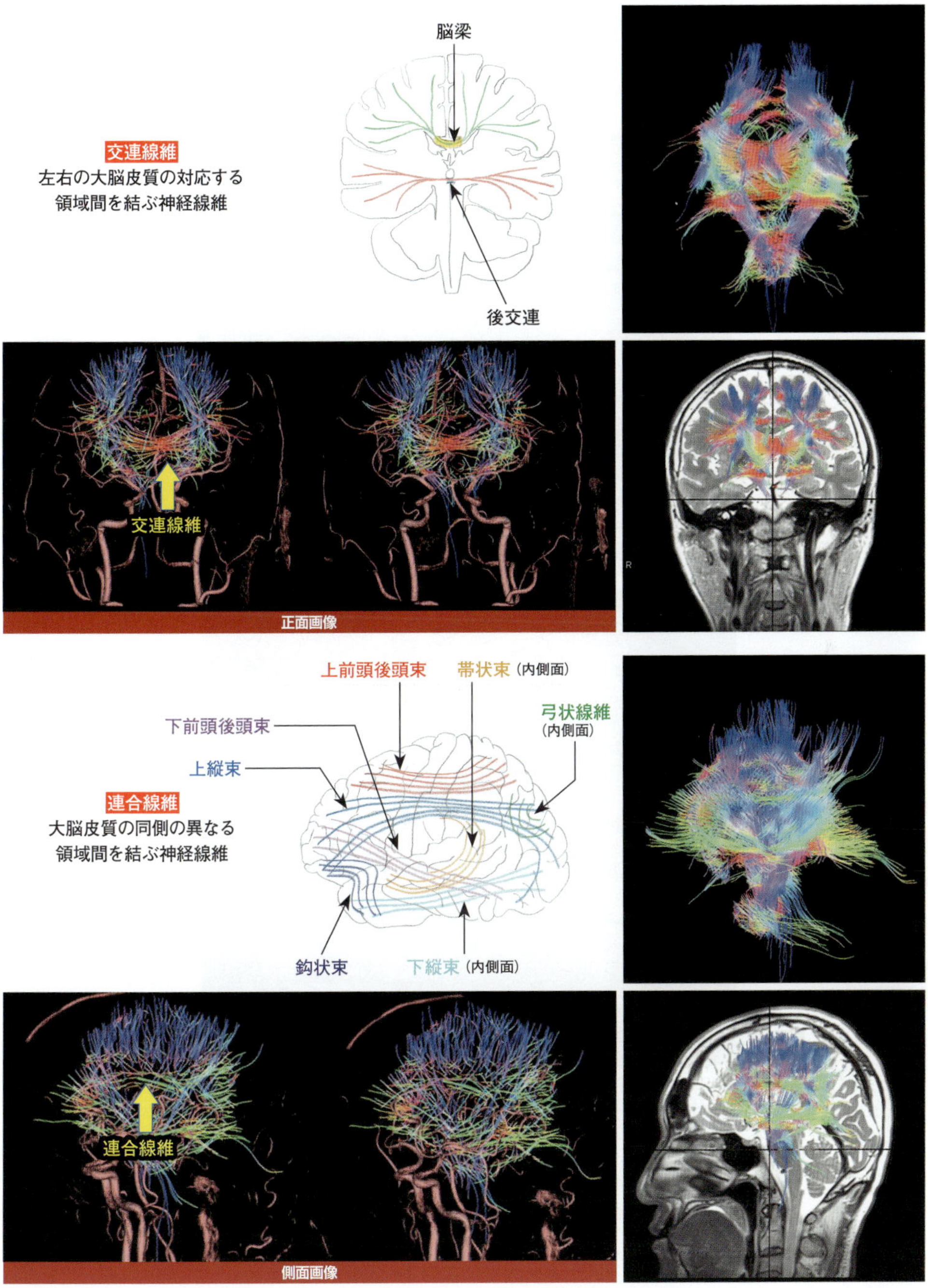

1. ペンフィールドの運動野　ステレオ解剖図（図VA-25）

　ペンフィールドの運動野の脳回断面図の例です．この断面に沿って，脳神経線維の分布を作成しPDFを作成しています[20]．

図VA-25 ペンフィールドの運動野

ワイルダー・ペンフィールドの機能局在性（脳地図）

注）カナダの脳神経外科医ワイルダー・ペンフィールドが，脳に直接電気刺激を与える方法で大脳皮質の機能局在性を特定した．

運動野　中心前回　運動野部　脳回断面図

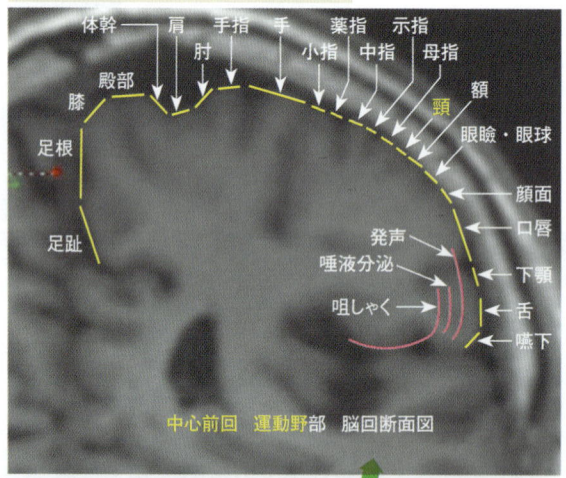

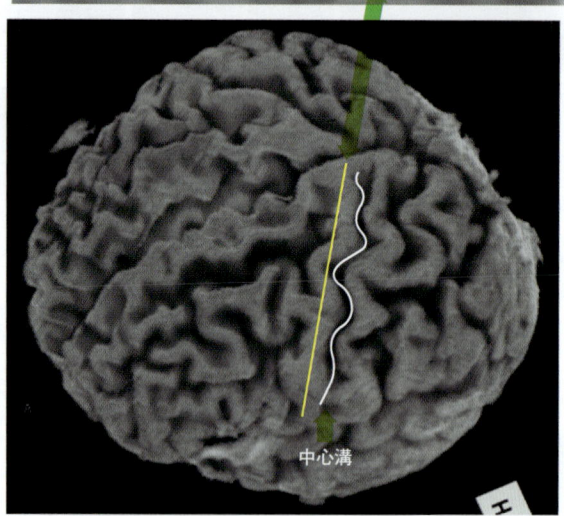

中心溝

ペンフィールドの脳地図の局在性の割合をもとに，中心溝に沿ってMPRしたCoronal画像を利用してペンフィールドを作成した．中心溝に沿ってMPRし，実際の画像に近づけている．

2．Aslant補足運動野→ブローカ野（図ⅤA-26）

脳神経線維ステレオ解剖図

　Aslant補足運動野→ブローカ野 speech production（発話生成）部の脳神経線維の流れを示しています．

図ⅤA-26　Aslant補足運動野→ブローカ野

脳神経線維（脳神経線維トラクトグラフィ）　３Ｄステレオ画像

Aslant トラクトグラフィ　大きめ
補足運動野→ブローカ野
speech production(sentence)

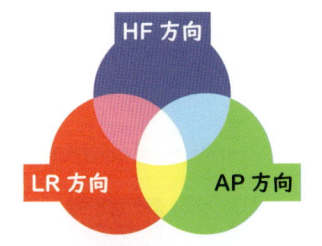

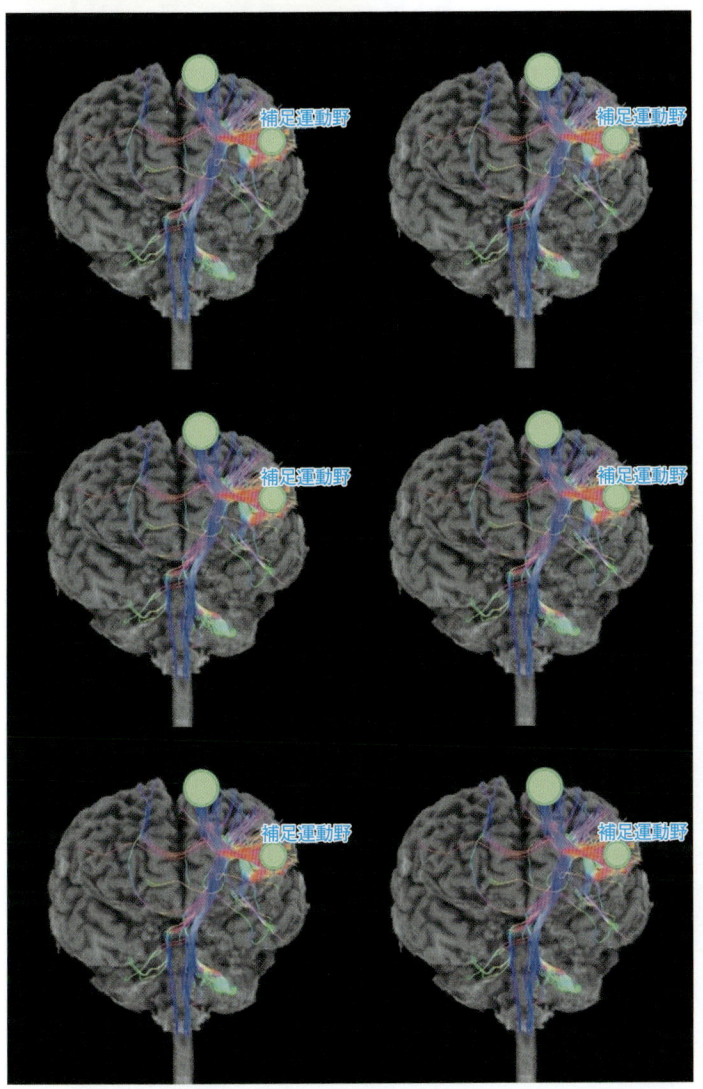

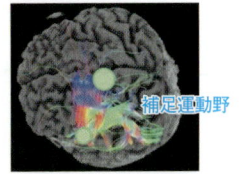

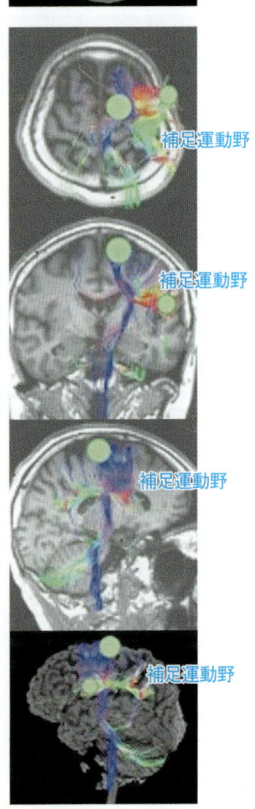

HF（頭尾方向）　LR（左右方向）　AP（前後方向）

3. Aslant補足運動野→ウェルニッケ領野（図VA-27）

脳神経線維ステレオ解剖図

　Aslant補足運動野→ウェルニッケ領野 inhibitory control（抑制的制御）部の脳神経線維の流れを示しています.

図VA-27 ─ 補足運動野→ウェルニッケ領野 ─

脳神経線維（脳神経線維トラクトグラフィ）
3D ステレオ解剖図

Aslant トラクトグラフィ
補足運動野→ウェルニッケ領野
inhibitory control

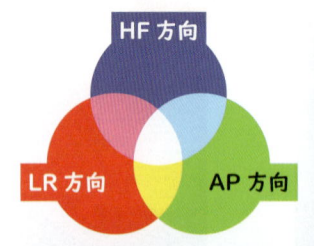
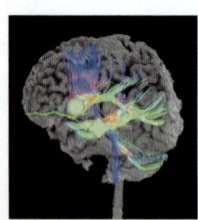
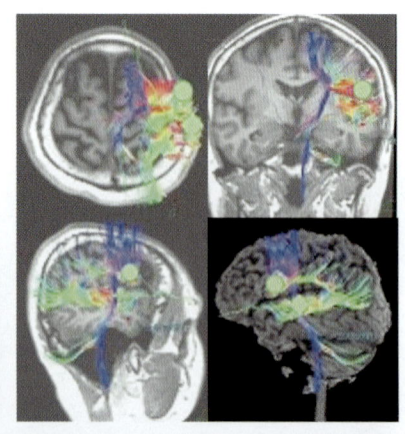
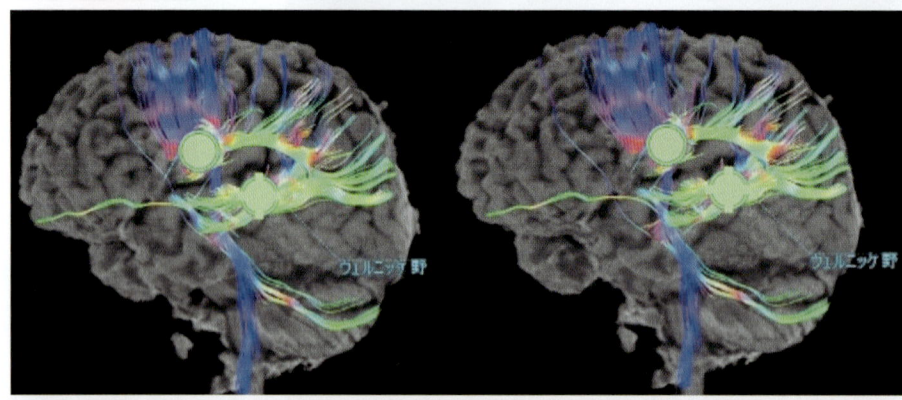
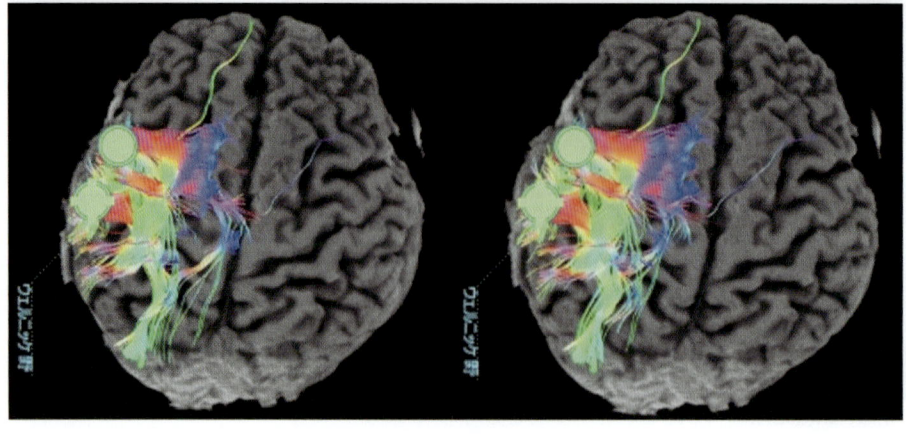

4. 上頭頂小葉　脳神経線維ステレオ解剖図（図ⅤA-28）

　ほかにペンフィールドの運動野の脳神経線維の流れ，ペンフィールドの感覚野の脳神経線維の流れの解剖図などをステレオ解剖図で作成しています．

図ⅤA-28　上頭頂小葉

脳神経線維（脳神経線維トラクトグラフィ）　3Dステレオ解剖図

頭頂葉　上頭頂小葉

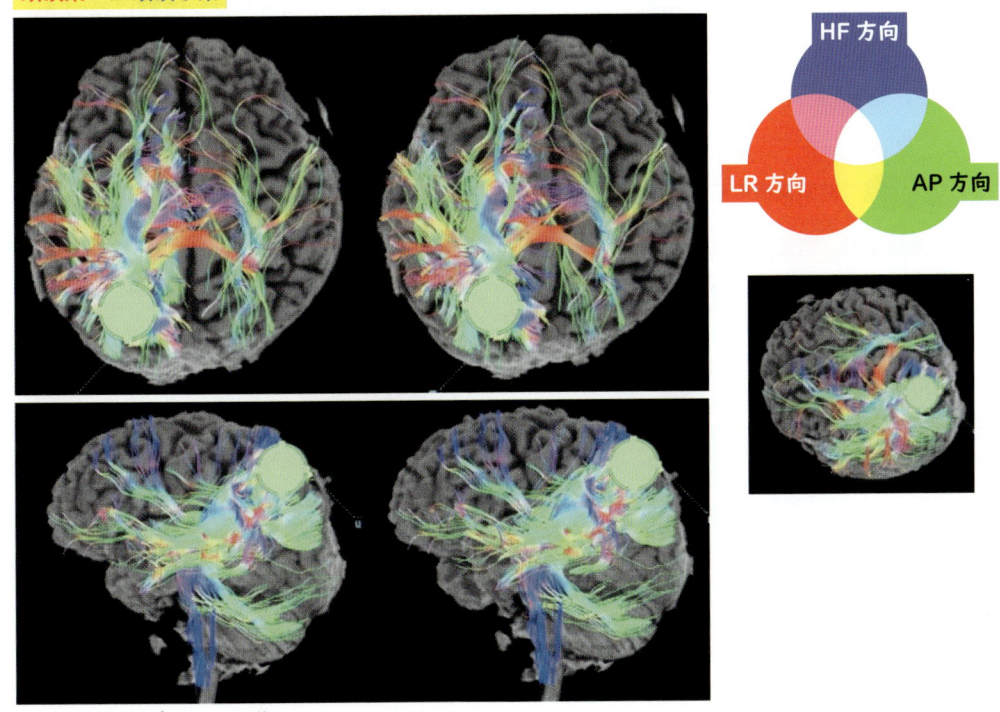

（a）トラクトグラフィ画像

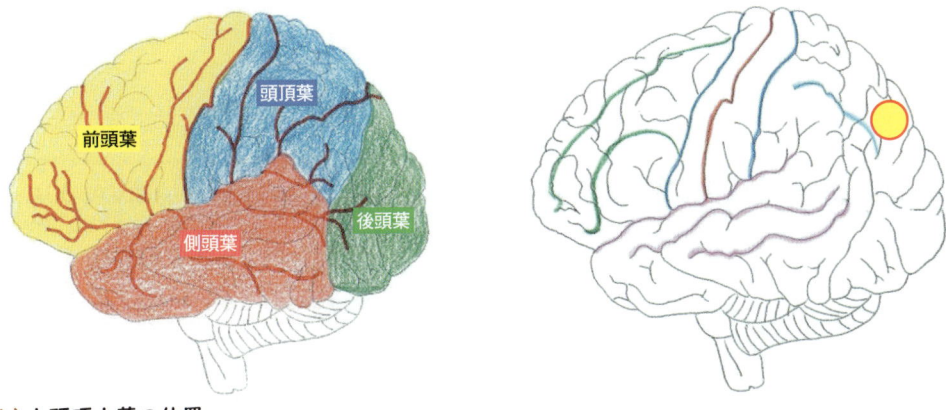

（b）上頭頂小葉の位置

5. 前頭葉機能局在性と脳血管の関係—運動領野（外側面）（図VA-29）

運動領野と脳血管（中心前溝動脈，中心溝動脈）の関係（外側面）のイラスト解剖図です．

脳と神経の仕組みの書籍[14), 16)~20)]から脳葉の脳機能局在性が詳しくわかりますが，われわれが臨床の場で扱う脳血管との関係がわかりません．

そこで，脳血管とどのような関係があるのか，各書籍をもとに脳葉と脳血管位置関係をイラストで作成し，脳血管の走行から脳血管の分布と脳葉の機能局在性の関係を調べ，脳血管が関わる可能性のある脳機能局在性をイラスト解剖図で作成しました．

脳機能局在性はブロードマン領野[17)]をもとに作成しています．ブロードマン領野に基づき，現在書籍などでわかる機能局在性と脳血管の関係性をイラストで作成しPDFにしています（ただし，一部フリーハンドの図もあります）．PDFが必要な方は筆者までご連絡ください（hiroo423@yahoo.co.jp）．

図VA-29 前頭葉機能局在性と脳血管の関係—運動領域（外側面）

前頭葉　大脳皮質　機能局在性

運動領野（ブロードマン第4野）

中心前回の大脳皮質で運動領野とよばれている．
第4野の神経細胞の構成はほかの部位と少し異なり，第5層に，ほかの大脳皮質に存在しないベッツ錐体細胞とよばれる大きな神経細胞からなる．このベッツ錐体細胞から出た神経線維が手足に運動の指令を与える錐体路の一部を構成している．手足や顔面の細かい巧みな運動を支配している．

（機能）
・手足に運動の指令を与える
・手足や顔面の細かい巧みな運動を支配

運動領野（外側面）の関連脳血管
中大脳動脈系：中心前溝動脈
　　　　　　　中心溝動脈

6. 前頭葉機能局在性と脳血管の関係—運動領野（内側面）（図VA-30）

運動領野と脳血管（中心前溝動脈，中心溝動脈）の関係（内側面）のイラスト解剖図です．

7. 頭頂葉機能局在性と脳血管の関係—体性感覚野（図VA-31）

体性感覚野，一次体性感覚野と脳血管（中心前溝動脈，中心溝動脈）関係のイラスト解剖図です．

図ⅤA-30 ─ 前頭葉機能局在性と脳血管の関係－運動領野（内側面）

前頭葉　大脳皮質　機能局在性

運動領野（ブロードマン第4野）

中心前回の大脳皮質で運動領野とよばれている.

第4野の神経細胞の構成はほかの部位と少し異なり，第5層に，ほかの大脳皮質に存在しないベッツ錐体細胞とよばれる大きな神経細胞からなる．このベッツ錐体細胞から出た神経線維が手足に運動の指令を与える錐体路の一部を構成している．手足や顔面の細かい巧みな運動を支配している.

（機能）
・手足に運動の指令を与える
・手足や顔面の細かい巧みな運動を支配

運動領野（内側面）の関連脳血管
　中大脳動脈系：中心前溝動脈
　　　　　　　　中心溝動脈

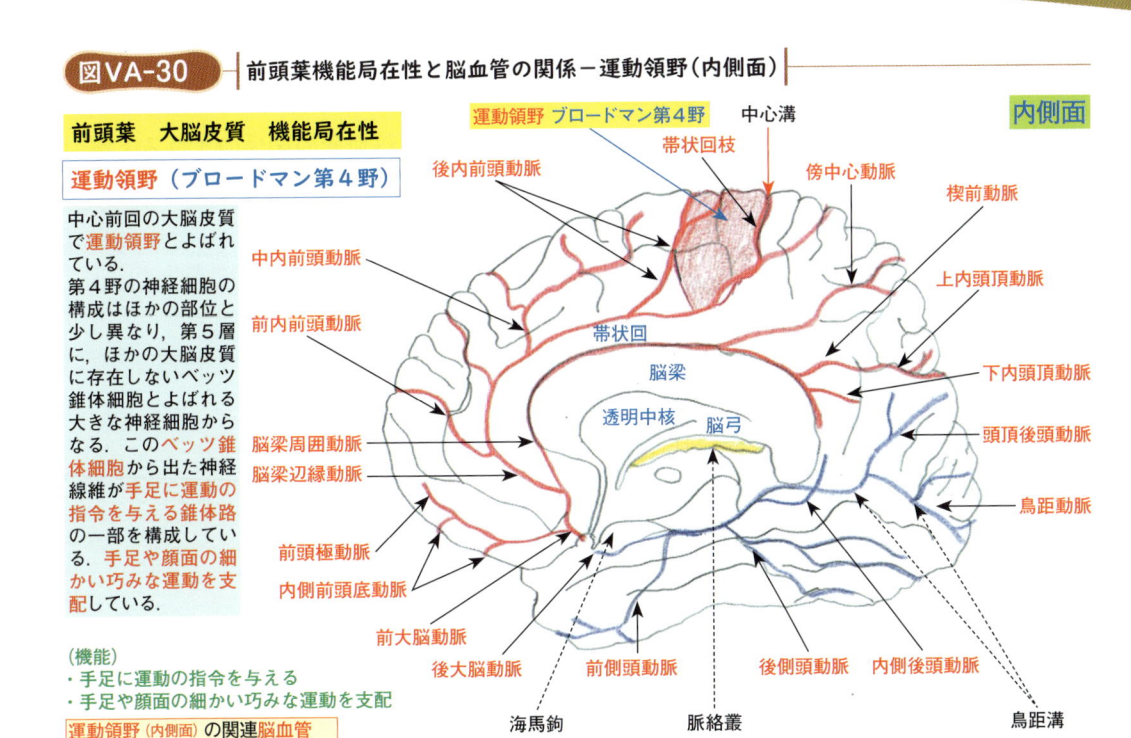

内側面

図ⅤA-31 ─ 頭頂葉大脳皮質機能局在性と脳血管の関係─体性感覚野

頭頂葉　大脳皮質　機能局在性

体性感覚野　一次体性感覚野
知覚領野　中心後回
（ブロードマン第3,1,2野）

・体性知覚野といわれる部位は，ブロードマン第3,1,2野，すなわち中心後回の皮質にある.
・この神経細胞に，手足や体幹など末梢の知覚受容器から視床を経由して伝わってきた痛覚や触覚，振動覚が伝達される.
・知覚は一般体性知覚，内臓知覚，特殊体性知覚に分類され，ブロードマン第3野：一般体性知覚と内臓知覚が伝達される.
・伝達された知覚刺激が，どんな性格の刺激か，どんな強さなのかが識別，認識され，必要に応じてほかの神経の神経細胞に伝達される．
　知覚の分析，合成，統合が行われる.
・運動領野と同様，知覚領野でも身体各部位と対応して，神経細胞が配置されている.

前頭葉（外側面）の関連脳血管
　中大脳動脈系：中心溝動脈
　　　　　　　　中心後溝動脈

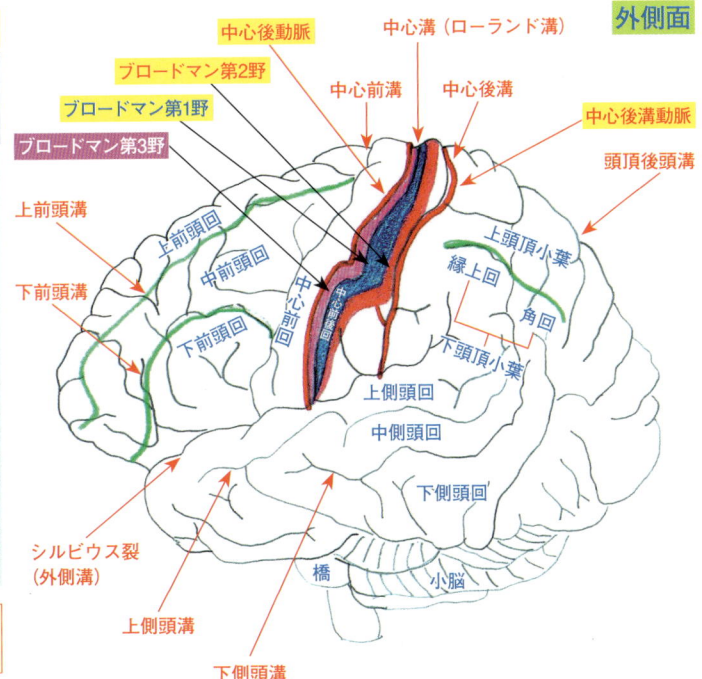

外側面

（機能：皮膚や筋肉などからの体性感覚を司る）
・手足や体幹など，末梢の知覚受容器から視床を経由して伝わってきた痛覚や触覚，振動覚が伝達される
・一般体性知覚と内臓知覚が伝達される
・知覚の分析，合成，統合．知覚刺激が，どんな性格の刺激か，どんな強さなのかが識別，認識され，必要に応じてほかの神経の神経細胞に伝達

8. 側頭葉大脳皮質機能局在性と脳血管の関係（図VA-32）

　一次聴覚野，ウェルニッケ野，聴覚連合野，側頭連合野と脳血管の関係のイラスト解剖図です．

図VA-32 ─ 側頭葉大脳皮質機能局在性と脳血管の関係　側頭葉

側頭葉　大脳皮質　機能局在性

側頭葉
一次聴覚野（ブロードマン第41野、第42野）
ウェルニッケ野〔ブロードマン　左第22野（左優位半球時）〕
聴覚連合野（場所は正確にわかっていない（2016年時））
側頭連合野（ブロードマン第37野）

一次聴覚野
(機能) 基本的な聴覚処理
　　　　ブロードマン第41野：赤
　　　　ブロードマン第42野：青
Wernike野（ウェルニッケ野）
(機能) 聴覚的な言語処理　意味の理解や文の作成
　　　　ブロードマン 左第22野：黄（左優位半球時）
側頭連合野
(機能) 顔の認知，意味のカテゴリー分類
　　　　単語処理，メタファー（暗喩）の理解
　　　　ブロードマン 第37野：緑

一次聴覚野
　ブロードマン第41野，第42野
(機能) 耳からの聴覚情報を受け，音として感じる．
Wernike野（ウェルニッケ野）：
ブロードマン左第22野（左優位半球時）
(機能) 言語を理解
聴覚連合野：
場所は正確にわかっていない（2016年時）
(機能) 一次聴覚野から受け取った聴覚情報を過去の記憶と照合し理解する
側頭連合野：
ブロードマン第37野
(機能) 視覚情報による物体認識，高次の聴覚情報処理，記憶に関連

側頭葉（外側面）の関連脳血管
　中大脳動脈系：前側頭動脈
　　　　　　　　側頭後頭動脈
　　　　　　　　中側頭動脈
　　　　　　　　後側頭動脈

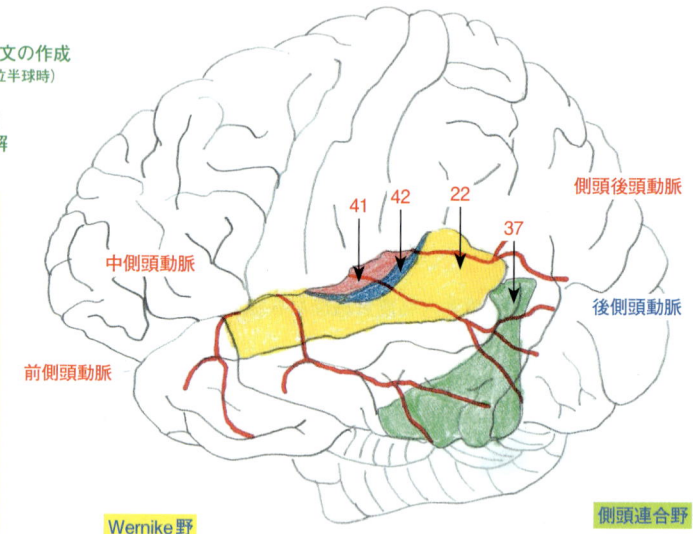

一次聴覚野
側頭後頭動脈
後側頭動脈
側頭連合野
中側頭動脈
前側頭動脈
Wernike野

9. 小脳と脳血管の関係（図ⅤA-33）

小脳と椎骨動脈の分布と小脳の役割になります．

図ⅤA-33　｜小脳と脳血管の関係｜

小脳 小脳の役割：①運動を適切に，しかも迅速に開始
　　　　　　　②共同運動を行う
　　　　　　　③筋肉の緊張を維持し，姿勢を保つ
　往復連絡路：①〜③の役割を果たすために，ほかの神経との往復連絡路を持ち，各組織との情報のやり
　　　　　　　取りをする．このため，連絡路の一部でも障害されると小脳失調が生じる

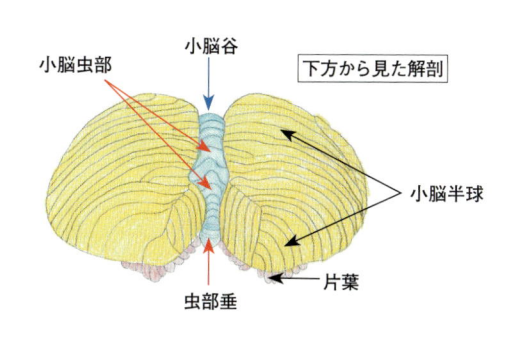

下方から見た解剖

小脳虫部　小脳谷　小脳半球　片葉　虫部垂

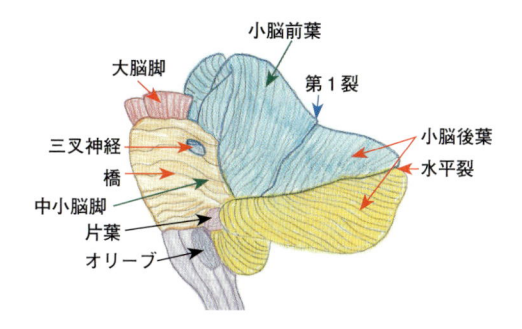

小脳前葉　大脳脚　第1裂　三叉神経　橋　中小脳脚　片葉　オリーブ　小脳後葉　水平裂

頭蓋底部方向から観察した小脳のイラスト図

Willis動脈輪（Circle of Willis）
⑥⑨⑪⑫⑬⑭によってっ作られるサークル
左右どちらかの内頸動脈の血流（酸素）が少なくなると前交通動脈，
後交通動脈を通じて反対側の脳へ酸素が供給される．
このサークルがWillis動脈輪と呼ばれている．図の点線の青円部．

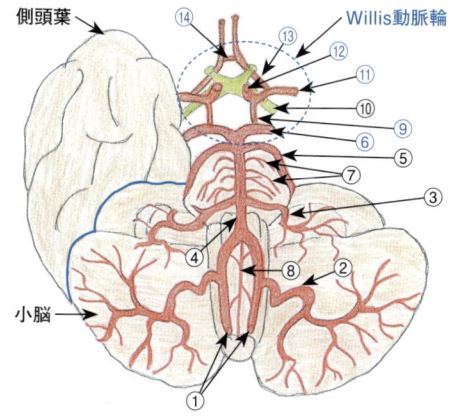

側頭葉　Willis動脈輪　小脳

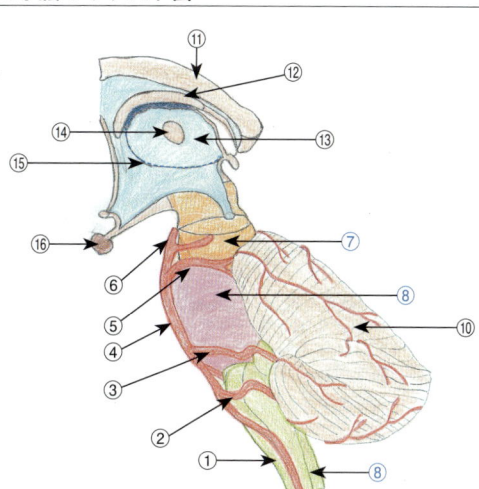

①椎骨動脈　⑥後大脳動脈　⑪中大脳動脈
②後下小脳動脈（PICA）　⑦橋枝　⑫内頸動脈
③前下小脳動脈（AICA）　⑧前脊髄動脈　⑬前大脳動脈
④脳底動脈　⑨後交通動脈　⑭前交通動脈
⑤上小脳動脈　⑩視交叉

①椎骨動脈　②後下小脳動脈（PICA）　③前下小脳動脈（AICA）
④脳底動脈　⑤上小脳動脈　⑥後大脳動脈
脳幹⑦⑧⑨
⑦中脳　⑧橋　⑨延髄
⑩小脳　⑪脳梁　⑫脳弓
⑬第3脳室
　〔視床間にある脳脊髄液で満たされている脳室（左右一対）〕
⑭視床間橋（左右の視床をつなぐ橋）　⑮視床の辺縁（青い点線）
⑯下垂体（第3脳室の前先端にある）

10. 前頭葉機能局在性と脳血管の関係－前頭連合野（図ⅤA-34）

前頭連合野と脳血管の関係のイラスト解剖図です.

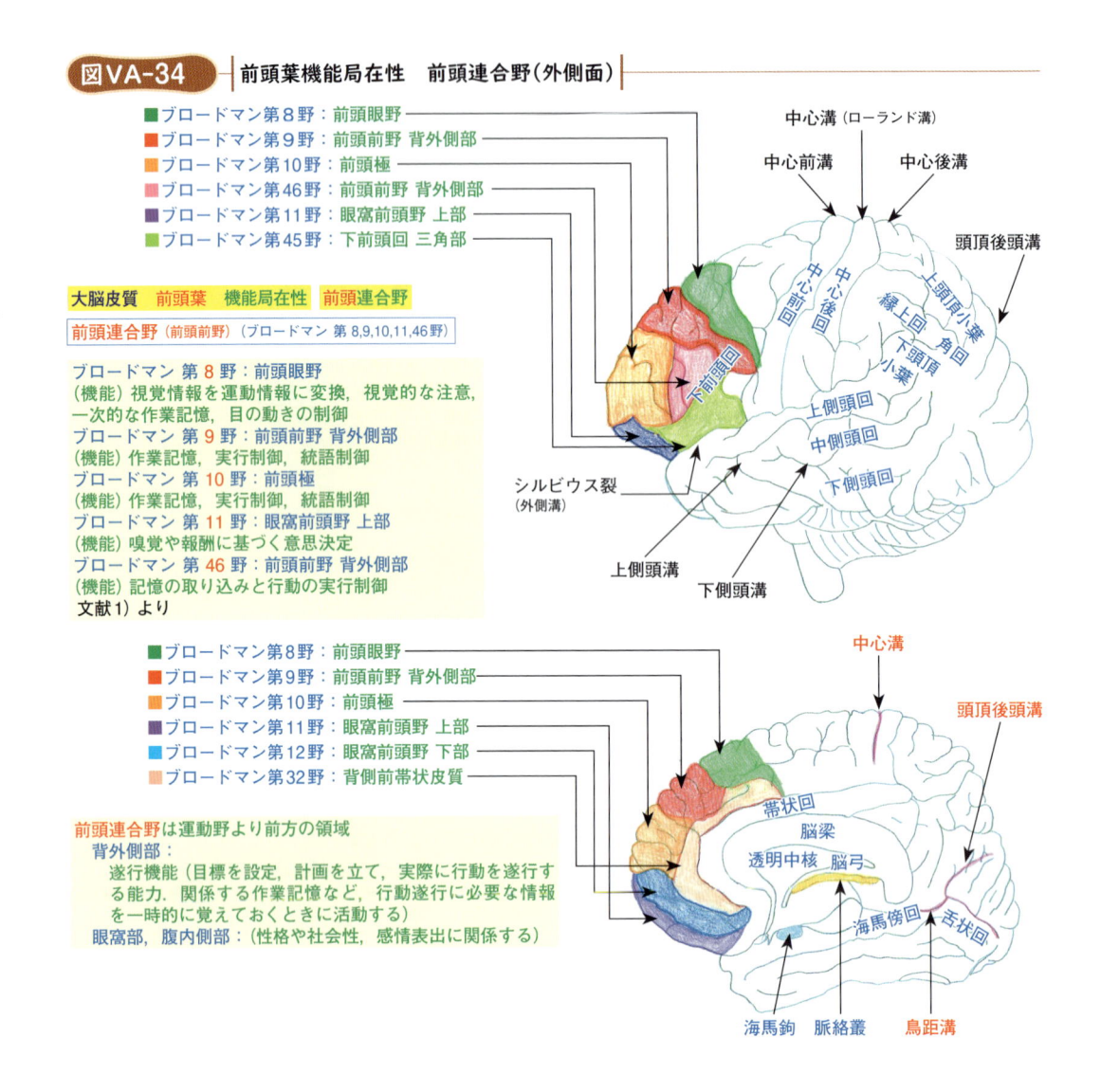

図ⅤA-34 ─ 前頭葉機能局在性　前頭連合野（外側面）─

- ■ ブロードマン第8野：前頭眼野
- ■ ブロードマン第9野：前頭前野 背外側部
- ■ ブロードマン第10野：前頭極
- ■ ブロードマン第46野：前頭前野 背外側部
- ■ ブロードマン第11野：眼窩前頭野 上部
- ■ ブロードマン第45野：下前頭回 三角部

大脳皮質　前頭葉　機能局在性　前頭連合野

前頭連合野（前頭前野）（ブロードマン 第8,9,10,11,46野）

ブロードマン 第8野：前頭眼野
（機能）視覚情報を運動情報に変換，視覚的な注意，
一次的な作業記憶，目の動きの制御
ブロードマン 第9野：前頭前野 背外側部
（機能）作業記憶，実行制御，統語制御
ブロードマン 第10野：前頭極
（機能）作業記憶，実行制御，統語制御
ブロードマン 第11野：眼窩前頭野 上部
（機能）嗅覚や報酬に基づく意思決定
ブロードマン 第46野：前頭前野 背外側部
（機能）記憶の取り込みと行動の実行制御
文献1）より

中心溝（ローランド溝）
中心前溝　中心後溝
頭頂後頭溝
上頭頂小葉
縁上回　角回
下頭頂小葉
上側頭回
中側頭回
下側頭回
下前頭回
シルビウス裂（外側溝）
上側頭溝
下側頭溝

- ■ ブロードマン第8野：前頭眼野
- ■ ブロードマン第9野：前頭前野 背外側部
- ■ ブロードマン第10野：前頭極
- ■ ブロードマン第11野：眼窩前頭野 上部
- ■ ブロードマン第12野：眼窩前頭野 下部
- ■ ブロードマン第32野：背側前帯状皮質

前頭連合野は運動野より前方の領域
背外側部：
遂行機能（目標を設定，計画を立て，実際に行動を遂行する能力．関係する作業記憶など，行動遂行に必要な情報を一時的に覚えておくときに活動する）
眼窩部，腹内側部：（性格や社会性，感情表出に関係する）

中心溝
頭頂後頭溝
帯状回
脳梁
透明中核　脳弓
海馬傍回
舌状回
海馬鈎　脈絡叢　鳥距溝

11. 脳梁の位置（図ⅤA-35）

　脳梁の位置と形をsagittal画像， axial画像， coronal画像で示しています.
　脳神経線維で脳梁を示していますが，sagittal画像ではまわりの脳神経線維との重なりで特徴が捉えられないので，イラスト図を利用しています.

図ⅤA-35 ┤脳梁の位置├

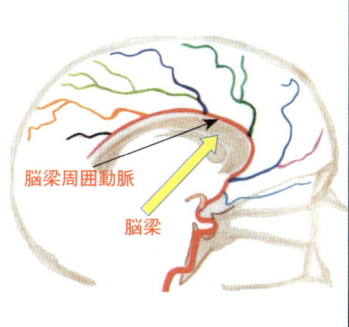
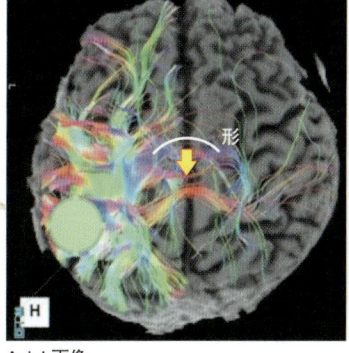
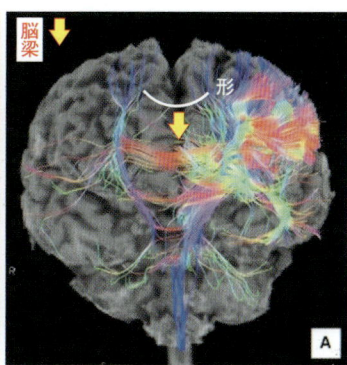

Sagittal 画像　　　　　Axial 画像　　　　　Coronal 画像

12. 前頭葉の位置（図ⅤA-36）

　前頭葉は脳葉の中でいちばん大きく，中心溝で頭頂葉と区分されています. CT, MRのaxial画像（図の赤線のスライス面）で，頭蓋底から頭頂までのスライス画像を観察するとき，画像を初めてみる臨床実習生のほとんどが，頭頂に近いaxial画像はほぼ頭頂葉になっていると誤解することが多いため，この解剖図を使って視覚で解説しています.
　中心溝は頭頂後ろ斜めにあるため，図ⅤA-36のようにaxial画像で頭頂までスライスしていっても，axial画像の約半分から上は前頭葉になっていると考えられます. この解剖図で位置関係を立体的にイメージすることが大切です.

図ⅤA-36 ┤前頭葉の位置├

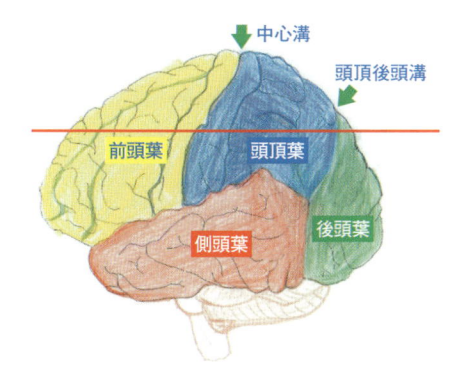
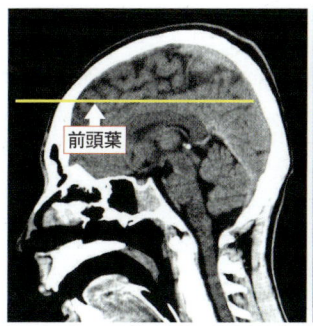
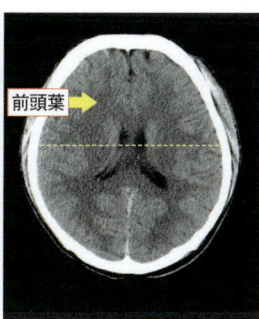

肋骨

Rib

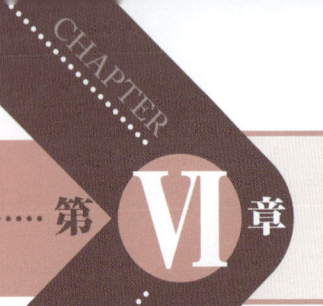

第 VI 章 肋骨
Rib

①肋骨は胸椎に連結する左右12対の骨で，胸骨と連結し，胸郭の中に胸腔を形成します（11番，12番は胸骨と連結しません）．

②物による打撲，交通事故，転落事故，スポーツによる打撲，また看護職・介護職では無理な姿勢での患者の移動による肋骨への過度の負荷などで，肋骨骨折が生じています．大きな外力による大きい骨折，小さい外力による剥離のようなわずかな骨折が生じます．

③肋骨骨折は，それぞれの肋骨の重なり，胸部臓器，脊柱などとの重なりで骨折部を確認しますが，X線撮影では容易ではなく，接線撮影がいちばん確認しやすい撮影法となっています（図VI-1）．

図VI-1 ｜肋骨骨折｜

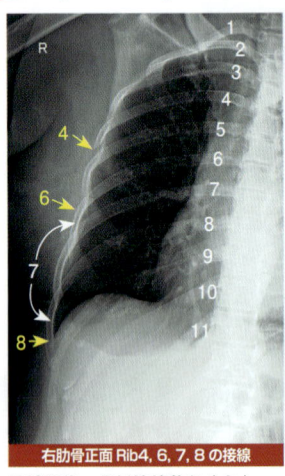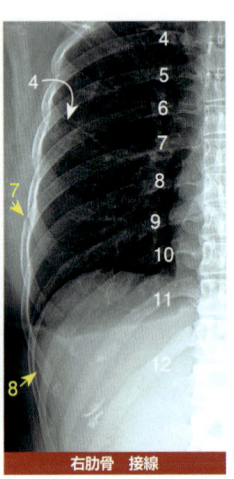

右肋骨正面 Rib4, 6, 7, 8 の接線　　Rib7, 8 の接線　　右肋骨　接線

接線画像　骨折接線黄色（⇒）

④肋骨は，主に内肋間筋および外肋間筋などによる肋骨の**上下運動による**胸式呼吸（**肋骨呼吸**）を行います．すなわち，**外肋間筋は肋骨を引き上げ胸郭をひろげる吸気運動**を行い，逆に**内肋間筋は肋骨を下げる呼気運動**を行っています．

これに対し，主に**横隔膜の収縮弛緩**により行われる腹式呼吸があります．腹式呼吸は安静時，胸式呼吸は運動時に主体となる傾向があります[3]．

⑤肋骨は肋硬骨（body rib）と肋軟骨（costal cartilage）からなります．**肋硬骨とは，肋骨の骨部分**（もともと硝子軟骨から発生した肋骨が骨化した部分）です．後方では胸椎と肋椎関節（肋骨頭関節，肋横突関節）で連結し，前方では第1～10肋硬骨が肋軟骨と肋骨肋軟骨で連結しています．

肋軟骨とは，肋骨前部の肋骨弓形成部分の軟骨で，胸骨まで伸びて関節を作ります．**一般には，肋硬骨のことを肋骨とよんでいます**．

👉 臨床POINT

　肋骨骨折をX線撮影で確認する場合，患者の痛がるポイントを中心に，上下2cm間隔で軽く打診し，ポイントの中心と2cmずらした場所のどちらが痛いかを確認し，痛いほうを選び，次に選んだポイントから左右に2cmずらした場所を比較し，最終的にいちばん痛む場所を確認，接線方向から撮影していきます．

👆 骨解剖の**特徴**－肋骨

①肋骨頭：肋骨の丸い内側端で，第1，第10～12を除いて，2つの小関節面で隣接する2個の椎骨の椎体と関節を作ります．

②肋骨頸：肋骨頭と肋骨結節間の扁平部分です．

③肋骨角：肋骨体後方の強い屈曲部です．ここから肋骨頸と肋骨頭とが上方に向かいます．

④胸郭：頸部と腹部の間にある体幹上部です．12の胸椎，12対の肋骨，胸骨から形成されています．循環器系，呼吸器系の主な器官を収容しています[1]．

⑤**12対の肋骨のうち，上位7対は肋軟骨で胸骨と直接連結しています．この左右上方の第1～第7肋骨を真肋，これに対し，第8～第12肋骨は仮肋とよばれ直接に胸骨に連結せず，軟骨に連結し，胸骨と連結します．しかし，第11，12肋骨は胸骨と関節せず浮遊肋とよばれます．**

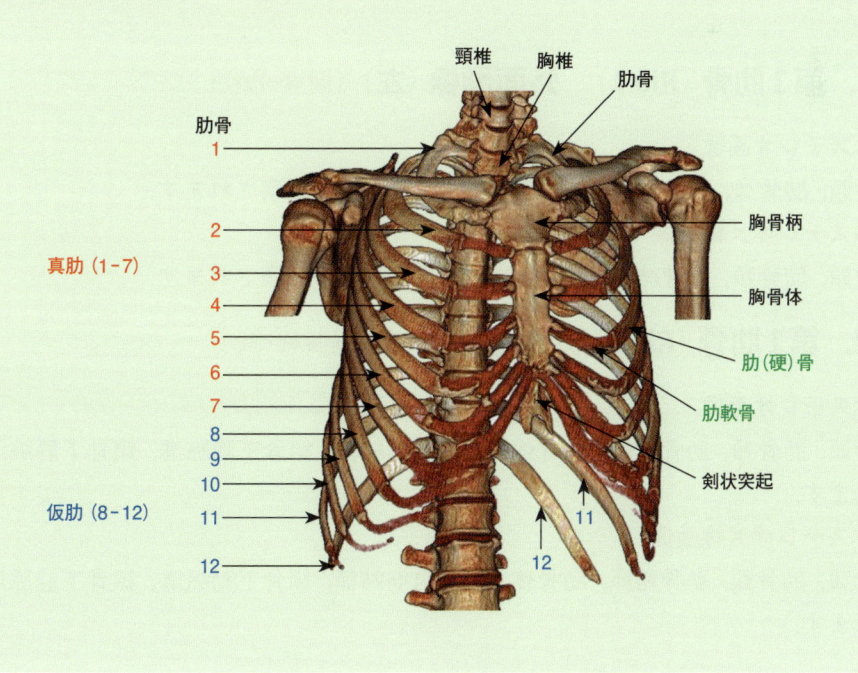

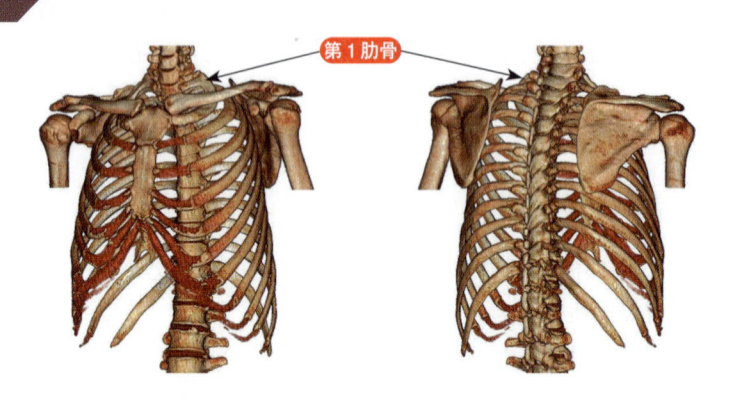

第1肋骨

 **骨標本構造**と**骨標本X線解剖**の**ステレオ画像**の**説明**

骨標本画像でのみみえる構造の解剖学名は青色，骨標本X線画像でのみみえる構造の解剖学名は赤色で表示しています．

　肋骨の骨標本構造と骨標本X線解剖をステレオ画像[8) 9)]で示します．

　肋骨は，骨折部の少なかった左肋骨を骨標本ステレオ解剖図で作成しています．

 ### 1. 第1肋骨（Rib 1）　外面画像（左）（図Ⅵ-2a）

骨標本ステレオ画像

　肋骨頭，肋骨頸，肋骨結節，肋骨体，前斜角筋結節が観察されます．

骨標本ステレオX線画像

　肋骨頭，肋骨頸，肋骨結節，肋骨体，前斜角筋結節が観察されます．

 ### 2. 第1肋骨（Rib 1）　内面画像（左）（図Ⅵ-2b）

骨標本ステレオ画像

　肋骨頭，肋骨頸，肋骨結節，肋骨体，前斜角筋結節，鎖骨下動脈溝，鎖骨下静脈溝が観察されます．

骨標本ステレオX線画像

　肋骨頭，肋骨頸，肋骨結節，肋骨体，前斜角筋結節，鎖骨下動脈溝，鎖骨下静脈溝が観察されます．

図Ⅵ-2　第1肋骨（Rib 1）

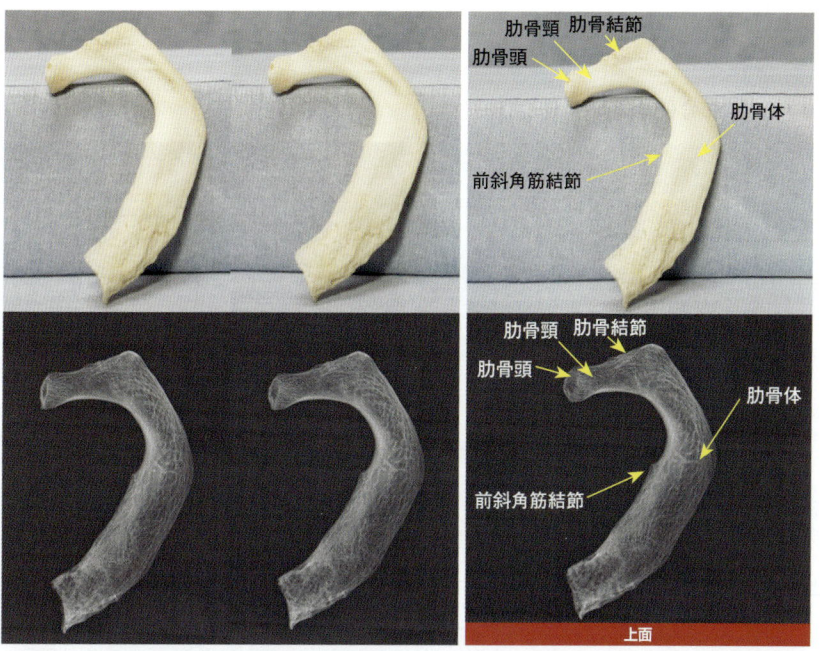

肋骨頸　肋骨結節
肋骨頭
前斜角筋結節
肋骨体

肋骨頸　肋骨結節
肋骨頭
肋骨体
前斜角筋結節
上面

(a) 第1肋骨（Rib 1）　外面画像（左）

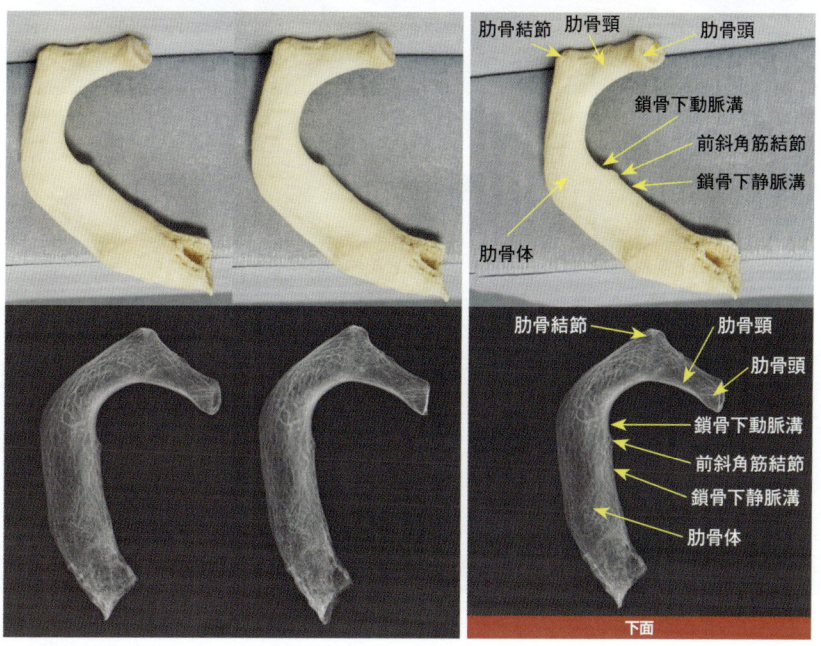

肋骨結節　肋骨頸　肋骨頭
鎖骨下動脈溝
前斜角筋結節
鎖骨下静脈溝
肋骨体

肋骨結節　肋骨頸
肋骨頭
鎖骨下動脈溝
前斜角筋結節
鎖骨下静脈溝
肋骨体
下面

(b) 第1肋骨（Rib 1）　内面画像（左）

3.　第1肋骨（Rib 1）　軸面画像（左）（図Ⅵ-2c）

骨標本ステレオ画像

　肋骨頭，肋骨頸，肋骨結節，肋骨体が観察されます．

骨標本ステレオX線画像

肋骨頭，肋骨頸，肋骨結節，肋骨体が観察されます．

図Ⅵ-2 ┤第1肋骨（Rib 1）├

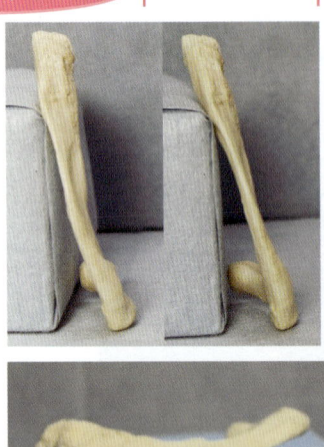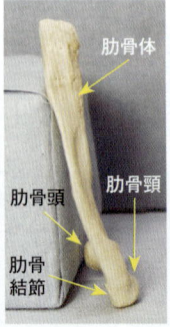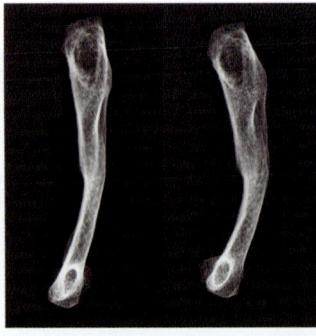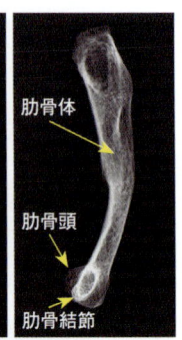

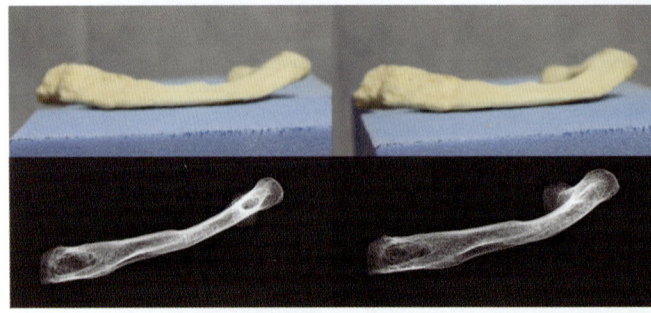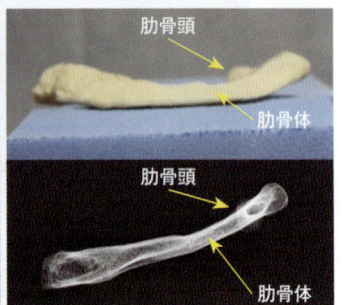

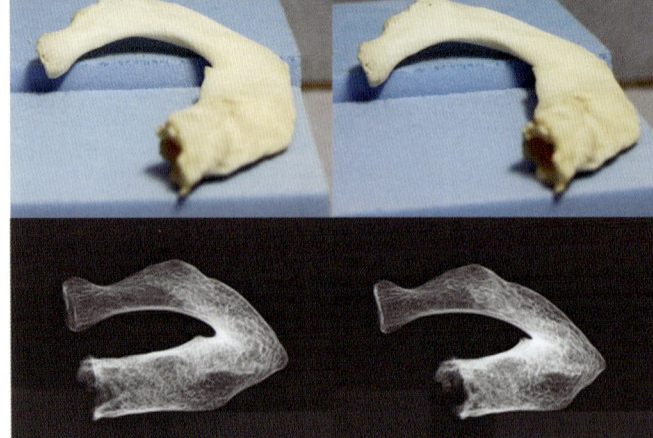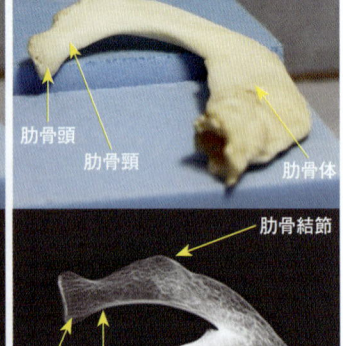

（c）第1肋骨（Rib 1）　軸面画像（左）

 骨解剖学名と医療英語名－第1肋骨（Rib 1）

肋骨頭（head of rib）	肋骨溝（costal groove）	鎖骨下動脈溝
肋骨頸（neck of rib）	肋骨結節（tubercle of rib）	（subclavian artery groove）
肋骨体（shaft of rib）	前斜角筋結節（scalene tubercle）	鎖骨下静脈溝
		（subclavian venous groove）

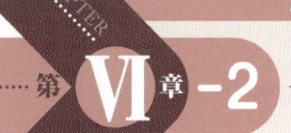

肋骨 Rib

第VI章-2　第2肋骨：Rib 2（左）

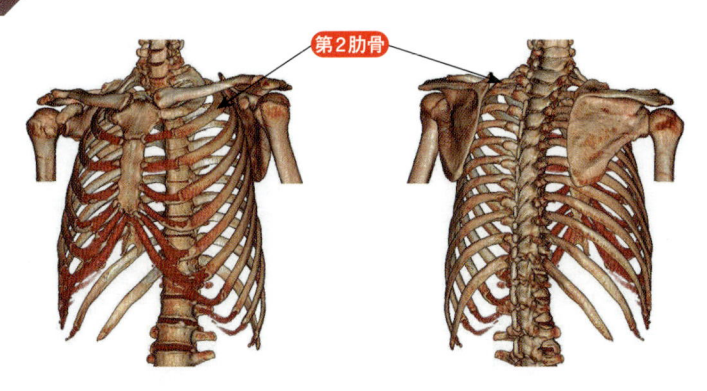

第2肋骨

1.　第2肋骨（Rib 2）　外面画像（左）（図VI-3a）

骨標本ステレオ画像

　肋骨頭，肋骨頸，肋骨結節，肋骨体，前斜角筋結節，肋骨角が観察されます．

骨標本ステレオX線画像

　肋骨頭，肋骨頸，肋骨結節，肋骨体，前斜角筋結節，肋骨角が観察されます．

図VI-3　　第2肋骨（Rib 2）

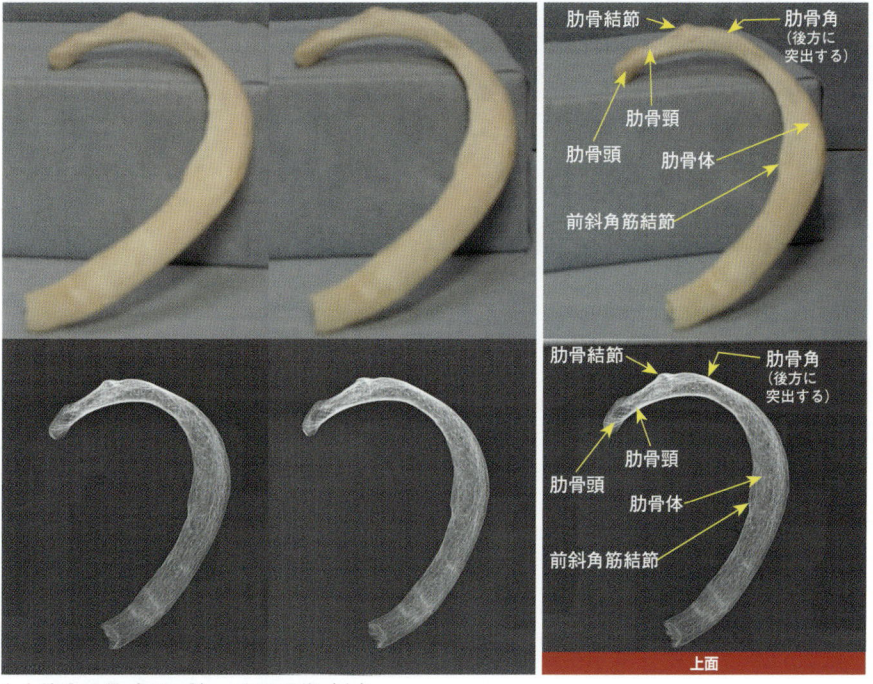

肋骨結節　　　　　肋骨角
　　　　　　　　　（後方に突出する）
　　肋骨頭
肋骨頭　　　　肋骨体
　　　　前斜角筋結節

肋骨結節　　　　　肋骨角
　　　　　　　　　（後方に突出する）
　　肋骨頭
肋骨頭　　　　肋骨体
　　　　前斜角筋結節
上面

(a) 第2肋骨（Rib 2）　外面画像（左）

2. 第2肋骨（Rib 2）　内面画像（左）（図Ⅵ-3b）

骨標本ステレオ画像

　肋骨頭，肋骨頸，肋骨結節，肋骨体，肋骨角，肋骨溝が観察されます．

骨標本ステレオX線画像

　肋骨頭，肋骨頸，肋骨結節，肋骨体，肋骨角，肋骨溝が観察されます．

図Ⅵ-3　｜第2肋骨（Rib 2）｜

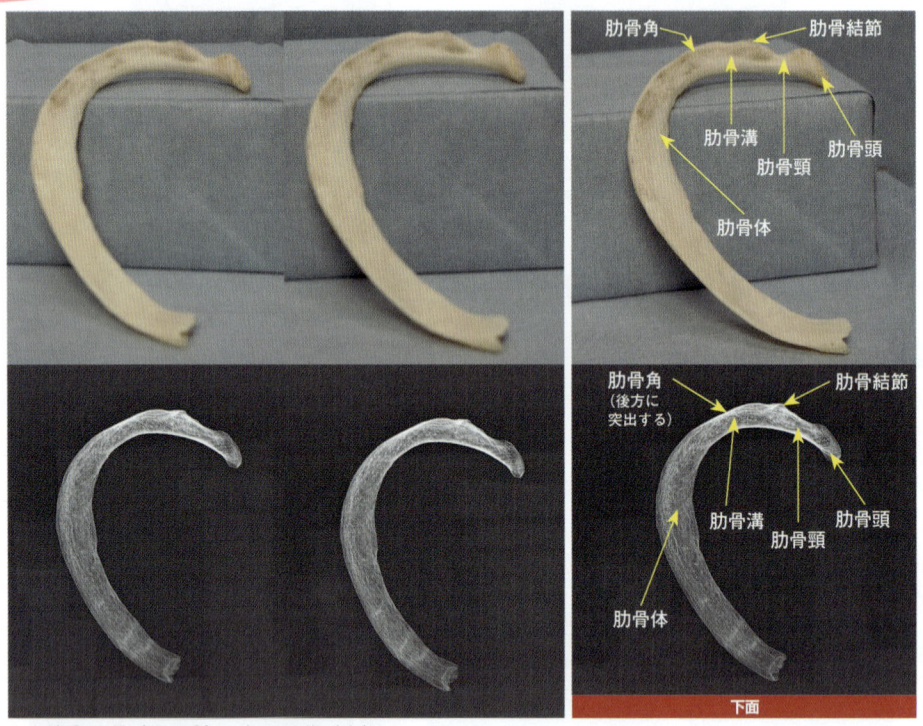

（b）第2肋骨（Rib 2）　内面画像（左）

 ## 3. 第2肋骨（Rib 2）　軸面画像（左）（図Ⅵ-3c）

骨標本ステレオ画像

　肋骨頭，肋骨頸，肋骨結節，肋骨体が観察されます．

骨標本ステレオX線画像

　肋骨頭，肋骨頸，肋骨結節，肋骨体が観察されます．

図Ⅵ-3　第2肋骨(Rib 2)

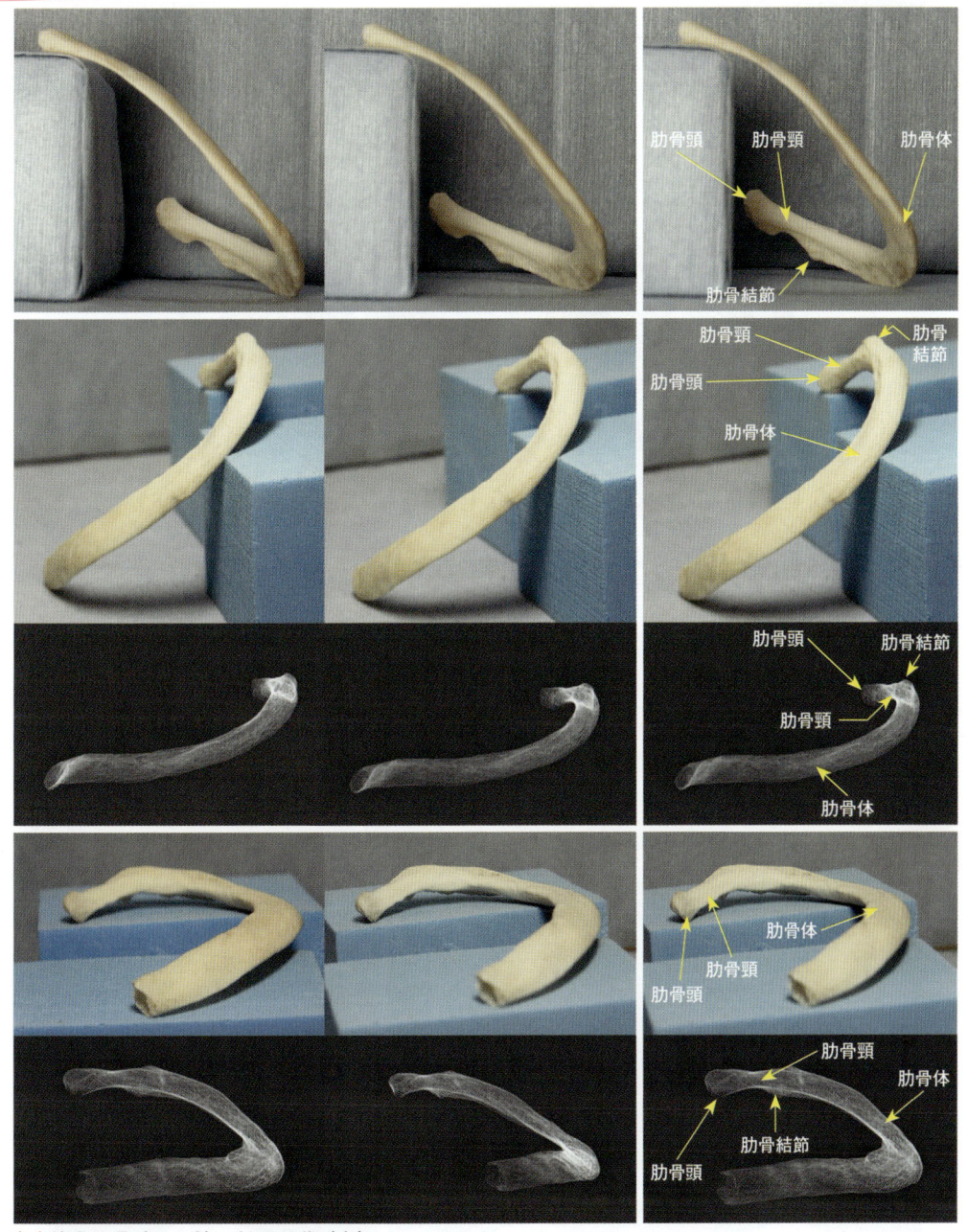

（c）第2肋骨（Rib 2）　軸面画像（左）

 骨解剖学名と医療英語名－第2肋骨（Rib 2）

肋骨頭 (head of rib)	肋骨体 (shaft of rib)	肋骨角 (costal angle)
肋骨頸 (neck of rib)	肋骨溝 (costal groove)	肋骨結節 (tubercle of rib)

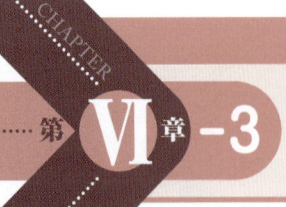
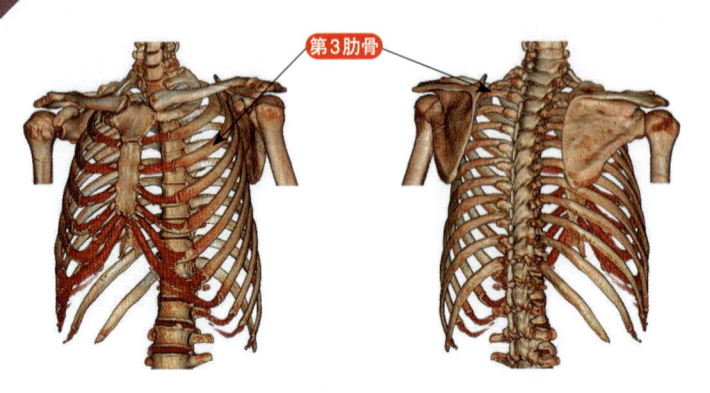

第3肋骨

1. 第3肋骨（Rib 3）　外面画像（左）（図Ⅵ-4a）

骨標本ステレオ画像

　肋骨頭，肋骨頸，肋骨結節，肋骨体，肋骨角が観察されます．

骨標本ステレオX線画像

　肋骨頭，肋骨頸，肋骨結節，肋骨体，肋骨角が観察されます．

図Ⅵ-4　│第3肋骨（Rib 3）│

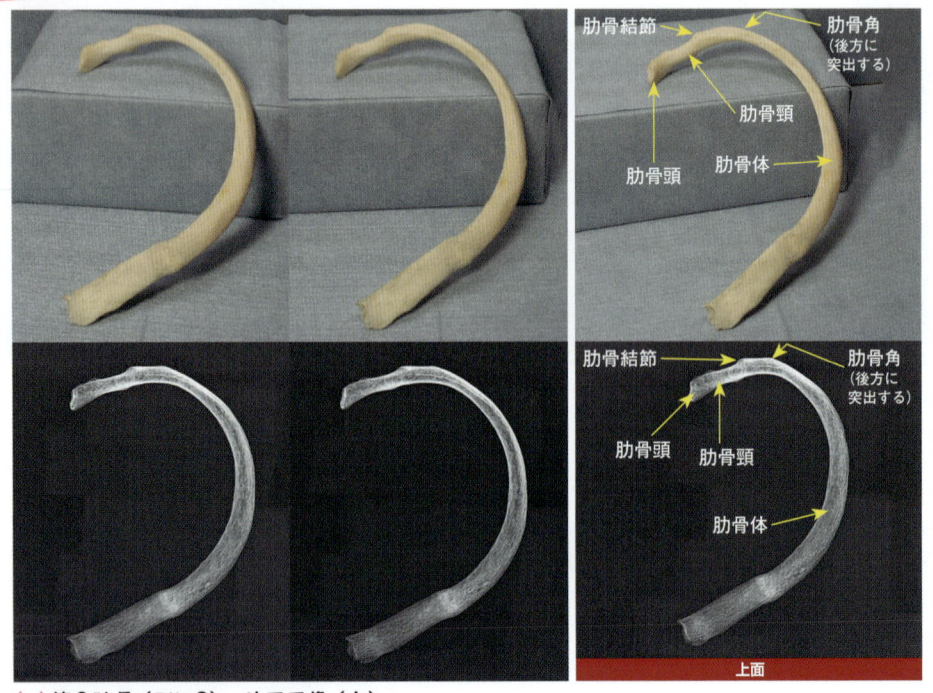

（a）第3肋骨（Rib 3）　外面画像（左）

2. 第3肋骨（Rib 3）　内面画像（左）（図Ⅵ-4b）

骨標本ステレオ画像

　肋骨頭，肋骨頸，肋骨結節，肋骨体，肋骨角，肋骨溝が観察されます．

骨標本ステレオX線画像

　肋骨頭，肋骨頸，肋骨結節，肋骨体，肋骨角，肋骨溝が観察されます．

図Ⅵ-4 ┃第3肋骨（Rib 3）

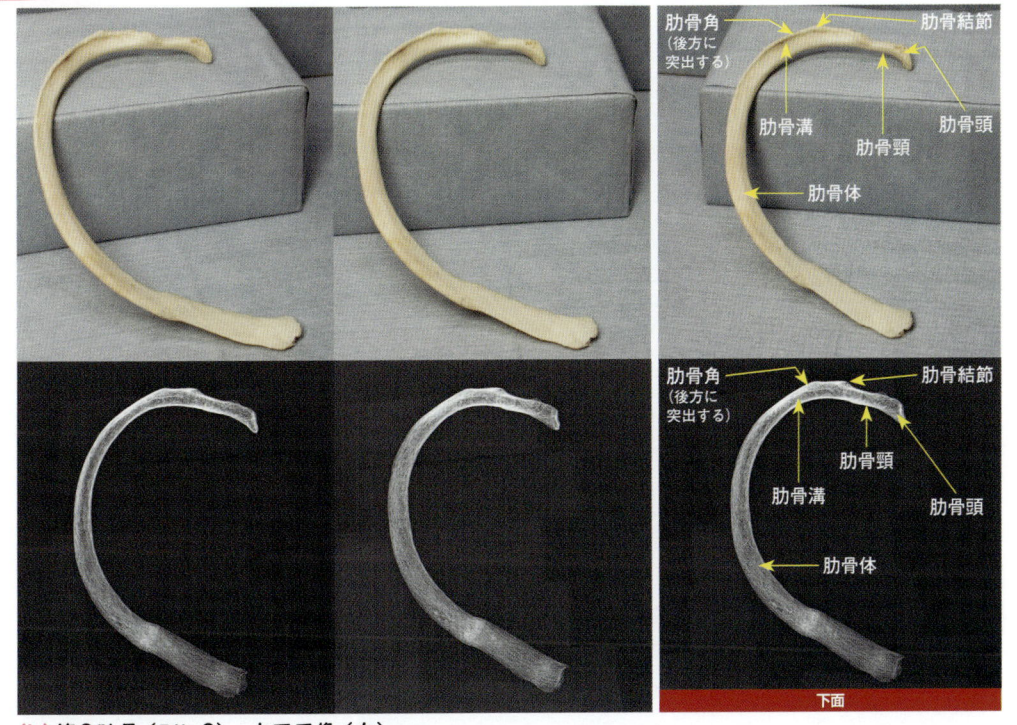

(b) 第3肋骨（Rib 3）　内面画像（左）

3. 第3肋骨（Rib 3）　軸面画像（左）（図Ⅵ-4c）

軸面(横下方)　**骨標本ステレオ画像**

　　　　　　　肋骨頭，肋骨頸，肋骨結節，肋骨角，肋骨体が観察されます．

軸面(横上方)　**骨標本ステレオ画像**

　　　　　　　肋骨頭，肋骨頸，肋骨体が観察されます．

　　　　　　　骨標本ステレオX線画像

　　　　　　　肋骨頭，肋骨頸，肋骨体が観察されます．

軸面(前上方)　**骨標本ステレオ画像**

　　　　　　　肋骨頭，肋骨頸，肋骨角，肋骨結節，肋骨体が観察されます．

　　　　　　　骨標本ステレオX線画像

　　　　　　　肋骨頭，肋骨頸，肋骨角，肋骨結節，肋骨体が観察されます．

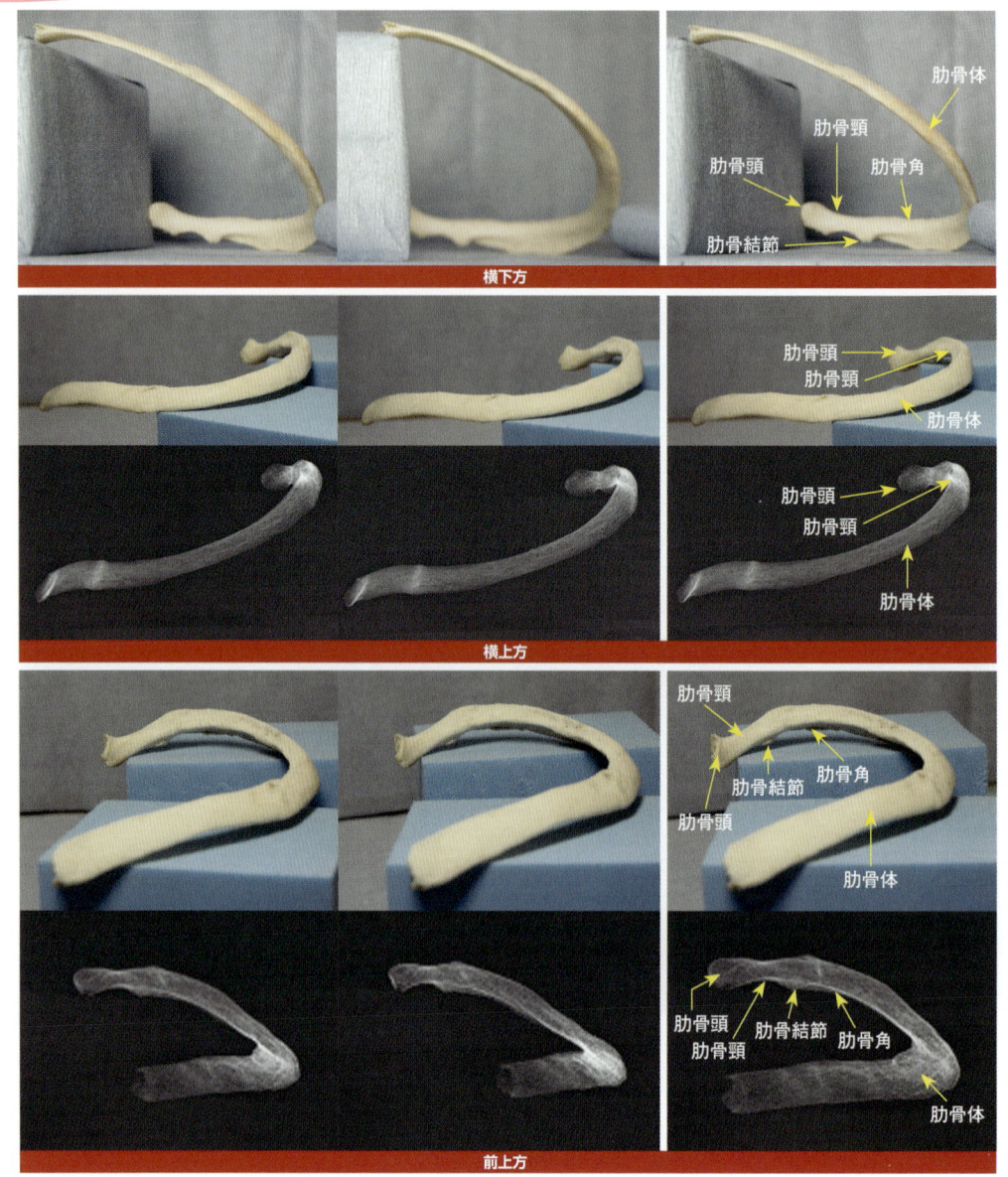

横下方

肋骨体
肋骨頭
肋骨角
肋骨頭
肋骨結節

横上方

肋骨頭
肋骨頭
肋骨体

肋骨頭
肋骨頸
肋骨体

前上方

肋骨頸
肋骨結節
肋骨角
肋骨頭
肋骨体

肋骨頭
肋骨頸
肋骨結節
肋骨角
肋骨体

（c）第3肋骨（Rib 3）　軸面画像（左）

 骨解剖学名と医療英語名－第3肋骨（Rib 3）

肋骨頭（head of rib）	肋骨体（shaft of rib）	肋骨角（costal angle）
肋骨頸（neck of rib）	肋骨溝（costal groove）	肋骨結節（tubercle of rib）

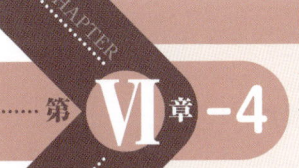

肋骨 Rib
第4肋骨：Rib 4（左）

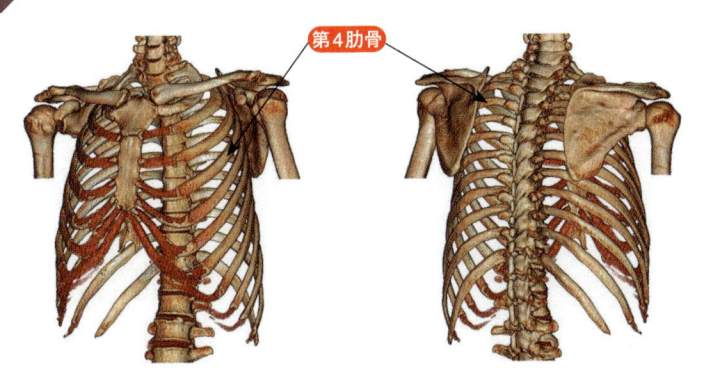

第4肋骨

1. 第4肋骨（Rib 4）　外面画像（左）（図Ⅵ-5a）

骨標本ステレオ画像

　肋骨頭，肋骨頸，肋骨結節，肋骨体，肋骨角が観察されます．

骨標本ステレオX線画像

　肋骨頭，肋骨頸，肋骨結節，肋骨体，肋骨角が観察されます．

図Ⅵ-5 ▶ 第4肋骨（Rib 4）

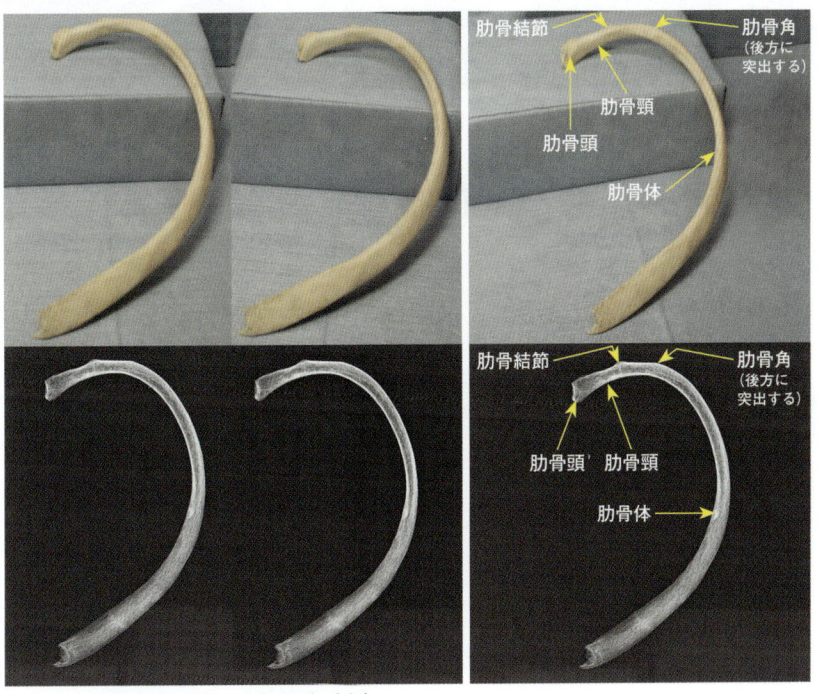

肋骨結節　　肋骨角（後方に突出する）
肋骨頭
肋骨頸
肋骨体

肋骨結節　　肋骨角（後方に突出する）
肋骨頭　肋骨頸
肋骨体

(a) 第4肋骨（Rib 4）　外面画像（左）

2. 第4肋骨（Rib 4） 内面画像（左）（図Ⅵ-5b）

骨標本ステレオ画像

　肋骨頭，肋骨頸，肋骨結節，肋骨体，肋骨溝，肋骨角が観察されます．

骨標本ステレオX線画像

　肋骨頭，肋骨頸，肋骨結節，肋骨体，肋骨溝，肋骨角が観察されます．

図Ⅵ-5 ┃第4肋骨（Rib 4）

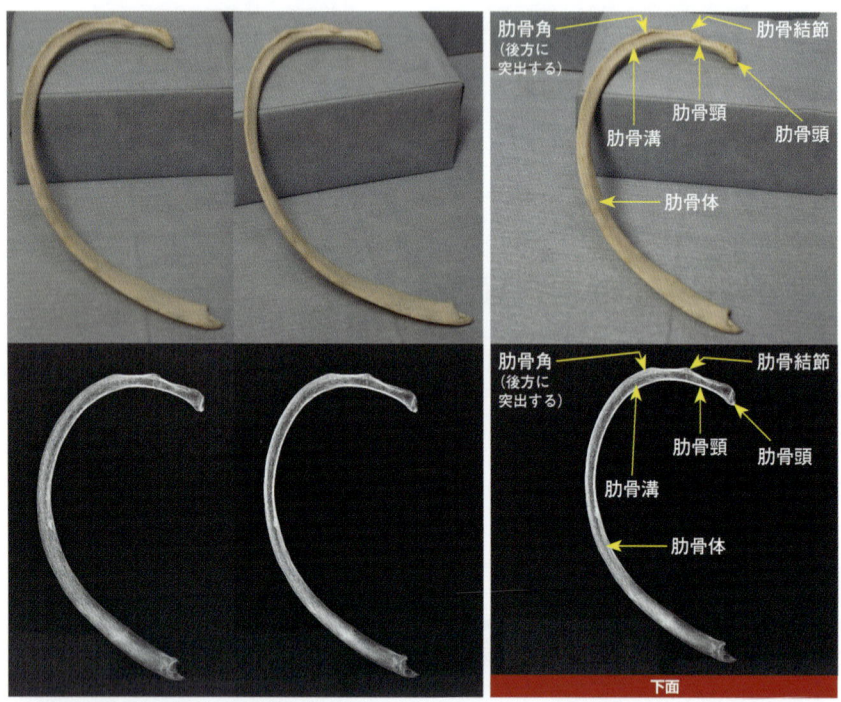

肋骨角（後方に突出する）　肋骨結節　肋骨頸　肋骨頭　肋骨溝　肋骨体

下面

（b）第4肋骨（Rib 4）　内面画像（左）

 ## 3. 第4肋骨（Rib 4） 軸面画像（左）（図Ⅵ-5c）

骨標本ステレオ画像

　肋骨頭，肋骨頸，肋骨結節，肋骨体，肋骨角が観察されます．

骨標本ステレオX線画像

　肋骨頭，肋骨頸，肋骨結節，肋骨体，肋骨角が観察されます．

図Ⅵ-5 ┃ 第4肋骨（Rib 4）

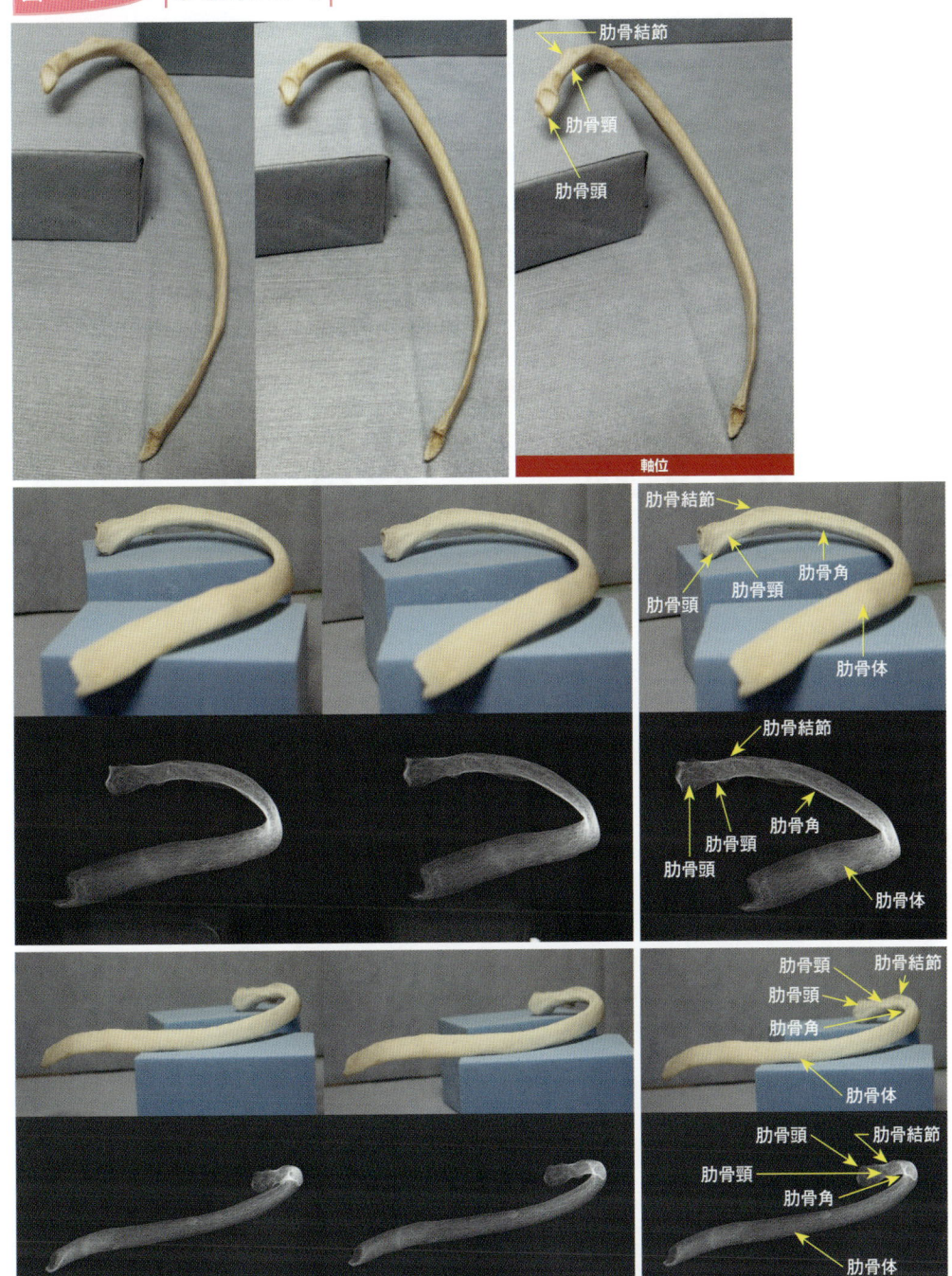

（c）第4肋骨（Rib 4）　軸面画像（左）

肋骨結節
肋骨頭
肋骨頭
軸位
肋骨結節
肋骨頭
肋骨頸
肋骨角
肋骨体
肋骨結節
肋骨頭
肋骨頸
肋骨角
肋骨体
肋骨頸
肋骨結節
肋骨頭
肋骨角
肋骨体
肋骨頭
肋骨結節
肋骨頸
肋骨角
肋骨体

 骨解剖学名と医療英語名－第4肋骨（Rib 4）

| 肋骨頭（head of rib） | 肋骨体（shaft of rib） | 肋骨角（costal angle） |
| 肋骨頸（neck of rib） | 肋骨溝（costal groove） | 肋骨結節（tubercle of rib） |

第5肋骨：Rib 5(左)

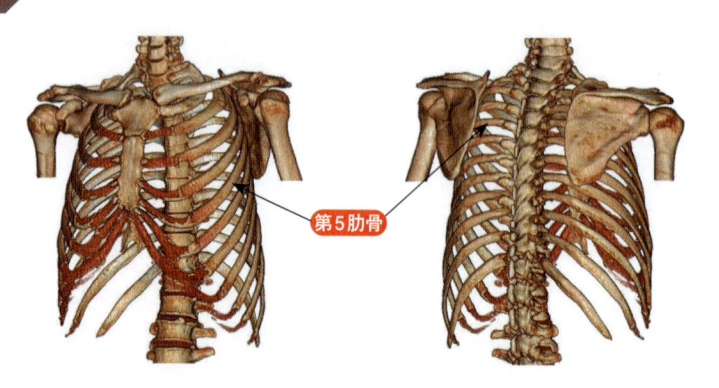

第5肋骨

🔶 1. 第5肋骨（Rib 5） 外面画像（左）（図VI-6a）

骨標本ステレオ画像

　肋骨頭, 肋骨頸, 肋骨結節, 肋骨体, 肋骨角が観察されます.

骨標本ステレオX線画像

　肋骨頭, 肋骨頸, 肋骨結節, 肋骨体, 肋骨角が観察されます.

図VI-6 ┤第5肋骨（Rib 5）├

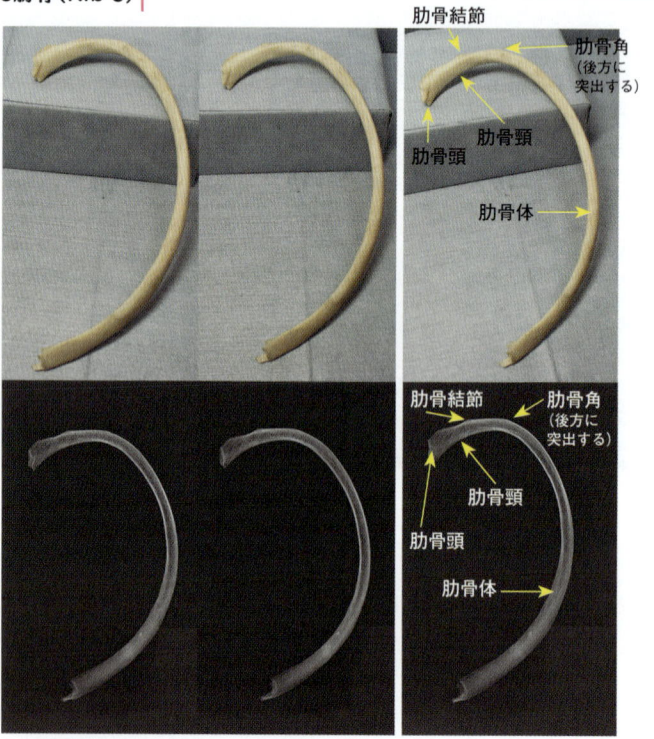

（a）第5肋骨（Rib 5） 外面画像（左）

2. 第5肋骨（Rib5）　内面画像（左）（図Ⅵ-6b）

骨標本ステレオ画像

　肋骨頭，肋骨頸，肋骨結節，肋骨体，肋骨溝，肋骨角が観察されます．

骨標本ステレオX線画像

　肋骨頭，肋骨頸，肋骨結節，肋骨体，肋骨溝，肋骨角が観察されます．

図Ⅵ-6 ▶ 第5肋骨（Rib5）

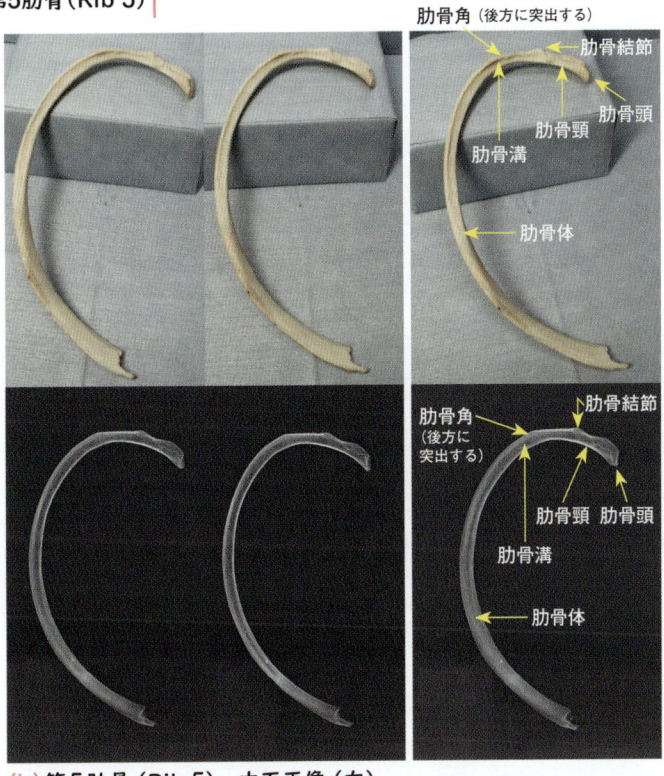

（b）第5肋骨（Rib5）　内面画像（左）

 ## 3. 第5肋骨（Rib5）　軸面画像（左）（図Ⅵ-6c）

骨標本ステレオ画像

　肋骨頭，肋骨頸，肋骨結節，肋骨体が観察されます．

骨標本ステレオX線画像

　肋骨頭，肋骨頸，肋骨結節，肋骨体が観察されます．

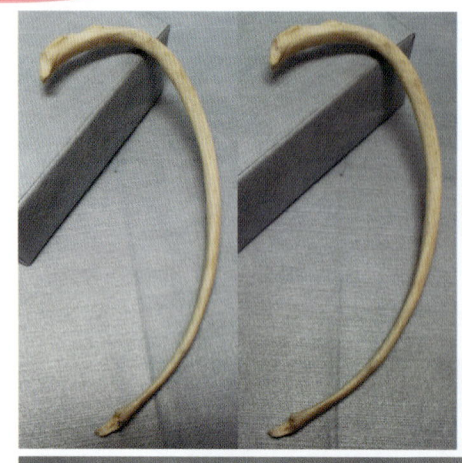
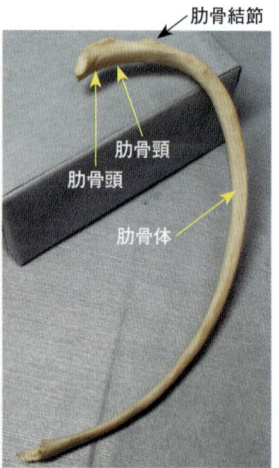

肋骨結節

肋骨頸

肋骨頭

肋骨体

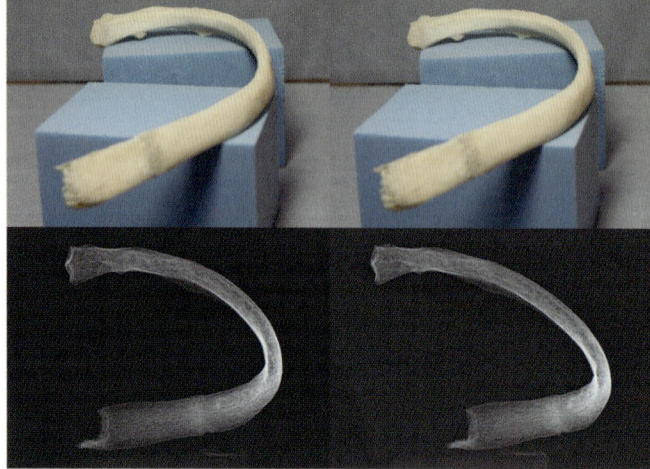
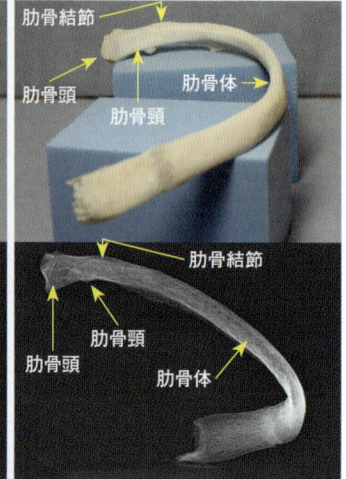

肋骨結節

肋骨頭

肋骨頸

肋骨体

肋骨結節

肋骨頭

肋骨頸

肋骨体

肋骨結節

肋骨頭

肋骨頸

肋骨体

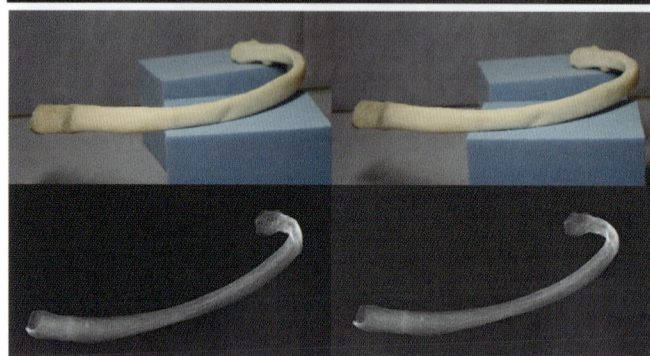
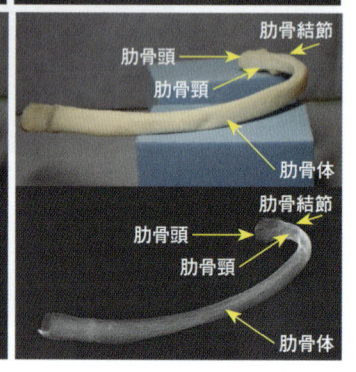

肋骨結節

肋骨頭

肋骨頸

肋骨体

肋骨結節

肋骨頭

肋骨頸

肋骨体

（c）第5肋骨（Rib 5）　軸面画像（左）

骨解剖学名と医療英語名－第5肋骨（Rib 5）

肋骨頭（head of rib）	肋骨体（shaft of rib）	肋骨角（costal angle）
肋骨頸（neck of rib）	肋骨溝（costal groove）	肋骨結節（tubercle of rib）

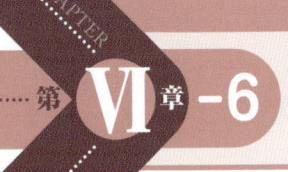

肋骨 Rib
第Ⅵ章-6　第6肋骨：Rib 6（左）

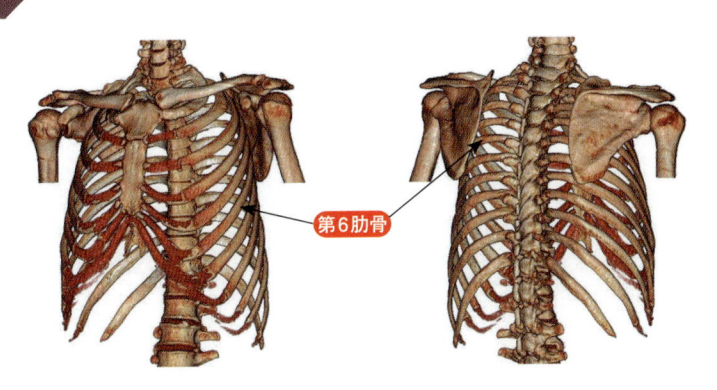

第6肋骨

1. 第6肋骨（Rib 6）　外面画像（左）（図Ⅵ-7a）

骨標本ステレオ画像

　肋骨頭，肋骨頸，肋骨結節，肋骨体，肋骨角が観察されます．

骨標本ステレオX線画像

　肋骨頭，肋骨頸，肋骨結節，肋骨体，肋骨角が観察されます．

図Ⅵ-7　第6肋骨（Rib 6）

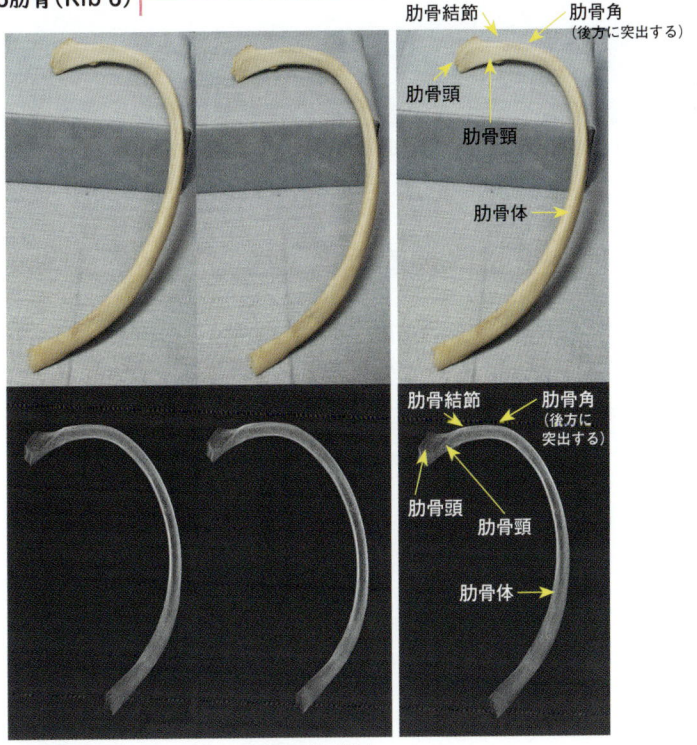

肋骨結節　　肋骨角（後方に突出する）
肋骨頭
肋骨頸
肋骨体

肋骨結節　　肋骨角（後方に突出する）
肋骨頭
肋骨頸
肋骨体

(a) 第6肋骨（Rib 6）　外面画像（左）

2. 第6肋骨（Rib 6） 内面画像（左）（図Ⅵ-7b）

骨標本ステレオ画像

　肋骨頭，肋骨頸，肋骨結節，肋骨体，肋骨溝，肋骨角が観察されます．

骨標本ステレオⅩ線画像

　肋骨頭，肋骨頸，肋骨結節，肋骨体，肋骨溝，肋骨角が観察されます．

図Ⅵ-7　┃第6肋骨（Rib 6）┃

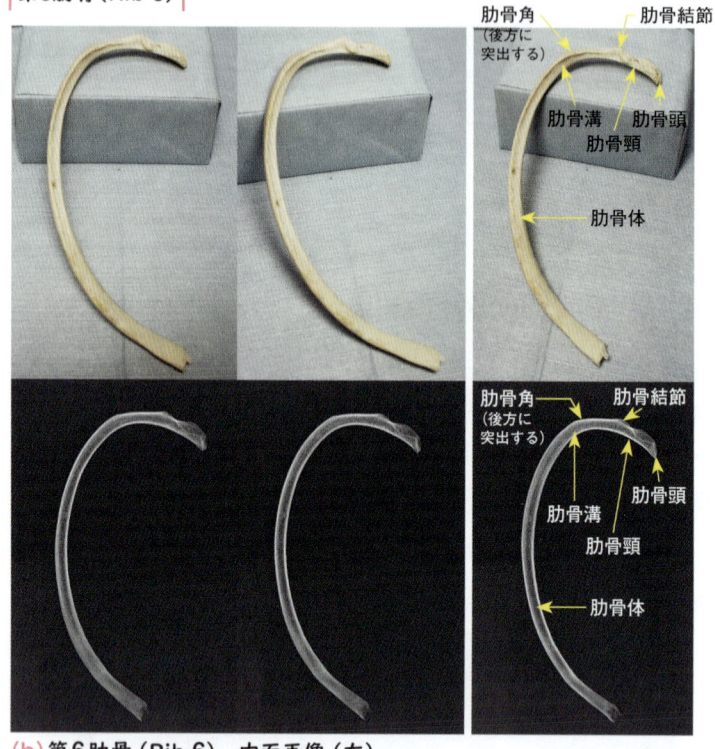

（b）第6肋骨（Rib 6）　内面画像（左）

 ## 3. 第6肋骨（Rib 6） 軸面画像（左）（図Ⅵ-7c）

骨標本ステレオ画像

　肋骨頭，肋骨頸，肋骨結節，肋骨体が観察されます．

骨標本ステレオⅩ線画像

　肋骨頭，肋骨頸，肋骨結節，肋骨体が観察されます．

図Ⅵ-7 第6肋骨（Rib 6）

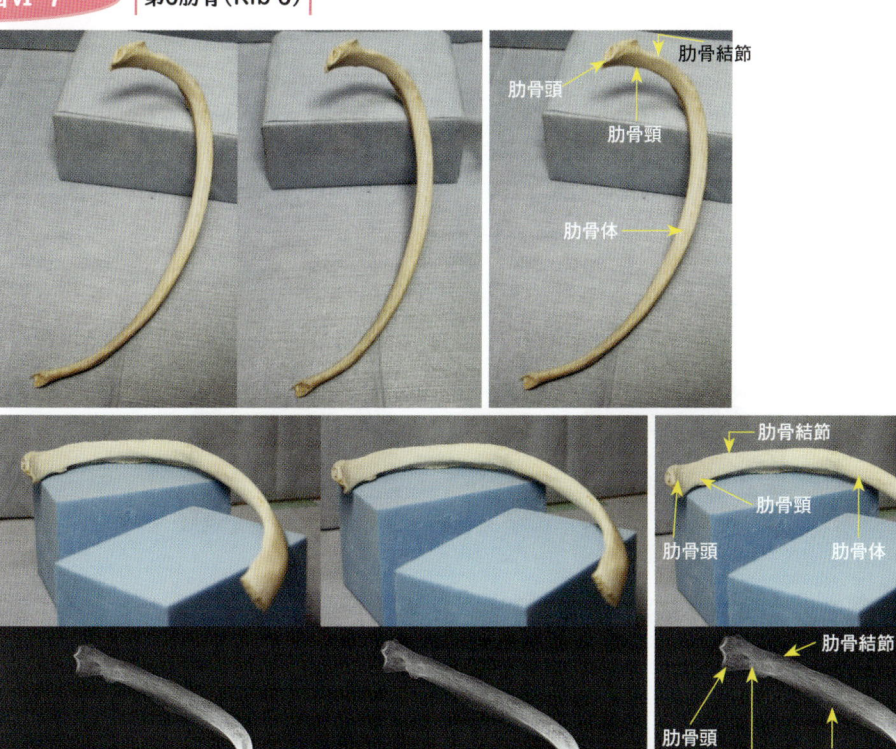

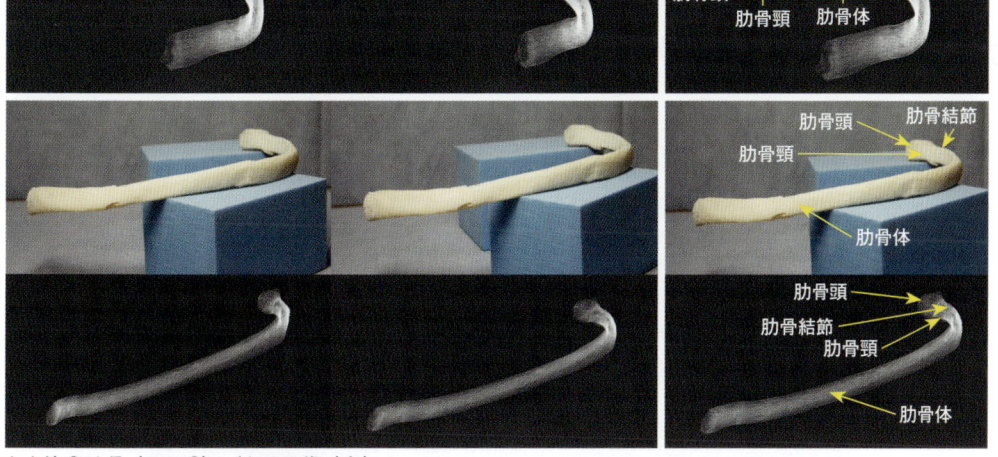

（c）第6肋骨（Rib 6）　軸面画像（左）

 骨解剖学名と医療英語名－第6肋骨（Rib 6）

肋骨頭（head of rib）	肋骨体（shaft of rib）	肋骨角（costal angle）
肋骨頸（neck of rib）	肋骨溝（costal groove）	肋骨結節（tubercle of rib）

Ⅵ
・
6
第
6
肋
骨

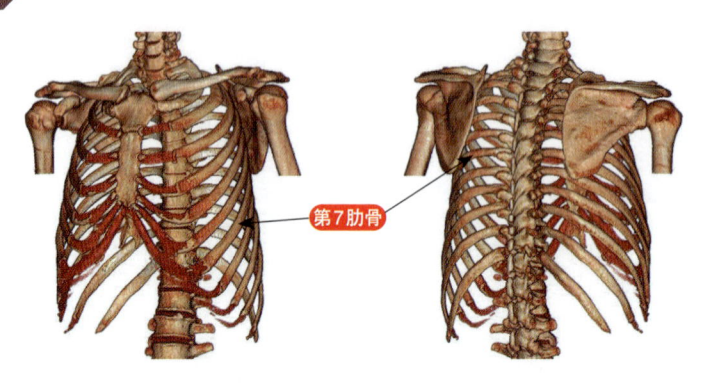

第7肋骨

✚ 1. 第7肋骨（Rib 7）　外面画像（左）（図Ⅵ-8a）

骨標本ステレオ画像

　肋骨頭，肋骨頸，肋骨結節，肋骨体，肋骨溝，肋骨角が観察されます．

骨標本ステレオX線画像

　肋骨頭，肋骨頸，肋骨結節，肋骨体，肋骨角が観察されます．

図Ⅵ-8 ▶ 第7肋骨（Rib 7）

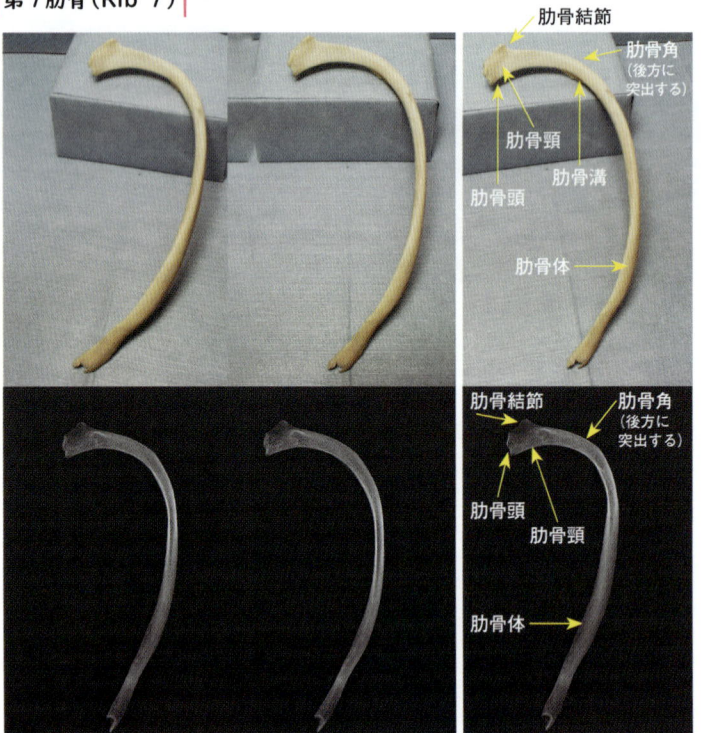

（a）第7肋骨（Rib 7）　外面画像（左）

2. 第7肋骨(Rib 7)　内面画像(左)（図Ⅵ-8b）

骨標本ステレオ画像

　肋骨頭，肋骨頸，肋骨結節，肋骨体，肋骨溝，肋骨角が観察されます．

骨標本ステレオＸ線画像

　肋骨頭，肋骨頸，肋骨結節，肋骨体，肋骨溝，肋骨角が観察されます．

図Ⅵ-8 ┃第7肋骨(Rib 7)┃

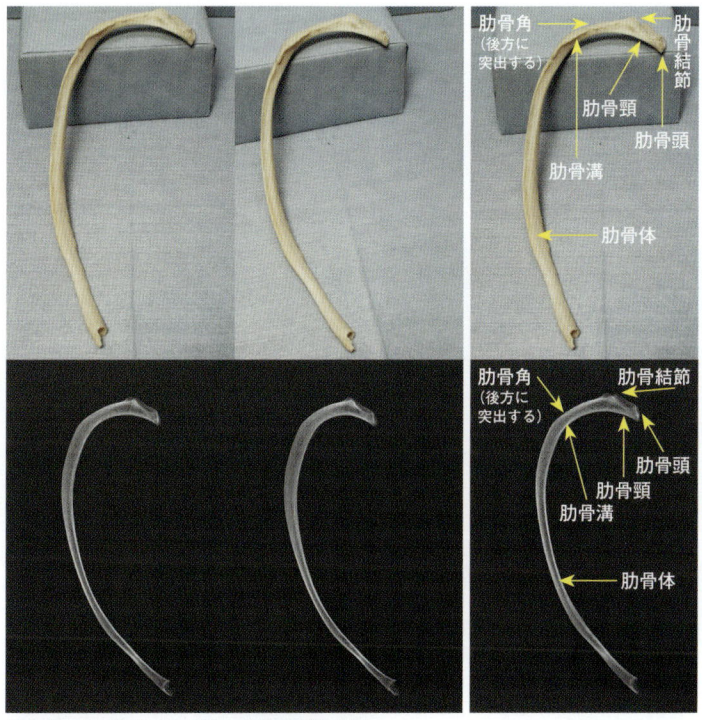

(b) 第7肋骨(Rib 7)　内面画像(左)

3. 第7肋骨(Rib 7)　軸面画像(左)（図Ⅵ-8c）

骨標本ステレオ画像

　肋骨頭，肋骨頸，肋骨結節，肋骨体，肋骨溝（内側上方軸位）が観察されます．

骨標本ステレオＸ線画像

　肋骨頭，肋骨頸，肋骨結節，肋骨体が観察されます．

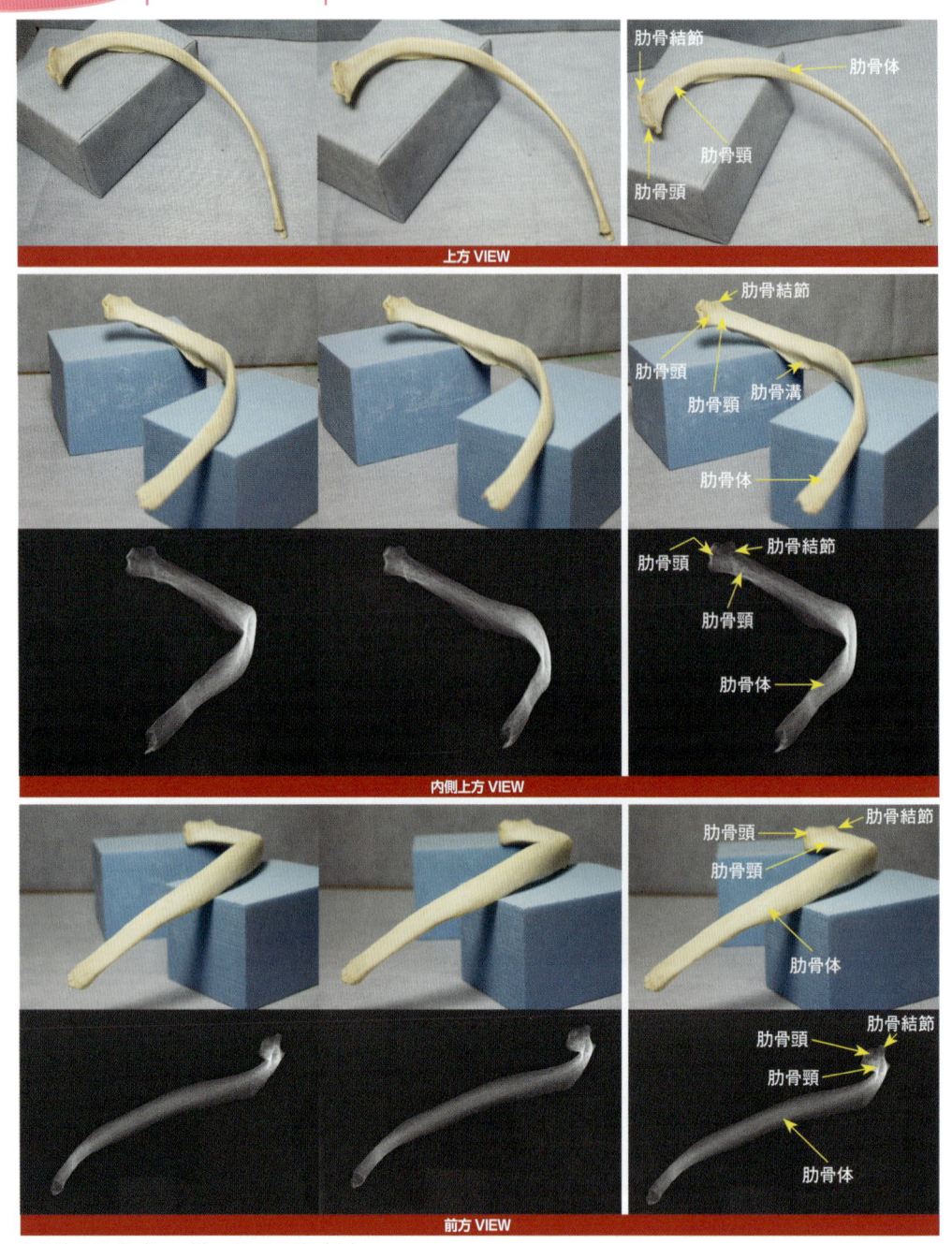

（c）第7肋骨（Rib 7）　軸面画像（左）

 骨解剖学名と医療英語名－第7肋骨（Rib 7）

| 肋骨頭（head of rib） | 肋骨体（shaft of rib） | 肋骨角（costal angle） |
| 肋骨頸（neck of rib） | 肋骨溝（costal groove） | 肋骨結節（tubercle of rib） |

340

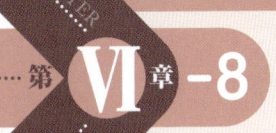

肋骨 Rib

第8肋骨：Rib 8(左)

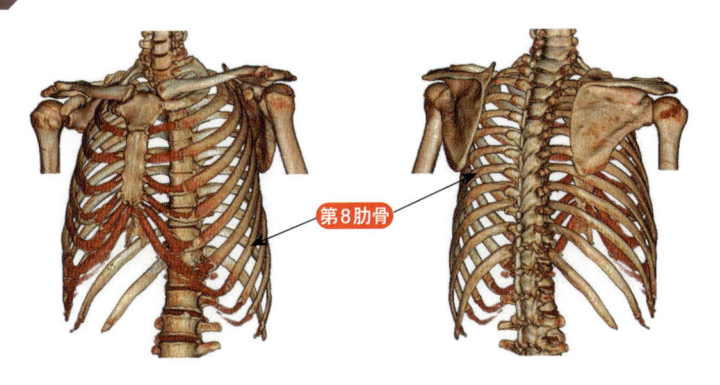

第8肋骨

1. 第8肋骨(Rib 8)　外面画像(左)（図Ⅵ-9a）

骨標本ステレオ画像

　肋骨頭，肋骨頸，肋骨結節，肋骨体，肋骨角が観察されます．

骨標本ステレオX線画像

　肋骨頭，肋骨頸，肋骨結節，肋骨体，肋骨角が観察されます．

図Ⅵ-9　｜第8肋骨(Rib 8)｜

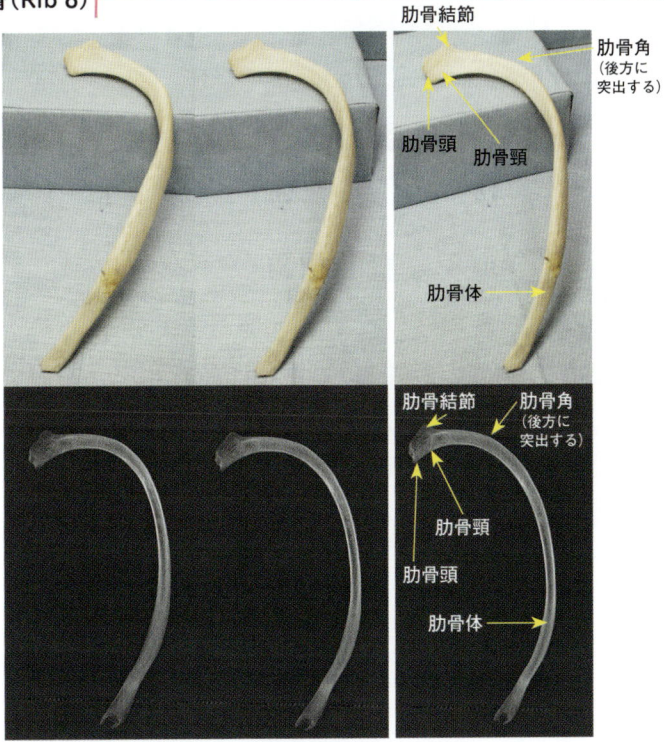

(a) 第8肋骨(Rib 8)　外面画像(左)

2. 第8肋骨（Rib 8） 内面画像（左）（図Ⅵ-9b）

骨標本ステレオ画像

肋骨頭，肋骨頸，肋骨結節，肋骨体，肋骨溝，肋骨角が観察されます．

骨標本ステレオX線画像

肋骨頭，肋骨頸，肋骨結節，肋骨体，肋骨溝，肋骨角が観察されます．

図Ⅵ-9 ┃第8肋骨（Rib 8）

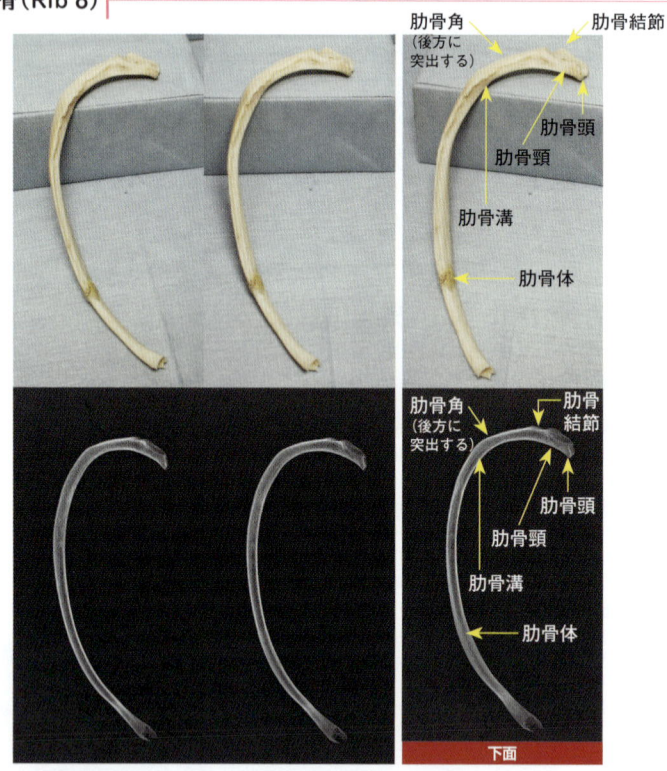

（b）第8肋骨（Rib 8）　内面画像（左）

 ## 3. 第8肋骨（Rib 8） 軸面画像（左）（図Ⅵ-9c）

骨標本ステレオ画像

肋骨頭，肋骨頸，肋骨結節，肋骨体が観察されます．

骨標本ステレオX線画像

肋骨頭，肋骨頸，肋骨結節，肋骨体が観察されます．

図VI-9　第8肋骨(Rib 8)

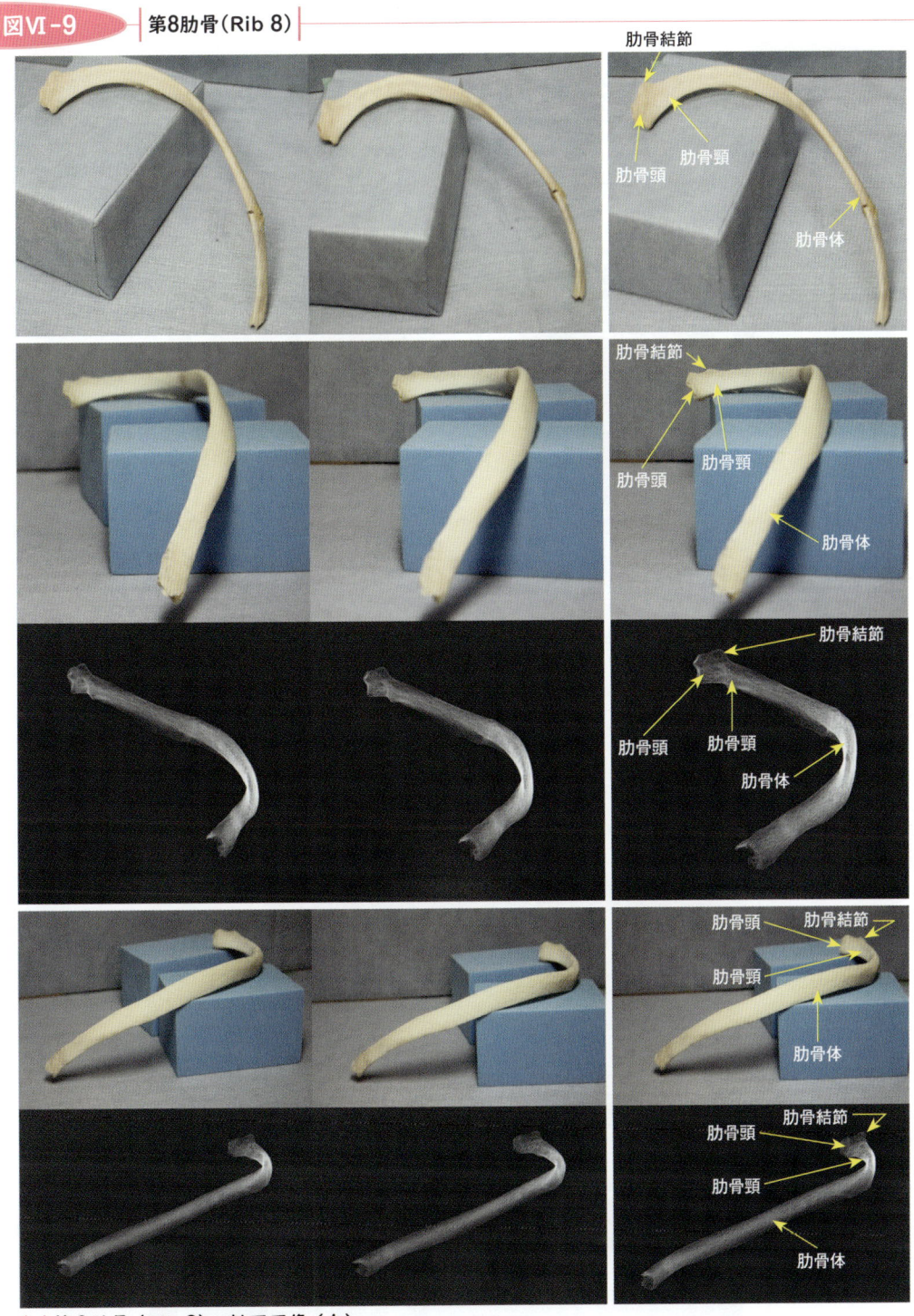

肋骨結節
肋骨頭
肋骨頚
肋骨体

(c) 第8肋骨(Rib 8)　軸面画像(左)

 骨解剖学名と医療英語名－第8肋骨(Rib 8)

肋骨頭 (head of rib)	肋骨体 (shaft of rib)	肋骨角 (costal angle)
肋骨頚 (neck of rib)	肋骨溝 (costal groove)	肋骨結節 (tubercle of rib)

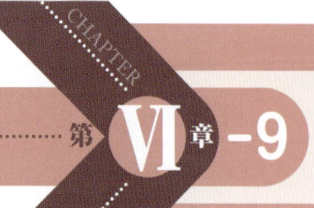
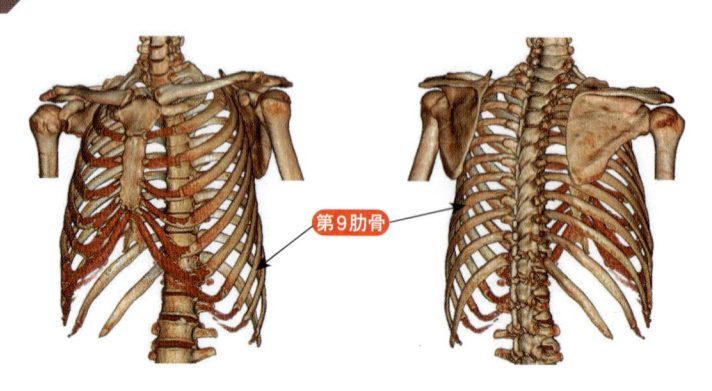

第9肋骨

1. 第9肋骨（Rib 9） 外面画像（左）（図VI-10a）

骨標本ステレオ画像

　肋骨頭，肋骨頸，肋骨結節，肋骨体，肋骨角が観察されます．

骨標本ステレオX線画像

　肋骨頭，肋骨頸，肋骨結節，肋骨体，肋骨角が観察されます．

図VI-10　｜第9肋骨（Rib 9）｜

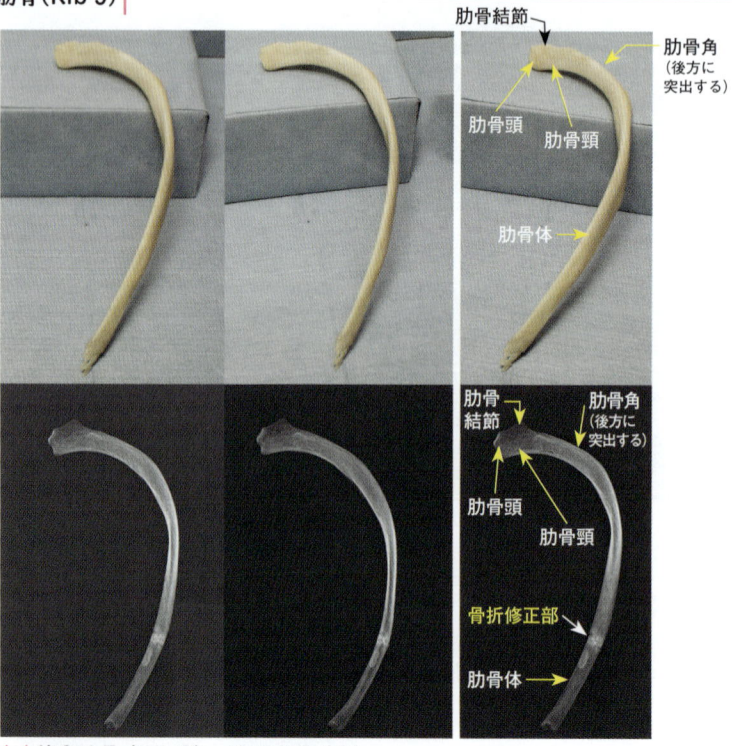

肋骨結節
肋骨角（後方に突出する）
肋骨頭　肋骨頸
肋骨体

肋骨結節　肋骨角（後方に突出する）
肋骨頭
肋骨頸
骨折修正部
肋骨体

（a）第9肋骨（Rib 9） 外面画像（左）

2. 第9肋骨（Rib 9）　内面画像（左）（図Ⅵ-10b）

骨標本ステレオ画像

　肋骨頭，肋骨頸，肋骨結節，肋骨体，肋骨溝，肋骨角が観察されます．

骨標本ステレオX線画像

　肋骨頭，肋骨頸，肋骨結節，肋骨体，肋骨溝，肋骨角が観察されます．

図Ⅵ-10　｜第9肋骨（Rib 9）｜

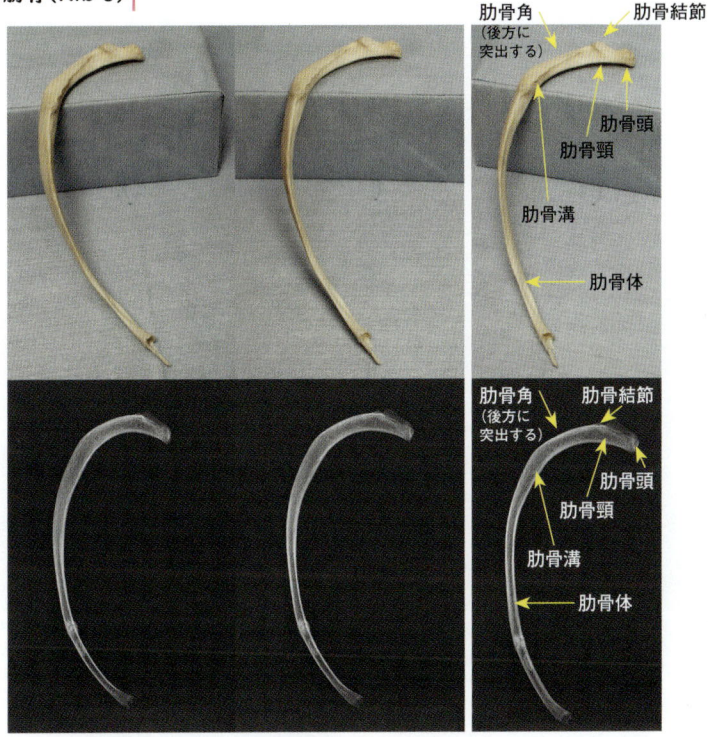

（b）第9肋骨（Rib 9）　内面画像（左）

 ## 3. 第9肋骨（Rib 9）　軸面画像（左）（図Ⅵ-10c）

骨標本ステレオ画像

　肋骨頭，肋骨頸，肋骨結節，肋骨体が観察されます．

骨標本ステレオX線画像

　肋骨頭，肋骨頸，肋骨結節，肋骨体が観察されます．

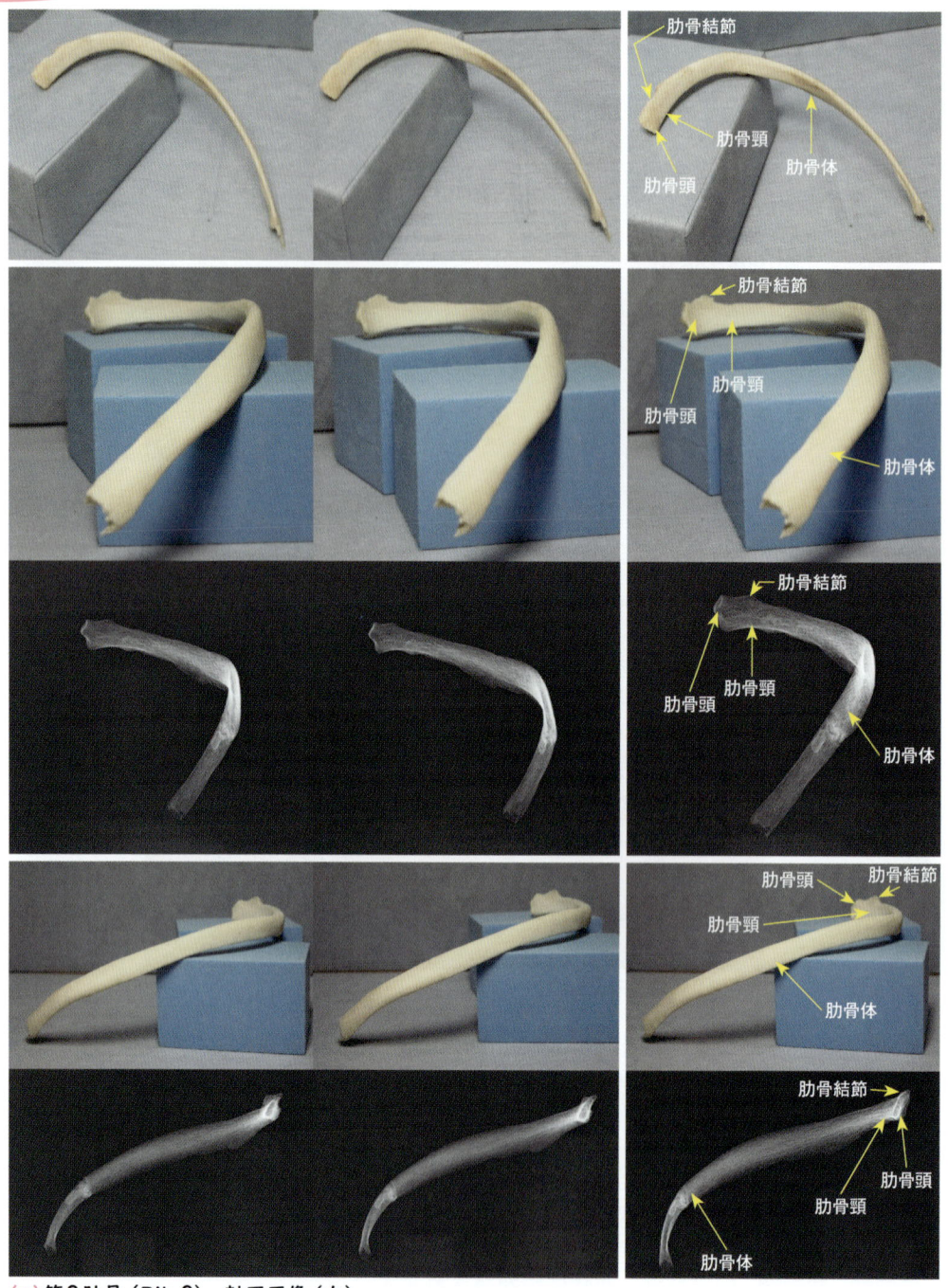

肋骨結節
肋骨頸
肋骨頭
肋骨体

肋骨結節
肋骨頸
肋骨頭
肋骨体

肋骨結節
肋骨頸
肋骨頭
肋骨体

肋骨頭 肋骨結節
肋骨頸
肋骨体

肋骨結節
肋骨頭
肋骨頸
肋骨体

（c）第9肋骨（Rib 9） 軸面画像（左）

📖 骨解剖学名と医療英語名－第9肋骨（Rib 9）

肋骨頭（head of rib）　　　　肋骨体（shaft of rib）　　　　肋骨角（costal angle）
肋骨頸（neck of rib）　　　　肋骨溝（costal groove）　　　　肋骨結節（tubercle of rib）

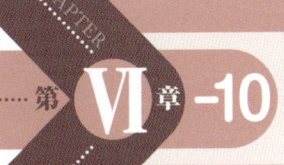

肋骨 Rib
第10肋骨：Rib10（左）

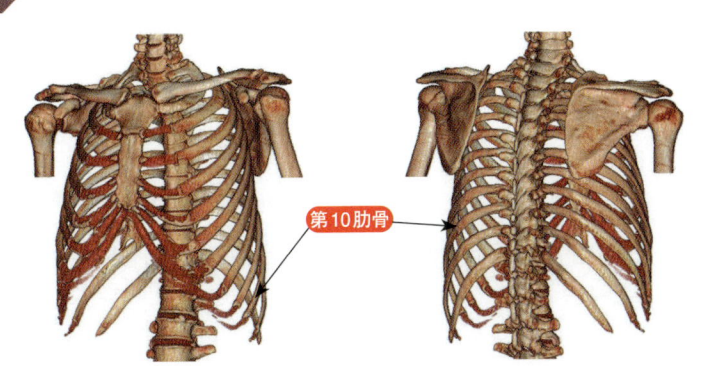

第10肋骨

1. 第10肋骨（Rib 10）　外面画像（左）（図VI-11a）

骨標本ステレオ画像

　肋骨頭，肋骨頸，肋骨結節，肋骨体，肋骨角が観察されます．

骨標本ステレオX線画像

　肋骨頭，肋骨頸，肋骨結節，肋骨体，肋骨角が観察されます．

図VI-11 ┤第10肋骨（Rib 10）├

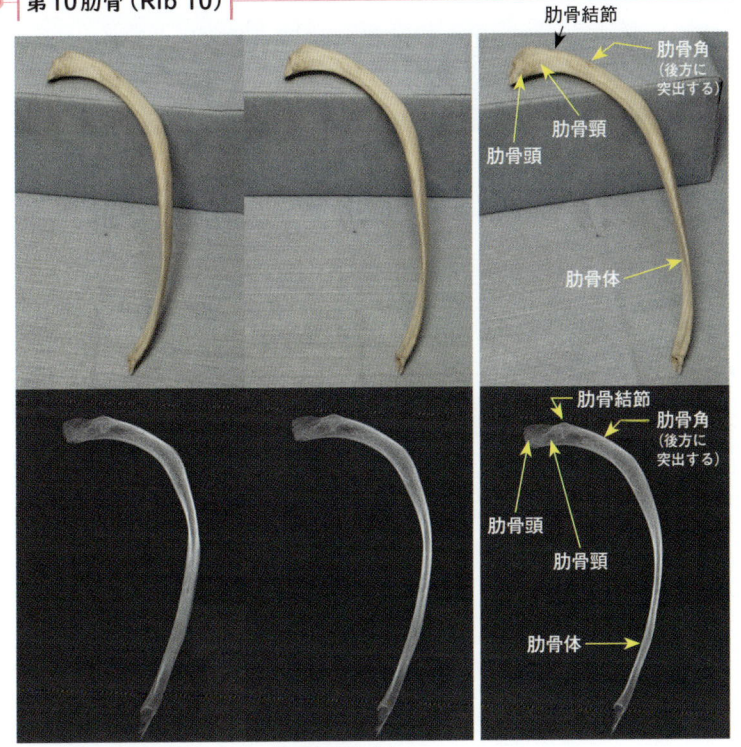

肋骨結節
肋骨角（後方に突出する）
肋骨頸
肋骨頭
肋骨体

肋骨結節
肋骨角（後方に突出する）
肋骨頭
肋骨頸
肋骨体

（a）第10肋骨（Rib 10）　外面画像（左）

VI・9 第9肋骨

VI・10 第10肋骨

2. 第10肋骨（Rib 10） 内面画像（左）（図Ⅵ-11b）

骨標本ステレオ画像

　肋骨頭，肋骨頸，肋骨結節，肋骨体，肋骨角が観察されます．

骨標本ステレオX線画像

　肋骨頭，肋骨頸，肋骨結節，肋骨体，**肋骨溝**，肋骨角が観察されます．

図Ⅵ-11 ｜第10肋骨（Rib 10）｜

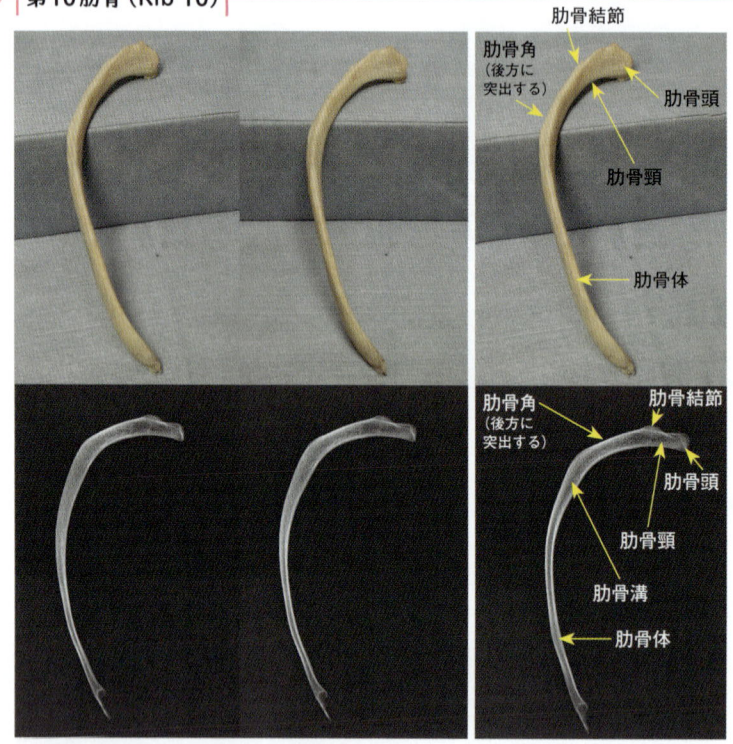

肋骨結節
肋骨角（後方に突出する）
肋骨頭
肋骨頸
肋骨体

肋骨角（後方に突出する）
肋骨結節
肋骨頭
肋骨頸
肋骨溝
肋骨体

(b) 第10肋骨（Rib 10）　内面画像（左）

3. 第10肋骨（Rib 10） 軸面画像（左）（図Ⅵ-11c）

骨標本ステレオ画像

　肋骨頭，肋骨頸，肋骨結節，肋骨体，**肋骨溝**（上方内側VIEW）が観察されます．

骨標本ステレオX線画像

　肋骨頭，肋骨頸，肋骨結節，肋骨体が観察されます．

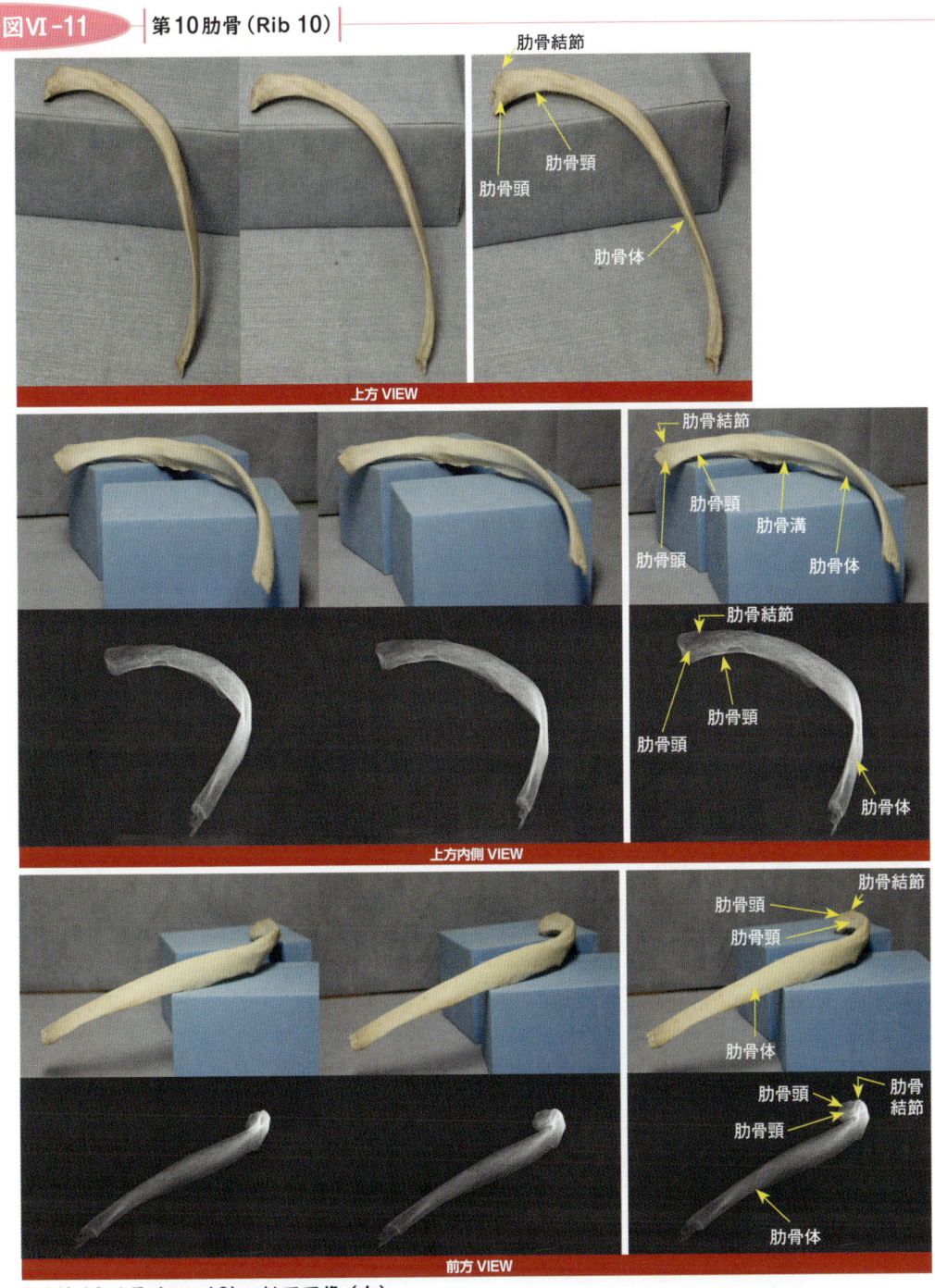

図VI-11　第10肋骨（Rib 10）

上方 VIEW

上方内側 VIEW

前方 VIEW

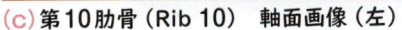

（c）第10肋骨（Rib 10）　軸面画像（左）

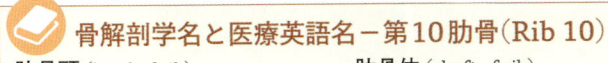

骨解剖学名と医療英語名－第10肋骨（Rib 10）

肋骨頭（head of rib）	肋骨体（shaft of rib）	肋骨角（costal angle）
肋骨頸（neck of rib）	肋骨溝（costal groove）	肋骨結節（tubercle of rib）

肋骨 Rib

第11肋骨：Rib11（左）

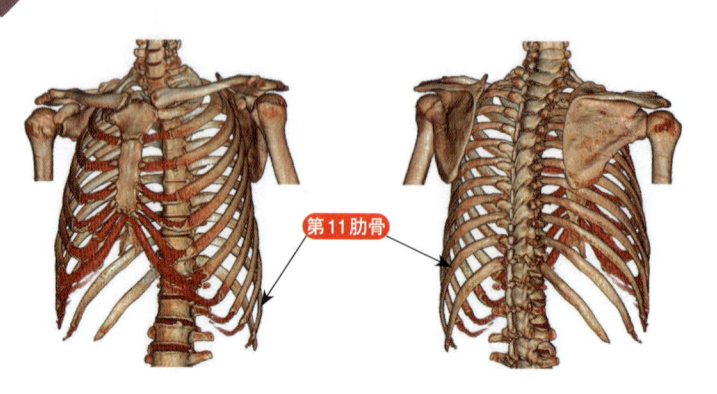

第11肋骨

🔶 1. 第11肋骨（Rib 11） 外面画像（左）（図VI-12a）

骨標本ステレオ画像

　肋骨頭，肋骨頸，肋骨体，肋骨角が観察されます．

骨標本ステレオX線画像

　肋骨頭，肋骨頸，肋骨体，肋骨角が観察されます．

図VI-12 ┤第11肋骨（Rib 11）├

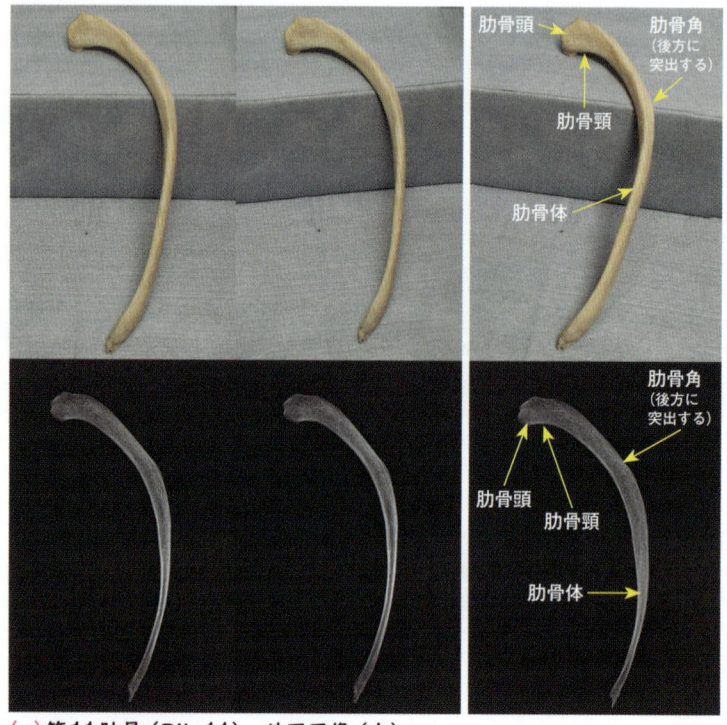

肋骨頭　肋骨角（後方に突出する）　肋骨頸　肋骨体

肋骨角（後方に突出する）　肋骨頭　肋骨頸　肋骨体

(a) 第11肋骨（Rib 11）　外面画像（左）

2. 第11肋骨（Rib 11）　内面画像（左）（図Ⅵ-12b）

骨標本ステレオ画像

　肋骨頭，肋骨頸，肋骨体，肋骨角が観察されます．

骨標本ステレオＸ線画像

　肋骨頭，肋骨頸，肋骨体，肋骨角，**肋骨溝**が観察されます．

図Ⅵ-12　第11肋骨（Rib 11）

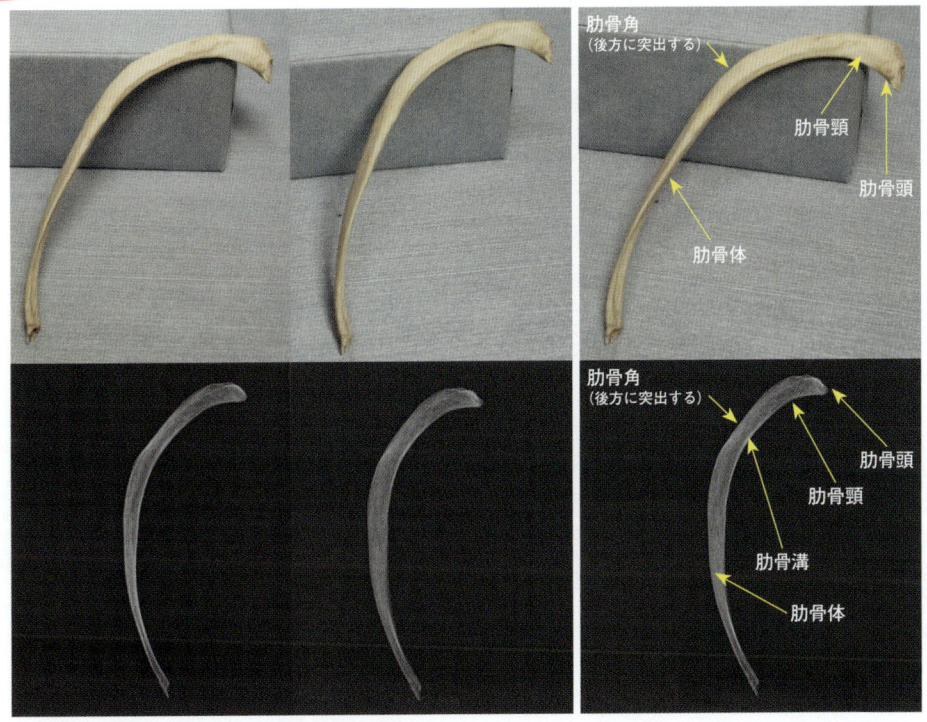

（b）第11肋骨（Rib 11）　内面画像（左）

3. 第11肋骨（Rib 11）　軸面画像（左）（図Ⅵ-12c）

骨標本ステレオ画像

　肋骨頭，肋骨頸，肋骨体が観察されます．

骨標本ステレオＸ線画像

　肋骨頭，肋骨頸，肋骨体が観察されます．

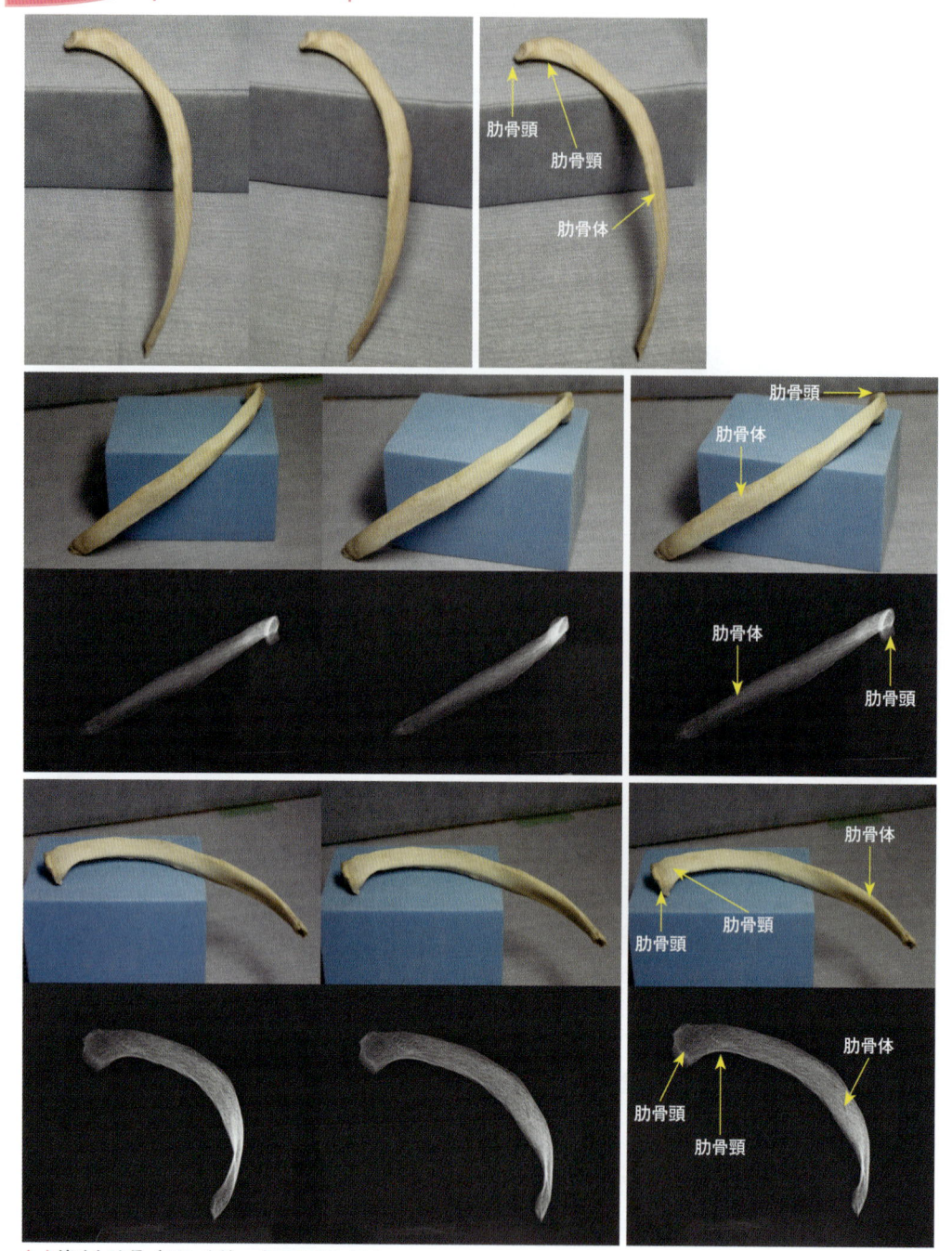

（c）第11肋骨（Rib 11）　軸面画像（左）

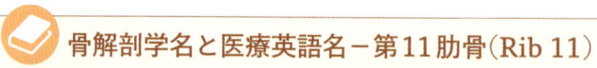

骨解剖学名と医療英語名－第11肋骨（Rib 11）

肋骨頭（head of rib）　　　　肋骨体（shaft of rib）　　　　肋骨角（costal angle）
肋骨頸（neck of rib）　　　　肋骨溝（costal groove）

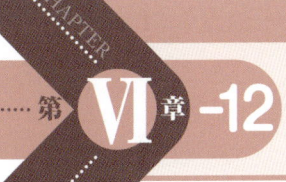

肋骨 Rib

第12肋骨：Rib12（左）

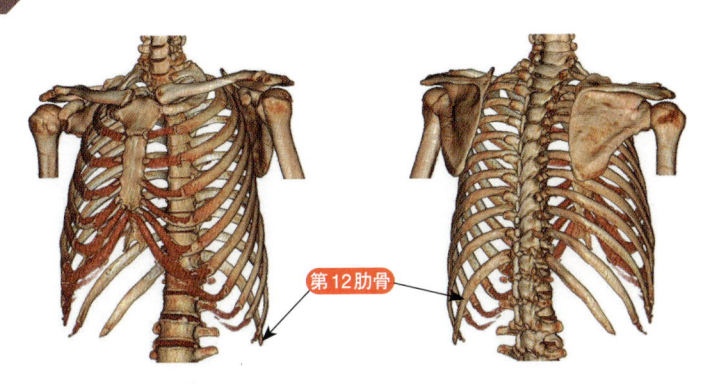

第12肋骨

1. 第12肋骨（Rib 12）　外面画像（左）（図VI-13a）

骨標本ステレオ画像

　肋骨頭，肋骨頸，肋骨体が観察されます．

骨標本ステレオX線画像

　肋骨頭，肋骨頸，肋骨体が観察されます．

図VI-13　│第12肋骨（Rib 12）│

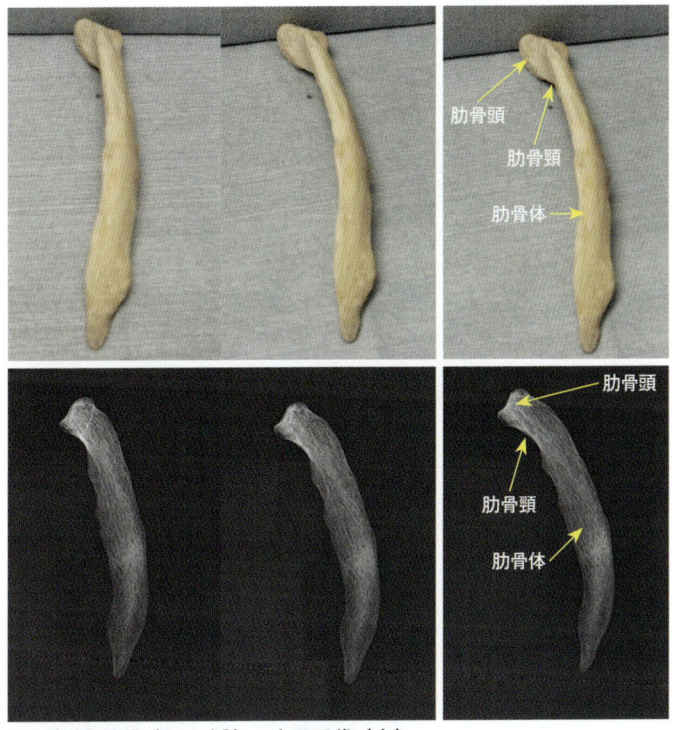

肋骨頭
肋骨頸
肋骨体

肋骨頭
肋骨頸
肋骨体

(a) 第12肋骨（Rib 12）　外面画像（左）

2. 第12肋骨（Rib 12） 内面画像（左）（図Ⅵ-13b）

骨標本ステレオ画像

肋骨頭，肋骨頸，肋骨体，肋骨溝が観察されます．

骨標本ステレオX線画像

肋骨頭，肋骨頸，肋骨体が観察されます．

図Ⅵ-13 ┃ 第12肋骨（Rib 12）

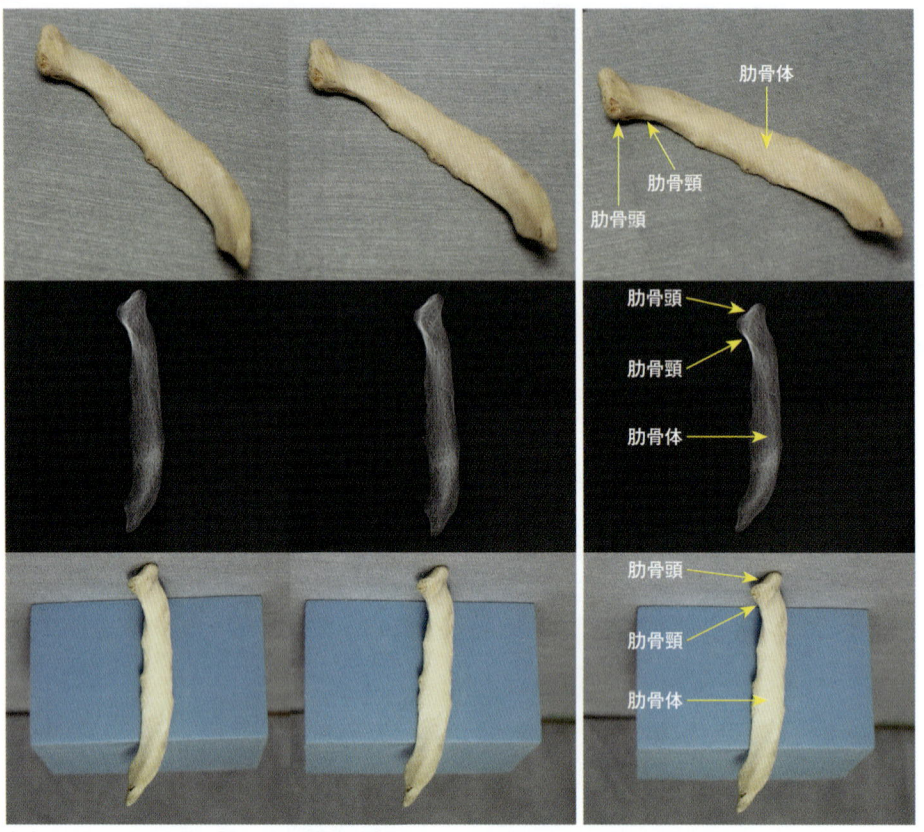

（b）第12肋骨（Rib 12） 内面画像（左）

3. 第12肋骨（Rib 12）　軸面画像（左）（図Ⅵ-13c）

骨標本ステレオ画像

　肋骨頭，肋骨頸，肋骨体が観察されます．

骨標本ステレオＸ線画像

　肋骨頭，肋骨頸，肋骨体が観察されます．

| 図Ⅵ-13 | 第12肋骨（Rib 12） |

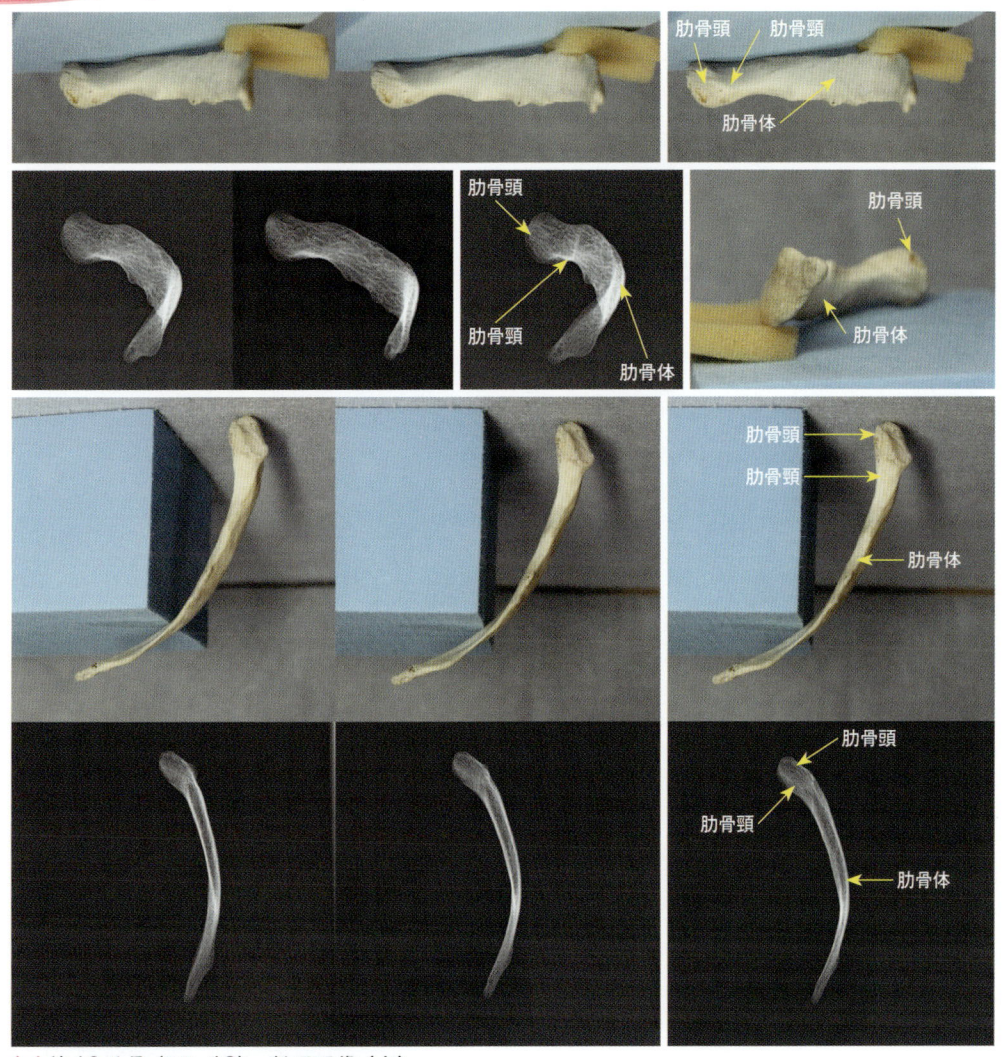

（c）第12肋骨（Rib 12）　軸面画像（左）

 骨解剖学名と医療英語名－第12肋骨（Rib 12）

肋骨頭（head of rib）　　　肋骨頸（neck of rib）　　　肋骨体（shaft of rib）　　　肋骨溝（costal groove）

　肋間動脈は胸部大動脈（胸大動脈）から分岐し，肋骨下縁を走行し，内胸動脈につながります．

　気管支動脈は，胸部大動脈また肋間動脈から分岐します．

　肋間動脈は，背側枝が脊髄に，側皮枝と内側皮枝が後胸壁に，側副枝が外胸壁に酸素を供給しています[10]．

　気管支動脈は，胸部大動脈と肋間動脈から分岐します．ゆえに，気管支や肋骨部のがん治療では，治療する枝から脊髄動脈（アダムキュービッツ動脈）が分岐していないか確認し，治療を行っています（図 IA-2 ⓝ「背髄動脈」，115頁参照）．

骨と
靭帯と筋肉

骨と靭帯と筋肉

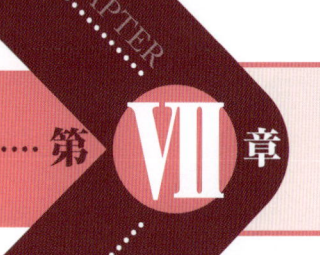

　骨と筋肉は腱でつながっており，また骨と骨は靭帯で連結されています．その付着部位が骨の棘（きょく），突起，結節です．放射線検査で描出されている重要な解剖学名称と役割を整理しておきたいと思います[1]．

①**腱**：さまざまな長さの線維索または線維帯で，筋を骨の付着部またはほかの構造につなぎます．筋とはその端で結合したり，また筋の外縁に沿い，その中央を長くあるいは短く走ることもあります．筋線維をその外側縁に受けています．
　　　非常に密で，ほとんど平行である膠原線維の束，いく列もの細長い線維細胞，さらに僅少の間質物質からなります[1]．
②**横突起**：椎弓の両側で椎弓根と椎弓板の間から突出する骨塊です．
③**棘突起**：椎骨椎弓の中央から後方への突出部分で筋肉が付着しています．
　　　　棘：短く尖った棘状の骨の突起のこと．
④**結節**：局所的な隆起のことをいいます．隆起，結節で筋肉が付着します．
⑤**上前腸骨棘**：腸骨稜の前端で，鼠径靭帯と縫工筋の起始をなします．
⑥**下前腸骨棘**：大腿直筋の筋頭が直接起始しています．
⑦**大転子**：大腿骨幹の近位，外側部にある大きな突起で，頸部の基部に覆いかぶさっています．中小殿筋，梨状筋（りじょうきん），内・外閉鎖筋，双子筋，大腿四頭筋の外側広筋が付着しています[1)3)]．
⑧**小転子**：大腿骨体（幹）と大腿骨頸（頸）の結合線部で，大腿骨幹の近位内側部にある角錐状突起です．大腰筋と腸骨筋（腸腰筋）が鼠径靭帯の下を通り，付着しています．

筋肉の付着例の3DCT画像（図VIIA-1～4）

　3DCTでは，X線吸収差を画像にするため，筋肉の付着部位を描出することは難しいですが，骨と筋肉との位置関係は確認できるので，参考までに臨床で診断に利用された3DCTを掲載しています．筋肉の走行，付着部位に関して，部位別に詳細な説明が必要な場合は，参考文献で確認してください[13]．

1. 下肢骨と筋肉の 3DCT画像 （図ⅦA-1）

下肢骨を動かす筋肉の 3DCT画像です.

図ⅦA-1 ─ 下肢骨と筋肉の 3DCT画像 ─

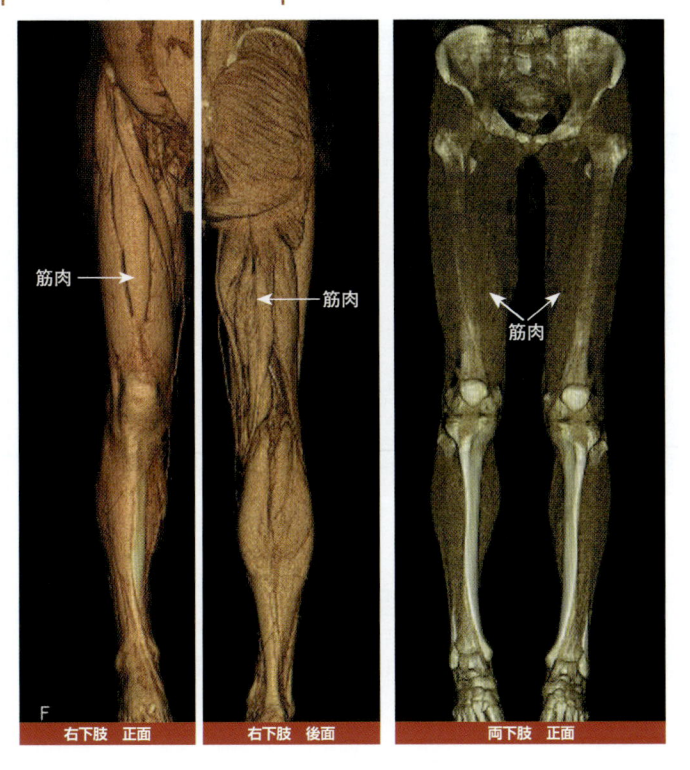

| 右下肢　正面 | 右下肢　後面 | 両下肢　正面 |

2. 腹部の筋肉の 3DCT画像 （図ⅦA-2）

腹部臓器を守るように頑丈に筋肉で覆われています.

図ⅦA-2 ─ 腹部の筋肉の 3DCT画像 ─

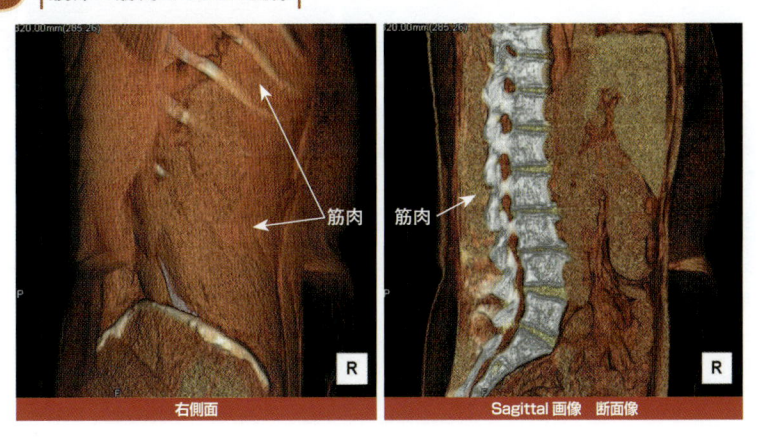

| 右側面 | Sagittal 画像　断面像 |

3. 手の筋肉の3DCT画像（図ⅦA-3）

手のまわりの筋肉と腱（前腕の筋肉からの腱）の3DCT画像です．

図ⅦA-3　手の筋肉の3DCT画像

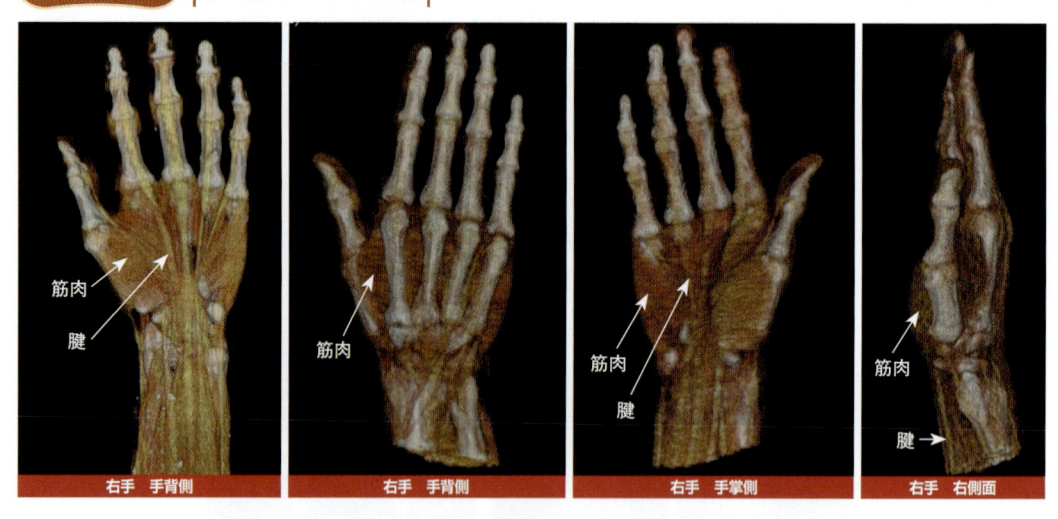

筋肉
腱
右手　手背側

筋肉
右手　手背側

筋肉
腱
右手　手掌側

筋肉
腱
右手　右側面

4. 下肢部位別の筋肉の3DCT画像（図ⅦA-4）

骨と筋肉の位置関係が観察できるように調整した3DCT画像です．

図ⅦA-4　下肢部位別の筋肉の3DCT画像

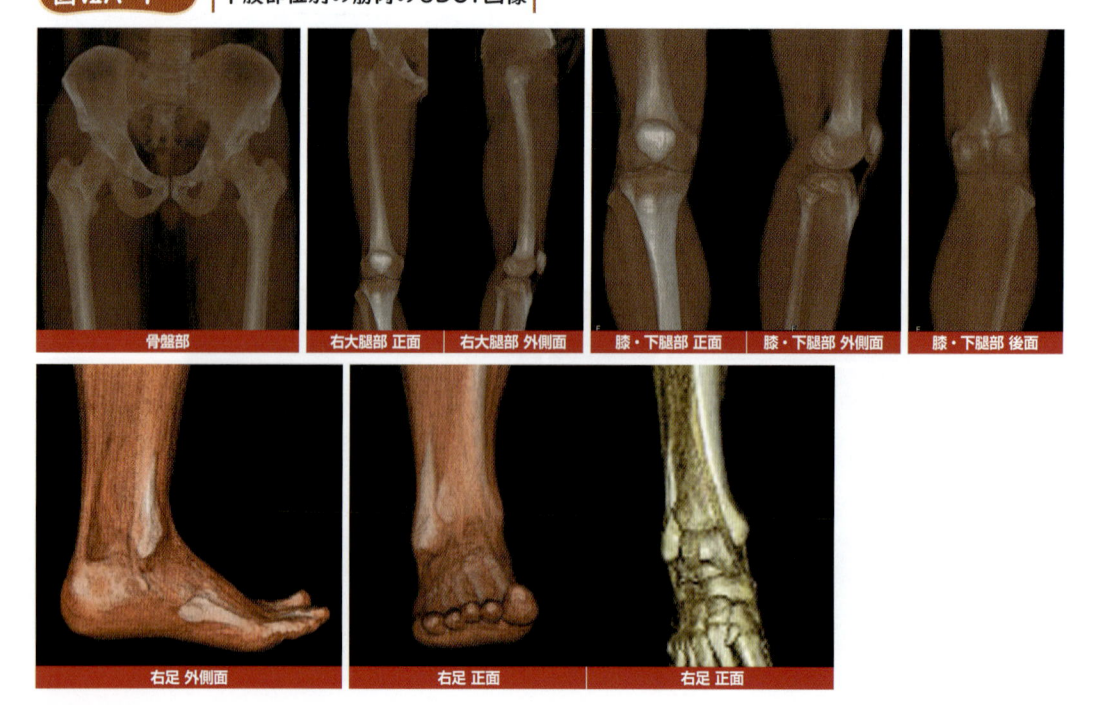

骨盤部

右大腿部 正面　右大腿部 外側面

膝・下腿部 正面　膝・下腿部 外側面

膝・下腿部 後面

右足 外側面

右足 正面　右足 正面

引用文献

1) ステッドマン医学大辞典編集委員会（編）：〈CD-ROM〉(HY版）ステッドマン医学大辞典 改訂第4版. メジカルビュー社，1998.
2) 多田信平：X線解剖学図譜. マグブロス出版，1982.
3) 坂井建雄，河原克雅（編）：カラー図解 人体の正常構造と機能. 日本医事新報社，2017；pp.814-828.
4) 髙井省三：骨学実習アトラス. 日本医事新報社，2010.
5) 日本解剖学会（監），解剖学用語委員会（編）：解剖学用語 改訂12版. 医学書院，1987.
6) 勢川博雄，荒木伸一，三木章弘，他：三次元画像を利用したステレオカラー血管解剖図の作成. 日放技学誌 2022；**78**：62-71.
7) 勢川博雄，荒木伸一，三木章弘，他：骨X線撮影教育のための骨標本を利用した骨X線撮影マニュアルの作成. 日放技学誌 2022；**78**：608-614.
8) 中川和宏：5分で目がよくなる 3Dの不思議な目の旅. 中経出版，2003.
9) 勢川博雄，荒木伸一，三木章弘，他：X線解剖教育のための骨標本ステレオ解剖図を利用したステレオ解剖図の作成 第2報―骨標本ステレオX線画像の追加. 日放技学誌 2021；**77**：365-370.
10) 佐藤達夫（訳），R.M.H.McMinn，R.T.Hutchings：縮刷版 人体解剖カラーアトラス. 南江堂，1985.
11) Tortora G J, Derrickson B（著），大野忠雄，黒澤美枝子，高橋研一，他（訳）：トートラ 人体の構造と機能. 丸善，2008.
12) ステッドマン医学大辞典編集委員会（編）：ステッドマン医学大辞典 第4版. メジカルビュー社，1997
13) Anne M.Giloroy, Brian R.MacPherson, Lawrence M.Ross, 他（著），坂井建雄，市村浩一郎，澤井 直（訳）：プロメテウス解剖学 コア アトラス 第2版.医学書院，2016.
14) 金田清志（編）：脊椎インストルメンテーション 整形外科 MOOK No. 60. 金原出版，1990.
15) 勢川博雄，則兼敬志，三木章弘，他：肝区域の3Dステレオカラー解剖図およびMPRカラー解剖図の作成. 日放技学誌 2023；**79**：1359-1369.
16) 石浦章一：運動・からだ図解―脳・神経のしくみ.マイナビ出版，2016.
17) 岩田 誠：プロが教える 脳のすべてがわかる本.ナツメ社，2016.
18) 馬場元毅：絵でみる脳と神経―しくみと障害のメカニズム. 医学書院，1991.
19) 西本 詮，難波真平（編）：神経放射線診断学入門. 朝倉書店，1997.
20) 勢川博雄，三木章弘，井手康裕，他：MR検査に利用するための「脳葉，脳回の脳神経線維ステレオカラー解剖図」の作成. 日放技学誌 2020；**76**：394-403.

参考文献

1) 多田信平（編）：エッセンシャルX線解剖学図譜 必須・X線解剖用語3900. 医療科学社，2004.

著者 **勢川博雄（せがわ ひろお）**

香川大学医学部附属病院 医療技術部 放射線部門，診療放射線技師

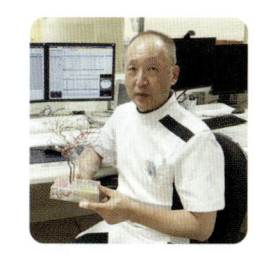

■略歴

1961年，徳島県生まれ
岡山大学医学部附属病院 診療放射線技師学校 卒業
香川医科大学（現 香川大学）医学部附属病院 放射線部勤務，現在に至る
佛教大学文学部初等教育学科 卒業（第一種小学校教員免許取得）

■資格

診療放射線技師免許
第一種小学校教員免許（院内学級ができるまで小児科病棟で家庭教師のボランティア活動）
第一種放射線取扱主任者免許
マンモグラフィ撮影認定技師，日本救急撮影認定技師，X線CT認定技師，放射線管理士
マスター診療放射線技師（日本診療放射線技師会），臨床実習指導者（日本診療放射線技師会）

■ボランティア活動

脳血管模型，冠状動脈模型作成〔現在，脳血管模型85施設，冠状動脈模型60施設に寄付，また，作成希望者（診療放射線技師，看護師，学生，理学療法士など）の血管模型作成サポート中〕．小児用バルーンアート作成〔季節に応じて大学病院小児外来受付にバルーンアート作成，また治療を頑張る小児にバルーンアート（花のブレスレット，動物，花束，飛行機など）〕をプレゼントして，少しでも小児の心を癒せるようにサポートしている．

■受彰

1997年　日本放射線技師会 中村学術賞受賞（脳血管解剖学習マニュアル，脳血管解剖作成マニュアルの作成）
2011年　日本放射線技師学術大会学会賞　優秀賞〔KYT（危険予知訓練）を用いた放射線部門別安全対策マニュアルの作成〕
2012年　日本放射線技師学術大会学会賞　優秀賞（3DCT画像を用いたステレオカラー血管解剖図の作成）
2016年　日本診療放射線技師学術大会学会賞　岐阜市長賞受賞（ステレオカラー脳血管解剖図を利用した脳血管模型作成マニュアルの作成）
2021年　文部科学大臣賞　教育功労賞受賞

〈筆者連絡先：hiroo423@yahoo.co.jp〉

ステレオ視でみる
骨標本・X線&血管立体解剖図
理解アップのための血管解剖イラスト付き

発　行	2025年3月30日　第1版第1刷 ©
監　修	荒木伸一
著　者	勢川博雄
発 行 所	株式会社三輪書店
	〒113-0033 東京都文京区本郷6-17-9
	本郷綱ビル
	TEL：03-3816-7796　FAX：03-3816-7756
	https://www.miwapubl.com
本文デザイン・装丁	新家崇文（有限会社エム・サンロード）
印 刷 所	シナノ印刷株式会社

本書の内容の無断複写・複製・転載は，著作権・出版権の侵害となることがありますのでご注意ください．

ISBN978-4-89590-841-2 C3047

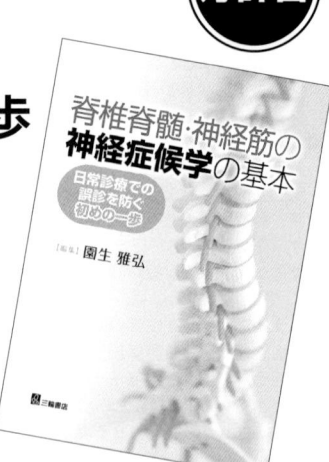 

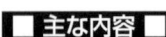
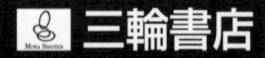